# 老年护理学
## ——问题与实践

主　编　孙　红

副主编　王　蕾　关　欣　王志稳

编　者（按姓氏笔画排序）

| | | | |
|---|---|---|---|
| 王　丹 | 北京医院 | 张　玲 | 北京医院 |
| 王　培 | 北京医院 | 张　磊 | 北京医院 |
| 王　蕾 | 北京医院 | 张卫红 | 北京医院 |
| 王贞慧 | 北京医院 | 陈　婧 | 北京医院 |
| 王志稳 | 北京大学护理学院 | 陈玉果 | 北京医院 |
| 王宫明 | 北京医院 | 陈思羽 | 北京医院 |
| 王紫馨 | 北京医院 | 邵　欣 | 北京医院 |
| 田佳宁 | 北京医院 | 果　迪 | 北京医院 |
| 刘　宇 | 中国医科大学护理学院 | 金晓燕 | 北京大学护理学院 |
| 刘　畅 | 北京医院 | 封艳超 | 北京医院 |
| 刘文静 | 北京医院 | 郝　薇 | 北京市中关村医院 |
| 齐晓玖 | 北京医院 | 胡慧秀 | 北京医院 |
| 闫雪娇 | 北京医院 | 侯淑肖 | 北京大学护理学院 |
| 关　欣 | 北京医院 | 贺宇霞 | 北京医院 |
| 孙　红 | 北京医院 | 聂圣肖 | 北京医院 |
| 孙　倩 | 北京医院 | 高　琰 | 北京医院 |
| 杨　婧 | 北京大学护理学院 | 高琳琳 | 北京医院 |
| 冷　婧 | 北京医院 | 蔡丹萍 | 北京医院 |
| 沈丽琼 | 北京大学护理学院 | | |

人民卫生出版社

**图书在版编目（CIP）数据**

老年护理学：问题与实践 / 孙红主编 . —北京：人民卫生出版社，2018

ISBN 978-7-117-26184-5

Ⅰ.①老… Ⅱ.①孙… Ⅲ.①老年病学 - 护理学 Ⅳ.①R473.59

中国版本图书馆 CIP 数据核字（2018）第 040413 号

| 人卫智网 | www.ipmph.com | 医学教育、学术、考试、健康，购书智慧智能综合服务平台 |
| --- | --- | --- |
| 人卫官网 | www.pmph.com | 人卫官方资讯发布平台 |

**老年护理学**
——问题与实践

主　　编：孙　红

出版发行：人民卫生出版社（中继线 010-59780011）

地　　址：北京市朝阳区潘家园南里 19 号

邮　　编：100021

E - mail：pmph @ pmph.com

购书热线：010-59787592　010-59787584　010-65264830

印　　刷：人卫印务（北京）有限公司

经　　销：新华书店

开　　本：787×1092　1/16　印张：29

字　　数：724 千字

版　　次：2018 年 3 月第 1 版　2019 年 8 月第 1 版第 2 次印刷

标准书号：ISBN 978-7-117-26184-5/R・26185

定　　价：86.00 元

打击盗版举报电话：010-59787491　E-mail：WQ @ pmph.com

（凡属印装质量问题请与本社市场营销中心联系退换）

# 序 言

　　随着社会老龄化的发展,老年护理在促进健康老龄化过程中发挥着不可替代的作用,培养适应社会发展需求的实用型老年护理人才是推动老年护理事业发展的关键,而实践性教材的缺乏已经成为制约人才培养的瓶颈,编写一部涵盖老年护理前沿理论、专科知识和常见疾病护理相关的专业性指导用书,已是当务之急。

　　北京医院为国家卫计委直属的三级甲等医院,也是中央重要的干部保健基地。本书由国家老年医学中心、北京医院护理团队牵头编写,由我院孙红副院长担任主编,多名临床护理专家、青年骨干及高校的知名教授参加编撰,从老年护理的整体性、连续性、协调性出发,聚焦于解决老年人健康问题,内容结合老年医学发展特点,注重老年护理临床实践。该书帮助老年护理从业人员树立新的老龄意识和老年护理理念,注重提高老年护理从业人员解决问题的能力。该书不仅从实践的角度介绍了如何开展老年综合评估、实施护理干预,同时,还结合老年群体的护理需求,介绍了老年中医养生与保健的相关内容,有效推进中医药与养老的融合发展。另外,为帮助读者开阔视野,了解老年护理研究热点与专科发展前景,缓和医疗、老年护理人才培养的相关内容也有所涉猎。本书内容丰富,结构清晰,兼具基础性、前沿性,易于快速理解与掌握,适合广大护理同仁阅读。

　　我相信这部悉心编撰的教材,一定能成为各级老年相关机构、医院及老年科护理人员手中一部兼具实用性、可读性及规范化的指导用书,也必将会对老年护理事业的发展产生积极的促进作用。

北京医院院长

中华医学会老年医学分会候任主任委员　　王建业

《中华老年医学杂志》总编辑

**2017 年 10 月**

# 前　言

　　当前我国正处于人口老龄化快速发展期,老龄问题已经成为关系国计民生的重大战略性问题,为应对老龄化背景下的医疗卫生服务需求,老年护理发挥着不可替代的作用。老年护理实践性很强、个性化特点突出、涉及专业内容广泛且复杂,实践的领域也在不断拓展,如何提升老年护理从业人员的能力,已成为各类医疗及养老机构关注的重点问题。

　　北京医院是一所以老年病的综合诊治与护理为主的综合医院,护理团队依托国家老年医学中心,开展跨学科、跨领域合作,形成老年护理多学科协作诊疗护理及延续性护理模式。为推广老年护理先进的理念与成熟的经验,基于对老年常见疾病与老年综合征的不断探索与实践,我们组织了多名临床护理专家、青年骨干及高校的知名教授,共同编制了《老年护理学——问题与实践》一书。本书突出特点是内容全面,包括基础理论、学术前沿、政策法规、流行病学、老年病防治与护理、保健养生等方面的知识与技能,重点从广大老年护理从业人员的实际需要出发,系统阐述了常见老年综合征和老年疾病的护理干预,指导解决老年人的问题。

　　本书主要供各级医院、老年相关机构及老年护理人员使用。为帮助读者了解学科前沿理念与技术,编写过程中我们参考最新的资料,结合国内外各领域指南,更新了老年综合评估的具体方法以及评估时注意事项,方便读者在老年护理工作中灵活运用,实用性强。

　　本书在编写过程中,得到了北京医院临床护理人员及高校多名教授的积极参与和大力支持,在本书出版之际,在此一并表示诚挚的谢意!

孙　红

2017 年 10 月

# 目　录

# 第一章

# 绪　　论

## 第一节　老年人与老化

### 一、老年人的年龄划分标准

由于研究老年相关问题的需要,对于老年的年龄起点有着不同的标准。联合国在进行人口统计时,常以 65 岁作为老年的起点,而在研究老龄问题,特别是关于发展中国家的老龄问题时,则将 60 岁作为老年的起点。我国国家统计局在发表老年人口统计数字时,为了同时兼顾我国国内问题研究和与国外统计数字相匹配的需要,常以 60 岁和 65 岁两种标准同时公布。

**（一）世界卫生组织（World Health Organization，WHO）老年人群划分标准**

根据现代人生理、心理结构上的变化,WHO 将人的年龄界限作了划分:44 岁以下为青年人;45~59 岁为中年人;60~74 岁为年轻老年人（the young old）;75~89 岁为老老年人（the old old）;90 岁以上为非常老的老年人（the very old）或长寿老年人（the longevous）。

**（二）我国老年人群划分标准**

我国按照中华医学会老年医学学会的建议,将 60 岁作为划分老年的标准。现阶段,我国老年人按时序年龄的划分标准为:45~59 岁为老年前期,即中年人;60~89 岁为老年期,即老年人;90~99 岁为长寿期;100 岁及其以上为百岁老年人期,即长寿老年人。

### 二、老化的定义及特点

**（一）老化的定义**

老化（senility）又称衰老,是所有生物种类在生命延续过程中的一种生命现象。通常是指人体自出生到成熟期后,随着年龄的增长,自身功能衰退,内环境稳定能力与应激能力下降,在形态和功能上所发生的进行性、衰退性的变化,称之为老化。

老化可以分为生理性老化和病理性老化。生理性老化（physiological senility）是符合自然规律的,即机体在生长过程中随增龄而发生的生理性、衰退性的变化,是一种正常的老化现象。病理性老化（pathological senility）即在生理性老化的基础上,因某些生物、心理、社会及环境等因素所致的异常老化。两者很难区分,往往结合在一起,从而加快了老化的进程。

**（二）老化的特点**

1. 累积性（cumulative）　老化是在日复一日、年复一年的岁月变迁中,机体结构和功能上的一些微小变化长期逐步累积的结果,这些变化一旦表现出来,便不可逆转。

2. 普遍性(universal)　老化在多细胞生物是普遍存在的,且同种生物的老化进程大致相同。

3. 渐进性(universal)　老化是一个循序渐进的过程,且逐步加重,而非一跃式发展形成,往往是在不知不觉中即出现了老化的征象。

4. 内生性(intrinsic)　老化源于生物本身固有的特性,环境因素只能影响老化的进程,或加速老化,或延缓老化,但均不能阻止老化。

5. 危害性(deleterious)　老化的过程是机体结构和功能衰退的过程,导致机体功能下降乃至丧失,因而使机体越来越容易感染疾病,甚至死亡。

## 三、老化相关理论

老化是一个复杂的过程,是很多因素共同作用的结果,目前还没有一种科学而全面的理论能解释所有的衰老现象。

### (一)老化的生物学理论

老年生物学创始人之一 Edmund Cowdry 认为:老化既可以看作是内源的过程,也可以看作是外源的过程。在生物内源观看来,老化是不以个人意志为转移的,而是由于时间的推移导致了细胞向不利方向发生变化,这种不利的变化不断积累最终就表现为衰老;在生物外源观看来,衰老是由于感染、事故或外在环境中有毒物质的损害而造成的结果。生物科学在解释老化的生物基础时,有的把衰老视为生物组织受到随机伤害的结果,有的把衰老视为由基因所支配的生物过程的必然结果。老化的生物学理论主要包括以下 3 种理论:

1. 基因程控理论　Hayflick 认为每种生物就像设定好时间的生物个体,体内细胞的基因有固定的生命期限,并以细胞分化次数来决定个体的寿命。生物的衰老与基因的调控有关,不同种类生物间的寿命差异很大,同一种群不同个体之间寿命差异也很大,并且这种差异有遗传倾向。

2. 免疫老化理论　免疫老化是 20 世纪 60 年代由美国病理学家 Wolford 首先提出,认为免疫系统从根本上参与了机体的衰老过程。该理论认为免疫功能的退化是导致衰老的重要因素。由于胸腺萎缩及功能衰退,外周血中幼稚性 T 淋巴细胞减少,记忆性 T 淋巴细胞代偿性增多,导致机体对抗原的识别及效应能力均减弱,对"异己"分子应答能力下降及对自身抗原应答能力的增强,从而导致老年人感染性疾病、肿瘤及自身免疫性疾病等发病率的上升。

3. 神经内分泌理论　该理论认为衰老是神经指导下的内分泌激素随年龄衰减而引起的身体各部分功能的逐渐丧失。随着年龄的增长,内分泌系统的合成、分泌、调节等功能有所下降,机体靶组织对某些激素或活动物质的反应性发生变化,使机体内环境发生改变,加速衰老。

熟悉老化生物学理论很有必要也很有帮助,因为这些理论可以帮助指导我们所提供的护理服务。基因程控理论可以帮助护理人员指导老年人正确地面对老化甚至死亡,帮助老年人接受并适应老化所带来的变化,让老年人明白每种生物都有其恒定的年龄范围,老化是必然的过程。免疫老化学说可以解释老年人对某些疾病易患性的改变,指导护理人员在对老年人的护理工作中要十分注意预防感染,并注意观察老年人出现感染的早期症状,以便早发现、早诊断、早治疗。神经内分泌理论可以帮助护理人员正确理解老年人为何经常出现孤独、抑郁、多疑等心理状态,以便有针对性地对老年人进行心理护理。

**（二）老化的心理学理论**

老化的心理学理论主要有马斯洛的人类基本需要层次论和艾瑞克森（Erik Erikson）的心理社会发展学说。

1. 马斯洛人类基本需要层次论　美国心理学家（Abraham Maslow）将人的基本需要按照从低到高的层次分成生理需要、安全需要、社交需要、尊重需要和自我实现需要五类。

（1）生理需要（physiological needs）：是人类维持自身生存的最基本需要,包括对空气、水、食物、排泄、休息和睡眠以及性等的需要。在一切需要未得到满足之前,生理需要应首先给予考虑,因此生理需要为最低层次的需要。

（2）安全需要（safety needs）：安全包含生理上的安全和心理上的安全两层意思。前者是指个体需要处于一种生理上的安全状态,以防身体上的伤害或生活受到威胁;后者是指个体需要一种心理上的安全的感觉,避免恐惧、害怕、焦虑等的发生。如人们更喜欢在熟悉的环境下生活,希望在工作中有好的人际关系等都是为了满足心理上的安全感的需要。

（3）情感与归属的需要（love and belongingness needs）：包括友情、爱情和性亲密。每个人都需要被人爱、被集体接纳,也都需要去爱和接纳别人。情感上的需要比生理上的需要更细微,它和一个人的生理特性、经历、教育背景及宗教信仰都有关系。

（4）尊重的需要（self-esteem needs）：自尊有双重的含义,包括拥有自尊和被他人尊重。拥有自尊即视自己为一个有价值的人;被他人尊重即得到他人的认同与重视。马斯洛认为,尊重需要得到满足后,能使人对自己充满信心,对社会满腔热情,体验到自己活着的用处和价值。

（5）自我实现的需要（needs for self-actualization）：指个人的潜能得到充分发挥,实现自己在工作及生活上的愿望,并能从中得到满足。

2. 心理社会发展学说　艾瑞克森（Erik Erikson）认为人格的各部分分别是在发展的各阶段形成的,个体应通过所有这些阶段以发展成一个完整的整体。他将人格发展分为八期,即婴儿期、幼儿期、学龄前期、学龄期、青春期、青年期、成年期以及老年期（表1-1-1）。每一时期都有一主要的心理社会危机需要面对,危机就是逐渐成熟的自我与社会之间的一种普遍冲突。这个危机处理得好与不好将导致正性或负性的社会心理发展结果。解决得越好就越接近正性,也就越能发展成健康的人格。由于衰老,老年人的身体功能状态下降,对此他们必须做出相应的调整和适应,被称为自我调整与绝望感的冲突。如果一个人的自我调整大于绝望,他将获得智慧的品质,艾瑞克森把它定义为"以超然的态度对待生活和死亡"。

**表1-1-1　艾瑞克森的心理社会发展学说的八个时期**

| 阶段 | 年龄（岁） | 危机 | 正性解决指标 | 负性解决指标 |
|------|----------|------|------------|------------|
| 婴儿期 | 0~1.5 | 信任与不信任 | 学会相信别人 | 不信任、退缩或疏远别人 |
| 幼儿期 | 1.5~3 | 自主与害羞、羞愧 | 学会自控而不失自尊 | 时常过度约束自我或依从别人 |
| 学龄前期 | 3~5 | 主动与内疚 | 敢于有目的地影响和改变环境,并能评价自己的行为 | 缺乏自信,态度消极,怕出错,过度限制自己的活动 |

续表

| 阶段 | 年龄（岁） | 危机 | 正性解决指标 | 负性解决指标 |
|------|-----------|------|--------------|--------------|
| 学龄期 | 6~12 | 勤奋与自卑 | 求得创造与自我发展,并能控制自己的世界 | 对自己失望,并从学校的学习及同学的交往中退缩下来 |
| 青春期 | 12~18 | 自我认同与角色紊乱 | 有自我认同感及发展自身潜能的计划 | 角色模糊不清,难以进入角色要求 |
| 青年期 | 18~25 | 亲密与孤独 | 与异性建立起亲密关系,对工作和家庭尽职尽责 | 缺乏人际交往,逃避工作或家庭中的责任 |
| 成年期 | 25~65 | 繁殖与自我专注 | 富有创造性,生活充实,关心他人 | 纵容自己,自私,缺乏责任心与兴趣 |
| 老年期 | >65 | 自我调整与绝望期 | 感到一生值得,能乐观地对待死亡 | 失望感,鄙视他人 |

老化的心理学理论可以帮助护理人员理解老年人的行为表现,为评估老年人的心理健康状况提供方向。在对老年人进行健康教育时,应该运用相关的理论作为指导,协助老年人用一定的时间和精力来回顾和总结自己的一生。

**（三）老化的社会学理论**

1. 隐退理论　1961年,E. Cumming 和 W. Henry 提出隐退理论。该理论认为社会平衡状态的维持决定于社会与老年人退出互相作用所形成的彼此有益的过程。该理论可用以指导老年人适应退休带来的各种生活改变。但该理论将老年人等同为无权、无能、无力的人,使社会对老年人的漠视合情化、排斥合法化、歧视合理化。

2. 活跃理论　该理论认为老年人的生理、心理及社会需求不会随生理、心理及身体健康状况的改变而改变,一个人到老年时仍然期望能积极参与社会活动,保持中年生活的形态,维持原有的角色功能,以证明自己未衰老。该理论还认为老年人若能保持参加社会活动的最佳状态,就可能更好地促进老年人生理、心理及社会等方面的健康发展。但该理论忽略了老年人间的个体差异以及年轻老年人与高龄老年人之间的差别。

3. 持续理论　该理论主要探讨老年人在社会文化约束其晚年生活的行为时,身体、心理及人际关系等方面的调适。该理论更注重老年人的个体性差异,承认每个老年人都是不同的。

老化的社会学理论帮助护理人员从"生活在社会环境中的人"这个角度去看待老年人,了解社会对老年人的影响。使用隐退理论时,护理人员需要注意那些参与社会活动正在减少的老年人,提供足够的支持和指导,以维持平衡;使用活跃理论时,要重点评估老年人的身心状况是否能够应对参加的活动,帮助老年人选择力所能及且感兴趣的活动;使用持续理论评估老年人的发展及其人格行为,制订切实可行的计划以帮助老年人适应这些变化。

## 四、伴随老化的各系统功能变化

### （一）心血管系统变化

详见表1-1-2。

表1-1-2 心血管系统的变化

| 项目 | 变化 |
|---|---|
| 心脏外观 | 心脏变小,重量减轻,呈褐色萎缩状态,各瓣膜由于退行性变和钙化等原因出现增厚变硬 |
| 心脏顺应性 | 下降,收缩力减弱,心脏的排血量(尤其是运动时心排血量)明显降低 |
| 传导系统 | 传导系统中神经细胞减少,自律性下降,房室结及各束支出现纤维化或钙化,易出现心内传导阻滞、心房颤动等心律失常 |
| 血管 | 血管壁弹性纤维减少,动脉血管内膜发生粥样硬化,血管硬度增加,导致收缩压升高,而舒张压水平降低,造成脉压增大 |

### （二）呼吸系统变化

详见表1-1-3。

表1-1-3 呼吸系统的变化

| 项目 | 变化 |
|---|---|
| 鼻 | 黏膜变薄,加温、加湿及防御功能降低,易患鼻窦炎及呼吸道感染;鼻道变宽,使空气流动受阻,易发生口干、咽喉痛、鼾声加大 |
| 咽部 | 黏膜和淋巴组织萎缩,易患下呼吸道感染;易出现吞咽功能失调 |
| 喉部 | 变薄,防御反射迟钝,易发生吸入性肺炎;肌肉和弹性组织萎缩,声带弹性下降,发音强度降低 |
| 胸廓 | 骨骼、韧带和胸部肌肉萎缩、硬化,胸廓前后径增大,出现"桶状胸" |
| 肺 | 肺组织弹性纤维减少,结缔组织增加,肺弹性回缩力下降 |
| 气管与支气管 | 黏膜及腺体萎缩,对气流的过滤和加温功能减退,易患支气管炎;支持细支气管的弹性蛋白和胶原蛋白的数量及质量下降,使肺残气量增加,易致感染 |

### （三）神经系统变化

详见表1-1-4。

表1-1-4 神经系统的变化

| 项目 | 变化 |
|---|---|
| 脑部外形 | 脑重量减轻,脑组织萎缩,脂褐素沉积增多,脑室扩大,硬脑膜变厚,蛛网膜出现纤维化和钙化 |
| 脑血管 | 脑血管硬化,血流阻力增加,血流缓慢,血流量减少 |

| 项目 | 变　化 |
| --- | --- |
| 神经元 | 神经突触数量及递质释放减少,神经传导速度减慢,反射迟钝,记忆力、判断力、动作协调力下降,发生非自主性震颤或麻痹等 |
| 交感神经 | 反应能力下降,易致直立性低血压;张力下降致对应急的反应能力下降 |
| 自主神经 | 功能紊乱,导致内脏器官的功能活动平衡失调,触觉、本体觉、视听觉的敏锐性均下降,体温调节中枢敏感性降低 |

### （四）消化系统变化

详见表 1-1-5。

表 1-1-5　消化系统的变化

| 项目 | 变　化 |
| --- | --- |
| 口腔 | 唾液腺萎缩,分泌减少,引起口干、影响食物吞咽;牙齿磨损及破坏;牙龈萎缩,牙本质磨损,牙根暴露,对冷、热、酸等刺激敏感 |
| 食管 | 平滑肌萎缩,收缩力减弱,食管扩张,排空延迟 |
| 胃 | 胃黏膜腺体萎缩,主细胞和壁细胞减少,胃液分泌减少;平滑肌张力不足,蠕动减弱,食欲下降 |
| 肝脏 | 重量减轻,肝细胞数目减少,结缔组织增生,易形成肝纤维化和硬化,功能明显减退,合成和储存蛋白质的能力下降,解毒功能下降 |
| 胆 | 胆囊壁及胆管壁变厚,弹性降低,胆囊变小,胆汁生成量减少但黏度增加,因含大量胆固醇,易发生胆囊炎、胆石症 |
| 胰腺 | 胰岛细胞变性,胰腺组织发生纤维化,胰蛋白酶和脂肪酶分泌减少,脂肪分解和糖分解活动下降,易产生腹泻及葡萄糖耐量降低 |
| 小肠 | 微绒毛萎缩、增宽,小肠吸收功能下降;血液供给减少,肠蠕动减弱 |
| 大肠 | 结肠黏膜及肌层萎缩,造成结肠平滑肌张力不足,蠕动减弱,易发生便秘;骨盆底部肌肉及肛提肌收缩力减弱,易发生直肠向外下突出 |

### （五）泌尿系统变化

详见表 1-1-6。

表 1-1-6　泌尿系统的变化

| 项目 | | 变　化 |
| --- | --- | --- |
| 肾脏 | 肾皮质 | 肾脏萎缩,以皮质部变薄最为明显 |
| | 肾小球 | 有功能的肾小球数量减少,出现生理性肾小球硬化 |
| | 肾小管 | 萎缩,数目及长度减少,基底膜增厚,小管周围间质发生纤维化,引起肾小管梗阻 |

| 项目 | | 变 化 |
|------|------|------|
| 膀胱 | 血流量 | 较大的肾血管缩窄明显,血流量降低,导致肾小球滤过率下降 |
| | 排泄力 | 尿液浓缩和稀释能力降低,易导致体液潴留;肌酐、尿毒氮的清除能力下降 |
| | 容量 | 减少,250~300ml(一般成人为 300~500ml) |
| | 膀胱肌 | 收缩力减弱,易发生慢性尿潴留、尿外溢等 |
| | 尿失禁 | 盆底肌肌肉松弛,老年女性尿失禁的发生率增加 |
| 尿道 | 括约肌 | 松弛,尿液流出速度减慢或排尿无力 |
| | 疾病 | 老年女性易患泌尿系统感染,老年男性易患前列腺增生 |

### (六)内分泌及代谢系统变化

详见表 1-1-7。

**表 1-1-7  内分泌及代谢系统的变化**

| 项目 | 变 化 |
|------|------|
| 下丘脑 | 神经元受体的数量减少,对糖皮质激素和血糖的反应减弱,对负反馈抑制阈值升高 |
| 垂体 | 腺垂体生长激素分泌减少;神经垂体抗利尿激素减少,出现多尿,夜尿增多 |
| 甲状腺 | 重量减轻,滤泡变小,合成激素的能力下降,同时甲状腺素与靶细胞的结合力也有所下降,因而新陈代谢速率减慢 |
| 甲状旁腺 | 释放的甲状旁腺激素增加,而 25- 羟基维生素 D 释放减少,致使骨钙流失,易患骨质疏松症 |
| 肾上腺 | 皮质功能减退,血及尿中类固醇激素及其代谢产物的含量减少,因此对应激的反应力变差,保持内环境稳定的能力也降低 |
| 胰岛 | 功能减退,胰岛素分泌减少,且胰岛素受体与胰岛素结合能力及反应力下降,因为葡萄糖耐力降低,糖尿病发生率升高 |

### (七)运动系统变化

详见表 1-1-8。

**表 1-1-8  运动系统的变化**

| 项目 | 变 化 |
|------|------|
| 骨骼 | 骨密度降低,骨质疏松,骨骼变脆;骨细胞老化,骨修复和骨再生能力减弱,骨折后愈合的时间延长;软骨出现退行性变及钙化 |
| 关节 | 关节间隙变窄;关节软骨面变薄、粗糙、破裂,行走时可能出现疼痛感,边缘常出现骨质增生,形成骨刺 |
| 滑膜 | 弹力纤维和胶原纤维增多,引起滑膜表面和毛细血管的距离扩大,造成循环障碍 |
| 肌肉 | 骨骼肌细胞内水分减少,细胞间液体增多,肌肉萎缩,失去弹性 |

### （八）生殖系统变化

详见表1-1-9。

表1-1-9　生殖系统的变化

| 项目 | 变　化 |
| --- | --- |
| 男性 | 阴茎、睾丸进行性萎缩,曲精小管纤维化加重,精子产生的数量减少,直至丧失生精能力;睾丸间质细胞数量减少,睾酮的分泌减少,导致性功能降低 |
| 女性 | 卵巢功能下降,排卵逐渐停止;脑垂体功能退化,雌激素分泌减少;阴道萎缩,腺体分泌减少,性生活也受到影响 |

### （九）免疫系统变化

人至中年以后,免疫系统的构成组分和功能随着增龄发生改变,如T细胞亚型构成比的改变、B细胞、树突状细胞功能的下降。这些变化导致免疫系统的功能随年龄的增长而下降,自身免疫稳定性削弱或失调。一方面,T淋巴细胞数目下降,B淋巴细胞制造抗体能力不足,胸腺、性腺等其他免疫器官的功能降低,随之而来的感染及免疫综合性疾病的发病率增加,加速了人体老化的进程;另一方面,由于免疫活性细胞的突变,出现了对自身抗原的免疫活性细胞,导致"自我识别功能"紊乱,引起自身免疫反应。

（王　蕾）

# 第二节　老年病的临床特点

随着我国老龄化进程的加速,老年病的发病率逐年上升。老年病与其他年龄组所患疾病的特点有着本质的区别。老年人组织器官发生老化,身体功能逐渐衰退,各系统功能下降,再加上内环境日趋不稳定,容易发生各种疾病。由于老年人生理和病理方面的特殊性,老年患病有其特殊性及复杂性,主要有以下特点。

## 一、慢性病

慢性病（chronic illness, chronic conditions）,又称慢性非传染性疾病,是指至少持续1年以上的疾病或医学情况,需要持续治疗和（或）影响日常生活能力。慢性病既包括躯体疾病,也包括精神疾病,以及痴呆、物质滥用等老年综合征或老年问题,都需要长期治疗。老年慢性病的发病率很高,根据老年流行病学调查研究发现,老年人慢性病发病率为76%~89%,明显高于中青年（23.7%）。根据北京市东城区对60岁以上老年人调查数据显示,心血管、骨关节、神经系统疾病为老年人最常见的三大类慢性病。北京市3个社区的调查结果显示,老年人慢性病的患病率高达91.7%。

## 二、共病

共病（multiple chronic conditions, MCC）是指1个人同时患有2种或2种以上慢性病,即多病共存。由于老年人机体功能衰退、各脏器功能下降、免疫功能低下、机体内环境稳定性下降和认知功能下降等病理生理特点,一体多病常见,甚至一个脏器同时存在多种病变。老年人平均患有 4~6 种慢性病。在美国,约半数老年人患有 3 种或 3 种以上慢性病,超过 80 岁的老年人中约 70% 的女性和 53% 的男性患有共病。根据对北京市 3 个社区的调查结果显示,老年人的共病率高达 76.5%,患有 3 种及 3 种以上慢性病的占 54.9%。由疾病而致残,病残交织,互为因果,给诊断治疗带来较大困难。因而全面细致了解和掌握老年人的全部病史,抓住主要矛盾,权衡利弊,制订个性化、多学科综合治疗护理方案是必须的。

### 三、多数症状与体征不明显

多数老年人发病其症状和体征不明显,这与老年人自身特点有关,主要原因为:

#### (一)老年人起病隐匿,发展缓慢

因为老年病多为慢性病,这些疾病一般早期变化缓慢,在很长一段时间内可能根本表现不出症状,但是,当疾病发展到一定阶段,器官功能处于衰竭的边缘,一旦出现应激反应,可使原来勉强维持代谢状态的器官发生衰竭,病情可在短时间内迅速恶化。

#### (二)老年人对疼痛的敏感性和反应性降低

老年人由于机体形态的改变、感知觉等功能衰退,反应性减弱,对于疾病和疼痛的反应变得不敏感,故病症容易被忽略。如老年急性心肌梗死,可无心前区疼痛,而仅有气急;老年人内脏穿孔可能仅有精神萎靡,而无典型的腹部疼痛或压痛、反跳痛等症状。

#### (三)老年人发病易出现精神异常和意识障碍

老年人脑细胞萎缩、神经系统功能衰退、脑动脉供血不足,大脑对各种应激状况或疾病比其他脏器耐受性更差,容易出现嗜睡、谵妄、神志不清、甚至昏迷等症状。很多老年人发病时的首发症状是精神神志改变而非相应器官系统的疾病表现,有时病变脏器本身症状不明显,却已发生神志不清、肝性脑病等。

#### (四)罹患多种疾病

很多老年人同时患有多种疾病,一种疾病的症状可能被另一种疾病所掩盖,临床表现往往不典型,如老年人肺炎常无症状,或仅表现为食欲差、全身乏力、脱水或突然意识障碍,而未出现呼吸系统相关症状和体征。

### 四、发病快、突发易变,易发生全身衰竭,猝死发生率高

由于老年人免疫器官的老化,致使免疫功能降低,应激能力减退,一旦发病,病情迅速恶化,多器官迅速衰竭,治疗极为困难。如老年重症肺炎,很快相继发生呼衰、心衰、脑病、多脏器衰竭而死亡。老年期由于存在多个心脑血管意外的危险因素,故猝死发生率高。

### 五、并发症多

老年人器官代谢功能差,随着病情的发展,容易发生各种并发症。

#### (一)水、电解质紊乱

老年人脑呈萎缩状态,口渴中枢敏感性低,并且随着肌肉的萎缩,细胞数的减少,脂肪增多及水摄入量不足,一旦有发热性疾病或腹泻易发生缺血性脱水及低钠性脱水。老年人体内含钾量少,保钾功能降低,临床上常见低血钾症,又可因肾功能减退易并发高钾血症。电

解质紊乱可致严重室性心律失常、心衰加重、洋地黄中毒及意识障碍。

**（二）感染**

与中壮年相比，老年人并发感染的危险性明显增高，尤其是存在以下感染危险因素的老年患者：高龄、瘫痪、肿瘤、长期卧床、应用化疗药物及抗生素，这些患者更易发生多菌种及多重感染。因此，在临床上要高度重视老年患者并发感染防治措施的落实，以防发展为败血症、多脏器功能衰竭。

**（三）血栓和栓塞**

老年人常因各种疾病或手术长期卧床，易发生深静脉栓塞和肺栓塞，严重者可致猝死。这与老年人活动受限、血流缓慢、肌肉萎缩以及血液黏稠度增高等因素有关。因此，要尤其注意老年人床上的主动和被动肢体活动和翻身。

**（四）意识障碍和精神症状**

老年人均有不同程度的脑血管硬化，在患急性肺炎、急性心肌梗死、消化道大出血等危重症时，感染、血压改变和水电解质紊乱等综合作用后，易并发精神症状和意识障碍，主要表现为淡漠、谵妄、躁狂、昏迷等。

### 六、多重用药和药物的不良反应

老年人通常是多病共存，因此多重用药和联合用药是非常普遍的，且一般都是长期用药。然而老年人随着年龄增长，在生理老化和病理老化的综合作用下，药物在老年人体内的吸收、分布、代谢、排泄等诸多方面均发生变化，发生药物不良反应的机会大大增加，通常是正常成年人的2~3倍，这样用药往往会使老年人不堪重负，甚至因药物反应加重病情，反而造成更大的功能损害。因此，对于老年人的用药应更加慎重，世界卫生组织依据临床药理学对老年人用药作出如下规定：①是否必须药物治疗，诊断是否正确；②给药前要考虑到其不良反应；③根据患者的生理状况（肝肾功能）认真考虑药物的剂量；④选择适合的药剂型（片剂、胶浆、注射剂等）；⑤对于出现的任何新症状要考虑是否与给药不良反应有关；⑥考虑到与其他未知物质互相作用的可能性；⑦联合用药要合乎逻辑；⑧增添某种新药时要考虑到是否应减去某种药物；⑨考察患者对治疗是否信任，是否按时按量服药；⑩切记停药治疗和用药治疗同样重要。

### 七、多种老年综合征的表现

老年综合征（geriatric syndrome）是指发生在老年期，由多种疾病或多种原因造成的同一种临床表现或问题的症候群，是躯体疾病、心理、社会及环境等多种因素累加的结果，即"多因一果"。常见的老年综合征有跌倒、尿失禁、谵妄、晕厥、抑郁症、痴呆、老年帕金森综合征等。老年病患者一种疾病可能会有几种老年综合征的表现，而不同的疾病也可能会有同一种老年综合征的表现，这些都给老年病的诊断带来一定的困难，从而导致治疗难度的加大。住院患者常出现谵妄、压疮、进食障碍、便秘、多重用药、衰弱等；社区常见的老年综合征有：跌倒、视力障碍、听力障碍、抑郁、痴呆、尿失禁、睡眠障碍、营养不良、少肌症、晕厥、便秘等。

### 八、病情易反复，预后不良

老年人各器官功能衰退，患病后不易恢复或者恢复缓慢，预后不良，主要表现为治愈率低、复发率高、死亡率高。老年人患病往往病因复杂,并发症多,再加上自身功能的衰退,导致病程较长,恢复缓慢。另外,患病期间,老年人更易受气候、环境、情绪及饮食的影响,而使病情反复。

### 九、需要多位专业的医师及更多医疗技术支持

由于老年人往往多病共存,症状与体征多不典型,具有多种老年综合征的表现,病情复杂,这些给老年病的诊断和治疗带来非常大的困难。因此,对于老年病的诊治往往需要多位专业的医师共同参与。如一个患有高血压、冠心病、糖尿病和肺炎的老年患者,可能需要心血管科、内分泌科以及呼吸内科的医师共同诊治。此外,老年人多病情复杂,且病情较为危重,由于病情需要,有创或无创呼吸机、心电监护仪、吸痰机等医疗技术在老年患者中使用频率较高,因此需要保证老年病房医疗硬件设施的支持。

### 十、护理的特殊性及复杂性

由于老年人往往多病并存,具有多种老年综合征的表现,再加上老年人往往合并意识障碍和精神症状,因此对于老年人的护理有其特殊性、复杂性及重要性。

#### (一)护理评估困难性及复杂性

老年人可能听力及感知觉衰退、记忆力下降、语言表达及理解能力下降以及对疾病的敏感性差等,因此,对于老年人的评估必须细心、耐心,且需要运用有效的沟通技巧,以免错过疾病的细节,保证护理评估的真实全面。

老年评估是一个涉及多方面和多学科的诊断过程,从而确定老年人在临床医学、精神心理、社会行为、生活环境及其功能活动状态等方面存在的问题。它的目的是为老年患者制订一个综合的、协调的长期或短期的照护计划。老年人护理评估的复杂性表现在这种评估通常需要多学科团队的参与。多学科团队主要包括医生、护士、康复治疗师、营养师、心理治疗师和社会工作者等。

#### (二)护理工作的重要性

实践证明,护理质量直接影响着预后。老年人疾病的复杂性及特殊性意味着对其护理具有更高的要求,需要制订个性化的护理计划。对于老年人的护理需要遵循以下原则:①优质的整体护理与专科护理相结合;②身体护理与心理护理相结合;③疾病治疗与康复相结合;④足够耐心、细心、爱心、精心相结合的呵护性护理。

（王　蕾）

# 第三节　人口老龄化现状与趋势

随着人们生活水平的提高,科技及医疗水平的进步,大多数人的寿命都有望超过60岁甚至更高,人均预期寿命的增加正导致全球人口的老龄化,人口老龄化已成为当今世界的一个突出的社会问题。

## 一、人口老龄化相关概念

### （一）人口老龄化（aging of population）

人口老龄化是指人口生育率降低和人均寿命延长导致的总人口中因年轻人口数量减少、年长人口数量增加而导致的老年人口比例相应增长的动态。通常具有两方面含义：一是指老年人口相对增多，在总人口中所占比例不断上升的过程；二是指社会人口结构呈现老年状态，进入老龄化社会。国际上的通常看法是，当一个国家或地区 60 岁以上老年人口占人口总数的 10%，或 65 岁以上老年人口占人口总数的 7%，即意味着这个国家或地区的人口处于老龄化社会。

表面看来，人口老龄化只是一个衡量老年人口规模和比例的单项人口指标，实际上，人口老龄化并不单指老龄人口的比例或规模问题，而是一个综合性的人口指标。按照联合国 1956 年发布的《人口老龄化及其经济社会含义》的定义，人口老龄化包括如下四个方面的内容：一是 65 岁及以上老年人口占总人口的比例在 7% 以上；二是 14 岁及以下儿童人口占总人口 30% 以下；三是老少人口比例在 30% 以上；四是总人口的年龄中位数是 30 岁以上。

### （二）健康老龄化（healthy aging）

"健康老龄化"概念在国外最早出现于 1987 年 5 月召开的世界卫生大会，当时大会把"健康老龄化的决定因素"列为老龄研究项目的主要研究课题。1990 年世界卫生组织在哥本哈根世界老龄大会上把"健康老龄化"作为应对人口老龄化的一项发展战略。我国著名人口学家、老年人口学会会长邬沧萍教授 1993 年在北京举行的"健康老龄化"学术研讨会和 2007 年举行的"中国老年健康论坛"上，诠释了健康老龄化理论。认为健康老龄化包含以下内容：①健康老龄化是国家针对人口老龄化提出的战略对策，它的目标是整体提高老年群体的生命长度和生活质量；②健康老龄化提出了"健康预期寿命"的概念，不仅关注平均预期寿命，更加关注生命的质量；③健康老龄化旨在使绝大多数老年人都按正常衰老发展，以求在活着时身体是健康的，功能是正常的，生活是能够自理的；④健康老龄化把预防保健、治疗康复结合起来，把卫生保健如饮食营养、体育锻炼、心理保健、环境保护、个人卫生、健康的行为方式等，都作为实现老龄化的一个组成部分，通过多学科、多方式来解决；⑤健康老龄化是全民族、全社会共同的愿望，更是大家共同的责任。

而有的学者则提出了新的观点。认为"健康老龄化"是指老年人在晚年保持躯体、心理和社会功能的健康状态，将疾病和生活不能自理时间推迟到生命的最后阶段。"健康老龄化"具体包括如下三个方面的内容：①让老年人自身维持良好的生理、心理和社会适应功能，拥有较高的生活质量；②让老年群体中健康、幸福、长寿的老年人口占大多数，且比例不断增加；③进入老年化的社会能够克服人口老龄化所产生的不利影响，保持社会持续、健康和稳定的发展，为生活于其中的所有人的健康、富足、幸福的生活提供物质基础和保证。

### （三）积极老龄化（active aging）

进入世纪之交的 20 世纪 90 年代末，国际社会基于社会权利的理论，提出了比"健康老龄化"更全面、更概括的积极老龄化的概念和理论。2002 年 1 月，世界卫生组织健康发展中心正式出版了《积极老龄化：从论证到行动》一书。2002 年 4 月，联合国召开第二届世界老龄大会，大会接纳了世界卫生组织提交的一份"积极老龄化"的书面建议书。会后，世界卫生组织正式公布了一份报告:《积极老龄化:政策框架》。从此,积极老龄化理论日渐成为应对 21 世纪人口老龄化问题的新的理论、政策和发展战略。

积极老龄化是健康老龄化的提升和超越,是指人到老年时,为了提高生活质量,使健康、参与和保障的机会尽可能发挥最大效应的过程。它容许人们在一生中能够发挥自己在物质、社会和精神方面的潜力,按照自己的需要、愿望和能力参与社会,在需要帮助时,能够获得充分的保护、安全和照料。"积极"强调的是继续参与社会、经济、文化和公共事务,而不仅仅是体育活动的能力或参加劳动队伍。在工作中退休下来的老年人和那些患病或有残疾的人,能够仍然是他们亲属、亲友、社区和国家的积极贡献者。积极老龄化的目的在于使所有进入老年的人,包括那些虚弱、残疾和需要照料的人,都能提高健康的预期寿命和生活质量。由此可见,积极老龄化改变了以往人们认为老年人是社会负担的传统观点,而是强调老年人是被忽视的宝贵的社会资源,他们健康地参与社会、经济、文化与公共事务,将依然是社会财富的创造者和社会发展的积极贡献者。

### (四)和谐老龄化(harmony aging)

进一步超越了健康老龄化和积极老龄化,考虑了宏观和微观视野下老年人与年轻人、老年人与家庭、老年人与社会、老年人与环境的和谐关系。和谐老龄化为老年人的安养、乐活和善终创造了优良的人文环境和支持条件,是成功老龄化不可或缺的重要环节和维度。

### (五)适度老龄化(optimum aging)

适度老龄化从人口学角度强化和深化了和谐老龄化,可以说是和谐老龄化的一个方面,但突出了一个"代际人口均衡"的含义,强调了适度的低生育水平和替代性迁移水平对于实现适度老龄化的意义。适度老龄化并不反对和遏制老年人口长寿化的趋势,但反对保持超低生育率和持续的少子化态势以及青壮年人口的过度外流。所以,适度老龄化的实现在人口学意义上就要从提高生育水平(远期)和流迁入水平(近期)双管齐下。

### (六)成功老龄化(successful aging)

在国际上,"成功老龄化"起源于"健康老龄化"的研究,兴起于"积极老龄化"的实践。1987 年,美国学者 Rowe 和 Kahn 把成功老龄化界定为:在外在心理和社会因素对人的老化过程的积极影响下,使老年人各方面的功能很少下降,使他们保持良好的身心平衡,激发他们生命的活力,并在社会参与中逐步实现自我。Rowe 和 Kahn 所界定的成功老龄化的标准对多数老年人比较难达到,但是它会激励老年人更加关注自身的健康,看到努力的目标。"成功老龄化"的这些认识转变了以往老龄化研究中对老年疾病或老年缺损的关注,或者是以往过多强调老年人疾病、孤独等消极的一面,转而把关注点放在强调老龄化可塑性和积极性的一面。

体现整合意义的"成功老龄化"包含了健康老龄化、积极老龄化、和谐老龄化、适度老龄化等内容,在老年人与社会共融共进、共建共享的前提下,全面把握和引领人口老龄化的过程,尽可能保持老年人的健康、自强、参与、贡献、尊严和快乐,同时创造和扩大人口老龄化的机遇和正能量,控制和转化人口老龄化的不良影响。

## 二、世界人口老龄化概况

从全球看,19 世纪后期,欧洲一些发达国家生育率率先进入持续下降的阶段,老龄化现象开始在部分国家出现。1851 年,法国 60 岁及以上人口比重达到 10.1%,成为世界上第一个老龄化国家。此后,瑞典、挪威、英国等一批欧洲国家步入老龄化。20世纪70年代以后,老龄化逐渐向亚洲和美洲地区扩散,目前已经成为全球现象,是目前世界各国面临的一个共同课题。

进入21世纪,全球老龄化速度加快。据《2015全球老龄事业观察指数》报告显示,目前,全球60岁及以上人口约9.01亿,占世界人口的12.3%,80岁以上人口是增长最快的人群。在接下来的几十年中,全球60岁及以上人群将很可能达到历史上空前的水平。预计到2050年,世界人口将达到90亿~100亿人,其中60岁及以上人口将达到20亿人,占总人口的21%,这意味着到2050年每5人中将会有1个老年人。2050年的世界人口预计将达到1950年世界人口的3.6倍,然而,60岁以上人口和80岁以上人口的增长倍数分别为10倍和27倍。

根据世界银行数据,2014年,在全球有数据的227个国家中,有100个国家的老年人口比例超过7%,不同国家老龄人口比例相距甚大,最高如日本已超过25%,最低如阿联酋略高于1%。按不同地区来看,欧洲老龄化程度最高(19.69%),北美(14.52%)次之,东亚及太平洋地区(9.32%)紧随其后,接下来是拉美及加勒比海地区(7.39%)、南亚(5.31%)、东非和北非地区(4.68%)、阿拉伯地区(4.26%),撒哈拉以南非洲地区老龄化程度最低,约为3.09%。

### 三、我国人口老龄化概况

#### (一)我国人口老龄化现状

2000年,我国60岁及以上老年人口占总人口的比例为10.3%,意味着自此我国进入老龄化社会。根据国家统计局发布的公报显示,截至2014年,我国60岁及以上的老年人口总数达2.12亿人,占总人口比重达15.5%,我国成为世界上老年人口最多的国家。《中国人口老龄化发展趋势预测研究报告》显示,到2020年,我国老年人口将达到2.48亿,老龄化水平将达到17.17%;到2050年,我国老年人口将达到4亿,老龄化水平将达到30%以上。

#### (二)我国人口老龄化的趋势

《中国人口老龄化发展趋势预测研究报告》指出,从2001年到2100年,中国的人口老龄化发展趋势可以划分为三个阶段。①第一阶段,从2001年到2020年的快速老龄化阶段。这个时期,老年人口将由1.3亿人增加到2.3亿人,净增1亿人。老年人口占总人口的比重将从10.1%上升到15.6%。年龄中位数升到37岁,在这个阶段,人口老龄化速度很快。②第二阶段,从2021年到2050年是加速老龄化阶段。在此期间,我国60岁以上老年人口将由2.3亿人上升到4.1亿人,老年人口占总人口的比重将由15.6%上升到25.8%,人口老龄化达到高峰期。年龄中位数达到41.7岁。由于20世纪50年代、60年代出生的人群都将进入老年期,老年人口、劳动年龄人口和儿童人口都相对稳定下来,抚养比达到最大值,每100名劳动人口对应40多名老年人口和30多名儿童,劳动年龄人口开始高龄化,45~59岁劳动力人口占总劳动力人口的1/3以上。③第三阶段,从2051年到2100年是稳定的重度老龄化阶段。到2051年,我国老年人口规模将达到峰值4.37亿,约为少儿人口数量的2倍,老年人口规模稳定在3亿~4亿,此阶段我国相对静止的人口是一个高度老龄化的人口。我国老龄化趋势见表1-3-1。

表1-3-1 我国人口老龄化趋势（亿）

| 年份 | 总人口 | 60 岁 ~ | | 65 岁 ~ | | 80 岁 ~ | |
|---|---|---|---|---|---|---|---|
| | | 人口 | 构成比（%） | 人口 | 构成比（%） | 人口 | 构成比（%） |
| 2010 | 13.76 | 1.73 | 12.57 | 1.15 | 8.36 | 0.21 | 1.53 |
| 2020 | 14.72 | 2.45 | 16.64 | 1.74 | 11.82 | 0.30 | 2.04 |
| 2030 | 15.24 | 3.55 | 23.29 | 2.44 | 16.01 | 0.43 | 2.82 |
| 2040 | 15.43 | 4.09 | 26.51 | 3.24 | 21.00 | 0.64 | 4.15 |
| 2050 | 15.21 | 4.38 | 28.80 | 3.32 | 21.83 | 1.00 | 6.57 |

### （三）我国人口老龄化的特点

我国进入老龄化社会以来，呈现出老年人口基数大、增速快、高龄化、失能化、空巢化趋势明显的态势。

1. 老年人口规模稳居世界第一，老龄化程度持续加深　目前，我国60岁及以上的老年人口规模大约2.2亿人，为全球老年人口最多的国家，约占世界老年人口总量的24.3%。在这一规模上增加的第一个1亿人大约用时12年，到2026年时，中国老年人口规模达到约3.1亿人，约占世界老年人口总数的25.0%。而增加的第二个1亿人大约用时10年，到2036年时，中国老年人口规模达到约4.1亿人，约占世界老年人口总数的25.6%。2040年前后，中国老年人口规模将比现在翻一番，约占世界老年人口总数的24.5%。2050年前后，中国老年人口规模将会达到4.7亿人，这基本上是其在整个21世纪中的峰值，仍居全球各国首位，约占世界老年人口总数的22.5%。规模增长带动比例提升，我国老龄化程度不断加深。60岁及以上的老年人口目前已占中国人口总数的16.1%。在老龄化持续发展的进程中，我国老年人口比例将在2024年前后跨过20%的"门槛"，在2041年前后突破30%的"边界"。到21世纪中叶，我国老年人口比例可达34.0%。

2. 老龄化速度快，尤其是高龄老年人口规模快速扩大　我国人口老龄化的速度远高于最早进入老龄化的西方发达国家。从西方发达国家人口老龄化的发展进程来看，人口老龄化与经济发展水平紧密相关。一般说来，在国民生产总值达到人均4000美元以后，人口就进入了老龄化。但我国不同，在2000年进入人口老龄化社会时，人均国民收入只有860美元。与西方发达国家的人口老龄化相比，尽管我国进入人口老龄化晚了20年，但我国老年人口的高速增长远远快于早先进入人口老龄化的西方发达国家，这一趋势在联合国的相关报告中也得到了印证。按照联合国1999年公布的生育率与死亡率最新预测结果，65岁及以上老年人占总人口比例从10%增至20%的年份为：我国20年（2017—2037年）；日本23年（1984—2007年）；德国61年（1951—2012年）；瑞士64年（1947—2011年）；美国57年（1971—2028年）。由此可见，与西方发达国家相比，尽管我国人口老龄化在时间上比西方发达国家都要晚，在经济发展水平上比西方发达国家都要低，但就人口老龄化的速度而言，却远高于其他国家。联合国的另外一份预测报告指出，1990—2020年世界老年人口平均年增速度为2.5%，同期我国老年人口的年平均增速为3.3%，老龄化趋势及速度远高于世界平均水平。

3. 老龄化人口中高龄化速度过快　我国人口老龄化的总体趋势不仅表现为老年人口

总体规模的膨胀,还突出地表现为老年人口内部年龄结构的快速老化。从我国老年人口高龄化(80 岁及以上老年人口在 60 岁及以上老年人口中所占的比例)程度的变化来看,2015~2050 年,全国 60 及以上老年人口中,60~79 岁的中、低龄老年人所占比重从 88.5% 持续缩减至 76.8%,而 80 岁及以上高龄老年人所占比例则从 11.5% 持续扩大至 23.2%。也就是说,到 21 世纪中叶,大约每 4 个中国老年人中就有近 1 个人年龄高达 80 岁及以上。除了高龄化程度不断加深,我国高龄老年人口的绝对规模也加速扩大。从 2000 年时的 1200 万人,到 2015 年时达到 2500 万人,2032 年将超过 5000 万人,2048 年将超过 1 亿人,最终于 2050 年将攀升至 1.09 亿人。21 世纪中叶的高龄老年人口将为 21 世纪初的 9 倍多,而 21 世纪中叶 60 岁及以上全部老年人口仅为 21 世纪初的不到 4 倍。我国高龄老年人口规模的膨胀速度远高于全部老年人口规模的增速。

4. 各地区老龄化发展不平衡　由于社会经济发展的不均衡,各省、市、自治区之间人口老龄化程度有明显差异。我国人口老龄化发展具有明显的由东向西的区域梯次特征,沿着东部、中部和西部地区的顺序进入人口老龄化社会,最先进入的上海市、浙江省、北京市等省市比后进入的一些西部地区要早 20~30 年左右。从区域分布来看,可分为四类:第一类,上海,已属于高度老龄化地区;第二类,北京、天津、浙江属于中高度老龄化地区;第三类,辽宁、山东、湖北等,属于中度老龄化地区;第四类,内蒙古、黑龙江、甘肃等,正处于由成年型向老年型过渡的人口老龄化初始阶段。

5. 我国老龄化状况长时间城乡倒置　从现在已经进入老龄化的多数国家看,城镇老龄化程度高于农村。然而,我国情况却与之相反,我国农村人口老龄化的规模和速度均大于城市。这是由于我国城市化加速,农村青壮年劳动力的转移,大量农村青壮年人口流向城市,使农村人口老龄化程度和速度都高于城市,农村面临着老龄化严重的问题。这种城乡倒置的状况将一直持续到 2040 年左右,到 21 世纪后半叶,城镇的老龄化水平才将超过农村,并逐渐拉开差距。这是我国人口老龄化不同于发达国家的重要特征之一。

6. 空巢独居老年人、失能老年人规模庞大　现阶段,中国老年人口中有近一半是空巢老年人,总量已经突破一亿。老年人口的空巢化和独居化是快速现代化及城镇化背景下家庭结构发生深刻变迁的必然结果。随着人口迁移流动的频繁化以及分户居住现象的普遍化,一方面,家庭规模日益小型化,2013 年中国平均家庭户规模已跌至 3 人(2.98 人)以下,而且家庭内部代际结构也日益简化,二代户和一代户已成为当下主流的家庭类型。其中,有近四成(37.6%)的家庭内只有一代人,这一代人还通常都是老年人。另一方面,家庭居住的离散化使得家庭关系日益松散疏离。如今早已不是"父母在,不远游"的时代,面对激烈的社会竞争和快速的生活节奏,子女为了谋生和获得更好的发展,不得不长期在外学习工作,因而与父母两地分居。即使与父母居住较近的子女也大多迫于现代生活的沉重压力而不能经常回家照顾父母,这导致中国事实意义上的空巢老年人和独居老年人规模非常庞大。可以预见,随着现代化进程的持续,我国的空巢老年人和独居老年人规模还将继续攀升。

**(四)我国人口老龄化带来的影响**

人口老龄化对我国的影响是多方面的,既有对国家经济、社会的影响,也有对劳动者个人的影响。

1. 人口老龄化影响我国经济发展速度　根据联合国标准,15~64 岁的人口为劳动年龄人口。人口老龄化会造成劳动年龄人口规模减小,劳动力短缺和老化,劳动力供给紧张。在资源、生产资料、生产技术一定的条件下,劳动力资源不足,一方面不利于社会劳动生产率的提高,影响经济发展的速度,另一方面可能造成部分生产资料闲置,影响社会再生产过程的正常循环和周转,进而降低社会生产的经济总量,制约经济发展。并且,随着老年劳动力在总劳动力中的比例上升,使得劳动力老化,劳动者的创新能力和身体素质状况将会成为影响劳动生产率提高的重要因素之一,在一定程度上制约经济发展。此外,人口老龄化加快,使用于社会再生产的资金减少,在一定程度上影响经济的发展。老年人口各种慢性病患病率、伤残率都大大高于劳动适龄人口,他们在医疗、卫生、养老服务等方面的基本社会保障费用需求会大幅增加。这一方面会改变国家的积累和消费的分配比例,减少投入到生产领域的接力资金,提高消费基金,增加老年人的财政支出;另一方面,因企业需按一定比例保证职工的医疗、养老等社会保障费用,这在一定程度上会加大企业的成本,使企业用于扩大再生产的投资受到一定影响,进而在一定程度上制约经济的发展。

2. 使养老负担快速加重,成为最主要的社会抚养负担 随着老龄化进程的深入,我国社会中照料者(即劳动年龄人口)和被照料者(即少儿人口和老年人口)之间的数量关系处于不断变化之中。其中,作为被照料者之一的少儿人口的规模因受目前生育政策调整的影响会出现一定的波动,但在整个 21 世纪前半叶大致稳定在 2 亿多水平,而老年人口作为另一类被照料者,其规模在近期与少儿人口规模相当,但随后则将会出现明显的膨胀,并大大超过同期的少儿人口规模。作为照料者的劳动年龄人口的规模则随着时间推移出现明显的收缩。从少儿抚养比和老年抚养比的绝对数值来看,从 2015 年到 2050 年间,我国的少儿抚养比由于受到生育政策的调整的影响将呈现先升后降再升的波动趋势,但变化幅度不大,水平大体保持在 27% 左右。老年抚养比则因 21 世纪前半叶迅猛的老龄化进程而呈现出快速升高之势,预计将于 21 世纪中叶升高至 66.2% 的水平。从少儿抚养比和老年抚养比的相对关系来看,在 2022 年之前,老年抚养比与少儿抚养比大体相当,甚至略低于少儿抚养比,但从 2022 年期,老年抚养比将超过少儿抚养比,且二者间差距不断拉大,到 21 世纪中叶,我国老年抚养比将比少儿抚养比高出近 38%。可见,未来中国社会的抚养结构将会出现很大变化,全社会的抚养负担加重,且逐渐以老年抚养负担为主,这也是人口老龄化的必然结果。

3. 人口老龄化影响我国医疗保障体系 人口老龄化不仅对我国经济和社会的发展提出了严峻的挑战,而且随着老龄人口体质的衰退、慢性病患者的增加,老龄化对医疗保险的影响尤为突出,主要体现在以下三个方面:

(1)对人员结构的影响:随着我国老龄化人口的增加,退休人员占参保人员总数的比例越来越大,人员结构的变化也就意味着原有的医疗保险制度不再适用于当前的医疗保障服务体系,不能够满足我国医疗保险业务的发展需求,也不能满足参保人员医保服务需求,给医疗保险的运行带来了很大的经济压力。有关调查研究表明,在确保医保服务价格不变的前提下,我国人口老龄化仍然会造成医疗保险负担率每年以 1.54% 的速度增长,提高了医疗保险风险,阻碍了我国医疗保险服务体系的建设和发展。

(2)对基金收入的影响:人口老龄化造成了参保人数的减少,也就降低了医疗保险基金的收入。目前我国医疗保险主要的筹资方式就是来源于参保人员缴纳的费用,其中 2% 的医疗保险基金由个人来缴纳,6% 的医疗保险基金由单位来缴纳。当单位的工作人员退休之后,就不需要再缴纳医疗保险基金,人口老龄化的发展趋势直接导致了参保人员数量的下降,也就降低了医疗保险基金的收入,也给我国医疗保险业务的正常运行带来了很大的困难。

（3）对基金支出的影响：老年人的身体状况较差，容易患上多种疾病，心脑血管疾病、癌症、内脏器官老化病变等常见病都是老年人群多发疾病，发病率是年轻人群体的数倍或数十倍，因而老年人对于医疗保险的需求要远高于其他人群。但是，随着人口老龄化的加剧，参保人员的医疗费用消耗成本增加，缴纳的医疗保险费用降低，也就是说，参保人员中享受医疗保险保障的人数增加，而缴纳保险基金的人数减少。这就造成了医疗保险基金在运转过程中难以做到收支平衡，降低了医疗保险的筹资总额，出现"入不敷出"的情况，这也在很大程度上制约了我国医疗保险保障体系的发展。

**（五）应对我国人口老龄化的措施**

应对人口老龄化是一项复杂庞大的社会系统工程，需要统筹规划，分步实施，需要动员全社会力量，共同应对。

1. 构建多层次医疗保障体系

（1）建立针对老年人的医疗保险制度：在探讨是否建立老年人医疗保障制度上，学术界存在不同观点。一是主张在现有基本医疗保险体系基础上完善老年人医疗保障体系，这些学者认为政府部门应探索建立和完善适合老年人医疗保障的财政支持机制，扩大基本医保覆盖面，建立包括基本医保、退休职工大病医保、老年人社会医疗救助、互助基金等多层次的老年人医疗保障体系。二是主张建立独立的老年人医保制度或补助制度，提高老年人的医疗保障待遇，在保障老年人身体健康的同时减少对基本医保制度的影响。从客观角度来讲，建立该制度的可行性分析、具体理论构架、实施方案等还有待深入研究。

（2）实施老年人护理保险制度：目前，国内有些学者认为应借鉴国外老年护理保险的相关经验，建立保障程度、保障范围适合我国国情的老年护理保险制度。比如可以借鉴日本和澳大利亚老年保障评估制度，严格界定老年医疗、康复和护理服务，改变护理付费方式，将护理级别作为确定床日费用定额的权重。

（3）鼓励商业保险和医疗救助制度发展：政府或社会组织提供的老年人医疗保障职能满足基本需求，对于较高层次的医疗保障需求则需通过多元化医疗保障方式补充，发展老年人商业医保可以满足老年人对医疗服务的多层次的需求，但目前国内对这方面的研究还较为缺乏，仅停留在认知层面。此外，还应鼓励扶持老年人医疗救助制度发展，完善老年弱势群体医疗救助制度。

2. 确立适合国情的养老模式　我国的基本养老方式是居家养老，但作为依托的社区养老服务业仍然十分薄弱。特别是老年人口结构正在发生变化，随着文化层次越来越高，老年人的要求越来越广泛，对老有所为、价值尊严、文化教育、精神关怀等高层次的需求越来越大，对养老服务提出了更高的要求。因此，要尽快建立和完善"以居家养老为基础，以社区服务为依托，以机构养老为支撑"的养老服务体系。建立养老服务体系，一方面要加大政府政策扶持和公共财政的投入力度；另一方面要充分发挥社会力量的作用，动员企业、社会组织、家庭和个人的共同参与，构筑功能完善、覆盖广泛、运作规范、服务全面的养老服务体系，为老年人晚年生活提供全方位服务保障和环境支持。

3. 制定合适的老年人长期照护服务策略　长期照护服务具有以下特点：①正规和专业，无论是提供照护的场所或是专门机构，还是居家照护服务提供者都需要有组织和经过培训；②需要长期照护的人通常患有短期内难以治愈的各种疾患或长期处于残疾和失能状况；③连续性，长期照护就意味着从家庭到医院，中间包括社区医疗站、日间照料、护理院、康复中心、姑息治疗机构等一系列适应各类需求的服务；④保健和生活照料相结合。

　　针对目前我国老龄化现状，国内学者提出以下几点关于长期照护服务的策略：①倡导连续照护的概念，推动建立以社区为依托的福利综合体系，即创造具有综合性、连续性、以预防与基本保健为主的一系列政府支持、社会承办的一系列连续照护服务，包括建立一个从医院到养老院乃至社区卫生站、家庭病床的卫生和福利连续照护体系。②必须保持专业性，即规划者推动建立长期照护专业教育培训体系，可以依托高等教育机构中的相关专业，发展老年护理专业教育，同时建立培训机构，对从事长期照护服务工作的人员进行不同层次的培训和再培训。③建立服务专业技术等级评定和资格认证制度，在服务机构中合理配置人力资源。

　　4. 大力发展老龄产业发展　老龄产业是应对老龄社会、满足庞大老年人群需求、促进经济协调发展的重要内容。老年人是有市场需求的，比如对健康的需求，以及对一些衣食住行等的需求，那么针对于老年人的需求，就会有市场供给，这便形成了老年市场。比如，保健品市场，医疗服务业，敬老院，以及现在的高校培育出来的专门为老年人提供服务和照顾的专业人才，这都伴随人口老龄化的加剧迅速发展。老龄化既是一种挑战，也是一种机遇，所以我们要大力开发老年人的市场，发展老龄产业。

　　5. 建立健全环境支撑体系　很多国家的退休年龄超过60周岁，部分国家甚至达到70周岁。而在大多数发展中国家，人们从事工作的这份权利往往很早就被剥夺，老年工作者很早就成为被排挤的对象。老年人就业大环境中存在"三个短缺"，即缺少政府政策鼓励、缺乏社会化管理和缺失家庭支持。应对老龄化的对策之一就是，通过鼓励低龄健康老年人就业和创业，参与服务社会有助于提高他们的自助自立能力和生活水平，从而减轻社会的养老负担，既促进经济建设，也实现自身价值。

（胡慧秀）

# 第四节　老年医学与老年护理学发展

　　老年护理学源于老年学，是一门跨学科、多领域并具有其独特性的综合性学科，与老年学、老年医学关系密切。

## 一、相关概念

### （一）老年学（gerontology）

　　老年学是研究人类老化及其所引起的一系列经济和社会等与老年有关问题的综合性学科。其分支学科包括老年自然科学（老年医学、老年生物学、老年心理学等）、老年社会学（老年社会学、老年法学等）和老年人文科学（老年史学、老年文学等）。

### （二）老年医学（geriatrics）

　　老年医学是老年学的一个分支学科，是医学科学中的一门重要学科，是从医学的角度研究人类衰老的机制、探索老化发展的过程、实施保障老年人身心健康，以及研究预防和治疗人类老化及老年疾病预防和治疗的学科。包括老年基础医学、老年临床医学、老年康复医学、老年流行病学、老年预防保健医学、老年社会医学等内容。

### （三）老年护理学（geriatric nursing）

老年护理学是一门跨学科、多领域并具有独特性的综合性学科，它是研究、诊断和处理老年人对自身健康问题的反应的学科，与老年学、老年医学密切相关，同时与社会科学、自然科学相互渗透。美国护理人员协会（American Nurses Association，ANA）1987年提出用"老年护理学"的概念代替"老年病护理"的概念，意味着老年护理学涉及的范畴更广，包括老年人健康状况的评估、老年人日常生活照护、老年综合征的护理、疾病护理、临终关怀等。老年护理学强调保持和恢复、促进健康，预防和控制由急慢性疾病引起的残疾，发挥老年人的日常生活能力，实现老年人机体的最佳功能，保持人生的尊严和舒适生活直至死亡。

## 二、老年医学的发展

### （一）世界各国老年医学发展历程

老年医学兴起于19世纪末的法国和德国。美国医学家Ignatz Leo Nascher于1909年发明了老年医学（geriatrics）一词，老年医学也随之诞生，Nascher因此被西方老年医学界视为现代老年医学之父。进入20世纪后，老年医学才有了很大的发展，相继出版了许多老年医学专著。

1. 欧洲老年医学的发展

（1）英国老年医学的发展：英国早起老年医学的发展带动了世界老年医学的发展，他们开创了一系列老年医学的基本概念与重要理念，至今仍具有现实意义。Marjory Warren倡导老年医学的革新，重视改善老年人诊疗环境、引入灵活的老年人康复项目、加强对老年患者的激励，她被称为西方老年医学之母。Sheldon在1948年出版的著作《老年社会医学》中，即介绍了家庭物理康复治疗的重要作用，以及改善老年人生活环境防止跌倒等理念。Isaacs界定了老年病的一些主要症状，包括智力缺陷、失禁等。英国老年医学会成立于1947年，其会员由医生、护理人员、科研人员及其他与老年医学相关的医疗卫生领域的专家组成。目前该学会在全球拥有超过2750名会员，对于推动英国乃至世界老年医学事业的发展发挥了积极作用。

（2）法国老年医学的发展：1985年，法国即成为世界上第一个进入老龄化社会的国家。早期的法国老年医学会成立于1939年。在法国的图卢兹地区，老年医学的发展较为突出。Pierre Vellas教授以及Bruno Vellas教授于1973年在图卢兹大学建立了老年大学，Bruno Vellas教授对于在全欧洲提高对老年医学的认识发挥了积极作用。

（3）意大利老年医学的发展：中世纪的意大利，罗马教廷最早建立了"老年之家"，即早期的养老院，为衰弱与失能老年人提供医疗帮助。20世纪初期，在意大利的综合医院开始设立老年专科，并逐步引入康复医疗及日间医院等概念，意大利老年医学会于1949年成立。

（4）丹麦老年医学的发展：丹麦的养老体系较为发达，1936年在哥本哈根建立的规模较大的养老院，被称为"老年城"。丹麦老年医学会于1972年成立。1986年，丹麦正式认可老年医学为内科学的亚专业。丹麦全科医生历史性地率先开展了老年人的家庭随访，使丹麦在老年家庭随访的研究领域处于领先水平。

2. 北美老年医学的发展

（1）美国老年医学的发展：美国老年医学自身发展的历程，对于促进世界老年医学的发展发挥了积极重要的作用。1940年，美国国立卫生研究院（NIH）成立了一个与衰老相关的研究部门，随后该部门搬到了巴尔的摩城市医院，也就是美国国立衰老研究院（NIA）的前身。1974年,NIA正式成立,该研究院已成为全世界最重要的老年医学研究中心之一。美国老年医学会于1942年成立,目前已拥有5000余名会员。1946年开始出版的《老年学杂志》以及1953年开始出版的《美国老年医学会杂志》,已成为国际老年学领域最为权威的学术期刊之一。20世纪70年代早期,美国正式建立了第一个老年专科医师培训项目,随后住院医师开始轮转老年医学专业。护理人员是最直接为老年人提供医疗服务的,护理人员在建立和提供家庭医疗服务工作中处于主导地位。1962年,美国护理学会引领着一些关注老年护理的团体于1966年组建了老年护理实践组织。1968年首次发布了老年护理标准,推动了老年护理认证工作的开展。现代老年医学取得重要进步的标志之一,就是将老年评估方法纳入一系列被广泛应用的筛查工具中。持续质量改进的概念是由德明在工业化中率先引入的。1989年,美国将持续质量改进的概念引入医疗卫生领域,利用质量控制方法降低、抑制与管理失禁,使全面质量控制成为保证老年个体质量改进的一个重要步骤。

（2）加拿大老年医学的发展:加拿大与美国老年医学界有着历史性地密切关系。早期的美国老年医学会的会员资格对加拿大医生开放,而先后共5名加拿大人担任过美国老年医学会的主席。在加拿大老年医学的发展过程中,英国也发挥了极为重要的影响作用。然而加拿大老年医学界没有沿袭美国或英国的模式,而是经历了从半职业化到职业化的发展道路,走出了一条具有加拿大特点的老年医学发展之路。

3. 其他　以上列举了部分比较有代表性的国家老年医学事业的发展简史,世界其他国家的老年医学工作,由于国情不同发展并不均衡,但随着全球老龄化的到来,世界各国均高度重视老年医学专业的规划、建设工作。

**（二）我国老年医学的发展现状及方向**

1. 我国老年医学的发展现状　我国老年医学起步时间与国际差不多,20世纪50年代中期,北京医院提出兴建我国老年学与老年医学,1980年原卫生部(现国家卫生计生委)成立了老年医学专题委员会,1981年中华医学会老年医学分会成立,1982年《中华老年医学杂志》创刊,1995年,国家老年卫生工作领导小组成立。针对老年常见病、多发病,如糖尿病、骨质疏松、老年期痴呆及帕金森、老年动脉硬化疾病、老年前列腺肥大等流行病学的研究相继展开。近年来,老年医学的发展越来越快,中华医学会老年医学分会每年举办一次年会,组织各种学术会议进行学术交流,依托各地区老年医学分会,积极开展继续教育和科普宣传活动,取得了良好的效果。

必须看到,具有中国特色的老年医学发展与保健医学密不可分。目前,我国医疗机构中绝大部分老年医学科起源于干部病房或干部保健科。半个世纪以来,我们在医疗保健工作中创建的服务模式(如个体化全程照料、综合评估与预警、多学科联合救治等)已经成为我国老年医学服务模式的核心内容,在保健基地的医疗实践中培养和成长的大批专家已经成为我国老年医学的核心骨干。

2015年3月4日,国家卫生和计划生育委员会正式批复在北京医院设立国家老年医学中心,开展相关老年疾病疑难危重症的诊断与治疗,示范推广适宜有效的高水平诊疗技术,开展高层次老年医学人才教学培养,培养临床技术骨干和学科带头人,承担全国老年医学临床转化研究,针对老年健康有重大影响的疾病组织开展相关科学研究,及时将国内外临床科研成果转化为临床应用并进行有效推广,构建老年人疾病防治网络,定期发布中国老年人群健康状况报告、老年重大疾病监测及防治报告,以及老年人用药综合评价报告,预测老年人重大疾病发病和死亡、疾病负担、危险因素流行和发展趋势,推动国家老年医学领域的交流与合作。

目前,我国老年医学与世界先进国家仍存在不少差距,主要表现在:①专科建设:国家尚未完善老年医学专科医师的资格认证和专科职称考评标准;②服务对象:面向全体老年人群的医疗机构数量严重不足,老年医院和老年医学科的建设和管理模式尚未确立,现代老年医学强调的与医院相连的老年患者中长期照护中心还没有规范建立,基层慢性病管理网的建设才刚刚起步;③研究方向:仍以单病种老年人群诊治特点为主;④交流平台:仍以单个老年医学组织学术交流为主。

2. 我国老年医学的发展方向　发展老年医学是推进健康老龄化的有效保证,近年来国家对社会老龄化问题的高度重视的,对发展老年医学提出了新的要求。

（1）我国的老年医学研究必须聚焦社会老龄化挑战的核心难题,涵盖基础与转化医学、临床医学、预防医学、人才培养体系和研究机构体系建设。例如衰老与健康长寿的机制,老年疾病发病与防治机制及诊治方法的创新与临床转化,老年医养结合模式的创新与网络化管理,老年医学教育模式和老年医学机构建设模式的创新与可持续发展等。老年医学研究队伍必须成为引领老龄健康模式建设的主力军。

（2）我国的老年医学研究必须面向社会,做好研究成果转化工作。将生物学家的研究成果转化为老年病学家可用于临床的医疗保健方法;将实验室新发现的每一项有应用前景的生物标志物及时开发为临床早筛查、早诊断、早治疗的有效生物学指标;将有实用前景的每一款老龄化用品与模式设计及时转化为社会老年健康服务业产品。老年医学研究队伍必须成为推动老年健康服务业发展的生力军。

（3）我国的老年医学研究发展要凝聚我国老年医学研究队伍的精英,努力打造一支老年医学研究的国家队,立足国家老年医学研究和产业化战略研究的智库建设,为国家制定相关政策和规划提供建议和方案,组织参与重大项目实施,为产业发展提供咨询服务。老年医学研究队伍必须成为引领老年健康服务业快速发展的先锋队。

纵观社会老龄化发展形势,老年医学的发展是挑战与机遇并存,一方面是必须面对老龄化"汹涌"态势的严峻挑战,另一方面是老龄化社会对老年医学和老年健康服务业的刚性需求必将有力地促进其自身的快速发展。

## 三、老年护理学的发展

老年护理学的发展起步较晚,其发展大致经历了四个时期:①理论前期(1900—1955年):该阶段无任何理论作为指导护理实践的基础;②理论基础初期(1955—1965年):该阶段随着护理学专业的理论和科学研究的发展,老年护理的理论也开始建立、发展和研究,第一本老年护理教材问世;③推行老年人医疗保险制度后期(1965—1981年),在该阶段老年护理的专业活动和社会活动相结合;④全面完善和发展时期(1985年至今),该阶段形成了较为完善的老年护理学理论并指导护理实践。

### （一）国外老年护理学的发展

国外老年护理学的发展已经过几十年的历史,在老年护理学教育、实践及研究等方面都取得了较好成效。

1. 国外老年护理学实践的发展状况与发展趋势

（1）明确了老年护理学实践的专科化:美国护理人员协会早在20世纪60年代就已提出发展老年护理专科护理人员。之后,老年护理学在国外医护界逐渐受到重视,现今很多国家已成立了老年护理专科组织,提倡专业化的老年护理实践,以提升老年人的照护质量。这些组织制定了各国老年护理人员的能力与标准,以保证老年护理实践的专业化、标准化和优质化。国外将老年护理人员的能力与标准主要分为基础和高级两个水平。对于基础水平,国外除了将其纳入到注册护理人员的培养课程外,还建议医疗机构将其列入在职护理人员的继续教育中。高级水平是基础水平的延伸,护理人员必须在专科临床实践、不同照护模式的选择和管理、领导能力等方面具备丰富的老年护理知识和高级老年护理技巧,以应对老年人复杂的照护需求。在很多西方国家已经有老年护理高级实践护理人员(如开业护理人员和临床护理专家),他们就需要具备老年高级护理知识和技能。此类护理人员必须具备硕士或硕士以上学历,并须经过专业考试,以取得该专科的专业执照。目前,很多国家正在大力发展老年护理高级实践护理人员,进一步明确其注册流程和未来专业发展定位,以吸引更多的高级实践护理人员选择老年护理专科。为了更好地应对老龄化社会的急速到来,国外老年护理专家认为所有在职护理人员都应具备老年护理实践的知识和技能。国外多个护理专科组织已落实修改其专科技能和标准指南。把老年护理延伸至各个护理专科,使不同类型的专科护理人员均具备一定的老年护理相关知识与技能,是国外老年护理学的重要发展里程碑,对护理专科组织的发展方向和专科课程的设置改革具有重大的影响。

(2)大力开展老年护理实践中的循证护理:老年循证护理的开展使得老年护理学发展成为一门以研究为基础的专科。如何把循证应用在老年护理实践中是现今老年护理学的实践热点论题之一。在2001年,苏格兰进行了一个为期6年的老年循证护理推广项目,此研究已证明老年护理实践中循证护理应用的可行性和所带来的多方面的益处。它可以提高老年人的照护质量,同时也可以增强老年科护理人员的专业能力和减少护理人员的流失;此外,通过循证护理促进了老年护理实践知识的汇集与共享,提升了服务资源的利用率,促进了老年护理服务的标准化和经济化。

(3)老年护理专科护理人员在多个工作场所中承担多样化的角色:国外老年护理专科护理人员的工作角色与范围是多样化的,除了传统的医院病房外,老年专科护理人员的工作场所还扩展到社区、居家、养老机构等各个涉及老年人照护的地方,进一步体现了老年专科护理人员要为老年人提供连续性照护的特点。除了一般的护理工作范畴外,国外老年专科护理人员还需要在老年人照护中担任独特的功能角色和责任,如风险评估、教育咨询、行为咨询、跨专业合作等;在临终关怀期,协助老年人及其家人面对临终阶段,让老年人能舒适、安静和有尊严地面对死亡;另外老年专科护理人员已经开始积极参与社会性活动,向社会人群宣传健康老龄化、积极老龄化的理念,提倡尊重老年人和保护老年人应有的权利。

(4)逐步提升老年专科护理人员的领导力:目前,国外的老年护理学者正积极为国际期刊及老年国际组织撰写文章,参与制定老年政策、财政预算讨论等工作,以便今后能在国家层面的老年事务相关组织中承担一定的工作,在宏观的社会领导层面上作为老年群体权利的倡议者和维护者来提升老年人的整体生活质量。

2. 国外老年护理学教育的发展 国外大部分国家已将老年护理课程作为护理人员注册前课程的必修科目,其中包括理论和临床实践两部分。并且,随着老年护理学的发展,对于老年护理人才要求的提升,近年来国外大学已在研究生院开设老年护理学方向的硕士和博士课程,培养老年护理领域的临床专家和学术专家。课程主要包括基本核心课程、高级护理实践核心课程以及专科临床实践课程。基础核心课程主要包括有护理理论基础、循证实践与科研方法和卫生保健系统原则等；高级护理实践核心课程主要包括有高级药理学、高级病理生理学、高级身体评估与诊断、高级实践护理人员的角色等；专科临床实践课程则要求提供给学生多样化的实习体验，给予学生更多的机会与老年护理专家一起工作和学习。

3. 国外老年护理学研究的发展

（1）与老年护理实践直接相关的护理研究主题：此类研究多注重探讨预防或管理老年综合征和老年常见疾病的临床护理措施，并以老年人健康结局、护理成效、老年人对护理服务的满意度等作为研究的结果指标。研究对象涵盖医院、居家和养老机构等不同照护场所的老年人。

（2）针对老年领域的热点问题进行跨专业的合作研究：很多老年领域的研究问题需要多专业的合作，如与临床医学、社会学、心理学、政治学等专业人士进行研究合作，使研究成果具有更广泛的影响力和应用性。

（3）围绕老年人及其照顾者开展的相关研究：老年人的患病体验、他们和家人接受服务的感受以及护理人员或照顾者对所执行的护理措施的意见等，都是老年护理学研究者非常关注的问题。将护理人员、老年人和照顾者共同纳入到老年人的照护方案制订中，可以充分体现对老年人的整体照护观念。

（4）研究多元文化与老年护理的关系：国外很多国家都是多元文化社会。不同文化群体的健康特征、社会经济状况、家庭照护的期望等产生了具有文化特异性的老年护理方法。

（5）开展多学科研究合作，探讨循证依据转化的有效方法：国外老年护理学研究者正在加强跨专业的科研合作，除了与其他医学专业、社会科学等学科的合作外，还致力于与政策、经济、保险、市场学等专业领域合作。多专业的科研合作更能汇集老年领域相关的研究资源，研究成果可以进一步推动老年护理学的专业化。另外，国外老年护理研究者也在积极探讨如何将老年循证护理的知识转化应用到社区中和实际收益人群中（如护理人员、老年人及其照顾者等）。

**（二）我国老年护理学的发展**

1. 我国老年护理发展现状

（1）老年护理模式落后：目前，家庭养老模式仍是我国最主要的老年护理模式，即以家庭为核心，以子女提供生活照顾为依靠。然而，随着计划生育政策的实施，"4-2-1"式的家庭结构成为目前我国主要的家庭结构，一对夫妻要在抚养一个孩子的同时还要照顾四位老年人，这种传统的家庭养老模式无法适应现代社会的发展，家庭养老功能逐渐弱化，老年护理工作迫切需要更多其他的护理模式共同参与。相较于发达国家形式多样的社区养老服务，我国社区居家养老服务极度落后，这大大削弱了社区的养老护理职能。并且，我国缺乏统一的规范的护理模式，无法提供连续性、综合性的老年护理服务，从而使得我国老年护理的发展远远落后于发达国家。

（2）老年护理专业人才匮乏：我国传统的护理专业人才培养定位于面向临床各级医疗机构、社区的护理岗位，以维护和促进健康、减轻痛苦、提高生活质量为目的，培养全能型护理人才。这种专业定位决定了我国护理人才培养一直以通科护理人才为主，而未重视发展专科护理教育模式和培养专科护理人才。然而，老年人由于其生理及心理的特殊性，其临床症状表现不典型,一些看似轻微的表现就有可能造成严重后果,需要一双"培训过的眼睛"来观察其轻微的表现和即将发生的症状,并且,目前研究已证实经老年专科护理培训过的护理人员对老年患者进行照护后,其身体被限制程度降低、再入院率降低。这些均提示我国需要迫切发展老年专科护理人员,培养老年护理专业人才。

(3)老年护理教育滞后:我国老年护理教育之后主要体现在以下几个方面:①起步晚,观念落后:我国老年护理事业起步于20世纪70年代末,至80年代,随着政府对老龄事业的关注才得到一定程度的重视,但无论社会、学校,还是护理人员,对老年护理仍缺乏足够重视和正确认识,尤其缺乏个层面的相关制度法规和政策支持,导致了老年护理教育的滞后发展;②课程设置及教材缺位:虽然目前少数院校开设了老年护理专业方向,但设置数量太少,且课程体系上仍依附于临床护理专业,在培养目标、实践课程体系等方面均未体现出老年护理的专科特色。并且,与老年护理专业方向相适合的规划教材仍然缺位,只有各院校自己编写的教材;③实践教学基地普遍空白:目前,多数院校没有建立专门的老年护理实训室,多是依附于临床护理或康复医学,实践技能训练没有针对性和专业性,达不到实践技能训练目标。而且,各院校普遍没有设立校外老年护理实习基地,也没有与专业相匹配的实习大纲,毕业实习与普通护理专业的一样,这在很大程度上影响了专科培养质量;④师资匮乏:目前,从事老年护理教学的师资,绝大多数是普通护理专业毕业后从事护理教学或临床护理工作的教师,基本没有为老年患者提供专业化服务的实践技能和经验,更没有接受过系统的老年护理的专业化师资培训,专科性及针对性较差,限制了教学水平。并且,目前我国还未形成规范的老年护理人才培养模式及课程体系。

2. 我国老年护理发展方向 我国老年护理学的发展正处在一个新的历史起点上,目前已经得到国家各级政府部门,中华护理学会、中国老年学学会等学术团体的高度重视,为我国老年护理学的发展带来了新的契机。国外老年护理学的发展经验可以为我国老年护理学的发展提供相应的新观念和新信息,开拓符合我国国情特点的老年护理学发展之路。

(1)依据国家相关政策,制定我国老年护理学的学科定位和发展策略:我国老年护理学的学科定位和发展策略的制定,要与我国的老年事业发展方向一致,要符合我国社会经济发展的总体要求,针对我国人口老龄化的趋势特点和社会结构变化特点,与国家的老年医疗、福利和保险相关政策紧密联系,融合中国文化下的养老照顾模式,来满足老年人照护需求和养老市场的需要。

(2)明确人才培养目标和能力标准,加快培养老年护理专科人才:老年护理人才的培养是老年护理学科建设与发展的重要根基。我国已经开始加速老年护理人才培养的步伐,如在专业型护理硕士研究生培养中加设老年护理方向,部分高职高专院校也陆续开设了老年护理专科方向,但目前尚缺乏全国统一的老年护理人才的培养目标和能力要求标准,缺少课程体系设置大纲和核心课程内容设置,相关师资和教材也比较匮乏。在此背景下,我国应加快老年护理人才培养层次的定位,明确不同层次人才的岗位职责和执业能力要求,统一制定相应的培养目标,明确核心课程设置,以及不同层次人才的考核标准。在人才培养过程中,可以考虑与国外优秀的老年护理教育机构合作,引进他们比较成熟的课程设置体系、教学大纲和教材,在中国进行文化调适后,与国际知名的老年护理教育者合作,通过多种教育培训手段和途径进行老年护理师资和老年护理专科人才的培养。

(3)多方开展国际间的学术交流活动和建立学术联系,发展和推广具有中国文化特色的老年护理：我国老年护理处于探索阶段，需要借鉴国外成功的经验。通过与国外老年护理学术组织和老年护理专业学者间的交流合作，深入理解和汲取他们在跨文化护理方面的老年护理相关经验和研究，进而结合我国的文化特色，开发符合我国国情的老年护理学新概念、新理论和相应的老年护理实践标准，并将其应用于老年群体中。在交流过程中，还可以逐渐将我国的老年护理特点推广至国际社会，通过学术交流带动我国老年护理学科的发展。

（胡慧秀）

# 第二章

# 老年护理实践范畴

随着人口老龄化的速度加快,高龄老年人的增加,失能、半失能和慢性病老年人的增多,老年护理实践范畴也在不断拓展。从工作场所来说,老年护理实践已不仅局限于医院,还扩展至各种养老服务机构、老年人家庭或社区、临终关怀中心等;从工作内容来说,老年护理实践不仅局限于常见疾病的护理,还扩展至老年综合评估和常见综合征的护理干预,以及缓和医疗等,这也促进了老年护理人才的培养以及老年护理研究的发展。此外,在老年护理实践中,护理人员也会常常面临很多伦理问题、决策争议等其他问题。只有结合护理人员的临床经验、患者的需求和意愿,应用最佳证据,谨慎、确切地做出护理决策,处理护理问题,才能为老年人提供更高质量的护理服务。

## 第一节　老年护理实践范围与照护模式

在老年护理实践中,护理人员的工作范围和角色是多样化的,老年护理的照护模式也是多种多样的,以达到提高老年人生活质量、保持最佳功能的目标。

### 一、老年护理实践的范围

#### (一)老年护理的目标

老年人面临多种老年期变化和慢性疾病的折磨,如何使老年人尽量以自理的状态,保持其人性的尊严,走向人生的终点,是老年护理的最高目标。要实现这一目标,护理人员不但要学习促进老年人健康的知识和方法,而且要掌握老年疾病的护理知识和技巧,以帮助老年人维持最佳的机体功能状态,提高老年人的生活质量,最终实现"老有所养、老有所医、老有所乐、老有所为"的目标。老年护理的具体目标包括:

1. 增强自我照顾能力　面对老年人的虚弱和需求,护理人员常常寻求其他社会资源的帮助,而较少考虑到老年人自身的资源,忽略对老年人自身资源的挖掘和利用。老年人长时间生活在被动的、依赖的、无价值的、甚至丧失权利的环境中,自我照顾意识日渐淡化,生活自理能力也将逐渐丧失。因此,如何利用老年人自身资源,充分发挥老年人在健康维护和自我照顾中的主观能动性,避免过度依赖他人照顾,尽量维持老年人的自我照顾能力,巩固和强化其自我护理能力,将始终是老年护理的奋斗目标。

2. 延缓恶化及衰退　老年人常生活在机体功能衰退和慢性疾病的状态下,试图终止衰退和慢性疾病的发生是不现实的。因此,护理人员应帮助老年人树立正确的、积极的健康观念,提高老年人的自我保护意识,改变不良的生活方式和行为,加强常见慢性疾病的三级预防,避免和减少对健康产生危害的危险因素,做到早发现、早诊断、早治疗、积极康复,以延缓机体功能的衰退,防止病情恶化,预防并发症和残疾的发生。

3. 提高生活质量　老年护理的目标不仅是疾病的康复和寿命的延长,更应帮助老年人在生理、心理和社会适应方面的良好状态,提高其生活质量,体现生命的价值、尊严和意义,实现真正意义上的"长寿"。

4. 做好临终关怀　对待临终老年人,护理人员应全方位提供护理服务。对老年人在生理、心理和社会方面存在的健康问题进行综合评估分析,识别、预测并满足其需求,以确保老年人能够有尊严、舒适、安宁地度过生命的最后时光,满足老年人的"老能善终"。同时安慰临终患者的家属,让他们感受到医务人员对患者的关心和帮助。

**（二）老年护理的主要工作内容**

老年护理工作涉及临床、预防保健、教学、科研等多个学科,主要工作内容有以下几个方面:

1. 急性照护　急性照护是老年护理的重要工作内容,适用于急症老年患者。在临床实践中,老年护理人员全面评估老年人的身体、心理状况、判断健康问题;运用丰富的专业知识和技能,制订护理计划,为老年人提供适当的护理和其他健康照顾服务;指导老年人减少或消除危险因素,并指导家庭照顾人员共同参与护理;评估功能效果,从而促进疾病康复,减少并发症的发生。

2. 长期照护　中国的老年人以家庭养老为主,但随着经济发展及老龄化步伐的加快,传统养老方式正在逐渐弱化,由于家庭支持系统被"4-2-1"型家庭结构和"空巢家庭"的存在所破坏,福利院、敬老院和老年护理院等快速兴起。此外,一些急症老年患者虽然治愈出院,但仍可能存在不同程度的功能障碍,生活不能自理或部分自理,也需要回归社区医疗服务中心或长期照护机构进行后期的功能锻炼和康复。护理人员应为不同人群提供各种慢性疾病的心理护理、饮食指导、用药指导、精神支持、语言治疗、健康咨询、健康诊查、精神调理、缓解疼痛、临终顾问,以及生活照顾等多方面的服务,以满足老年人的照护需求。

3. 康复护理　当人们步入老年期后,由于不可抗拒的自然衰老、疾病、意外事故等,使老年人群中身心功能障碍和残疾的比例增高。这些残障老年人生活难以自理、失去劳动能力,陷入深深的痛苦,也给家庭和社会造成压力。对于这些老年人除提供一般养护服务外,更需要提供预防性、治疗性、恢复性的康复护理,以最大限度地消除老年人精神上和躯体上的功能障碍,使他们老而不残、残而不废,达到生活自理、精神自立,提高生活质量。

4. 预防护理　老年疾病的预防护理是病因性护理和根本性防病护理。需要了解老年人群的基本特点、老年人群的疾病谱和流行谱,研究社会和自然环境对老年人疾病和健康带来的影响,探求病因,寻找规律,对老年人进行预防性指导。通过加强健康教育,普及预防疾病和促进健康的知识,提高老年人群的健康水平。经常以定期健康体检等方式做到早期发现、诊断和治疗疾病,以减轻疾病的危害。

5. 老年护理教育　护理教育不仅包括对在职护理人员的继续教育,使护理人员掌握老年护理的专业知识,从而为老年人提供专业的护理服务;还包括对大专生、本科生、研究生等高等人才的教育,培养储备人才。同时,还要培养老年专科护理人员,使其具备高级实践技能,引领学科发展。此外,还要对基层医疗机构、长期照护机构的护理人员、养老护理员等开展培训工作。我国虽然许多高等医学院校都已适当调整了课程设置,增设了老年护理学以及相关的人文学科,但将规范的老年护理课程列为必修课的院校还比较少,老年护理高级人才仍然特别匮乏,护理教育方面还有许多工作有待开展。

6. 老年护理研究 随着老年护理学逐步走向成熟,其研究内容也由以往的单纯注重延长生命,发展到注重老年人的生命质量。老年护理学的研究范畴包括:研究老年护理领域对衰老和抗衰老的认识,如何通过护理干预延缓老年期的衰老;研究如何针对老年人存在的生理、心理和社会适应能力方面的问题进行护理,减少危险因素对老年人带来的负面影响;研究如何延缓老年人的功能衰退,发挥其机体残存功能,避免过度照顾,增强其生活自理能力;研究老年人的保健问题,增强老年人的自我保健意识和自我保健能力;研究老年护理场所的创新实践模式、长期照护、家庭护理等问题。

**(三)老年护理的场所**

老年护理可以在多种场所进行,医院、各种养老服务机构,如社会福利院和敬老院、老年公寓、老年康复机构、护理院、临终关怀机构等,老年人家庭或社区,临终关怀中心等均是老年护理工作的场所。

1. 医院 包括综合医院和专科医院,对老年患者仅提供门诊和病重时的短期住院。

2. 各种养老服务机构 养老服务机构按照服务的对象和功能一般可分为针对生活基本能够自理老年人的老年公寓、普通老年护理院等和针对存在认知缺陷或生活自理障碍老年人的专业老年护理机构。在美国,养老服务机构一般可分为三类:第一类为普通老年照护机构,主要为不需要医疗服务及全天生活护理服务的老年人提供膳食住宿和一般照料等服务;第二类为中级老年护理机构,主要为没有严重疾病但需要全天监护和生活护理的老年人提供服务;第三类为专业老年护理机构,主要为需要全天医疗护理和生活护理照顾但不需住院治疗的老年人提供经常性医疗服务和全天生活护理服务等。

我国的养老服务机构一般包括社会福利院和敬老院、老年公寓、老年康复机构、护理院、临终关怀机构等。社会福利院和敬老院是我国传统的养老机构,由政府开办或政府与集体合办,为特殊老年人群提供养老服务的社会福利机构。社会福利院主要面向城市无法定赡养人、无固定生活来源、无劳动能力的"三无"老年人,敬老院主要面向农村"五保户"老年人。老年公寓是专门为老年人建造的生活设施齐全、公用设施配套完善、可供老年人长期居住的养老机构,服务对象面向社会上的老年人,有的老年公寓仅接收生活能够自理的老年人,有的机构则可以接收生活部分自理或完全不能自理的老年人。老年公寓一般为非营利机构,但可向入住老年人收取一定的费用满足机构运行成本的需要,可略有盈余用于机构的进一步发展。除提供日常生活照料外,部分机构还能够为入住老年人提供一定的文化活动和娱乐活动以及一定的卫生保健服务。老年康复机构、护理院主要收治患有慢性病如老年痴呆、脑卒中偏瘫等的老年人,除了为入住老年人提供看护照料之外,还要对老年人进行康复治疗。临终关怀机构专门收留年迈久病、将不久于人世的老年人,主要以减少入住老年人的身体和精神痛苦、进行姑息支持治疗为服务目标。

目前我国的大部分养老机构在功能和服务对象上存在交叉现象,难以十分清楚地按照老年公寓、护理院或者康复、临终关怀机构进行分类。多数养老机构中的入住老年人中既有生活能够完全自理的老年人,也有患有老年痴呆和脑卒中瘫痪等慢性病、生活完全不能自理的老年人;在提供的服务方面也是多元化的,既包括生活照料,也包括医疗护理、康复训练、文化娱乐、临终关怀等内容。此外,社会化养老机构受资金和费用困扰,尚难满足老年人口健康需要:许多养老机构没有必要的医疗条件,缺少正常的检验、诊断、治疗设备,甚至没有合格的医护人员。

3. 老年人家庭或社区　我国老年人多数仍选择家庭养老,随着家庭规模逐渐趋向小型化、核心化,同时社会的发展带给家庭中年轻一代更大的竞争压力和生活压力,由家庭担负的养老功能正在逐渐弱化。近年来,社区养老由于可以让老年人在家或社区内就近接受老年服务,不仅符合老年人的心理需求和文化传统,也能减少国家的公共支出,开始得到大力发展,成为许多地方政府着力推动的居家养老新模式。社区护理人员不仅承担着家庭病床上门服务、住院护理、临终关怀与安宁护理等基本医疗服务,还承担着建立居民档案、健康教育、护理指导等基本公共卫生服务。

4. 临终关怀中心　适用于那些患有癌症的患者,也包括那些即使全力治疗也无法治愈的,已到了疾病晚期,不久将死亡的患者。临终关怀中心不仅要帮助那些遭受肉体痛苦和精神折磨,对死亡充满恐惧的患者,也包括那些备受折磨的患者家属。临终关怀中心以缓解患者身体上的痛苦为主要目的,对临终患者实施心理关怀,帮助患者接受自己、明白生老病死是生命的自然规律,正确认识自己生命的价值,适应角色的转换,满足患者的生理、心理和社会的需要,使患者能在有限的日子里,在人生的最后岁月中,在充满人性温情的氛围中,安详、宁静、无痛苦、舒适且有尊严地离开人世,达到更理性,更平静地接受死亡。同时,医护人员指导家属积极配合,在生理、心理及社会需要各方面给予患者帮助和关怀,达到逝者死而无憾,生者问心无愧的目标。

### (四)老年护理人员的角色

老年护理人员的角色呈现多元化形式,即照顾者、临床实践者、教育者、指导者、协调者、咨询者、研究者、宣传者,以及医疗团队的成员或领导者、维护老年人健康和权利的代言人和保护者,甚至是社会活动者等。

1. 照顾者　老年患者,尤其是急危重症、临终老年人身体大都虚弱,长期卧床,生活不能自理,变得完全依赖护理者。护理人员为其提供细致的生活护理,如洗脸、漱口、喂食、梳头、更衣、大小便、协助坐起等照顾服务。

2. 临床实践者　在临床护理实践中,老年护理人员以老年患者为中心,提供患者所需的照护服务。对老年患者进行综合评估,识别老年人现存或潜在的健康问题,制订护理计划,执行医疗护理活动,评价效果,从而维护和改善老年人的健康状况,满足其需求。此外,作为高级临床护理实践者,如专科护理人员等应参与医院老年专科护理门诊,护理会诊,开展新业务、新技术,制定或参与制定老年护理相关指南、规范。

3. 教育者　护理人员是临床健康教育的主要承担者,包括临床和社区等多方位、多层次的健康教育,并且在疾病预防、公共卫生、老年医学、康复医学等方面全方位地处理老年人生理、心理、社会上的健康问题,实践着为人类健康服务的护理宗旨。

4. 指导者　老年护理过程不仅需要专业人员的护理,还需要家属的照顾和陪伴,以及义工的帮助。对于患者及其家属、社工来说,他们往往缺乏专业的护理知识,护理人员可教给他们简单的护理知识,如合理的饮食,舒适的卧位,压疮的预防等;指导他们基本护理技能,如保持床单元平整,翻身技巧,协助大小便等。此外,护理人员还可进行专业的指导,如用药指导、造口袋的更换、胰岛素笔的使用等专科指导;指导患者进行自我心理调适等。

5. 协调者　在老年护理过程中,护理人员与患者、家属、医生及其他工作人员沟通较多,在这个特定环境中,护理人员作为一个中间纽带,可协调医生和患者之间、患者和家属之间、患者和患者之间的关系,去除不和谐因素,营造温馨的气氛,避免使患者承受不该有的压力,尽量满足患者需求。

6. 咨询者　作为专业的护理人员,尤其是老年专科护理人员,应在所在病房,甚至全院、院外开展老年专业相关护理知识咨询活动,定期举办患者咨询活动。

7. 研究者　护理科研只有发展,才能使护理临床和教学适应学科的发展和社会需求。在临床实践中,护理人员应具备科研的思维,善于发现问题,用科研的思路来解决问题;同时,能够结合自身的临床经验、患者意愿将研究结果应用于临床,指导临床实践。

8. 宣传者　生老病死是人生的自然发展过程,临终是人的生命必经的发展阶段。在我国,死亡教育普遍缺乏,很多老年人避讳谈及死亡,相当一部分人对临终关怀以及死亡还没有正确的认识,一部分老年患者临终前仍然留在家中忍受孤独和病痛的折磨。护理人员作为临终关怀事业的先驱者,应在更多的场合,向更多的人宣传临终关怀,对临终患者及其家属乃至社会人宣传"优死"观念,使更多的临终者得到身心的安抚,提高临终生活质量,舒适、安宁地度过生命的最后阶段。

9. 老年人健康和权利的代言人和保护者　老年人被虐待、遭受歧视的情况时有发生,受赡养权、生活保障权、财产权、继承权等权利受到侵犯。在临床实践中,患者的意愿常常得不到尊重,如有些患者希望安宁地走完人生的最后旅途,不希望无为的救治给自己带来更多的痛苦。然而事实是即使他们说出其愿望,也不一定会受到尊重,而医生又常常是顺从家人,并非尊重临终者的愿望。护理人员应理解和尊重患者,支持患者,劝导家属尊重患者的意愿,必要时支持患者运用法律的武器,维护自己的合法权益。

## 二、老年护理照护模式

### (一)按照老年人健康状况需求

可以分为三种模式:

老年照护有生活照料、急性医疗护理和长期照护三大环节。生活照料是平时健康时,提供日常的衣食住行的安排与管理;急性医疗护理是生病时,在医院或诊所所提供的诊断、治疗和护理;长期照护是失能时,专业及非专业人员提供的护理活动以保证失能的人获得最大可能的独立、自主,参与个人满足及人格尊严。

1. 米老鼠式照护模式　以生活照料为主。即老年人健康时,主要提供日常衣食住行的安排与管理,偶尔需要急性护理及长期照护服务(图2-1-1)。

2. 自行车式照护模式　以急性医疗护理为主。即患病老年人(如高血压、糖尿病等)不但需要生活照料,也需要医院或诊所提供的诊断、治疗和护理,甚至部分患病老年人需要短暂性的长期照护(图2-1-2)。

3. 大连环式照护模式　以中长期照护为主。即患有严重慢性病的失能/半失能老年人,生理功能丧失到一定程度时,需要专业及非专业人员为老年人提供的护理活动,以保证失能的老年人获得最大可能的独立、自主,参与个人满足及人格尊严(图2-1-3)。

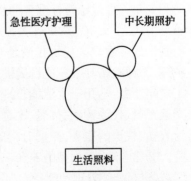

图2-1-1　米老鼠式照护模式

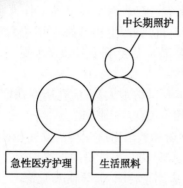

图 2-1-2　自行车式照护模式

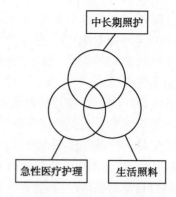

图 2-1-3　大连环式照护模式

三种照护模式同等重要且必须协调分工,才能为此类老年人提供持续性、完整性的照护。避免因缺乏长期照护,而滞留在急性医疗机构。

**（二）按照养老服务场所**

可分为以下四种模式

1. **家庭养老**　即以家庭作为长期护理单元,独立完成长期护理,是目前我国老年长期护理的主要模式并为人们所接受,也是澳大利亚、德国、英国和新加坡的主要照护模式之一。老年人居住在家庭环境中,由家庭成员对老年人承担经济、生活和精神慰藉的全部责任。但是我国随着家庭规模日趋小型化、空巢家庭日渐增多、人口流动性增加和住房条件改善等诸多因素使老年人越来越难以得到足够的照料,家庭在提供老年人长期护理方面的负担也日益加剧,传统家庭养老模式功能日益弱化,专业化养老机构、社区养老机构随之增多。

2. **社区养老**　即以家庭养老为主,辅以社区机构养老,为居家老年人定期提供上门服务,介于家庭照顾与社会机构之间,是英国和美国的主要照护模式之一,是未来解决中国式养老困境的一个发展方向,能够提供相对专业、便利、成本较低的护理服务。我国的社区养老服务从 20 世纪 80 年代起步,经过十多年来的发展已初具规模,在部分大中城市已初步形成以设施服务、定点服务和上门服务为主要形式,以日常生活照料、医疗保健、心理保健、文化娱乐、参与社会以及权益保护等为主要内容的社区养老服务格局。截至 2002 年,我国的社区老年服务设施已达到 23.8 万个,社区服务志愿者组织 15.8 万个,社区服务志愿人员 900 多万,民办社会福利机构 1600 余家。但目前仍存在一些问题,如法律法规不健全、资金缺乏、服务机构设施不完善、社区养老往往床位不足,服务队伍专业化程度不高等。

3. **机构养老**　是指依靠国家资助、亲人资助或老年人自助的方式,将老年人集中在专门为老年人提供综合性服务的机构(养老机构)中养老的模式,是日本、美国和法国的主要养老模式之一,机构养老在国家养老服务体系中具有"支撑"地位而不仅仅是"补充",但目前我国大多数养老机构仅满足于提供老年人的基本物质需求,对老年人需要的康复、医学护理、精神慰藉等服务项目提供较少,服务质量有待提高。机构养老主要有以下几种形式:①老年公寓:适用于生活能自理的老年人,根据老年人的健康状况,机构提供诸如外出时的交通工具、代为购物、供餐、家居清洁等服务。由于公寓作为养护机构管理,他们能得到更为直接、快捷的服务,患病时得到及时的救治,健康状况衰退、生活不能自理时则转到养老院。②养老院:较大型的养老院通常根据老年人的健康状况和所需护理的程度分为若干个区域,进行分类管理和配备人力。亦有将养老院分为技术性和非技术性两类,技术性系指通常需要进行医疗、护理、康复活动,这些活动需由专业人员决定、实施或在专业人员的监督下进行,而非技术性系指以日常生活照顾为主的机构。③日间护理院:适用于日常生活能力(ADL)基本能自理的老年人,亦接受轻度认知能力减退的老年人。机构提供简单的体格检查、餐饮及照料,给老年人以一个安全的环境。各种专门为老年人设计的集体活动有利于防止其功能的退化。同时,日间照护使老年人的主要照顾者能从事其他的工作。④临时托老所:其功能主要是让居家而日常生活需人照料的老年人入住一段时间,以使其主要照顾者能稍事休息或忙于临时其他安排。⑤临终关怀医院:临终关怀医院虽非专为老年人而设,使用者以老年人为多,且其设置要求,服务要求和内容与技术性养护机构有相似之处。

4. 医疗机构与养老机构相结合式养老　即通过医疗与养老的有机结合,为老年人提供持续性照护服务的养老服务模式,服务的内容应以基本养老服务为基础,以医疗服务为重点,在做好老年人生活照护服务、精神慰藉服务的基础上,着重提高医疗诊治服务、大病康复服务、临终关怀服务的质量。我国家庭养老、社区养老及机构养老模式普遍存在有养无医的现象,无法为一些患病老年人提供及时的医疗服务,现存的老年病专科医院数量少、规模小,不成系统,无法满足长期需要。养老机构则与医疗机构相互独立、各成体系,因此患病老年人必须往返于养老机构与医院之间,不仅贻误治疗时机,而且浪费大量的人力物力。"医"与"养"的结合则可充分解决这些问题。一份基于全国失能半失能老年人调查的数据显示,平均失能半失能老年人数量占各省老年人总数的 10% 左右。我国失能老年人总数达到了1100 万人,但是真正入住养老机构的仅有 2.3%,大部分失能老年人仍由家庭成员照料。与此同时,医养结合照护人才严重缺乏。估计到 2015 年,我国需要养老照护员 500 万人。但目前持证在岗者仅逾 4 万,养老照护员是 "40、50" 人员,多为下岗职工或进城务工者,无法为老年人提供专业性的照护。医养结合相关法律法规不健全,长效筹资机制尚未建立,养老床位总量不足、结构短缺,医养结合照护人员数量不足、质量不高制约了医养结合的发展。

**(三)新型养老模式**

近年来,一些新型的养老模式不断涌现,主要有以下几种:

1. "互助式"养老　这种模式在德国和瑞士较多,由相对年轻的老年人照顾年长的老年人,这种互帮互助的方式可以很好地解决了由于资金不足或机构资源有限的困难,也增加了对老年人的人文关怀,这对于我国的老龄化社会是值得借鉴和学习的。

2. "候鸟式"养老　"候鸟式"养老是指老年人像候鸟一样随着季节和时令的变化而变换生活地点的养老方式。美国的佛罗里达州、韩国的济州岛、日本的北海道等都是老年人相对集中的"迁徙"目的地。"候鸟式"养老在我国也有一定的发展空间,如海南三亚、福建的厦门等气候宜人、风景优美的城市也是老年人乐于迁入的首选之地。这种养老方式总能使老年人享受到最好的气候条件和最优美的生活环境,也相应地促进了当地的经济发展及配套设施的完善,形成了相互促进的良性发展局面。"候鸟式"养老服务要求具备较好的经济条件,这对于普通民众还是望尘莫及的,但对于自己具有一定经济实力或是子女能够负担的老年人而言,是一种理想的养老模式。

3. "旅游式"养老　老年人尤其在退休后,喜欢到各地去欣赏秀美景色,体会不同的风土民情,从而在旅游过程中实现了养老。在我国,"旅游式"养老有着广泛的发展空间,同时也能带动如"老年人餐饮专营"、"老年人用品专卖"、"养老服务人员培训"等经济组织的产生和发展,从而在整体上完善养老服务内容,提高养老服务水平。

4. "异地式"养老　在美国,根据比较优势原理,在经济不太发达但环境适宜的养老的地区建有大量的"退休新镇""退休新村",通过移入地和移出地不同地域的房价、生活费用标准等的差异或利用环境、气候等条件的差别,吸引老年人移居养老。以移居并适度集中方式养老,解决了移出地的养老服务资源紧缺问题的同时,也增加了移入地的经济来源,做到了资源整合,实现了优势互补,是一种平衡地区间养老服务的有力措施。在我国,对于上海、北京这类的生活压力大、养老压力大的城市尤为实用,老年人可以选择周边的二级城市安度晚年。

（王 蕾）

# 第二节　老年护理实践与多学科整合

老年病具有多因素致病、多病共存、多系统功能障碍或多脏器衰竭、多种老年综合征表现或多种老年问题出现等患病特点,因此老年护理实践不同于普通疾病的管理,需要由多学科成员组成的整合管理团队为老年患者服务。

## 一、多学科整合管理的相关概念

老年病的多学科整合管理（interdisciplinary integratedmanagement for aged diseases）即是在老年病管理中,应用"生物—心理—社会—环境—工程"的医学模式,组成由全科医师、老年病医师、康复师、护士、心理师、营养师、临床药师、综合评估师、社会工作者、护工、宗教工作者、患者本人及其家属等构成的多学科团队（interdisciplinary team,或 multidisciplinaryteam,或 transdisciplinary team）,对老年病患者实施综合性的医疗、康复和护理服务,它体现的是一种以人为本和以患者为中心的服务理念。老年病的多学科整合管理始于 20 世纪 90 年代的老年病多学科整合治疗管理（geriatric interdisciplinary integrated treatment management）,由美国纽约市约翰－哈特福德基金会首先发起,他们通过对由老年病医生、医学生、护士和社会工作者等组成的老年病多学科团队进行培训,最终得到很大收益,既提高了老年患者的治疗、康复和护理效果,同时也增加了多学科团队各成员应有的责任感。在我国,北京老年医院率先将这种管理模式应用于老年病的临床医疗服务,取得了较好效果。

## 二、多学科整合管理与一般疾病管理模式的主要区别

### （一）一般疾病管理模式

通常以疾病为中心,按临床医学分科进行管理,目标是治愈疾病,采用一般的医学诊断手段,应用内科保守治疗或外科手术治疗对患者进行诊治与管理。对于诊断、治疗上有困难或涉及其他专业问题需要专科协助解决的疑难急危重症住院患者,虽然有涉及其他学科的会诊,但会诊医生一般只提供自己相关专业的信息,并作出相关专业的医疗决策,基本处于"各自为战"的局面。

### （二）多学科整合管理模式

通常以老年患者为中心进行个案管理,目标是防治疾病、功能康复和提高患者生存质量,采用一般的医学诊断和老年综合评估手段对老年患者进行全面评价,既对患者进行药物治疗或手术治疗,同时也给予患者非药物治疗,如康复训练、心理治疗、营养支持和提供社工服务等。参与多学科整合管理的成员来自不同的学科,各成员不仅提供各学科不同信息,还

共同参与对患者管理决策的制定,体现的是"团队作战"的服务模式。

### 三、在老年护理实践中,实行多学科整合管理模式的必要性

#### (一)由老年病的特点所决定

老年人由于躯体功能的自然衰退,脏器功能低下、免疫功能减退和社会适应能力下降,各种代谢平衡常被破坏,逐步出现肢体活动障碍和智能障碍,不同程度地体现出老年疾病的特点:多数老年人患有慢性疾病;同一老年人患有多种疾病;多数老年病的症状和体征不典型;多伴有脏器功能衰竭或系统功能的障碍;具有跌倒、痴呆、尿失禁、晕厥、谵妄、帕金森、失眠、疼痛、抑郁和药物乱用等多种老年综合征的表现;便秘、营养不良、吸入性肺炎等多种老年问题的出现;存在多重用药和药物副作用问题等。由于老年疾病的特殊性和复杂性,决定了对于老年病管理不能采取普通疾病的管理模式,需要多学科团队参与诊治、康复与护理,采用适合于老年疾病特点的多学科整合管理模式。

#### (二)由老年医学的目标所决定

老年医学的目标是最大限度维持老年人的功能,使老年人尽可能回归家庭、社区与社会。因此,在老年疾病的管理中,对老年人各种功能状况的评估尤为重要,如应进行日常生活能力、认知能力、社会交往能力和适应环境能力等方面评估,以便为老年人制订正确、合理和可行的中期照护或长期照料计划,使老年人健康长寿,幸福安康。

### 四、多学科整合管理的方式

根据地点不同多学科整合管理可以分为以下几种方式:

#### (一)医院内老年多学科整合管理

1. 以急诊为主导的多学科整合管理 以急诊医师为主导,以老年病医师、护士、社会工作者、物理治疗师、职业治疗师、语言治疗师、营养师、临床药师和老年病个案管理者辅助,形成一个协力合作的多学科团队,根据患者具体情况,制订相应的治疗方案。

2. 以门诊为主导的多学科整合管理 以专科医师为主导,以老年病医师、各专科医师、护士、心理治疗师、营养师、临床药师和老年病个案管理者辅助,形成一个协力合作的多学科团队。

3. 以老年病医师为主导的多学科整合管理 以老年病医师为主导,以护士、社会工作者、物理治疗师、职业治疗师、语言治疗师、营养师、药师和老年病个案管理者辅助,形成一个协力合作的多学科团队。入院评估后形成诊疗计划,出院评估后制订出院计划,根据患者的状况和连续性医疗服务的需要,确认患者出院后转至其他医疗机构进行继续治疗或回归家庭。

4. 以老年精神心理评估为主导的多学科整合管理 以精神心理医师为主导,以护士、医师、营养师、药师、职业治疗师等多学科辅助,对老年患者的心理状况进行评估和治疗。

5. 以老年康复为主导的多学科整合管理 以患者功能康复为目的,以康复医师为主导的多学科整合管理模式。在急性期后通过评估患者的功能和疾病状况,与原发病诊疗医师和其他多学科团队成员一起在治疗疾病的同时制订可行的康复计划。

6. 以老年护理为主导的多学科整合管理 由护士、医师及其他健康护理人员共同对患者各方面情况进行评估,制订医疗照护计划,执行,评价实施效果,这种模式在美国老年护理中应用比较广泛。

7. **以临终关怀为主导的多学科整合管理** 由医师、心理医师、患者家属、社工、护士、宗教工作者等多学科成员共同形成一个团队,针对临终患者死亡过程中产生的痛苦及诸多问题,为患者提供缓和医疗,帮助患者走完人生的最后旅途。

8. **以老年围术期评估为主导的对学科整合管理** 由外科医师、老年病医师、护士、药师、营养师、麻醉师、康复师、心理师、患者及其家属共同形成多学科团队,充分了解患者术前的身体素质,保证手术顺利进行,减少术中死亡率及因手术带来的并发症,有效实施术后康复,降低术后并发症的发生。

9. **以老年健康管理为主导的多学科整合管理** 包括社区全科医师、老年病医师、护士、药师、营养师、综合评估师、社会工作者、患者及其家属等组成的多学科团队,实现对老年人健康检查、预防保健、慢性病防控、疾病诊治、危机救治、康复护理等的全方位服务。

10. **卒中单元的多学科整合管理** 卒中单元起源于英国,发展在美国,是一种典型多学科管理和老年病房模式,通过多学科人员间的相互配合,充分整合病区内的人、设备、空间、时间、设施、流程等所有资源,围绕着中枢神经系统可塑性的诱导和控制这一核心,对卒中单元患者住院全过程实施全面的、连续的、多因子的多学科整合的干预手段,从而使患者获得最佳疗效。

### (二)社区老年病多学科整合管理

老年患者在急性病经过一段时间治疗后,尽管病情稳定或者好转,但由于老年人本身衰老的特点导致功能下降或者失能需要继续康复和照护,回家前需要社区多学科团队成员与患者和家属一起讨论评估患者的需求状况,如对康复治疗和生活支持的需求,评估患者周边环境,如厨房、卫生间、楼梯、床和家具,必要时进行改造和调换。

1. **以社会工作者为主导的多学科整合管理** 建立以社会工作者为主导,由护士、营养师、宗教工作者、护工、患者本人和家庭成员相配合的多学科团队,从生活支持、医疗保健、照料服务、精神文化生活和权益保障等方面对老年患者进行照顾。

2. **以康复护理为主导的多学科整合管理** 以康复师为主导,以全科医师、护士、营养师、心理医师、宗教工作者、护工、患者及其家属为辅助,恢复患者功能损害、弥补和重建功能缺失,改善和提高老年患者生活质量。

3. **以临终关怀为主导的多学科整合管理** 由社区医师、护士、宗教工作者等组成多学科团队,对患者进行对症处理、缓解疼痛、心理干预和死亡教育等,使患者有尊严和无痛苦地度过人生的最后阶段。

## 五、多学科整合管理的方法

### (一)建立多学科团队

包括全科医师、老年病医师、护士、康复师、药师、营养师、心理医师、社会工作者、宗教工作者、护工、患者本人及其家属等。

### (二)确定多学科整合管理的领导

可以根据患者的具体情况和所要解决的主要问题来确定多学科整合管理的领导,并不一定要有高级医师担任,多学科整合管理的领导应该受人尊敬,善于倾听别人的意见,具有较强的沟通能力和决策能力,具有丰富的老年病管理经验与技能,具有与各成员长期友好合作的团队精神,能够明确目标,抓住重点,有的放矢,每次会议都能够形成各团队成员基本认可的管理决策,对老年患者的医疗、康复和护理起到实质性的促进作用。

**（三）明确多学科会议的目的和团队分工**

多学科会议是多学科整合管理的具体表现，要想使每一个团队成员的才智得到分享，有效的团队会议是非常重要的。在召开多学科会议前，首先应根据患者的具体情况确定本次多学科会议的目标，即确定本次会议要解决的问题。此外，要明确团队领导者、召集者、记录者、计时者的任务分工。无论是组织者、协助者还是服从者，大家都应当使会议有条不紊、省时高效地进行。

1. 团队领导者的任务　①按照时间表安排和组织会议；②在会议前准备好议程并提前告知团队成员；③清楚会议目的和团队行动目标；④确保团队每项任务都指派不同的人员；⑤鼓励成员积极参与讨论；⑥讨论中要达成共识；⑦如果有不清楚的要及时询问；⑧在进入下一个议题时必须完成上一个议题；⑨鼓励新成员的加入和整合。

2. 记录者　①记录团队的决策、任务和时限；②维持团队的关注点和方向；③不断明确团队的方向；④对会议进行总结。

3. 计时者　①告知团队会议的起止时间；②计时提醒任务所需和存留时间；③帮助分配不同议题的时间。

**（四）多学科会议**

1. 评估患者　包括对患者需求、认知状态和生活质量的评估。①需求评估：考虑患者的医疗、情绪、社会、环境和经济需求，需要回答下面的每一个问题：总体目标是什么？至少要考虑患者、家庭、团队三个方面；患者的问题是什么？每个问题对患者健康和生活质量的影响是什么？解决每个问题，患者有哪些能被集中起来的优势和资源？充分考虑每个问题或它的影响需要哪些额外的信息？计划的具体内容是什么，需要做什么，谁去做，什么时候做？解决每个问题需要优先考虑些什么？期望每个问题应达到什么结果？②认知状态评估：除了对老年人的躯体功能状态有所了解外，了解老年人的知识背景和认知状态也是非常重要的。认知状态的评估内容有：意识水平（清醒、昏睡、昏迷）；外在形象（衣着、仪容）；人的方向感和时间观念；言谈举止；记忆力：回忆起最近经历的能力；注意力和专注程度：能够选择性地集中于环境中的特定刺激；智力：能够应对未知的环境；判断力；洞察力；构建力；理解力；知觉障碍等。③生活质量的评估：多学科合作的目的是为体弱的老年人设计一个多学科整合的治疗计划，其中常常涉及老年人的生活质量问题。生活质量这一复杂的概念常被价值观、文化修养和社会背景所混淆，正确诠释这个复杂的概念是至关重要的。

2. 团队成员共同决策　团队成员以老年患者为中心团结协作，需要根据老年患者的现病史和特有临床症状正确诊治疾病，老年患者常常遇到的跌倒、晕厥、失眠、慢性疼痛、多重用药和尿便失禁等老年综合征，对老年患者的日常生活能力、认知水平、社会经济状况、配偶及其子女的照护程度和居家安全等情况的综合评估，在充分集中团队成员意见的基础上为患者做出综合性的诊治、康复和照护方案。

3. 确定治疗目标和照护计划　多学科团队为患者设定治疗计划和目标时，应该包含所有的相关信息，并知道这些不同信息之间的联系。每个学科对提高患者整体治疗水平贡献程度的大小取决于队员对患者问题间联系的理解。队员们对于患者最佳的治疗目标容易达成一致，但是对于达成这个目标的最佳方法每个学科都有不同的考虑，每个专家都可能依照自己的专业知识和经验提出不同的见解。如一个患者有疲劳、睡觉和吃饭等方面的诸多问题，一个专家可能会认为是由于抑郁症导致的，而另一面专家认为可能是过度用药造成的。

在一个团队中,各种观点的提出都需要为患者的整体利益考虑,各成员必须在交流各自专业观点的同时尊重他人为团队所带来的不同观点和建议,不能各自为政,需要团结合作,最终达成共识。

多学科管理团队要确定治疗的目标,一旦纲领性的目标被确定,各成员都应围绕这一目标制订周全的治疗方案和照护计划。例如,当患者表现出意识混乱和不能够自己照护自己时,老年病医师从患者安全考虑可能想让他住院,要不惜一切代价挽救患者的生命,但是社会工作者建议要用较少攻击力的温和的治疗方法,让患者首先在家中接受社会服务和健康护理。这些选择使团队处于冲突的状态而不能就治疗计划迅速做出决定,在这种情况下,通过征求患者和家属的意见,确定以"改善患者的功能状况"为治疗目标,最终安排患者在家中接受治疗和照护。

（王　蕾）

# 第三节　老年护理实践标准

《老年护理实践标准》是由美国护理人员学会(ANA)2010年提出,权威阐述了老年护理人员的工作职责,反映了老年护理价值观和优先考虑的事项,并且为老年护理实践的评价提供了框架。老年护理实践标准应是可以测量的。由于老年护理实践标准反映了护理专业的哲学价值观,因此是相对稳定的。

这些标准分为两大部分:实践标准和专业绩效标准。实践的标准描述了护理程序,即评估、诊断、结局识别、计划、实施、评价在实践中的应用。

在护理程序中,发展和保持治疗性的、全面的护士、老年人及其家属关系是非常有必要的。护理程序是临床决策的基础,涉及老年护理人员对老年人及其家人朋友采取所有重要措施的方方面面。老年护理人员应精通于:①提供适龄的、不同文化差异、跨种族的、精神信仰敏感的生理和心理的照护和支持;②从生命周期的角度来看待年龄歧视、贫穷和残疾的意义及影响;③对老年人及其家人提供有关慢性疾病和心理健康护理、治疗方案选择的宣教;④使机构照护和照护者之间相协调,关注房间、饮食、交通和社交网络的影响;⑤保持一个安全的环境;⑥以一种便捷、有效、秘密的方式管理和交流信息;⑦在处理老年人复杂的需求时,认识到跨专业合作的重要性。

老年护理实践标准并不是一成不变的,而是会随着护理专业的发展而改变。此外,临床环境以及特定的环境,如自然灾害也会影响实践标准的应用。这些标准也会进行正式的、定期复审和修订。

在每一项标准下面都有具体的评价明细,但这些评价明细并不是全面的,同时也不作为评价护理实践的法定依据。确切地说,这些评价明细是具体的,可测量的,可被护理专业人员用来评价专业绩效。护理人员在应用这些评价明细时,可以寻找时机来发展和修订这些标准。

## 一、实践标准

### (一)评估
全面收集老年人生理、心理健康或状况的相关信息。

1. 评价标准

（1）根据老年人的即时状况和需求、生理和心理健康的个人目标、文化信仰、社会经济因素和预期的需要，按优先顺序收集资料。

（2）运用循证的、标准的评估工具和方法，系统、动态地收集资料。

（3）在全面收集资料过程中，依情况而定，应包含照护环境中涉及的所有人，如老年、家庭、重要的人、照护者和其他保健提供者。

（4）使用分析模型和问题解决工具。

（5）运用检索的表格记录危险因素、药物等相关资料。

2. 对于老年高级实践注册护理人员的附加标准

（1）启动与解释与老年人目前状态相关的诊断测试及流程。

（2）完成综合评估，识别老年人的专科需求。

**（二）诊断**

通过分析评估资料来决定诊断和问题。

1. 评价标准

（1）基于评估资料推导出诊断、需求和问题。

（2）与老年人、他的家人及其他重要的人、照护者和其他保健提供者一起，确认诊断、需求和问题。

（3）记录诊断、需求和问题，促进得出预期的结果和计划。

2. 老年高级实践注册护理人员的附加标准

（1）在形成不同的诊断时，系统比较、对比正常和异常的临床表现，包括同时出现的精神症状和伴随的事件。

（2）在确定诊断过程中，应用交谈、检查和诊断流程中得到的复杂数据和信息。

（3）在与老年人有关的诊断过程中，帮助其他人员发展和保持能力。

**（三）确定结局**

确定预期的照护结局，以针对老年人或状况制订个性化的计划。

1. 评价标准

（1）如果可以或者合适，请老年人、他的家人、其他重要的人、照护者以及其他保健提供者参与进来，共同制订预期的照护结局。

（2）从诊断得出符合老年人文化背景的预期结果。

（3）当制订预期的结局时，要考虑到目前的科学证据、临床经验、相关的风险、利益和花费。

（4）定义预期结局时，应根据老年人、老年人的价值观、伦理思考、环境、状况，同时兼顾目前的科学证据、临床经验、相关的风险、利益和花费。

（5）包括达到预期结局所需要的时间估计。

（6）发展预期结局，为持续性的护理提供方向。

（7）根据老年人状态的变化或状况的评估，修订预期结局。

（8）写出预期结果，作为可测量的目标。

2. 老年高级实践注册护理人员的附加标准

（1）确定预期结局时，应考虑到科学证据，并且通过实施以循证为基础的实践，可以实现预期的结局。

（2）确定预期结局时，应考虑临床疗效、费用、老年人的满意度、照护者之间的连续性和一致性。

（3）支持与老年人良好结局相关的临床指南的应用。

**（四）计划**

制订计划，以达到预期结局。

1. 评价标准

（1）根据老年人的特征、个人史和状况来制订个性化的、以人为中心的计划。

（2）如果可以，与老年人、他的家人和其他人共同制订计划。

（3）在护理计划中，要强调每一个已确认的诊断和问题，还要包括促进和恢复功能健康、预防疾病和残疾、临终关怀等护理策略。

（4）计划应该具有持续性，尤其是在所有的转移时期。

（5）在计划中要包括实施路径或时间表。

（6）如果可以，与老年人、家人或其他人共同制订计划的重点。

（7）使用计划为正式或非正式的照护者、保健团队的其他成员提供方向和指导。

（8）制订计划时，要反映出目前的状况、规章制度和标准。

（9）在计划过程中，要整合目前影响护理的趋势和研究。

（10）考虑到计划的经济影响。

（11）运用标准的语言和公认的术语来书写计划。

2. 老年高级实践注册护理人员的附加标准

（1）计划中的评估、诊断策略和治疗干预要体现出目前的证据，包括资料、调查、文献和与老年护理相关的专业临床知识。

（2）选择和设计策略来满足老年人多样复杂的需求。

（3）在计划中要包括老年人对护理、医疗和辅助疗法的价值观和信念。

**（五）实施**

1. 评价标准

（1）安全、及时实施护理计划。

（2）应用特定于护理诊断或问题的循证干预和治疗。

（3）运用社区资源和系统来实施计划。

（4）与老年人、护理同事、专业团队的成员和其他人一起实施计划。

（5）记录，修改和调整护理计划。

2. 老年高级实践注册护理人员的附加标准

（1）促进运用社区资源和系统来实施计划。

（2）支持与老年人、护理同事、专业团队的成员和其他人一起实施计划。

（3）运用新知识、新策略来改革护理实践，争取得到最佳的结果。

在老年照护实施过程中，还涉及照护服务的协调、健康教育和健康促进、咨询、开具处方和治疗等，ANA 在这些方面也制定了非常细致的标准。

1. 照护服务的协调

评价标准：

（1）协调护理计划的实施。

（2）解决护理计划过渡阶段相关的问题。

（3）记录对照护服务的协调。

老年高级实践注册护理人员的附加标准：

（1）在协调老年人跨专业综合照护的过程中，担负起领导责任。

（2）综合数据和信息，规定配套的系统和社区支持措施，包括改变环境。

（3）协调系统和社区资源，加强连续性护理的实施。

2. 健康教育和健康促进　运用策略来促进健康和营造安全环境。

评价标准：

（1）提供健康教育，强调健康的生活方式、减少风险的习惯、发展性的需求、日常行为活动和预防性的自我护理等方面。

（2）运用与当前状况、老年人的发展水平、学习需求、认知状态、学习的意愿和能力、语言偏好和文化相适应的健康促进和健康教育方法。

（3）寻找反馈、评价策略有效性的机会。

老年高级实践注册护理人员的附加标准：

（1）当构思健康信息，对老年人进行健康教育时，要综合危险行为、学习理论、行为改变理论、激励理论、流行病学和其他相关理论和框架的经验证据。

（2）设计与老年人发展水平、学习需求、学习意愿和能力、文化价值观相适应的健康信息和教育项目。

（3）从专业领域的精确性、可读性、可理解性等方面来评价健康教育资源，比如网络资源，来帮助老年人获得高质量的健康信息。

3. 咨询　老年高级实践注册护理人员提供咨询，将影响护理计划的制订，强化他人能力以及带来变革。

老年高级实践注册护理人员的附加标准：

（1）当提供咨询时，综合临床资料、理论框架和证据。

（2）通过使老年人参与决策制定和商讨角色责任，来增强咨询的有效性，必要时可以加入家人和其他重要的人。

（3）交流咨询建议，促进变革。

4. 处方权和治疗　老年高级实践注册护理人员应用符合国家法律法规的处方权、规程、建议、处置、治疗。

老年高级实践注册护理人员的附加标准：

（1）基于老年人复杂健康需求，开具以循证为基础的处置、治疗和规程处方。

（2）根据目前与年龄相关的药代动力学和药效学改变、药理学和病理生理学证据，开具用药处方。

（3）基于临床指征、老年人的状态和需求、诊断或化验结果，开具药物治疗和非药物治疗处方。

（4）评价药物治疗和非药物治疗的疗效以及潜在的副作用，包括精神和认知的症状。

（5）为老年人及其照护者提供有关处方治疗的疗效和潜在副作用的知识。

（6）提供关于费用、治疗选择和他们的风险和利益的信息。

**（六）评价**

评价结局的进展程度。

1. 评价标准：

（1）系统、持续、基于标准对结局进行评价。

（2）与老年人和照护中涉及的其他人员一起进行评价。

（3）根据老年人的反应和得到的预期结果,来评价计划策略的有效性。

（4）记录评价的结果。

（5）必要时,根据持续评估的资料修订诊断、结局、计划和实施。

（6）参照法律法规,向老年人以及照护过程中涉及的其他人告知评价结果。

2. 老年高级实践注册护理人员的附加标准

（1）根据老年人得到的预期结局来评价诊断的准确性和干预的有效性。

（2）综合分析评价结果,确定计划对老年人、家人、小组、社区、组织和机构的影响。

（3）应用评价结果,对政策、规范、草案文档等的流程或结构做出改变或提供建议。

## 二、专业绩效标准

### （一）实践的质量

有计划性地提高护理实践的质量和效果。

1. 评价标准

（1）本着负责任的态度,用合乎伦理道德的方式来记录护理程序的应用,用以展现质量。

（2）应用质量改进活动的成果,改进护理实践和医疗服务体系。

（3）如果预期的结果没有达到,要运用新知识来改进护理实践。

（4）和老年人及其家人一起,评价护理服务的质量。

（5）必要时,获得老年护理和其他方面的专业认证和延续认证。

（6）参与质量改进活动。

2. 老年高级实践注册护理人员的附加标准

（1）获得老年护理高级实践认证及延续认证。

（2）设计质量改进方案。

（3）评估改革的必要性。

（4）评估实践环境和护理质量,识别机会生成与应用研究。

（5）降低或消除组织系统中的障碍。

### （二）专业实践评估

根据专业实践标准、指南和相关法律法规来评价自身的护理实践。

1. 评价标准

（1）根据老年人的文化和种族特征提供个体化护理。

（2）定期参加护理实践的自我评估;鉴别哪些领域有优势和在哪些专业领域将会受益。

（3）得到来自老年人、同行、专业同事和其他人的非正式的实践反馈。

（4）必要时参加系统的同行评议。

（5）在评价期间达到鉴定目标。

（6）阐述实践信念、决策和处理,作为正式和非正式评价过程中一部分。

（7）为其他护理人员恰当地提供反馈,以改进老年护理实践。

2. 老年高级实践注册护理人员的附加标准 参与正式程序,获得来自老年人、同行、专业同事和其他人的实践反馈。

### （三）培训

获得当前老年护理实践的知识和技能。

1. 评价标准

（1）通过不断的自我反思和自我探索，识别自身有关老年培训的需求。

（2）基于自我学习需求和实践环境，参与老年培训。

（3）作出终身学习的承诺，以适应循证实践的发展和不断改变的老年人的健康和社会需求。

（4）获得适合专业领域、实践环境、角色和状况的知识和技能。

（5）保持与目前老年护理实践相一致的人际交往、技术胜任和信息技术能力。

（6）通过参加护理和跨专业的培训项目、大会、工作坊、会议来分享最佳实践。

（7）保持职业记录，以提供胜任力和终身学习的证据。

（8）为护理学生、护理团队成员和其他人树立榜样。

2. 老年高级实践注册护理人员的附加标准

（1）应用目前的研究结果和其他的证据去扩展临床知识、强化角色表现和增加老年学及其他专业的知识。

（2）向他人提供持续的社区在职老年教育。

（3）呈现和（或）发表老年专业知识。

（4）在老年学领域成为其他高级实践护理人员的资源。

（5）教育护理或其他专业的学生。

**（四）共治**

与同行和同事互动，并为其专业发展做出贡献。

1. 评价标准

（1）在老年护理的正式或非正式的会议、杂志社或网络上，与护理领域或跨专业的同行同事分享知识技能。

（2）对同行、同事的实践和角色表现进行反馈。

（3）与同行、同事一起加强护理专业实践和角色表现。

（4）维持与同行、同事的支持性关系，提高团队、单位或机构的影响力。

（5）营造一种有利于保健专业教育的氛围。

（6）致力于创造一个支持性的、健康的工作场所。

2. 老年高级实践注册护理人员的附加标准

（1）为跨专业的团队成员或消费者在专业实践方面做出榜样。

（2）参与跨专业的团队，致力于角色发展、高水平的老年护理实践和研究。

**（五）合作**

在护理实践过程中与老年人、家人、其他重要的人、跨专业团队、社区和其他利益相关者一起合作。

1. 评价标准

（1）与老年人、家人、其他重要的人、照护者、跨专业团队、社区、提供保健者和其他利益相关者就老年人的照护以及护理人员在照护中的角色共同交流。

（2）与老年人、家人、其他重要的人、跨专业团队和其他相关者合作制订一个书面计划，尤其是与照护和提供服务相关的结局和决策。

（3）通过收集老年人、家人、其他重要的人和状况的信息，与他人一起影响事情的变化，产生良好的结局。

（4）记录推荐建议，包括提供延续性护理服务。

2. 老年高级实践注册护理人员的附加标准

（1）通过跨专业活动,比如培训、咨询、管理、科技发展和研究机会,与其他的专家一起加强老年人的护理。

（2）与医疗团队和社区成员一起,促进跨专业进程。

（3）记录护理计划的沟通、护理计划改变的原因和为改进老年人照护进行的合作讨论。

**（六）伦理**

1. 评价标准

（1）使用《Code of Ethics for Nurses with Interpretive Statements》(ANA,2001)来指导实践。

（2）使用合适的方法来提供护理,维持和保护老年人的自主性、文化偏好、尊严、权利,尊重老年人的愿望。

（3）根据法律法规,对老年人照护信息进行保密。

（4）通过对老年人、家人和其他重要的人进行教育、倡议和解释,积极参与到老年人手续、检验、处置、参与研究等知情同意过程中。

（5）作为倡导者,帮助老年人发展为自己发言的技能。

（6）作为倡导者,对疑似虐待老年人和忽视老年人事件进行报道。

（7）在恰当的专业范围内,维持治疗性的、专业的护理人员—老年人关系。

（8）一旦有证据显示需要伦理咨询,用保密的、非惩罚性的方法解决老年人、同事和系统中的伦理问题。

（9）报告非法的、不适当的、有损伤的实践。

（10）承诺在实践中自我照护、管理压力、互相沟通。

2. 老年高级实践注册护理人员的附加标准

（1）告知老年人保健方案的风险、受益和结局。

（2）参与跨专业的团队,关注实践的伦理风险、受益和结局。

**（七）研究**

将研究结果运用于护理实践中。

1. 评价标准

（1）应用可得到的最佳证据,包括研究结果,来指导实践决策。

（2）积极参与到适合护理人员教育水平和定位的多层次的研究活动中。

1）识别适合老年护理研究的临床问题。

2）参加资料收集,包括调查、预实验和正式研究。

3）参与正式的委员会或项目。

4）与同事和其他人分享研究活动和发现。

5）参加研究学习。

6）在制定老年护理实践相关政策、规范和标准时,应用研究成果。

7）将研究作为学习的基础。

（3）倡议给予参加研究活动的个人相应的权力和福利。

2. 老年高级实践注册护理人员的附加标准

（1）通过开展研究和综合研究,发现、检查、评价改进老年照护实践相关的知识、理论、标准和创造性的方法,为护理知识的更新做出贡献。

（2）通过展示、出版、咨询、邮件和杂志社正式传播研究结果。

（3）对研究结果应用于实践进行分析。

（4）开展以循证为基础的培训项目,改进和规范跨学科团队的循证照护。

**（八）资源利用**

在计划和提供护理服务时,应考虑到与安全、有效性、费用和对实践有影响的相关因素。

1. 评价标准

（1）如果不同的实践方案会导致相同的预期结果,那我们在选择方案时要考虑到安全性、有效性、实用性、费用、受益和对实践的影响等因素。

（2）帮助老年人及其家人识别和获得合适的、可以利用的服务,处理老年人的健康问题和需求。

（3）基于老年人的需求和身体状况、潜在危险、老年人状况的稳定性、任务的复杂性、结局的可预见性,分配任务。

（4）帮助老年人、家人和其他重要的人成为关于治疗的选择、费用、风险、利益以及法律法规、在照护中应用这些法律法规的知情者。

（5）使用组织和社区资源,形成跨专业的照护计划。

2. 老年高级实践注册护理人员的附加标准

（1）整合政策、项目和组织、社区的资源来满足老年人及其家人的需求。

（2）关注资源的有效利用、质量的保持和老年人的目标,制订与老年照护相关问题的创新解决方案。

（3）制订评价方案,突出与护理实践相关的安全性、质量、经济效益、费用和益处、效率因素。

**（九）领导**

在专业实践领域和职业范围体现领导力量。

1. 评价标准

（1）作为团队合作者、建设者、领导者参与团队工作。

（2）致力于在本地、地区、国家、国际社会创建和维护健康的工作环境。

（3）在创建共同愿景,制订相关目标和计划中展现出能力。

（4）对继续教育和终身学习做出承诺。

（5）通过指导和其他策略,帮助他人成功。

（6）通过时代的变化,展示出创造力和灵活性。

（7）表现出精力充沛、有激情、对高质量工作的渴望。

（8）愿意承认自我或他人的错误,从而创建一种文化,在这里风险不仅是安全的,更是预期的。

（9）通过把他人当做组织中最宝贵的资产,来激励忠诚度。

（10）协调跨机构以及不同照护者间的护理,对注册人员和非注册人员分配或委派的任务进行监督。

（11）通过参与委员会、议会和管理队伍,在工作承担关键角色。

（12）通过参与专业组织,提升专业能力。

2. 老年高级实践注册护理人员的附加标准

（1）用工作来影响当地、州、地区和国际决策机构,提升老年患者照护品质。

（2）为加强医疗团队的有效性指明方向。

（3）制订和修订方案或指南,反映出以循证为基础的实践、护理管理中被认可的变革、正在出现的问题。

（4）通过专业和业余写作、出版、演示的方式促进信息的沟通以及专业的发展。

（5）开展创新,从而促进实践的改革,改善健康结局。

**（十）倡议**

倡导保护老年人的健康、安全和权利。

1. 评价标准

（1）使老年人和家庭的具有决策和健康管理的健康素养。

（2）尊重个人、家庭、社区、团体和人群的道德和法律权利。

（3）代表不熟悉医疗体系的老年人和家庭进行调解。

（4）促进以个人为中心的照护,包括识别、尊重和关注老年人的差异、价值观、偏好、需求等行为。

（5）确保对老年人及其家庭进行有尊严的和人道的照护。

（6）保障老年人及其家庭隐私和保密的权利。

（7）在提供高质量的护理和保障老年人的安全中,识别护理人员作为跨专业团队成员的职责。

（8）监控医疗资源,保障老年人获得公平的照护。

（9）能够分辨不同时代下劳动力和工作环境的差异。

（10）在工作组织和政策机构中,为老年问题进行建言。

2. 老年高级实践注册护理人员的附加标准

（1）就为个人、家庭、社区、团体和人群的倡导进行培训。

（2）领导与老年人,特别是那些有复杂健康问题的老年人照护相关的照护倡导活动。

（聂圣肖）

# 第四节　老年护理实践中的伦理问题

在我国,人口老龄化形势日趋严峻,随着老年人口增长而伴生的老年照护问题,也日益引起人们的关注。老年人由于其生理的自然衰老及其在社会变迁过程中利益关系和分配关系的重新调整,使得老年人不仅在满足自身需求的能力方面受到限制,他们的利益和需求也比较容易受到忽视,甚至遭受虐待。因此,在老年护理实践中,老年科护理人员作为老年患者的直接照护者和权益维护者,需要紧密关注护理实践中的伦理问题,并遵循恰当的伦理原则去分析和解决所面对的伦理问题。

## 一、老年护理实践中的伦理问题

在老年护理实践中,护理人员常面临很多伦理问题。这些伦理问题主要围绕于以下几个方面:

### （一）知情同意

知情同意（informed consent）是指患者通过与医护人员讨论,在明确知道了有关治疗方案的危险性、益处和可选择的信息基础上，自愿作出有法律束缚力的治疗决定。老年人由于年龄所致的生理性变化，如感官缺陷或认知障碍，做到知情同意要比年轻人相对困难。如在日常医护实践中，许多不能理解和评价各种治疗选项的老年患者因为医护人员和他们讨论的时候他们使用了点头的形式或没有提出疑问，就被认为是知情同意了。但是实际情况可能是老年患者们并没有真正明白同意的内容和各种可选择的治疗护理措施之间的区别。对此的解决方法是要有充分的时间与老年患者进行交流和讨论，确认其明白所讨论的内容和他们真正的意愿所在。

知情同意中也隐含有知情拒绝。如在医疗护理过程中，老年患者拒绝某种照护措施的实施可能是因为老年人与医护人员之间沟通不足或者有误解。因此，老年人最初的拒绝不应被认为是对医疗护理措施的最后拒绝。医护人员在确认该措施可以给老年人带来益处的基础上，从伦理的角度是有义务鼓励患者接受相应的医护措施的。如果老年人依旧拒绝，也不能对老年人采取强制手段、言行不一或欺骗，以达到最后让老年人同意的目的。

### （二）做决定的能力

做决定的能力（decision-making capacity），是指老年患者有能力考虑各种医疗护理措施可能给他们带来的益处和风险，能权衡治疗结果和他们的意愿以及价值取向，能作出持续有效的决定并能把所作的决定与其他人沟通。具有做决定能力的老年患者与其他成年患者一样拥有选择医疗护理措施的权利。老年患者做决定的能力受多种因素的影响，如受到急性感染过程的影响、药物副作用的影响，以及急性认知功能改变如谵妄或慢性认知功能改变如痴呆的影响等。很多老年患者做决定的能力是随着病情的变化而不断波动的，或者由于听力或者视力变差等而不能做出决定，因此医护人员在考虑老年患者是否有做决定的能力时，要对老年患者进行细致的动态评估，不能经过简单的一次评估就绝对地否认或者肯定老年患者做决定的能力。当明确老年患者已经失去做决定的能力时，医护人员必须快速联系老年患者的决策代理人，迅速集齐并告知各种可选择的医疗护理措施，让其帮助老年人做出决定。代理人应该是最清楚地了解患者的希望的人，大多数医院同意由患者的配偶、成年子女、亲密朋友或其他亲戚担任代理人。由于替失去决定能力的患者做决定，对医护人员、代理人和家庭来说都是责任重大的，因此只要有可能，医护人员都应该在老年患者还能做决定并能把他的想法清楚表达出来时，和他以及其家属对各种治疗护理措施的选择和倾向性进行讨论。老年患者所表达的意愿应记录在他的病史中，并做预先存档。这样尽可能避免在老年人失去做决定的能力时医护人员所面对的由代理人做决策的伦理问题。此外，还应该鼓励老年患者在意识清醒、有决策能力时做出生前预嘱，对自己未来的治疗方式、是否需要签署不复苏协议（do not resuscitate，DNR），以及必要时由谁作为代理人等问题进行安排。

### （三）拒绝维持生命的治疗措施

老年人有权利做出决定，决定自己在生命终末期是否还要持续使用维持生命的治疗，即使这些决定使照顾他的人很痛苦或者不是医护人员所希望看到的患者的选择。例如，美国在 1992 年就立法通过的"不复苏协议"，就是对心脏停止跳动的患者不进行心肺复苏，它在防止生命终期使用不必要和不想要的有创性干预措施中具有特定的作用，很多患者特别是老年患者生前签署了这样的法律协议，希望自己在生命终末期能够有尊严地逝去，不过度浪费有限的医疗照护资源。医护人员在面对心跳呼吸停止的患者时，一定要确认患者是否签署了 DNR 协议，如果患者签署了 DNR 协议但是医护人员却做了心肺复苏，则医护人员就触犯了相应的法律,要承担一定的法律责任。但是签署 DNR 并不意味着患者同时也不接受其他形式的治疗,签署 DNR 只是意味着不进行心肺复苏,其他治疗措施(如抗生素、输血、透析、人工呼吸支持)在患者有适应证的情况下应该继续进行。患者对治疗的拒绝不包括企图自杀。医护人员遵循患者的意愿放弃维持生命的治疗措施也不是辅助自杀。1973 年,美国医疗协会就发出声明强调,通过撤销治疗允许患者死去是被允许的并被称为"被动安乐死",这和我们既往所知的"主动安乐死"是有很大区别的。

### (四)虐待老年人

老年人由于在老年期所发生的生理、心理和社会各方面的衰弱,使得他们成为易被他人伤害的群体。近年来,虐待老年人现象时有发生。护士在护理老年人的过程中,要及时分辨出老年人遭受虐待的迹象,同时也要避免自身由于护理不当而对老年人造成虐待。

联合国将虐待老年人(elder abuse, elder mistreatment)定义为:"在本应充满安全和信任的任何关系中,发生的一次或多次致使老年人受到身体或心理伤害的行为,或不采取适当行动致使老年人受到身体或心理的伤害导致处境困难的行为"。老年人受虐是一个具有多种表现形式的综合征,它可以表现为身体和情感上的受虐,也可以是对老年人有意或无意的忽视、对老年人的财产剥削或遗弃,也可以是这些情况的综合表现。

虐待老年人通常表现为以下 5 种形式。通常情况下,老年人遭受的各种形式的虐待并不是单独发生的,而是相互诱发、相互联系的,具有多重性的特点。

1. 身体虐待　因重复性或长期的外力行为,致使老年人身体受伤、遭受某种程度的疼痛或损伤。包括:①暴力行为:饿冻老年人、强迫喂食、殴打、禁闭、推、捏等,致使老年人产生肉体上的痛苦;②有病不给治:接受太多无用医疗或接受太少的治疗、不适当医疗等;③任何形式的体罚:长期施加暴力造成痛苦或有害于身体的不适当的限制或禁闭。

2. 心理或精神虐待　是指故意或非故意地采用言语、行动或其他方式引起老年人情绪紧张或痛苦。具体而言,经常叫骂和语言恐吓,致使老年人心理承受极其痛苦的压力、折磨;在行动和感情上为难老年人,从言语上进行攻击,从精神和行为上进行孤立;阻碍日常活动,限制老年人行动自由,强迫做违反意愿的事情;给予老年人沉默对待,迫使老年人与社会隔离,如禁止老年人接触儿孙、家人或朋友等。

3. 经济剥夺或物质虐待　是指使用不当方式或非法手段剥夺老年人处理自由财产的权利,或是对老年人的财产或资金做非法或不当的处置。

4. 性虐待　在老年人不同意或不情愿的情况下强迫进行某种形式的性接触,包括向其展示自己的性器官、非礼及强迫进行性行为。

5. 疏于照料　指特定的照顾者拒绝或未能履行赡养义务,不能满足一个依赖他/她的老年人在生理、心理、社会和环境等方面的需求。

虐待行为给老年人的身心健康造成了长期负面的影响,被虐待的老年人常发生骨折、抑郁、痴呆、营养不良和死亡等不良后果,具体可以包括:①由于对身体的伤害而造成的终身伤残;②免疫系统反应能力降低;③慢性进食紊乱和营养不良;④药物及酒精依赖;⑤自伤或自我疏忽;⑥抑郁症;⑦恐惧和焦虑;⑧自杀倾向;⑨死亡。虐待老年人造成的后果的轻重程度,取决于所受的虐待的意图、类型、严重程度、频率和持续时间。此外,能否及时得到照顾及相应的社会帮助也将影响到虐待后的最终结果。表 2-4-1 列出了不同虐待类型对老年人造成的不良后果的具体表现。

表 2-4-1　不同虐待类型对老年人造成的不良后果

| 虐待类型 | 受虐待老年人的不良后果 |
|---|---|
| 身体虐待 | 生理上有受虐后的身体有形标志,如伤疤、瘀痕、骨折、扭伤等;<br>心理上表现如抑郁等负性情绪,以及由此而致的外出活动减少、困惑以及行为方式上的改变 |
| 心理或精神虐待 | 严重的心理反应,如恐惧、失眠、情绪失控、暴力行为,挑衅行为、做决定的能力差、冷漠、不与人交往和抑郁等 |
| 经济剥夺或物质虐待 | 常表现为食物、药物、衣服和住所的缺乏,可能导致营养不当、甚至引发躯体疾病而导致死亡率的增加;<br>心理疾患,如自尊心下降、抑郁、害怕和孤独 |
| 性虐待 | 生理上会导致性征部位或口部有创伤(如流血或感染),坐立有困难,害怕与别人的身体接触;<br>心理上表现为害怕、紧张、羞耻感 |
| 疏于照料 | 生理上表现为身体状况欠佳,如体重减轻、个人卫生差、衣着邋遢、皮肤与口部溃疡等;<br>心理上表现为忧郁或无助,精神萎靡 |

　　对老年人虐待事件的解决常需要一个多学科团队(如包括医生、护士、社会工作者、律师、警察、精神科医生和其他人员)共同来完成,因为导致虐待老年人事件发生的原因是多样化的。多学科团队的形式可以保证虐待问题的解决质量最佳。老年科护士通过仔细评估,一旦发现老年人遭受到虐待,就要和老年人以及多学科团队的人一起寻找安全可行的解决办法。护士可以帮助老年人寻找当地相应的机构,上报虐待事件,共同进行解决,如上报虐待事件至社区居委会、街道、施虐人所在单位的相应部门等,甚至是当地派出所。护士在某些时候需要出庭作证,证明有虐待情形的发生,这是护士的职责之一,也是保护老年人免受更长时间的虐待、恢复其生命尊严的重要途径。我国法律对老年人虐待问题的处理也有着明确描述,《老年人权益保障法》第四条规定:"禁止歧视、侮辱、虐待、遗弃老年人"。依照我国《刑法》第二百六十条规定:"虐待家庭成员情节恶劣的处以两年以下有期徒刑、拘役或者管制"。

## 二、老年科护士应遵循的护理伦理基本准则

　　老年科护士在日常护理实践中面对上述伦理问题时,非常需要明确的、可以指导实践的护理伦理基本准则。除了可以遵循基本的伦理守则如尊重原则、不伤害原则、行善原则、真实原则、自主原则、公正原则、保密原则等之外,老年科护士还可以遵循我国在 2014 年颁布的《护士伦理准则》以及美国护士协会所发布的《护士伦理守则》来指导老年护理实践。此外,在老年护理实践过程中还会面临很多伦理原则相互冲突的情况,护士要坚持正确的立场,妥善做出伦理决策。

### (一)中国的《护士伦理准则》

　　我国从 2010 年起,由国内外的护理专家和医学伦理学专家及部分临床一线护士历经4 年多的时间,撰写修改 28 稿,最终形成了 7 章 23 条的《护士伦理准则》。《中国护士伦理准则》中提出护理工作是人类的普遍需求,护士工作服务于人生命的全过程。从婴儿呱呱

坠地到人临终离世均离不开护士的治疗护理和关怀。护士的基本职责为促进健康、预防疾病、维护健康和减轻痛苦；护士还承担着健康照顾者、护理管理者、健康教育者、护理计划者、护理研究者和改革者等角色，这就要求护士要有扎实的理论知识、规范的实践操作技能，敏锐的观察能力、反应能力和评判性思维能力，以及高尚的道德情操等。中国《护士伦理准则》的提出，为护理工作指明了方向，对护理人员提出了较高的道德标准和道德要求。

在第 2 章 "护士与护理对象" 中，明确提出了护士在护理实践中为护理对象提供服务时所应该遵循的护理伦理原则，这些原则也同样指导老年科护士在为老年人提供护理服务时能够无伤害、进而达到护理伦理的要求。

1. 关爱生命，无论何时，救护生命安全第一。尊重人格尊严、知情同意权、自主权、个人隐私权和文化背景。

2. 善良为怀，仁爱为本，热心、耐心、细心、诚心，提供全人、全程优质护理。

3. 恪尽职守，审慎无误，无生理、心理、经济伤害，确保优质护理。

4. 诚实守信，拒绝贿赂，一视同仁，公平正义，维护护理对象利益至上。

5. 注重沟通、协调，构建理解、信任、合作、和谐的护患关系。

### （二）美国的《护士伦理守则》

2015 年，美国护士协会 ANA 发布了最新版的《护士伦理守则》，更详细地阐述了护理人员的权利和护理工作中的伦理冲突问题，并拟定教育项目，结合当前的实践、技术和循证依据，帮助护理人员更好地认识和解决工作中的伦理问题。新版守则是在结合全美 2780 名护士所反馈的 7800 条意见的基础上对 2001 版护士伦理守则的更新。它特别适用于当今的医疗环境。新版守则再次重申了护士的价值和职业道德的重要性；确定了职业职责和忠诚的界限。ANA 发布的《护士伦理守则》是护士尽最大努力为患者、社区提供护理和相互支持的承诺，体现了护士应履行的职业道德义务，同时也指出了护士应享有的权利。

新版守则的 9 项核心条款如下：

1. 护理实践要充满对每位患者的怜悯，尊重他们与生俱来的尊严、价值和独特性。

2. 护士的根本承诺是对患者做出的，患者可以是个人、家庭、组织、社区或者族群。

3. 护士应促进和维护患者的健康、安全和权利。

4. 护士有权利和责任在决策和实施护理操作过程中遵从以促进患者健康、提供优质护理的目标为行动的准绳。

5. 护士和其他人享有同样的权利，如促进健康与安全，保留个性与尊严，保持竞争力，个人发展和职业成长。

6. 护士通过个人和团队的努力建立、维护并改善工作的伦理环境，促进其朝着安全，高质量服务的方向发展。

7. 在所有的角色和工作场所中，护士应通过开展研究和学术探讨，发展专业标准，制定护理及卫生政策来提升护理的专业性。

8. 护士与其他健康专业人士、公众一起协作，保护人权、促进卫生外交并缩小与别国的健康差距。

9. 通过专业护理组织与团体，护士必须明确护理的价值，维护行业的完整，维持对护理和健康政策的社会公平。

### （三）解决老年护理实践中的伦理冲突对护理人员的要求

在老年护理临床实践中，护理伦理原则相互间的冲突往往不可避免。此时，就要求护理人员面对冲突与矛盾时要坚持正确的立场,以做出妥善的伦理决策。

1. 要坚持患者利益至上的人道主义宗旨。无论运用何种原则,这是确保合理而又准确使用具体护理原则的前提。到底使用哪个原则最佳,就应以保护患者的利益为判断的最根本标准。

2. 要坚持"两害相权取其轻,两利相权取其重"的做法,力求取得最大善果和最小恶果。

3. 坚持护理人员的合理干涉权。当医患双方的权利、义务发生矛盾时,护理人员为了达到对患者尽义务的目的,可以限制患者的自主权。诸如患者拒绝治疗问题、人体试验问题、讲真话问题、患者失去行为控制时的问题和保密问题等,如有利于患者治疗或者可能对他人、社会造成极大损害,在这种情况下,应违背尊重原则,采用医护人员的干涉权是合乎道德的。

4. 坚持国家、集体和个人利益一致的原则。当三者利益发生矛盾时,个人利益要服从集体利益和国家利益。

5. 运用卫生法规解决矛盾冲突。应该说,不管坚持哪个原则,都要符合卫生法规的要求,当护理伦理原则选择出现困难和矛盾时,以法施护是护士解决问题的可靠途径。

总之,在老年护理实践中,无论是《护士伦理守则》还是其他的伦理原则,护士都应该自觉遵守,并指导自己的护理实践,以确保老年患者能够被尊重并赋予自主权,能得到他们所需要的照料。当面临伦理困境时,在遵循相应的伦理原则的基础上,由多学科团队一起做出对患者医疗护理的决定,也是一个行之有效的方法。

(刘　宇)

# 第五节　老年护理实践与循证

随着护理学科越来越向专业化道路的发展,更加要求护理实践中的任何专业决策都应基于科学证据,而不能简单地凭着经验去实施护理。循证护理实践已成为全球护理的共识。老年护理作为护理学专业中的一个独具特色的分支,同样要求实施以实证为基础的护理实践,这是护理学科专业化的重要特征及学科要求。

## 一、基本概念

### (一)循证护理的概念

循证护理(evidence-based nursing, EBN)是循证医学的分支之一,指护理人员在计划其护理活动的过程中,审慎地、明确地、明智地将科研结论与其临床经验以及患者愿望相结合,获取证据,作为临床护理决策的过程。

循证护理是构建在护理人员的临床实践基础上的,它强调以临床护理实践中特定的、具体化的问题为出发点,将来自科学研究的结论与其临床知识和经验、患者需求进行审慎地、明确地、明智地结合,促进直接经验和间接经验在实践中的综合应用,并通过知识转化,改革工作程序和方法,激发团队精神和协作气氛,以提高护理质量和患者满意度。具体而言,"审慎"代表着对筛选出来的文献结论进行审慎的质量评价和筛选;"明确"意味着对筛选出来的同类的文献结论进行汇总和综合,形成明确的推荐意见;"明智"代表着根据证据的有效性、对患者的适宜性、临床情景的可行性明智地决定护理行为。

### （二）循证护理的起源和发展背景

循证护理起源于英国 York 大学护理学院。它在 1996 年成立了全球第一个"循证护理中心"，并正式提出循证护理实践的概念。1998 年 York 大学与 McMaster 大学共同创办了 *Evidence-based Nursing* 期刊。1996 年总部设在澳大利亚阿德莱德大学的 Joanna Briggs 循证卫生保健中心（Joanna Briggs Institute，JBI）成立，至 2015 年该协作组织拥有全球 80 多个分中心、覆盖近 90 个国家。2008 年起 JBI 与 Cochrane 协作网合作，负责 Cochrane 下的第 17 专业组——护理组的工作。2012 年国际护士会（International Council of Nursing，ICN）发布了题为"循证护理实践——缩短证据与实践之间的差距（Closing the gap: from evidence to action）"的 2012 ICN 白皮书，ICN 的这一主题发布后，不但在全球护理领域引发了循证护理实践的热潮，也引起了医学领域的积极关注，著名的医学期刊 *Lancet*（柳叶刀）在 2012 年第五期针对 ICN 的白皮书发表了一篇题为"护理实践的科学性（Science for action-based nursing）"的编者按，对 ICN 2012 年白皮书倡导的循证护理实践表示支持，鼓励全球的护理人员应"迈出大胆的步伐拥抱证据，通过研究缩小知识与实践之间的差距，并让全球的护士真正置身于全球循证实践的核心"。自 1997 年开始至今，JBI 循证护理全球协作网已经在中国地区设立了 6 个分中心：1997 年在香港中文大学护理学院设立"香港 JBI 循证护理分中心"，2004 年 11 月在上海复旦大学护理学院设立"复旦大学 JBI 循证护理分中心"，2005 年在中国台湾国立杨明大学护理学院设立了"台湾杨明大学 JBI 循证护理分中心"，2012 年在北京大学护理学院设立了"北京大学 JBI 循证护理分中心"，2015 年在北京中医药大学护理学院设立了"北京中医药大学 JBI 循证护理分中心"。这些分中心的宗旨都是：在临床护理和社区卫生健康服务中，运用循证实践的观念开展临床护理、护理研究和护理教育，促进研究成果在护理实践中的运用，提高护理服务质量。

## 二、循证护理的核心要素

循证护理是引导科学、有效地开展临床护理决策的理念和方法，循证护理的核心要素为：①最新最佳证据；②护理人员的专业判断；③患者的需求和意愿；④应用证据的情景。

### （一）最新最佳证据

指来自设计严谨，且具有临床意义的最新研究的结论。不是所有的研究结论都可以成为循证护理的证据，在循证护理中，证据是经过严格界定和筛选获得的最新、最佳证据。对通过各种途径查询得到的护理研究结果，需应用临床流行病学的基本理论和临床研究的方法学以及有关研究质量评价的标准去筛选最佳证据，对证据的科学性、可行性、适宜性、临床应用价值、有效性以及经济性进行严格评价。同时，应该注意到护理领域证据的多元性问题。由于卫生保健领域的问题是多种多样的，因此研究方法也是多种多样的，护理学科的科学性和人文性决定了护理研究既重视随机对照试验等量性研究资料的意义，也注重质性资料和叙述性研究的价值。因此从护理学科的角度而言，选择文献纳入系统评价时，除了考虑传统的定量设计研究（如随机对照试验、非随机对照试验、病例对照研究、队列研究等）的结果外，人文社会科学和行为科学领域的质性研究和行为研究的设计也应作为进行系统评价时可纳入分析的文献，即也可以成为证据的来源。

目前全球不同的循证实践中心所提出的文献质量评价标准的基本原则是一致的，但是在具体评定条目设计上有所差异。以下以牛津循证医学中心的文献严格评价项目的标准

（Oxford CASP，2004）和JBI循证护理中心的文献评价标准（JBI，2005）为例向读者展示针对不同类型的科研设计所采用的具体的文献评价条目（表2-5-1~ 表2-5-4）。

**表2-5-1　对随机对照研究论文质量的评价标准（Oxford CASP，2004）**

| 条　　目 | 评价标准 | | |
|---|---|---|---|
| | 0 | 1 | 2 |
| 1. 该研究的研究目的是否清晰、特定、明确？立题依据是否充分？ | | | |
| 2. 样本是否被随机分配到实验组和对照组？ | | | |
| 3. 资料收集过程是否遵循盲法？ | | | |
| 4. 样本是否足够大？ | | | |
| 5. 实验组和对照组在基线时是否具有可比性？ | | | |
| 6. 是否描述样本流失？ | | | |
| 7. 资料收集的工具是否合适？ | | | |
| 8. 对所有研究对象进行资料收集和随访的方式是否一致？ | | | |
| 9. 是否正确地描述所应用的统计方法？ | | | |
| 10. 对主要研究结果的陈述是否恰当、准确、精确？ | | | |
| 11. 是否所有的重要研究结果均被讨论？ | | | |
| 12. 该研究的结果是否与其他相关证据相符合？ | | | |

注：0= 不符合要求；1= 只是提到，但没有详细描述；2= 详细全面描述，且正确

**表2-5-2　对类实验性研究论文质量的评价标准（JBI，2005）**

| 条　　目 | 评价标准 | | |
|---|---|---|---|
| | 0 | 1 | 2 |
| 1. 该研究的研究目的是否明确？立题依据是否充分？ | | | |
| 2. 样本的入选标准和排除标准是否清晰描述？ | | | |
| 3. 是否清晰地描述样本的入选过程？ | | | |
| 4. 是否清晰地描述样本的排除过程？ | | | |
| 5. 实验组和对照组在基线时是否具有可比性？ | | | |
| 6. 实验组的干预方法是否按计划进行？ | | | |
| 7. 是否描述评估不良反应或副作用的方法？ | | | |
| 8. 资料收集的工具是否合适？ | | | |
| 9. 对所有研究对象进行资料收集和随访的方式是否一致？ | | | |
| 10. 是否描述退出和失访？ | | | |
| 11. 是否正确地描述所应用的统计方法？ | | | |
| 12. 对研究结果的陈述是否恰当、准确？ | | | |

注：0= 不符合要求；1= 只是提到，但没有详细描述；2= 详细全面描述，且正确

表 2-5-3 对描述性研究 / 现况调查的评价标准（JBI，2005）

| 条 目 | 评价标准 | | |
|---|---|---|---|
| | 0 | 1 | 2 |
| 1. 该研究的研究目的是否明确？立题依据是否充分？ | | | |
| 2. 研究人群是如何选择的（是否随机选取研究对象，是否采取了分层抽样以提高样本代表性）？ | | | |
| 3. 样本的入选标准和排除标准是否清晰描述？ | | | |
| 4. 是否清晰地描述样本的特征？ | | | |
| 5. 资料收集的工具是否具有信度和效度（如果采用调查员调查，调查结果的可重复性如何）？ | | | |
| 6. 核实资料真实性的措施是否合适？ | | | |
| 7. 是否考虑到伦理问题？ | | | |
| 8. 统计方法是否正确？ | | | |
| 9. 对研究结果的陈述是否恰当、准确（结果和推论是否区分开来，结果是否忠实于数据而不是推论）？ | | | |
| 10. 研究的价值是否清晰阐述？ | | | |

注：0= 不符合要求；1= 只是提到，但没有详细描述；2= 详细全面描述，且正确

表 2-5-4 对质性研究论文质量的评价标准（Oxford CASP，2004）

| 条 目 | 描述性评价 |
|---|---|
| 1. 是否清晰阐述研究目的？ | |
| 2. 该研究问题是否适合于采用质性研究的方法？ | |
| 3. 研究设计与研究目的（或研究问题）是否匹配？ | |
| 4. 所选择的研究对象是否具有代表性？是否与研究目的相匹配？ | |
| 5. 资料收集的方式与研究方法是否匹配？能否揭示研究问题？ | |
| 6. 是否阐述研究者自身对研究过程的影响或研究对研究者的影响？是否阐述研究人员的文化背景、研究地点和环境的特征？ | |
| 7. 研究是否经过伦理委员会审定？是否符合伦理原则？ | |
| 8. 资料分析过程是否严谨？是否有判断由于资料主观性而产生偏倚的方法？是否有措施提高资料的可靠性？ | |
| 9. 对研究结果的阐述是否清晰、有逻辑性？是否将结果、推断、结论明确区分开来？ | |
| 10. 该研究的价值是否清晰阐述？ | |

注：不评分，做出描述性评价即可

### （二）护理人员的专业判断

专业判断指护理人员对临床问题的敏感性以及应用其丰富的临床知识和经验、熟练的临床技能所做出的专业决策。开展循证护理时，护理人员应能够敏感地察觉到临床问题，并将文献中的证据与临床实际问题实事求是地结合在一起，而不是单纯地照搬照套，以寻求解

决临床问题的突破口。临床护理人员是实施循证护理的主体,因为对患者的任何处理和对疾病的诊治都是通过护理人员去实施的,因此,护理人员需要不断更新和丰富自己的知识和技能,将其与临床经验密切结合。其中临床流行病学的基本理论和临床研究的方法学是实施循证护理的学术基础,护士要提升自己在这两方面的知识和技能,以便更好地在老年护理实践中开展循证护理工作。

### (三)患者的需求和意愿

任何先进的诊治手段首先都必须得到患者的接受和配合才能取得最好的效果,因此循证护理必须充分考虑患者的需求和意愿。证据能否应用在患者身上解决其问题,取决于是否考虑了患者本身的需求。患者的需求和愿望是循证决策的核心。利用自身丰富的临床经验,护理人员可运用"循证实践"的方法分析患者多种多样的需求,寻求满足其需求的最佳方式,而非一味地"按常规行事"。因为所谓"常规"往往强调群体,注重习惯;而"循证"则以尽可能满足患者个体的利益和需求为目的,遵循最科学的证据,必要时不惜打破常规。在开展循证护理过程中,护理人员必须秉持以患者为中心的观念,具备关怀照顾的人文素质和利他主义精神,注重对患者个体需求的评估和满足。可以说循证护理是对护理人员思维方法和工作方法的挑战。

### (四)应用证据的情景

证据的应用必须强调情景性,在某一特定情景获得明显效果的研究结论并不一定适用于所有的临床情景,这与该情景的资源分布情况、医院条件、患者的经济承受能力、文化习俗和信仰等均有密切的关系。因此在开展循证护理过程中,除了要考虑拟采纳证据的科学性和有效性外,同时还需了解证据在什么临床情景下实施,这样才能充分评估证据应用的可行性、适宜性和是否具有临床意义。

证据的特征:

(1)证据具有等级性:循证护理实践与循证医学一样,强调证据的等级性。加拿大McMaster大学的BrianHaynes教授于2007年在Evidence-based Nursing中提出"证据的5S金字塔模式",强调证据的有力程度从高到低依次为:决策支持系统、临床实践指南报告、证据概要、系统评价、原始研究,而对原始研究所提供的证据,其有力程度依据其设计的严谨性分别为随机对照研究、类实验性研究、观察性研究、描述性研究和质性研究、专业共识、案例报告、专家意见。5S金字塔模式为国内外循证卫生保健领域广泛接受。随着循证护理的不断深入开展,人们越来越意识到证据具有等级性的特点。证据的等级系统包括证据的质量等级和推荐等级。系统评价产生的证据,应标注其质量等级,而临床实践指南和证据总结等资源则应标注证据的推荐级别。目前在循证护理领域应用比较广泛的证据分级系统是JBI循证护理中心的证据分级系统,它从可行性、适宜性、意义、有效性、经济性等5个方面对证据进行分级,并从可行性、适宜性、意义、有效性等四个方面对证据的推荐级别进行分类。JBI的证据分级系统详见表2-5-5和表2-5-6。

(2)证据来源的多元性:护理学科的科学性和人文性决定了护理研究既重视随机对照试验等量性研究资料的价值,又注重质性资料和叙述性研究的研究意义。循证护理强调证据来源的多元性,随着对医学复杂性、人文性特征的认知不断深入,对证据来源的多元性也成为了共识,即虽然RCT结果的可参考性最强,但类实验性研究、队列设计和病例对照设计这类观察性研究、描述性研究,以及质性研究的结果经过质量评鉴后也具有重要的价值,可以成为证据,另外,专业共识和专家意见经过评鉴后,也是证据的来源。

表 2-5-5 JBI 证据的分级方法

| 证据水平 | 可行性、适宜性、意义 | 有效性 | 经济性 |
|---|---|---|---|
| Ⅰ级证据 | 对研究的系统评价,结果清晰明确可信 | 同质性实验性研究的系统评价(例如盲法进行样本分配的 RCT);或具有较窄可信区间的一个或以上大样本的实验性研究 | 同质性评价性的系统评价,评价重要的干预方案,比较所有临床结局及成本测量,对临床敏感指标进行敏感性分析 |
| Ⅱ级证据 | 对研究的系统评价,结果可信 | 类实验性研究(如非随机对照试验) | 评价重要的干预方案,比较所有临床结局及成本测量,包括对临床敏感指标进行敏感性分析 |
| Ⅲ级证据 | 对研究的系统评价,结果尚可信 | Ⅲa:队列研究(有对照组) Ⅲb:病例对照研究 Ⅲc:没有对照组的观察性研究 | 比较若干临床结局及成本测量,包括对临床敏感指标进行敏感性分析 |
| Ⅳ级证据 | 专家意见、经验、观点 | 专家意见(缺乏严格评鉴或仅依据生理学/基线研究/公认原则) | 专家意见(缺乏严格评鉴或仅仅依据经济学理论) |

表 2-5-6 JBI 证据推荐级别

| 推荐级别 | 可行性 | 适宜性 | 意义 | 有效性 |
|---|---|---|---|---|
| A 级推荐 | 即刻可用,可行性强 | 伦理上可接受的、正当的 | 对改变实践可提供强有力的合理解释 | 应用后即可见效、故推荐应用 |
| B 级推荐 | 经过适当培训或一定的额外资源支持后具有可行性 | 伦理上可接受 | 对改变实践提供一定的合理解释 | 应用后在一定程度上有效,故建议应用 |
| C 级推荐 | 经过重点培训或给予额外资源后具有可行性 | 伦理上的可接受性尚不明确 | 对改变实践提供有限的合理解释 | 在一定程度上有效,但在应用时需要特别慎重 |
| D 级推荐 | 需经过深入培训或投入较多额外资源后具有可行性 | 伦理上的可接受性尚不明确 | 对改变实践提供较少合理解释 | 在有限程度上有效 |
| E 级推荐 | 不具有可行性 | 伦理上不接受 | 对改变实践不能提供合理解释 | 未建立有效性 |

(3)证据应用时的情景相关性:循证实践强调证据应用时需结合患者的需求和偏好、临床医护人员的专业判断。尤其在我国,大部分证据资源来源于西方,因此开展循证护理实践时,必须评估证据的情景相关性,即证据应用是否在客观条件和成本上具有可行性、是否体

现公平性、医务人员和患者的接受度如何,一味套用国外的证据,势必使循证护理实践失去在我国发展的土壤。

(4)证据的动态性:卫生保健的发展日新月异,证据不是一成不变的,指南、流程等均应每5年定期更新1次。开展循证实践不能将证据固化,更不能认为证据是不能推翻的。动态的、不断发展的证据也代表着护理人员对专业相关问题的探讨是动态进行的。

### 三、在老年护理实践中开展循证护理的步骤

循证护理实践的基本步骤主要包括六步:①明确需要循证的问题,并使之结构化;②护理证据的系统检索;③文献质量的严格评价;④通过系统评价汇总、整合文献;⑤传播证据;⑥应用证据。在老年护理实践中开展循证护理,也应该遵循这六个步骤。

#### (一)明确需要循证的问题

循证问题必然来源于老年护理实践。在对问题进行整理和分析时,要遵循PICO的原则,即研究对象(population)、干预措施或暴露因素(intervention/exposure)、对照措施(control)以及结局指标(outcome)。例如:针对机械通气的老年重症患者,如何进行高质量的气道护理是最需要解决的问题,因此可按照PICO原则提出以下循证问题:"对机械通气的老年重症患者(P),进行密闭式吸痰(I)是否较开放式吸痰(C)能有效减少呼吸机相关性肺炎的发生率($O_1$)及呼吸道传染病的传播($O_2$)?"。再如有关大手术后老年患者采取何种措施能有效预防压疮发生方面,循证问题可结构化为:"在预防外科老年患者大手术后(P)的压疮发生率(O)上,与医院的标准手术床垫(C)相比,水凝胶床垫(I)是否更有效?",该问题的PICO包括:P——老年手术患者;I——水凝胶床垫;C——医院的标准床垫;O——压疮的发生率。根据这些关键词就可准确检索到与临床问题相关的研究信息。另外,护理学科领域诸多有关患者体验、观点、感受的问题,涉及患者治疗和康复过程中的一些特殊体验和经历、某些影响健康的因素的意义等,往往需要通过开展质性研究以回答这些研究问题,如老年临终关怀病房的护理人员的感受和体验是什么?某些老年糖尿病患者为什么不能按期如约来医院复诊?老年痴呆患者的居家照顾者的感受如何?这些临床问题也可以转化为相应的循证问题。质性研究领域的循证问题一般包括PIC 3个方面:P代表患者或服务对象(patient);I代表感兴趣的现象(interest of phenomena);C代表具体情形(context)。总之,一个好的循证护理问题的提出,一方面取决于护士的临床观察及思考能力;另一方面也取决于护士分析、提出结构化问题的能力。只有将这两方面有效地结合,才能真正提出好的循证护理问题。

#### (二)护理证据的系统检索

护理领域证据的检索包括最佳实践、临床护理实践指南、集束化护理方案、原始研究(量性研究或质性研究)等。首先应根据PICO确定明确的检索关键词,制定检索策略,然后先从一些循证资源库中查找证据,如果没有,则查找原始研究数据库。护理证据资源一般可经以下的数据库查找:Cochrane图书馆(或OVID数据库中All EBM Review模块)、美国卫生保健科研和质量署、美国医学会和美国卫生决策组织合办的美国指南网(national guideline clearinghouse, NGC)、澳大利亚JBI循证卫生保健中心网站(Joanna Briggs Institute, JBI)、加拿大安大略注册护士协会组织各专科专家发展并传播最佳实践指南的协会网站(Registered Nurses Association of Ontario, RNAO)、英国的TRIP数据库(http://www.tripdatabase.com/ TRIP=Turning Research Into Practice)。如果以上二次研究资源的检索结果不能回答所提的

临床护理问题,则需检索以收录原始研究资源为主的数据库,如 Medline、EMBase、中国生物医学文献数据库、相关专业杂志、会议录等。护理证据的检索应注意全面、系统、方法公开和透明。

### (三)文献质量的严格评价

所检索的原始研究是否可以纳入,需进行该研究论文内部真实性和外部真实性的严格评价。循证护理遵循各循证医学中心提出的文献质量评价原则,常依据的原则有:Cochrane 协作网关于干预性研究系统评价手册、澳大利亚 JBI 循证卫生保健中心评价者手册、英国牛津大学循证医学中心文献质量评价条目(针对随机对照试验、类实验性研究、队列研究 / 病例对照研究、描述性研究、个案报告 / 专家意见、质性研究、系统评价等不同类型的研究)。在前面已经介绍了部分评价标准和条目,在此就不做赘述了。

### (四)通过系统评价汇总、整合文献

护理领域的系统评价包括对量性研究和质性研究的系统评价。对量性研究的系统评价遵循 Cochrane 的系统评价原则。对质性研究的系统评价则称为 Meta 整合,它则强调在理解各质性研究哲学思想和方法论的前提下,反复阅读理解、分析和解释其各个研究结果的含义,将相似结果组合归纳在一起,形成新的类别,然后将类别归纳为整合结果,形成新的概念或解释。

### (五)传播证据

通过发布临床实践指南、最佳实践信息手册等形式,由专业期刊、专业网站进行宣教、教育和培训等,从而将证据传递到护理系统、护理管理者、护理实践者中。证据的传播不仅仅是简单的证据和信息发布,而是通过周密的规划,明确证据传播所要面对的目标人群(如临床人员、管理者、政策制定者、消费者等),而后设计专门的途径,精心组织证据和信息传播的内容、形式以及传播方式,以容易理解、接受的方式将证据和信息传递给实践者,使之应用于决策过程中。

### (六)应用证据

包括引入证据、应用证据、评价证据应用效果 3 个环节。

1. 引入证据 护理部门可组织系列活动让一线护理人员了解最新的科研证据。这些活动常包括:①组织定期的 "期刊阅读俱乐部(Journal Club)",营造应用研究结果的氛围,鼓励阅读和分享,让护士主动对所在领域的最新研究论文进行讨论、评价;②制定循证的实践规范,要求在临床决策、解决临床护理问题时询问是否依据了设计严谨的研究的结果;③创造机会让护士参与到临床研究中,尤其参与构建研究问题、审视研究计划可行性、招募研究对象、收集研究资料、促进研究对象依从性等环节,可让护士从中了解最新研究证据;④形成专业规范,要求护士在向患者进行健康指导时以研究结果为依据,开展基于循证的健康教育活动。

2. 应用证据 循证实践就是护理变革的过程,往往会打破常规,改变以往的实践方式和操作流程,采用新的标准评价护理质量,因此应用证据的过程具有挑战性,可能遭到来自个体层面和机构层面的种种阻碍,需要应用变革的策略,充分发挥领导力,评估变革的障碍因素,根据情景选择和采纳证据,制定可操作的流程、质量标准、激励政策,并通过全员培训,在应用证据的全体相关护士中达成共识,遵从新的流程,提高执行力。

3. 评价证据 应用效果循证护理实践以护理系统发生整体变革为标志,应通过持续质量改进,动态监测证据应用过程,并评价证据应用后对卫生保健系统、护理过程、患者带来的

效果。

下面以养老院中痴呆老年人的激越行为问题的预防和应对为实例,说明循证护理的实践过程。

第一步确立问题:养老院中的老年人常伴有激越行为,包括攻击行为、身体非攻击行为,和语言激越行为,给护理造成了很大的难度。既往应对激越行为的措施包括多种,主要分为两大类,即药物干预和非药物干预方法。但是对两者的干预效果尚没有得到一致的结论。在此需要探讨到底对伴有激越行为的痴呆老年人而言采取什么样的方法比较有效。

第二步寻求证据:通过系统的文献检索获取证据,可以通过查询 Cochrane 图书馆、JBI 图书馆、Medline、Cinahl、中国生物医学文献数据库中、英文数据库等获取文献;采用的关键词为"痴呆"(dementia)、"激越行为"(aggressive behavior)、"应对"(coping),"药物干预方法"(pharmacological intervention),"非药物干预方法"(non-pharmacological intervention)等,通过使用相应的逻辑检索策略首先选择 RCT 研究进行检索,再扩大检索面,包括其他设计类型的研究(非随机对照试验、描述性研究、质性研究、案例分析等),以获取相关研究的结果。

第三步对证据进行严格评鉴:对初步纳入的各项研究进行严格评鉴,包括设计的严谨性(如取样方法、分组方法、干预原则、统计方法等)、结果的准确性和有效性、研究结果的实用意义等,并汇总相关证据,对质量较高的多项干预性研究进行 Meta 分析,形成"关于养老院中痴呆老年人的激越行为问题的预防和应对措施"的系统评价,并对证据进行分级。

第四步传播证据:通过各种途径和媒介,例如开展培训、组织讲座、发表论文、散发材料、利用网络等形式,研究者将"关于养老院中痴呆老年人的激越行为问题的预防和应对措施"的系统评价全文或结论意见推荐到有激越行为的痴呆老年人的养老院中,供医护人员以及护工了解。

第五步引入并应用证据:在对证据的真实性和相关性进行评价后,明确上述证据的等级、养老机构护理人员所处的实践情景,结合自身的临床经验和痴呆老年人的需求将选择的证据运用到有激越行为的老年人的行为预防和应对上。例如通过改善沟通方式、寻找痴呆老年人未被满足的需求、激越行为发生时转移注意力、每日为痴呆老年人安排愉悦的符合个体特点的活动,减少身体约束等。在进一步验证了证据的有效性和可行性后,用新的照护方式代替传统的照护方式来预防和应对痴呆老年人的行为问题。

第六步评价证据的实施效果:制定预防养老院内痴呆老年人激越行为的发生以及发生时应对的相关护理规范,并通过严格的管理程序,动态随访实施后护理人员的工作程序是否符合实践指南要求,痴呆老年人的激越行为的发生率是否下降,照护者是否感受到照顾压力的降低等。

自 1984 年恢复护理学本科专业后,护理专业得到了快速的发展。2011 年起,护理学在我国已成为一级学科。推动护理研究的发展,深化专科护理建设,已成为我国护理学科建设的重点。在老年护理专科化建设过程中,将循证护理的理念与实践运用到老年护理实践中,将对老年专科化的发展起到重要的推动作用。

（刘 宇）

# 第三章

# 老年综合评估

## 第一节　老年综合评估概述

### 一、老年综合评估的概念

老年综合评估（comprehensive geriatric assessment, CGA）是一个多维度、跨学科的诊断过程，用以确定老年脆弱群体在医学、心理学、社会学、功能状况、生活环境等方面所具有的能力和存在的问题，以便为老年人制订综合的预防保健、疾病诊治、康复护理、长期照料与临终关怀计划。

老年综合评估不同于一般的医学评估。一般的医学评估是以"疾病"为中心的诊疗模式，目的在于确诊人体中是否存在某种器官的某种病变；而老年综合评估以"人"为中心，是多维度的评估，不仅包含一般医学评估，同时还强调身心功能状态，以及社会和环境等影响老年人健康方面因素的评估。前者关注的是器官疾病，而后者关注的是老年人的全面功能状况，需要多学科团队成员的共同参与和协作。

### 二、老年综合评估的意义

老年人不但患有多种慢性疾病和老年综合征，而且存在复杂的心理和社会问题。由于老年人身心状况的复杂性和生物医学模式向生物－心理－社会－环境医学模式的转变，在老年人的医疗卫生服务中需要对老年人进行综合评估。目前国外已将老年综合评估作为诊疗常规。老年综合评估的意义体现在以下几个方面：①及早发现老年人潜在的功能缺陷，从而有针对性地采取预防性措施；②明确老年人的医疗和护理需求，为老年人选择适合其需求的医疗决策及长期护理服务；③制定可行的治疗干预策略；④进行随访，评估干预效果和调整干预策略。

对于高龄老年人，有多种慢性疾病、老年问题或老年综合征，伴有不同程度的功能残缺、衰弱的老年人来说，通过老年综合评估，针对发现的问题给予恰当的干预，有助于提高或恢复其功能状态，最大程度地保持生活自理，提高其生活质量。

（王志稳）

# 第二节　老年综合评估的内容

老年综合评估把老年人作为一个社会中的人,全面关注与老年人健康相关的所有问题,评估内容包括一般医学评估、老年综合征或问题评估、躯体功能评估、精神心理状况评估、社会及经济状况评估、生活环境评估等多个方面。

## 一、一般医学评估

一般医学评估即常规的疾病诊断过程,包括采集病史、体格检查、各种实验室检查、影像学检查等。老年人通常多种疾病共存,其问题会涉及不同专科领域。通过采集完整的病史、详尽的用药史及症状,以及进行全面的身体评估,对老年人常见的疾病做出全面诊断,有助于对老年人进行综合治疗和管理,减少多重用药及药物不良反应的发生,并降低治疗成本。评估时主要涉及各主要脏器(脑、心、肺、肝、脾、肾、运动、内分泌、感官等)的功能、症状、体征、用药、并发症等方面。一般医学评估需要专业医务人员完成。

## 二、老年综合征或问题评估

老年综合征(geriatric syndrome)指常见于老年人群、由多种疾病或原因造成的、不便于明确分类为具体疾病的一个或一组症状群,包括跌倒、失禁、压疮、吞咽障碍、营养不良、疼痛、晕厥、睡眠障碍、抑郁、认知障碍、谵妄、意识障碍、衰弱、多重用药等。老年综合征严重影响老年人的生活能力及生活质量,是致残和临床不良结局的预测因素。因此,运用恰当的工具对老年综合征或问题进行评估,并有针对性地做好预防和管理,有助于提高老年人的生活质量,降低医疗、康复和护理费用。对这些症状的评估方法详见本书第四章。

## 三、躯体功能评估

包括日常生活活动能力、运动功能、平衡与步态功能、感觉功能(如视力、听力)、营养状况、吞咽功能等方面的评估。对于护理人员来说,尤其应重视老年人日常生活活动能力的评估,包括基本日常生活活动能力和工具性日常生活活动能力两个方面。前者指个体为独立生活而每天必须反复进行的、最基本的日常生活活动,包括进食、洗澡、修饰、穿衣、大小便控制、如厕、床椅转移、平地行走、上下楼梯等;后者包括独立服药、处理财物、做家务、购物、使用电话和交通工具等方面的能力。一旦老年人丧失生活自理能力,不仅限制其活动自由,影响生活质量,而且给家庭和社会带来沉重的负担。通过评估,可根据发现的功能障碍提供有针对性的支持和帮助,或采取有效的替代措施,以最大限度地保持老年人生活自理。

## 四、精神心理状况评估

包括认知功能、情绪与情感、行为问题、压力与应对等方面的评估。认知功能包括记忆力、定向力、注意力、判断力、解决问题的能力等,对老年人是否能够独立生活有重要的影响,是精神心理状况评估的重点内容之一。另外,老年人不但要经历身体功能的老化和各种慢性疾病的侵袭,而且面临离退休、丧偶、子女离家等负性生活事件,容易出现各种情绪情感问题,尤其是抑郁情绪。被抑郁情绪困扰的老年人表现为情绪低落、思维迟缓、丧失兴趣、缺乏活力、食欲减退、失眠等,不但影响老年人的日常活动,而且存在自杀危险,会危及老年人的生命安全。此外,部分老年人由于疾病、性格改变等原因,可能出现一些异常行为。其中攻击行为(包括身体攻击行为和语言攻击行为)不但对老年人自身的安全带来危险,而且会危及周围老年人及照护人员的安全,对老年护理服务的提供及其管理带来挑战。

## 五、社会及经济状况评估

包括老年人的社会参与情况、社会支持系统、社会服务的可及性、经济状况及医疗保险、照顾人员的能力和负担、文化背景及宗教信仰等方面。老年人的社会参与能力及社会支持系统对老年人生活的独立性、生活质量、应对压力事件有很大影响。同时,社会支持系统、经济状况及医疗保险、照顾人员的能力等是为老年人选择恰当的长期照护服务种类和内容,制订合理、可行的综合干预措施的重要决定因素,因此也是老年综合评估的重要内容之一。

## 六、生活环境评估

生活环境的设置对于预防老年人发生跌倒、坠床、走失、意外伤害等安全风险,以及通过环境中的替代措施,弥补老年人各种功能的衰退,最大程度地促进老年人生活独立和自理能力具有重要意义。评估的重点是居住环境的安全性、适老化、舒适性以及社区环境中资源的可及性。①安全性:环境设施是否能确保居住安全。如地面防滑,避免高低差或门槛;活动空间无障碍,避免物品杂乱或活动性地毯;煤气装置和电器装置的安全性;对有跌倒风险的老年人是否安装了扶手、床栏、夜间照明装置等保护措施;对有走失风险的老年人是否采用了防走失的门锁或其他措施等。②适老化:环境设施是否以老年人需求为核心,适宜不同功能状态老年人的日常生活活动。如床、座椅、洗手池、坐便器等的高度是否适宜;出入口、房门、过道的宽度是否适宜有轮椅的老年人出入。③舒适性:是否具备充足的日照、新鲜的空气、良好的通风、适宜的温湿度、安静的区域、足够大的活动空间和交流空间等。④社区环境:评估老年人生活的社区环境中活动场所、家政服务、医疗卫生保健等各类资源的可及性。

(王志稳)

# 第三节　老年综合评估的实施要点

由于老年综合评估涉及的内容广泛,涉及的评估技术包括询问病史、体格检查、有针对性的化验和辅助检查、量表评估、访谈技巧等,需要多学科的人员共同合作,才能完成所有的评估内容。本节主要依据我国民政部 2013 年 10 月颁布的《老年人能力评估》行业标准,介绍该行业标准中提供的评估工具和实施要点。该行业标准规定的评估内容包括日常生活活动、精神状态、感知觉与沟通、社会参与 4 个方面(表 3-3-1),分别从生理、心理、精神、社会方面对老年人进行全面评估,最后进行综合评价,判定老年人能力等级。

表 3-3-1 《老年人能力评估》行业标准中的评估内容

| 一级指标 | 二级指标 |
| --- | --- |
| 日常生活活动 | 进食、洗澡、修饰、穿衣、大便控制、小便控制、如厕、床椅转移、平地行走、上下楼梯 |
| 精神状态 | 认知功能、行为问题、抑郁症状 |
| 感知觉与沟通 | 意识水平、视力、听力、沟通交流 |
| 社会参与 | 生活能力、工作能力、时间/空间定向、人物定向、社会交往能力 |

## 一、评估工具

为了规范评估的内容和最终结果判定,该行业标准提供了相应的评估表格,包括老年人基本信息表、老年人能力评估表、评估结果报告三部分。

### (一)老年人基本信息表

该表格由 3 个模块组成,包括评估基本信息、被评估者的基本信息、信息提供者及联系人信息,主要提供被评估者的背景信息。同时,其中的疾病信息和意外事件是能力等级变更的依据之一。

1. 评估基本信息 该模块包括评估编号、评估基准日期、评估原因 3 个项目(表 3-3-2)。

表 3-3-2 评估基本信息

| A.1.1 评估编号 | |
| --- | --- |
| A.1.2 评估基准日期 | □□□□年□□月□□日 |
| A.1.3 评估原因 | 1 接受服务前初评<br>2 接受服务后的常规评估<br>3 状况发生变化后的即时评估<br>4 因评估结果有疑问进行的复评　　　　　　□ |

(1)A.1.1 评估编号:评估员依据民政部门或评估机构确定的编号规则,用阿拉伯数字填写。

(2)A.1.2 评估基准日期:用阿拉伯数字填写开始对这名老年人进行评估的年、月、日。年填写 4 位数字,月、日各填写 2 位数字,如 2014 年 2 月 8 日开始评估,则填写为 2014 02 08。

(3)A.1.3 评估原因:包括接受服务前初评、接受服务后的常规评估、状况发生变化后的即时评估、因评估结果有疑问进行的复评 4 个选项。根据评估的实际原因,在相应的选项序号上打"√",并将选项序号填写在该项目后面的□内。

2. 被评估者的基本信息 该模块包括人口社会学资料和疾病信息两部分内容(表 3-3-3)。由评估员通过询问老年人或照护者,或查阅医疗病历、老年人的健康档案等途径填写相关信息。

表 3-3-3 被评估者的基本信息

| A.2.1 姓名 | | | |
|---|---|---|---|
| A.2.2 性别 | | 1 男　2 女 | □ |
| A.2.3 出生日期 | | □□□□年□□月□□日 | |
| A.2.4 身份证号 | | | |
| A.2.5 社保卡号 | | | |
| A.2.6 民族 | | 1 汉族　2 少数民族＿＿＿ | □ |
| A.2.7 文化程度 | | 1 初中及以下　2 高中　3 中专　4 大专　5 本科　6 研究生及以上 | □ |
| A.2.8 宗教信仰 | | 1 基督教　2 佛教　3 道教　4 伊斯兰教　5 其他＿＿＿ | □ |
| A.2.9 婚姻状况 | | 1 未婚　2 已婚　3 丧偶　4 离异 | □ |
| A.2.10 居住情况 | | 1 独居　2 与配偶/伴侣居住　3 与子女居住　4 与父母居住　5 与兄弟姐妹居住　6 与其他亲属居住　7 与非亲属关系的人居住　8 养老机构 | □ |
| A.2.11 医疗费用支付方式 | | 1 城镇职工基本医疗保险　2 城镇居民基本医疗保险　3 新型农村合作医疗　4 商业医疗保险　5 全公费　6 全自费　7 其他＿＿＿ | □/□/□/□ |
| A.2.12 经济来源 | | 1 退休金/养老金　2 子女补贴　3 亲友资助　4 其他＿＿＿ | |
| | | | □/□/□/□ |
| A.2.13 疾病诊断 | A.2.13.1 认知障碍/痴呆 | 0 无　1 轻度　2 中度　3 重度 | □ |
| | A.2.13.2 精神疾病 | 0 无　1 精神分裂症　2 双相情感障碍　3 偏执性精神障碍　4 分裂情感性障碍　5 癫痫所致精神障碍　6 精神发育迟滞伴发精神障碍 | □ |
| | A.2.13.3 慢性疾病 | | |
| A.2.14 近 30天内意外事件 | A.2.14.1 跌倒 | 0 无　1 发生过1次　2 发生过2次　3 发生过3次及以上 | □ |
| | A.2.14.2 走失 | 0 无　1 发生过1次　2 发生过2次　3 发生过3次及以上 | □ |
| | A.2.14.3 噎食 | 0 无　1 发生过1次　2 发生过2次　3 发生过3次及以上 | □ |
| | A.2.14.4 自杀 | 0 无　1 发生过1次　2 发生过2次　3 发生过3次及以上 | □ |
| | A.2.14.5 其他 | | |

（1）A.2.1 姓名：在该栏中，用汉字填写被评估者的真实姓名。

（2）A.2.2 性别：在相应的选项序号上打"√"，并将选项序号填写在该项目后面的□内。

（3）A.2.3 出生日期：用阿拉伯数字填写出生日期。年填写 4 位数字，月、日各填写 2 位数字，如某老年人是 1937 年 6 月 12 日出生，则填写 1937 06 12。

（4）A.2.4 身份证号：用阿拉伯数字填写身份证号（18 位数字）。

（5）A.2.5 社保卡号：用阿拉伯数字填写社保卡号。

（6）A.2.6 民族：在相应的选项序号上打"√"，并将选项序号填写在该项目后面的□内。若选择 2，还需在横线上写出具体的民族名称。

（7）A.2.7 文化程度：在相应的选项序号上打"√"，并将选项序号填写在该项目后面的□内。

（8）A.2.8 宗教信仰：在相应的选项序号上打"√"，并将选项序号填写在该项目后面的□内。若选择5，还需在横线上写出具体的宗教信仰；若无宗教信仰，在□内填写数字0。

（9）A.2.9 婚姻状况：在相应的选项序号上打"√"，并将选项序号填写在该项目后面的□内。

（10）A.2.10 居住情况：询问老年人最近一个月的居住情况。若因患病短期住在急性病医院，询问住院前的居住情况。在相应的选项序号上打"√"，并将选项序号填写在该项目后面的□内。

（11）A.2.11 医疗费用支付方式：该项目可多选，在相应的选项序号上打"√"，并将选项序号填写在该项目后面的□内。若选择7，还需在横线上写出具体的医疗费用支付方式。

（12）A.2.12 经济来源：该项目可多选，在相应的选项序号上打"√"，并将选项序号填写在该项目后面的□内。若选择4，还需在横线上写出具体的经济来源。

（13）A.2.13 疾病诊断：在填写该项目时，主要依据医生的诊断情况，填写已经确诊的疾病情况，在相应的选项序号上打"√"，并将选项序号填写在该项目后面的□内。对于各类慢性疾病，填写已经确诊的慢性疾病名称及确诊年、月。

（14）A.2.14 近30天内意外事件：在相应的选项序号上打"√"，并将选项序号填写在该项目后面的□内。若有跌倒、走失、噎食、自杀之外的其他意外事件，在"A.2.14.5 其他"栏内填写具体的意外事件及发生频次。

3. 信息提供者及联系人信息 该模块包括信息提供者的姓名、与老年人的关系；联系人的姓名和联系方式（表3-3-4）。由评估员通过询问信息提供者填写相关信息。

表3-3-4 信息提供者及联系人信息

| A.3.1 信息提供者的姓名 | | |
|---|---|---|
| A.3.2 信息提供者与老年人的关系 | 1本人 2配偶 3子女 4其他亲属 5雇佣照顾者 6其他___ | □ |
| A.3.3 联系人的姓名 | | |
| A.3.4 联系人的电话 | | |

（1）A.3.1 信息提供者的姓名：用汉字填写信息提供者的真实姓名。

（2）A.3.2 信息提供者与老年人的关系：在相应的选项序号上打"√"，并将选项序号填写在该项目后面的□内。若选择6，还需在横线上写出具体的关系。

（3）A.3.3 联系人的姓名：用汉字填写联系人的真实姓名。

（4）A.3.4 联系人的电话：用阿拉伯数字填写联系人的电话号码。

**（二）老年人能力评估表**

这部分的表格是老年人能力评估的主体部分，由日常生活活动评估表、精神状态评估表、感知觉与沟通评估表、社会参与评估表4个评估表组成，涉及22个评估指标。对这些指标的评估结果，是进行老年人能力等级划分的主要依据。

1. 日常生活活动评估表 为了适用于居家、社区、医院、长期照护结构等不同场所老年人的评估，该行业标准采用 Barthel 指数评定量表，重点对老年人的基本日常生活活动能力进行了评估。包括进食、洗澡、修饰、穿衣、大便控制、小便控制、如厕、床椅转移、平地行走、上下楼梯10个评估项目（表3-3-5），根据对10个项目的评估，汇总出日常生活活动总分，填写在表格中。

表 3-3-5 日常生活活动评估表

| 二级指标 | 分值 | 评分标准 |
|---|---|---|
| B.1.1 进食:指用餐具将食物由容器送到口中、咀嚼、吞咽等过程 | □分 | 10分,可独立进食(在合理的时间内独立进食准备好的食物) |
| | | 5分,需部分帮助(进食过程中需要一定帮助,如协助把持餐具) |
| | | 0分,需极大帮助或完全依赖他人,或有留置营养管 |
| B.1.2 洗澡 | □分 | 5分,准备好洗澡水后,可自己独立完成洗澡过程 |
| | | 0分,在洗澡过程中需他人帮助 |
| B.1.3 修饰:指洗脸、刷牙、梳头、刮脸等 | □分 | 5分,可自己独立完成 |
| | | 0分,需他人帮助 |
| B.1.4 穿衣:指穿脱衣服、系扣、拉拉链、穿脱鞋袜、系鞋带 | □分 | 10分,可独立完成 |
| | | 5分,需部分帮助(能自己穿脱,但需他人帮助整理衣物、系扣/鞋带、拉拉链) |
| | | 0分,需极大帮助或完全依赖他人 |
| B.1.5 大便控制 | □分 | 10分,可控制大便 |
| | | 5分,偶尔失控(每周<1次),或需要他人提示 |
| | | 0分,完全失控 |
| B.1.6 小便控制 | □分 | 10分,可控制小便 |
| | | 5分,偶尔失控(每天<1次,但每周>1次),或需要他人提示 |
| | | 0分,完全失控,或留置导尿管 |
| B.1.7 如厕:包括去厕所、解开衣裤、擦净、整理衣裤、冲水 | □分 | 10分,可独立完成 |
| | | 5分,需部分帮助(需他人搀扶去厕所、需他人帮忙冲水或整理衣裤等) |
| | | 0分,需极大帮助或完全依赖他人 |
| B.1.8 床椅转移 | □分 | 15分,可独立完成 |
| | | 10分,需部分帮助(需他人搀扶或使用拐杖) |
| | | 5分,需极大帮助(较大程度上依赖他人搀扶和帮助) |
| | | 0分,完全依赖他人 |
| B.1.9 平地行走 | □分 | 15分,可独立在平地上行走 45m |
| | | 10分,需部分帮助(因肢体残疾、平衡能力差、过度衰弱、视力等问题,在一定程度上需他人搀扶或使用拐杖、助行器等辅助用具) |
| | | 5分,需极大帮助(因肢体残疾、平衡能力差、过度衰弱、视力等问题,在较大程度上依赖他人搀扶,或坐在轮椅上自行移动) |
| | | 0分,完全依赖他人 |
| B.1.10 上下楼梯 | □分 | 10分,可独立上下楼梯(连续上下 10~15 个台阶) |
| | | 5分,需部分帮助(需他人搀扶,或扶着楼梯、使用拐杖等) |
| | | 0分,需极大帮助或完全依赖他人 |
| B.1.11 总分 | □分 | 上述 10 个项目得分之和 |

（1）B.1.1~B.1.8：对于这8个评估项目，由评估员通过询问老年人本人或其主要照护者，依据每个项目的评分标准进行评分，在相应的分值上打"√"，并将具体的分值填写在□内。

（2）B.1.9、B.1.10：对于这2个评估项目，可让老年人在检查室平地行走和上下台阶进行现场评估。依据评分标准进行评分，在相应的分值上打"√"，并将具体的分值填写在□内。对于不能下床的老年人，该项目评为0分。

（3）B.1.11总分：由前10个评估项目的得分相加得出。将总分的分值填写在该项目"□分"栏内的□中。

2. 精神状态评估表　老年人的精神状态评估包含很多方面，需要使用专业的评估手段和量表才能准确评估。为了便于评估员针对老年人精神状态方面的主要问题作出快速筛查，该行业标准仅选取了认知功能、攻击行为、抑郁症状3个评估项目（表3-3-6）。根据这3个项目的评估，汇总出精神状态总分，填写在表格中。其中，对认知功能的评估主要是通过简易认知测验，快速筛选老年人是否存在认知功能障碍。

表3-3-6　精神状态评估表

| 二级指标 | 分值 | 评分标准 |
|---|---|---|
| B.2.1 认知功能 | | 按照下列程序进行测验，根据测验结果进行认知功能评分：<br>（1）"我说三样东西，请您重复一遍，并且记住，一会儿我还会问您。这三样东西是：苹果、手表、国旗"<br>（2）（画钟测验）"请您在这儿画一个圆形的时钟表盘，用时针和分针在表盘上标出8点20分"<br>（3）（回忆词语）"现在请您告诉我，刚才我要您记住的三样东西是什么？"<br>答：_____、_____、_____（不必按顺序） |
| | □分 | 0分，画钟测验正确（画出一个闭合的圆，指针位置正确），且能回忆出2~3个词 |
| | | 1分，画钟测验错误（画的圆不闭合，或指针位置不正确），或只回忆出0~1个词 |
| | | 2分，已确诊为认知障碍，如老年痴呆 |
| B.2.2 攻击行为 | □分 | 0分，无身体攻击行为（如打/踢/推/咬/抓/摔东西）或语言攻击行为（如骂人、语言威胁、尖叫） |
| | | 1分，每月有数次身体攻击行为，或每周有数次语言攻击行为 |
| | | 2分，每周有数次身体攻击行为，或每日有语言攻击行为 |
| B.2.3 抑郁症状 | □分 | 0分，无 |
| | | 1分，情绪低落、不爱说话、不爱梳洗、不爱活动 |
| | | 2分，有自杀念头或自杀行为 |
| B.2.4 总分 | □分 | 上述3个项目得分之和 |

（1）B.2.1认知功能：先由评估员对老年人进行测验，再根据评分标准进行评分。

◇测验程序：①评估员大声说出"苹果、手表、国旗"这3个词，让老年人重复说一遍，并告诉老年人要记住，待会儿还会问起。②画钟测验：让老年人画一个圆形的时钟表盘，在表盘上标出8点20分。③让老年人回忆刚才说的3个词语。

◇评分：依据该项目中提供的画钟测验和词语回忆测验的评分标准进行评分。在相应的分值上打"√"，并将具体的分值填写在□内。

（2）B.2.2 和 B.2.3：由评估员通过询问主要照护者，了解该老年人近 1 个月的情况，依据评分标准进行评分，在相应的分值上打"√"，并将具体的分值填写在□内。

（3）B.2.4 总分：由 B.2.1、B.2.2、B.2.3 这 3 个评估项目的得分相加得出。将总分的分值填写在该项目"□分"栏内的□中。

3. 感知觉与沟通评估表 该部分的评估包括意识水平、视力、听力、沟通交流 4 个评估项目（表 3-3-7）。

表 3-3-7 感知觉与沟通评估表

| 二级指标 | 分值 | 评分标准 |
|---|---|---|
| B.3.1<br>意识水平 | □分 | 0 分,神志清醒,对周围环境警觉 |
| | | 1 分,嗜睡,表现为睡眠状态过度延长。当呼唤或推动其肢体时可唤醒,并能进行正确的交谈或执行指令,停止刺激后又继续入睡 |
| | | 2 分,昏睡,一般的外界刺激不能使其觉醒,给予较强烈的刺激时可有短时的意识清醒,醒后可简短回答提问,当刺激减弱后又很快进入睡眠状态 |
| | | 3 分,昏迷,处于浅昏迷时对疼痛刺激有回避和痛苦表情;处于深昏迷时对刺激无反应(若评定为昏迷,直接评定为重度失能,可不进行以下项目的评估) |
| B.3.2 视力:<br>若平日戴老花镜或近视镜,应在佩戴眼镜的情况下评估 | □分 | 0 分,能看清书报上的标准字体 |
| | | 1 分,能看清大字体,但看不清书报上的标准字体 |
| | | 2 分,视力有限,看不清报纸上的大标题,但能辨认物体 |
| | | 3 分,辨认物体有困难,但眼睛能跟随物体移动,只能看到光、颜色和形状 |
| | | 4 分,没有视力,眼睛不能跟随物体移动 |
| B.3.3 听力:<br>若平时佩戴助听器,应在佩戴助听器的情况下评估 | □分 | 0 分,可正常交谈,能听到电视、电话、门铃的声音 |
| | | 1 分,在轻声说话或说话距离超过 2m 时听不清 |
| | | 2 分,正常交流有些困难,需在安静的环境或大声说话才能听见 |
| | | 3 分,讲话者大声说话或说话很慢才能部分听见 |
| | | 4 分,完全听不见 |
| B.3.4 沟通交流:<br>包括非语言沟通 | □分 | 0 分,无困难,能与他人正常沟通和交流 |
| | | 1 分,能够表达自己的需要及理解别人的话,但需要增加时间或给予帮助 |
| | | 2 分,表达需要或理解有困难,需频繁重复或简化口头表达 |
| | | 3 分,不能表达需要或理解他人的话 |

（1）B.3.1：由评估员对老年人的意识状态进行现场评定。依据评分标准进行评分,在相应的分值上打"√",并将具体的分值填写在□内。

（2）B.3.2、B.3.3、B.3.4：由评估员通过询问主要照护者进行评定。依据评分标准进行评分,在相应的分值上打"√",并将具体的分值填写在□内。

4. 社会参与评估表 社会参与指个体与周围人群和环境的联系与交流的能力。该行业标准中从生活能力、工作能力、时间/空间定向、人物定向、社会交往能力 5 个评估项目上对老年人进行评估（表 3-3-8）。根据以上 5 个评估项目的评分,汇总出社会参与总分,填写在表格中。

表 3-3-8 社会参与评估表

| 二级指标 | 分值 | 评分标准 |
|---|---|---|
| B.4.1<br>生活能力 | □分 | 0分,除个人生活自理外(如饮食、洗漱、穿戴、二便),能料理家务(如做饭、洗衣)或当家管理事务 |
| | | 1分,除个人生活自理外,能做家务,但欠好,家庭事务安排欠条理 |
| | | 2分,个人生活能自理;只有在他人帮助下才能做些家务,但质量不好 |
| | | 3分,个人基本生活事务能自理(如饮食、二便),在督促下可洗漱 |
| | | 4分,个人基本生活事务(如饮食、二便)需要部分帮助或完全依赖他人帮助 |
| B.4.2<br>工作能力 | □分 | 0分,原来熟练的脑力工作或体力技巧性工作可照常进行 |
| | | 1分,原来熟练的脑力工作或体力技巧性工作能力有所下降 |
| | | 2分,原来熟练的脑力工作或体力技巧性工作明显不如以往,部分遗忘 |
| | | 3分,对熟练工作只有一些片段保留,技能全部遗忘 |
| | | 4分,对以往的知识或技能全部磨灭 |
| B.4.3<br>时间/空间定向 | □分 | 0分,时间观念(年、月、日、时)清楚;可单独出远门,能很快掌握新环境的方位 |
| | | 1分,时间观念有些下降,年、月、日清楚,但有时相差几天;可单独来往于附近街道,知道现住地的名称和方位,但不知回家路线 |
| | | 2分,时间观念较差,年、月、日不清楚,可知上半年或下半年;只能单独在家附近行动,对现住地只知名称,不知道方位 |
| | | 3分,时间观念很差,年、月、日不清楚,可知上午或下午;只能在左邻右舍间串门,对现住地不知名称和方位 |
| | | 4分,无时间观念;不能单独外出 |
| B.4.4<br>人物定向 | □分 | 0分,知道周围人们的关系,知道祖孙、叔伯、姑姨、侄子侄女等称谓的意义;可分辨陌生人的大致年龄和身份,可用适当称呼 |
| | | 1分,只知家中亲密近亲的关系,不会分辨陌生人的大致年龄,不能称呼陌生人 |
| | | 2分,只能称呼家中人,或只能照样称呼,不知其关系,不辨辈分 |
| | | 3分,只认识常同住的亲人,可称呼子女或孙子女,可辨熟人和生人 |
| | | 4分,只认识保护人,不辨熟人和生人 |
| B.4.5<br>社会交往能力 | □分 | 0分,参与社会,在社会环境有一定的适应能力,待人接物恰当 |
| | | 1分,能适应单纯环境,主动接触人,初见面时难让人发现有智力问题,不能理解隐喻语 |
| | | 2分,脱离社会,可被动接触,不会主动待人,谈话中有很多不适词句,容易上当受骗 |
| | | 3分,勉强可与人交往,谈吐内容不清楚,表情不恰当 |
| | | 4分,难以与人接触 |
| B.4.6 总分 | □分 | 上述 5 个项目得分之和 |

(1)B.4.1~B.4.5:这 5 个项目由评估员通过询问主要照护者进行评定。依照各个项目的评分标准进行评分,在相应的分值上打"√",并将具体的分值填写在□内。

(2)B.4.6 总分:由 B.4.1、B.4.2、B.4.3、B.4.4、B.4.5 这 5 个项目的得分相加得出。将总分的分值填写在该项目"□分"栏内的□中。

### （三）老年人能力评估报告

老年人能力评估报告（表3-3-9）是结果判定部分。在这份评估报告中,首先确定出日常生活活动、精神状态、感知觉与沟通、社会参与这4个一级指标的分级,然后根据表3-3-10中提供的老年人能力等级划分标准,并结合等级变更信息,将老年人的能力划分为能力完好、轻度失能、中度失能、重度失能4个等级,作为老年人服务等级划分的依据之一。

**表3-3-9　老年人能力评估报告**

| C.1<br>一级<br>指标<br>分级 | C.1.1 日常生活活动 | □级 | 0 能力完好:总分 100 分<br>1 轻度受损:总分 65~95 分<br>2 中度受损:总分 45~60 分<br>3 重度受损:总分 ≤ 40 分 |
| --- | --- | --- | --- |
| | C.1.2 精神状态 | □级 | 0 能力完好:总分为 0 分<br>1 轻度受损:总分为 1 分<br>2 中度受损:总分 2~3 分<br>3 重度受损:总分 4~6 分 |
| | C.1.3 感知觉与沟通 | □级 | 0 能力完好:意识水平为 0 分,且视力和听力评为 0 分或 1 分,沟通评为 0 分<br>1 轻度受损:意识水平为 0 分,但视力或听力中至少一项评为 2 分,或沟通评为 1 分<br>2 中度受损:意识水平为 0 分,但视力或听力中至少一项评为 3 分,或沟通评为 2 分;或意识水平为 1 分,且视力或听力评为 0~3 分,沟通评为 0~2 分<br>3 重度受损:意识水平为 0 分或 1 分,但视力或听力中至少一项评为 4 分,或沟通评为 3 分;或意识水平为 2 分或 3 分 |
| | C.1.4 社会参与 | □级 | 0 能力完好:总分 0~2 分<br>1 轻度受损:总分 3~7 分<br>2 中度受损:总分 8~13 分<br>3 重度受损:总分 14~20 分 |
| C.2<br>等级<br>变更<br>信息 | C.2.1 确诊为认知障碍 / 痴呆 | □ | 1 有　2 无 |
| | C.2.2 确诊为精神疾病 | □ | 1 有　2 无 |
| | C.2.3 近 30 天内发生过 2 次及以上意外事件,如跌倒、走失、噎食、自杀 | □ | 1 有　2 无 |
| C.3 老年人能力等级 | | □级 | 0 能力完好;<br>1 轻度失能;<br>2 中度失能;<br>3 重度失能 |

评估员签名_____、_____　　　　　日期___年__月__日

信息提供者签名_____　　　　　　　　日期___年__月__日

（1）C.1 一级指标分级：评估员根据"老年人能力评估表"中对日常生活活动、精神状态、感知觉与沟通、社会参与这 4 个评估表的评定结果，依据表 3-3-10 中各一级指标的分级说明，确定 4 个一级指标的分级，在 C.1.1~C.1.4 这 4 个项目相应的分级数字上打"√"，并将级别的具体数值填写在各栏目的□内。

（2）C.2 等级变更信息：评估员根据"老年人能力评估基本信息表"中"A.2.13 疾病诊断"和"A.2.14 近 30 天内意外事件"这 2 个项目的记录，确定有无等级变更信息，在 C.2.1~C.2.3 这 3 个项目相应的选项序号上打"√"，并将选项序号的具体数值填写在各栏目的□内。

（3）C.3 老年人能力等级：评估员根据 C.1 和 C.2 的结果，依据表 3-3-10 中列出的老年人能力等级划分标准，确定该老年人的能力等级，在相应的等级序号上打"√"，并将能力等级的具体数值填写在□内。

表 3-3-10　老年人能力等级划分

| 能力等级 | 等级名称 | 等级标准 |
|---|---|---|
| 0 | 能力完好 | 日常生活活动、精神状态、感知觉与沟通的分级均为 0，社会参与的分级为 0 或 1 |
| 1 | 轻度失能 | 日常生活活动的分级为 0，但精神状态、感知觉与沟通中至少一项的分级为 1~3，或社会参与的分级为 2；<br>或日常生活活动的分级为 1，精神状态、感知觉与沟通、社会参与中至少有一项的分级为 0 或 1 |
| 2 | 中度失能 | 日常生活活动的分级为 1，但精神状态、感知觉与沟通、社会参与的分级均为 2，或有一项的分级为 3；<br>或日常生活活动的分级为 2，且精神状态、感知觉与沟通、社会参与中有 1~2 项的分级为 1 或 2 |
| 3 | 重度失能 | 日常生活活动的分级为 3；<br>或日常生活活动、精神状态、感知觉与沟通、社会参与的分级均为 2；<br>或日常生活活动的分级为 2，且精神状态、感知觉与沟通、社会参与中至少有一项的分级为 3 |

需注意：如果老年人被确诊为认知障碍 / 痴呆、精神疾病，或近 30 天内发生过 2 次及以上跌倒、噎食、自杀、走失等意外事件，则在依据老年人能力评估表所评定出的能力等级上再加重一个等级。

（4）签名：包括评估员签名和信息提供者签名。①评估员签名：2 名评估员进行确认后，签上评估员的姓名和评估完成日期；②信息提供者签名：请信息提供者签上全名和日期。

## 二、评估时间

使用《老年人能力评估》行业标准进行评估时，应注意进行动态评估，包括接受养老服务前的初始评估、接受养老服务后的定期评估、状况发生变化后的即时评估以及对结果有疑问时的复评。

1. 接受服务前的初始评估　在接受养老服务前，由评估员对老年人进行初始评估。

2. 接受服务后的常规评估 在接受养老服务后,如果老年人的健康状况没有发生特殊变化,通常每6个月进行一次定期评估。

3. 状况发生变化后的即时评估 当老年人的健康状况出现特殊问题,导致能力发生变化时,应对老年人进行即时评估,重新判定其能力等级。

4. 因评估结果有疑问进行的复评 如果评估员对评估结果有疑问,可提出复评申请。

### 三、评估实施者

1. 评估机构 实施评估的机构应取得民政部门的资格认证或委托。每个评估机构至少应有5名评估员。

2. 评估员 评估员应具有医学或护理学学历背景,或取得社会工作者资格证书,或取得高级养老护理员资格证书,并经过专门培训获得评估员资格认证。

### 四、评估环境

评估环境应安静、整洁、光线明亮、空气清新、温度适宜。至少有3把椅子和1张诊桌、4~5个台阶,以供评估使用。台阶的踏步宽度不小于0.30m,踏步高度0.13~0.15m,台阶有效宽度不应小于0.9m。

### 五、评估程序

每次评估由2名评估员同时进行,按照下列程序进行评估。

1. 填写老年人基本信息表 评估员通过询问被评估者或照顾者,填写"老年人基本信息表"。这部分表格主要提供被评估者的背景信息。同时,其中的疾病信息和意外事件作为能力等级变更的依据之一,如果老年人被确诊为认知障碍/痴呆、精神疾病,或近30天内发生过2次及以上跌倒、噎食、自杀、走失者,则在依据老年人能力评估表所评定出的能力等级上再提高一个等级。

2. 填写老年人能力评估表 按照老年人能力评估的4个评估表,依次对老年人的日常生活活动、精神状态、感知觉与沟通、社会参与进行逐项评估,填写每个二级指标的评分。这部分的4个评估表是评估的主体部分,由日常生活活动、精神状态、感知觉与沟通和社会参与4个一级指标、22个二级指标组成,其评估结果是进行老年人能力等级划分的主要依据。

3. 填写老年人评估报告 该部分是结果判定部分,综合老年人能力评估表中4个一级指标的等级划分,以及等级变更信息,通过综合评价,最终将老年人的能力划分为能力完好、轻度失能、中度失能和重度失能4个等级。

(1)确定各一级指标的分级:评估员按照各一级指标的分级标准,根据22个二级指标的评分,确定各一级指标的分级,填写在"老年人能力评估报告"中。

(2)确定老年人能力等级:评估员按照老年人能力等级划分的规定,根据4个一级指标的分级以及等级变更信息,确定老年人能力等级,填写在"老年人能力评估报告"中。

(3)签名:评估结果经2名评估员进行确认并签名,并请信息提供者签名。

(王志稳)

# 第四章

# 常见老年综合征与护理

## 第一节　老年跌倒评估与护理干预

### 一、基本概念

跌倒（fall）指一种不能自我控制的意外事件，个体被迫改变正常的姿势停留在地上、地板上或者更低的地方。这种改变不包括暴力、意识丧失、偏瘫或癫痫发作所致。按照国际疾病分类（ICD-10）对跌倒的分类，跌倒包括以下两类：①从一个平面至另一个平面的跌落，②同一平面的跌倒。跌倒是一种常见的老年综合征。目前，世界上很多国家已经或正在把住院患者跌倒率作为临床护理质量控制的一项指标。跌倒作为最常见的致病风险因素之一，给老年人带来心灵创伤、运动功能及自理能力的丧失以及经济上的巨大损失。跌倒所造成的骨折、软组织甚至脏器损伤，限制了老年人的活动范围，必将导致其严重心理或社会障碍，成为诱发老年人死亡的重要因素之一。

### 二、流行病学资料

跌倒是一种常见的现象，老年人因跌倒而死亡或受重伤的风险最大，年龄越大，风险越高。据美国疾病控制与预防中心的调查数据显示，65岁以上老年人每年跌倒发生率约为33%，其中半数以上的老年人会再次发生跌倒；而80岁以上老年人跌倒的年发生率高达50%，女性跌倒率为男性的2倍。在我国，跌倒在医院护理不良事件中排名前3位，跌倒是伤害死亡的第四位原因，而在65岁以上的老年人中则为首位。我国65岁及以上的社区居民中，跌倒的发生率为15%~35%，其30%的老年人每年跌倒1次或多次，80岁以上老年人跌倒的发生率高达50%。尽管各地区跌倒发生率不尽相同，但都随年龄增长而增加，老年女性发生率发生率（43%~44%）高于男性（15%~23%）。另据推算，我国65岁以上的老年人每年跌倒发生人数达3000万，由跌倒产生的直接医疗费用超过50亿元，间接费用超过800亿元，成为世界上跌倒疾病负担最重的国家。老年人跌倒多发生于室内，其中1/3的跌倒发生在卧室，其次发生在门口、洗澡间、厨房、楼梯、书房等。

### 三、病因

跌倒的发生是多种因素相互作用的结果，跌倒的可能性随着危险因素的增加而增加。其中常见的危险因素包括内在和外在两大类，内在因素包括生理因素、疾病因素、药物因素和心理因素,而外在因素则是环境中的危险因素。

（一）生理因素

1. 年龄、性别因素 年龄是患者跌倒危险的显著因素,随着年龄的增长,老年人机体各器官功能逐渐衰退,感觉迟钝,反应变差,与其他年龄段的人群相比容易跌倒。有研究报道,住院老年患者跌倒发生率为40.2%,且随着年龄增长而升高,长期生活在养老机构的老年人跌倒发生率则高达50%。另外,女性绝经后雌激素水平下降,导致骨质疏松和代偿性骨质增生,易引起跌倒。

2. 平衡功能的退化和步态的影响 平衡功能的维持有赖于感觉器官对人体所处位置的正确接受和输入,以及中枢神经系统对这些信息的整合、运动系统对中枢系统指令的正确反应,此外维持静态、动态平衡还必须有充分的骨关节功能、下肢肌力及肌张力。60岁以上约有30%左右的老年人位置觉感受器敏感性减退,也可出现平衡觉失调,如走路不协调、站立不稳,易发生跌倒。很多社区研究都发现平衡能力的下降是跌倒的重要危险因素。

3. 感觉功能的退化 即使健康的老年人,因中枢处理能力下降,感觉到的信息就会简化、削弱,反应时间会增加。视力减弱在老年人中非常普遍,而视力在维持平衡方面有重要作用。由于听、触觉及前庭感觉等功能的减退,中枢神经系统的信息减少,影响大脑的准确分析和判断,从而影响机体平衡,易引起跌倒。前庭功能对维持机体的立体定向有重要作用,本体感觉系统与维持体位的稳定性有关,所以前庭功能和本体感觉的退行性减退均可导致眩晕和平衡功能降低。

4. 骨骼肌肉系统的退化 老年人运动系统功能下降,肌力减退,关节灵活性减退,导致动作缓慢,步态蹒跚,容易跌倒。下肢虚弱在老年人中非常普遍,也是跌倒的较为常见原因。

5. 中枢神经的退变 中枢神经系统收集感觉器官的信息,指挥运动器官的活动,几乎中枢神经系统的任何病变都可导致平衡紊乱及跌倒。中枢神经的退变往往通过影响智力、肌力、肌张力、感觉、反应能力及反应时间、平衡能力、步态及协同运动能力,使跌倒危险性增加。另外神志模糊、判断力及认知功能下降也是老年人跌倒的主要危险因素之一。

（二）疾病因素

1. 跌倒史 "跌倒史"可以说是体质虚弱、运动能力差和急性或慢性疾病的标志,能够反映出一些未能测定出的身体功能水平。跌倒过的老年人步态比未跌倒过的老年人步态明显不同,步态和平衡紊乱者跌倒的危险性增加3倍。因此有跌倒史的老年人更容易发生再次跌倒。

2. 跌倒综合征 跌倒综合征指多种感觉缺陷、前庭叶步态和平衡功能失调,以及显性或隐匿性疾病所产生的与跌倒有关症状,如瞬时眩晕、心悸、胸痛、呼吸短促、失去知觉和大小便失禁等。

3. 神经系统疾病 影响老年人稳定能力的神经系统疾病,常见的有帕金森病、常压脑积水及脑卒中等。脑卒中患者平衡功能、运动能力的下降被认为是引起跌倒的主要原因之一。高血压患者除头痛眩晕症状外,常伴有小血管病变,引起皮质损伤,表现为步态失调,脚离地抬起困难,站立时不能保持平衡。患有脑梗死、内耳眩晕症、小脑功能不全、癫痫急性发作、老年性痴呆的老年患者平衡功能较差容易跌倒。痴呆患者因其认知功能的损害及行为障碍易发生跌倒。周围神经病变的无症状性,往往被忽视,当患者出现周围神经病变时,可以侵及神经系统的各部位,包括中枢神经系统、脑神经、感觉神经、运动神经、自主神经,引起下肢痛觉、压力觉、温度觉及本体感觉减退或消失。

4. 循环系统疾病 影响脑血流灌注及氧供应的心血管疾患,如心律失常性晕厥、充血性心力衰竭、心肌纤颤、血压过高、糖尿病患者低血糖、症状性低血压等均可导致患者头晕、体力不支而跌倒。此外,直立性低血压与体位性眩晕也易引起跌倒。研究发现,餐后低血压可能增加跌倒的风险。

5. 慢性病 老年人随着患慢性病的患病种类越多,跌倒的危险性就越大。合并慢性疾病如高血压、脑血管病、心脏病、慢性肺病、白内障等的患者较易跌倒,这可能由于慢性疾病的病理性改变及服用药物影响感觉、中枢神经功能和骨骼肌肉力量与协调,使老年人的身体和精神储备降低,而更易跌倒。老年糖尿病患者由于合并自主神经病变,心血管反射异常,发生直立性低血压,导致大脑暂时性供血不足,引起短暂的头晕、眩晕、视物不清,患者极易站立不稳而跌倒。老年糖尿病患者的大血管、微血管病变、神经病变的高发生率构成了意外跌倒发生明显增多的病理学基础。

6. 癌症 癌症患者患病后承受着巨大精神压力,同时肿瘤治疗出现不良反应,造成机体免疫功能下降,或因为晚期骨转移引起骨质破坏及疼痛造成肢体功能障碍,或因脑转移引起患者定向力改变,均会引起患者体力不支,减退其日常自理能力,容易引起跌倒而导致受伤。

7. 五官功能缺损 视网膜病变、晶状体形状变化和相应的屈光异常、白内障、青光眼等眼部疾病引起视力下降,由于视力敏感性降低能导致不能精确判断环境中的障碍物和结构,增加了滑倒和跌倒的可能性。其他视力问题如视野的缩小、视距改变适应的急速降低、对比觉的降低、暗适应下降均与反复跌倒有关。老年人由于听觉功能减退,会影响大脑的准确分析判断,引起跌倒。老年糖尿病患者因中枢神经或周围神经病变,发生听力障碍,也是老年糖尿病患者跌倒的危险因素。

8. 其他疾病 维生素 D 浓度的降低,可能是造成老年人跌倒的原因之一。因为维生素 D 缺乏造成下肢近端站立肌无力。肌功能的降低不仅仅取决于全身的营养状况,更主要的是取决于维生素 D 的可利用性,补充维生素 D 可以提高肌功能及减少可能发生的跌倒和髋部骨折。此外,精神障碍患者有明显的妄想,幻觉,表现为兴奋躁动,易造成跌倒。

### (三) 药物因素

由于老年患者对药物的耐受性较差,容易发生不良反应,削弱认知能力,反应迟钝,从而增加了老年患者的跌倒几率。多种药物同时应用虽然没有被证实是显著因素,但也被列入增加患者跌倒危险的常见原因(表 4-1-1)。

表 4-1-1 与药物相关的影响老年人跌倒的原因

| 影响老年人跌倒的药物 | 常用药物举例 |
| --- | --- |
| 降压药 | 氨氯地平、倍他洛克 |
| 影响中枢系统的药物 | 吗啡 |
| 安眠、镇静药 | 艾司唑仑、唑吡坦 |
| 抗心律失常药 | 普萘洛尔 |
| 利尿药 | 呋塞米 |
| 抗焦虑、抑郁药 | 劳拉西泮 |
| 酒精 | |

#### （四）环境因素

环境因素是引起老年人跌倒的重要因素。研究发现，65岁以上的老年人发生跌倒，51%与环境因素有关。老年人的生活安全由其生活方式和生活环境因素所决定，周围环境较差和个体对环境的适应能力下降，可引起老年人跌倒次数增加。居住环境的改变，如搬迁进入陌生的环境也增加了老年人跌倒的危险性。老年人跌倒多发生于室内，最容易发生的地方是床旁，其次为厕所。对跌倒时的活动方式调查发现，最多的跌倒发生在患者起床和上床时，其次为如厕时起身。光线及地面因素是公共场所跌倒最常见的原因（表4-1-2）。

**表 4-1-2　影响老年人跌倒的环境因素**

| 常见的环境危险因素 |
| --- |
| 老旧的、不稳定的、低矮的家具 |
| 床和马桶的高度不适宜 |
| 没有安全扶手 |
| 不平坦的分界不清楚不当的栏杆 |
| 小地毯、磨损的大地毯、杂物乱扔 |
| 又湿又滑的地板、浴缸 |
| 不合适的照明 |
| 破损的、不平坦的走廊 |
| 楼梯台阶倾斜、梯级过高 |
| 宠物绊倒 |

#### （五）心理因素

老年人跌倒与跌倒当时的情绪因素有关，多数跌倒者共同的原因是由于当时太匆忙或情绪不稳导致注意力不集中而引起。跌倒给老年人造成的心理影响很普遍，而害怕跌倒心理可使老年人的活动减少，导致身体能力的丧失，减少户外活动，使肌肉的力量减弱，跌倒的危险性增加，从而更易跌倒，形成恶性循环。有些老年人对自己的各方面的能力估计过高，脾气倔强，性格固执，对危险的认识不足，也不配合、不听从医护人员的善意的劝告，在行走或活动时导致跌倒的发生。研究提出，独居为跌倒的危险因素。情绪情感障碍也是引起老年人跌倒的一个常见原因，如某种原因导致的过度紧张、郁闷、沮丧情绪，可削弱老年人对自己和周围环境的注意力，增加跌倒的机会。潜在的心理状态混乱也和沮丧相关，都会导致老年人对环境危险因素的感知和反应能力下降。

#### （六）其他因素

生活方式，如习惯久坐易引起不被使用的肌肉发生萎缩老化和功能减弱，增加跌倒的危险性。此外，穿着过长的衣裤、不合适的鞋袜等，鞋不跟脚，鞋底不防滑，也是老年人跌倒的相关因素。此外，老年人的教育和收入水平、卫生保健水平、享受社会服务和卫生服务的途径、室外环境的安全设计，以及老年人是否独居、与社会的交往和联系程度都会影响其跌倒的发生率。

### 四、评估

#### （一）评估内容

评估住院患者跌倒危险已被公认为对减少或避免跌倒发生是有效和必要的对策。美国老年协会、英国老年协会和美国骨科学会联合发表了关于评估跌倒老年人的建议（2010），推荐使用针对老年人个性化的多因素评估分析。一个完整的跌倒评估包括一个详细的跌倒史、专门的体格检查、步态和平衡评估。在某些案例中还需要一些特定的实验室检查。

1. 跌倒史　应该关注一般病史和用药史，包括患者对自己跌倒原因的看法，跌倒前后事件，包括食物或药物的摄取、相关症状或其前兆症状（比如由短暂性心律不齐造成的心悸或 TIA 造成的局部神经症状），是否有意识丧失。

（1）一般病史：既往跌倒史。

（2）用药史：尤其是降压药、精神药物。

（3）患者对跌倒原因的看法：患者是否意识到自己将要跌倒；跌倒是不是完全出乎意料；是跌倒还是绊倒。

（4）跌倒地点周围环境：时间和地点、正在干什么、跌倒是是否独自一人、有无姿势改变、转头、咳嗽、排尿、进食或服用药物。

（5）前兆或相关症状：头晕、头昏、眩晕、心悸、胸痛、呼吸短促、突发神经事件（无力、感觉障碍、构音困难、共济失调、混乱状态、失语）、脑卒中预兆、二便失禁。

（6）有无意识丧失：在跌倒之后，患者马上能想起什么；患者能站起来吗（如果能、需要多长时间）？意识丧失能被目击者证实吗？

2. 其他方面的体格检查　其他方面的体格检查能帮助我们确定跌倒原因，因为跌倒（先兆性跌倒）能预示着一些急性疾病的发作，因此对于这些迹象我们应该给予重点关注（表 4-1-3）。

表 4-1-3　评估跌倒老年人体格检查的要点

| 项目 | 体格检查要点 |
| --- | --- |
| 重要征象 | 发热、体温降低 |
| | 呼吸频率 |
| | 脉搏和血压（仰卧位、坐位、站立位） |
| 皮肤 | 肿胀（胸部、其他部位） |
| | 苍白 |
| | 外伤 |
| 眼睛 | 视敏度 |
| 心血管系统 | 心律不齐 |
| | 颈动脉杂音 |
| | 主动脉狭窄征象 |
| | 颈动脉窦敏感 |
| 四肢 | 退行性关节病 |
| | 活动范围 |
| | 畸形 |
| | 骨折 |
| | 足部疾病（胼胝、𧿹囊肿、溃疡、穿脱不便、不合理、破旧的鞋子） |

3. 神经系统检查　神经系统检查是体格评估的一个重要方面。我们应该评估精神状态并检查有无局灶性神经病变征象。肌无力、肌僵直和肌痉挛的表现应该被记录,但周围神经病的症状应该被排除。小脑功能异常(尤其是跟胫试验和足跟轻叩试验有阳性症状)和帕金森病症状(比如静止性震颤、肌僵直和动作迟缓)都应该被指出。

4. 步态和平衡评估　步态和平衡评估在体格检查中是很重要的,它可能比标准神经肌肉检查更能发现一些可治疗的问题。平衡是指人体处在一种姿势或稳定状态下,当受到外力作用时,能自动地调整并维持姿势的能力。平衡感觉来自前庭、视觉和躯体感觉。美国75 岁以上的老年人中,1/5 存在步态或行动方面的问题,其中爬楼梯困难者占 30%,行走困难者(250m)占 40%,需要协助才能行走者占 7%。所有老年人在疾病史和体格检查时都应加入跌倒的风险评估。若老年人"在过去一年内曾跌倒在地,或是跌倒撞到其他物品(如椅子或墙壁)"时,就必须评估其步态及平衡性。其中步态的稳定与否是预测受检者是否会发生跌倒的良好指标。评估人员由观察老年人走入诊室到坐下的过程即可预知老年人平衡与步态大概情况。

(二)评估工具

在护理科学领域,常采用直观、简化的跌倒功效及危险因素评估的相关量表。目前常用"Morse 跌倒评估量表(表 4-1-4)"评估患者跌倒风险,预测跌倒的可能性。Morse 跌倒评估量表是美国宾夕法尼亚大学 Janice Morse 编制的专门用于评估住院患者跌倒风险的工具,国内外已证实该量表有明确的有效性和可靠性。该量表评估时间为 2~3 分钟,耗时短,简明易懂,能快速做出判断,应用十分广泛。该量表对跌倒的危险分为 3 个程度,总分 125 分,得分越高,危险越大。

表 4-1-4　Morse 跌倒危险因素评估量表

| 项目 | 评分标准 |
| --- | --- |
| 跌倒史 | 无 =0; 有 =25 |
| 超过一个医学诊断 | 无 =0; 有 =15 |
| 使用行走辅助用具 | 否、卧床、活动由护士照顾 =0 |
|  | 拐杖、助步器、手杖 =15 |
|  | 扶靠家具行走 =30 |
| 静脉输液或使用肝素 | 否 =0; 是 =20 |
| 步态 | 正常、卧床不能移动 =0 |
|  | 双下肢软弱乏力 =10; 残疾或功能障碍 =20 |
| 认知状态 | 量力而行 =0; 高估自己或忘记自己受限制 =15 |
| 总得分: | |

注: 低风险: 0~24 分; 中风险: 25~45 分; 高风险: >45 分

此外,日本护理协会制定的"住院患者坠床与跌倒危险因子评分表(表 4-1-5)"也常用于筛查高危跌倒患者,根据得分高低,将跌倒的危险分为 3 度,得分越高,发生跌倒的可能性越大。跌倒危险因素评分在 1~5 分,为危险度Ⅰ级,表明有发生跌倒的可能;评分在 6~15 分,为危险度Ⅱ级,表明容易发生跌倒;评分在 16 分以上,为危险度Ⅲ级,表示可经常发生跌倒。

表 4-1-5　住院患者坠床与跌倒危险因子评分表

| 项目 | 危险因子评分 | 评分 | 评估时间 | |
|---|---|---|---|---|
| | | | 入院 | 再评估 |
| 年龄 | 9 岁以下,70 岁以上 | 2 | | |
| 既往 | 曾有坠床或跌倒现象 | 2 | | |
| 感觉 | 视力障碍,听力障碍 | 1 | | |
| 功能障碍 | 麻痹、麻木感,骨与关节异常、挛缩 | 3 | | |
| 活动范围 | 卧床、行走不稳,下肢活动障碍,全身乏力,借助轮椅、步行器 | 3 | | |
| 认知 | 意识障碍,痴呆,判断力低下 | 4 | | |
| 排泄 | 大小便失禁,尿频,协助入厕,留置尿管,夜尿,入厕距离远 | 2 | | |
| 药物 | 镇痛药,镇静药,麻醉药,降压利尿药,泻药,化疗药 | 2 | | |
| 总分 | | | | |

注:危险Ⅰ:1~5 分,有可能;危险Ⅱ:6~15 分,容易发生;危险Ⅲ:>16 分,经常发生

常用步态及平衡功能的具体评估方法见表 4-1-6。例如 Tinetti 平衡与步态量表(Tinetti Performance Oriented Mobility Assessment, Tinetti POMA)为国外广泛应用于平衡与步态测评的量表之一,由 Tinetti 在 1986 年首先报道,它包括平衡和步态测试两部分,满分 28 分。平衡测试部分有 10 个项目,满分 16 分;步态测试部分有 8 个项目,满分 12 分。得分越高,提示平衡能力越好。

表 4-1-6　步态及平衡功能的评估方法

| 评估名称 | 方法或内容 | 评估结果判断及作用 |
|---|---|---|
| "起身 - 行走"测试法 | 受检者坐于直背的椅子上,尽量不借用扶手而站立,其在站立后能迅速保持静止,然后往前行走 5m,转身走向椅子,再转身坐回原先的椅子上 | 坐姿时的平衡度、由椅子上站起来的移动状态、走路时的移动状态,走路时的步伐及稳定性以及是否能稳定的转圈。上述测验中,若其中一部分不正常即有问题 |
| "起身 - 行走"时间 | 两手放在扶手椅上坐下,尽量不借助扶手站起来,走 3m 走回椅子坐下所用的时间 | <15 秒,正常,>30 秒,有活动障碍,如果可以在 10 秒内完成,可以预测老年人在一年内的自理能力将维持稳定 |
| Romberg 改良式检测法 | 先将两脚打开站立与肩同宽,若受检者可保持平衡,可将两脚并拢,甚至将一脚往后移动一半的距离,最后将一脚的脚跟与另一脚的脚尖接拢 | 每一步骤分别评估睁眼与闭眼的平衡性。此项检查可帮助找出其可能的原因,如关节炎、外周神经病足部问题、血管硬化、脑卒中、肢体无力足部问题、血管硬化、脑卒中、肢体无力及疼痛等 |
| Tinetti 平衡与步态量表 | 量表包括两个部分,其中平衡测试部分共有 10 个项目,主要包括站立平衡、座位平衡、立位平衡、转体平衡、轻推反应等;步态测试表共有 8 个项目,分别有步行的启动、步幅、摆动足高度、对称性、连续性、步行路径、躯体晃动情况和支撑相双足水平距离 | <24 分,表示有平衡功能障碍;<15 分,表示有跌倒的危险性;量表除了检测有无行动障碍,还可以定量其严重程度,分辨出步态或平衡项目中最受影响的部分,从而可拟定治疗计划,并可根据此量表结果作为以后功能恶化或治疗进步的参考 |

| 评估名称 | 方法或内容 | 评估结果判断及作用 |
|---|---|---|
| Berd 平衡量表 | Berg 量表共包括 14 个项目：由坐到站、独立站立、独立坐、由站到坐、床-椅转移、闭眼站立、双足并拢站立、站立位肢前移、站立位从地上拾物、转身向后看、转身一周、双足交替踏台阶、双足前后站立、单腿站立 | 每个项目最低得分 0~4 分，总分 56 分，量表按得分 0~20 分、21~40 分、41~56 分三组，其对应的平衡能力分别代表坐轮椅、辅助步行和独立行走三种活动状态：总分少于 40 分，预示有跌倒的危险性 |
| 前伸功能试验 | 患者肩靠墙壁站直，保持稳定状态，尽量将拳头前伸 | 如往前 15cm 仍保持平衡，则显示患者平衡性较好，其发生跌倒的危险性较低 |

相关跌倒危险因素评估量表的应用，能够及早发现高危患者并采取相应措施，进行个体化的健康教育，可减少跌倒的发生。

## 五、护理干预

### （一）跌倒的预防

老年人跌倒的发生并不是一种意外，而是存在潜在的危险因素，老年人跌倒是可以预防和控制的。有效的跌伤预防规划旨在减少跌伤者数量，降低跌伤率，以及减轻伤害的严重程度。在西方发达国家，已经在预防老年人跌倒方面进行了积极的干预，大大降低了老年人跌倒的发生。跌倒的预防应侧重于教育、培训、创造较安全环境、确定与跌伤有关的护理重点，以及制定降低风险的有效管理政策。

1. 建立防止跌倒的护理管理　相关部门应根据患者的实际情况制定预防老年人跌倒的管理制度，并把住院患者的跌倒率作为临床护理质量控制的一项指标。因此，在住院老年患者的日常活动中护士可加强巡视病房，主动提供帮助，多与患者沟通和交流，给予更多的关心。

2. 加强老年人安全知识的宣教　老年患者在新入院时就有责任护士介绍医院的环境，床头、卫生间呼叫铃的正确使用方法，确保老年人在发生意外时得到及时的救助。并在老年患者的床前或床尾悬挂"小心跌倒"的安全警示标示牌，温馨提示老年患者而加强自身安全意识，做到时时警觉，人人重视。对刚清洁过的地面也必须放置"小心滑倒"的防滑警示标志牌，告知患者在地面潮湿的情况下避免出来行走，减少跌倒的发生。有些脾气倔强，性格固执的老年人，往往对其自身的能力估计过高，凡事都愿亲力亲为，或者不愿意麻烦他人。对这类高危患者，护士应给予高度关注，加强安全知识的宣教，让住院老年患者认识到自己存在跌倒的危险，防止意外伤害的发生。

3. 建立无障碍化的医院环境　环境改造对于预防以后的跌倒也是非常重要的。如配备夜间照明，注意及时清除走廊的各种障碍物，保持通道通畅，保持地面清洁、干燥，在浴室地面上放置防滑垫，走廊及浴室安装安全扶手。各处要配安全设施和报警设施。另外，将患者经常需要之物品放于随手可得处，避免老年人因弯腰或蹲下取物而跌倒。调低床的高度，固定好床腿刹车防止移动等。医疗设备用后及时收好，以免电线绊人。

4. 护理措施落实到位　对由于疾病原因出现神志不清、意识障碍、躁动不安的老年患者，在自主或不自主的活动中发生跌倒隐患时，必须使用床档或约束带进行保护，防止坠床。认知行为干预对有效预防老年患者跌倒、提高老年人生活质量有重要意义。据统计，75 岁以上老年人约 30% 可出现直立性低血压。为了防止直立性低血压跌倒，指导患者少量多餐，避免饮浓茶，戒酒，睡觉时将床头抬高或抬高上身 30~40cm；患者起床应做到 3 个 30 秒，即醒后 30 秒再起床，起床后 30 秒再站立，站立后 30 秒再行走。老年人餐后低血压现象也不少，为了防止患者餐后低血压造成损伤，应指导患者少量多餐进食，食物应多样化，食物温度以温和偏凉（40~45℃）为宜，餐后 15~30 分钟，不可突然直立；餐后如出现头晕等不适，应尽快取平卧位。对骨质疏松患者应鼓励其每天补充钙片，多吃绿色蔬菜、豆制品和坚果类食物，平衡营养，减少跌倒危险因素。

老年患者避免在临睡前大量饮水，夜尿频繁会严重影响老年人的睡眠质量。夜间睡眠质量差可导致思维和判断力下降，容易发生跌倒。老年人的衣着大小宽松合适，衣裤长短适宜，穿着的鞋子大小适宜，鞋底有防滑作用，动作宜缓慢，不宜突然起立，以防跌倒。

5. 严密观察药物疗效 注意对药物作用及副作用的观察，指导协助老年人按医嘱服药，避免其擅自增减药物。对老年人服用降压药、降糖药、安眠药可能出现的不良反应，照护人员应该增强风险意识，做好预防措施。提醒服用镇静、安神药物的患者，在其尚未完全清醒的状态下不要下床活动；应用降压、降糖、利尿及抗心律失常等药物时要告知患者药物的不良反应及预防措施。应用抗精神病药、抗抑郁药、抗焦虑药以及左旋多巴时也应严格遵循医嘱，如发现异常应立即停药并对症处理。

6. 心理护理 加强老年人对跌倒的认知教育，告知其衰老是自然界不可抗拒的规律，要善于自我保健。同时应教育老年人不要高估自己的能力，必要时应接受照护人员及家属的帮助。研究表明，不服老的心理成为跌倒的隐患，62% 的老年患者不能完全按预防措施要求去做，老年住院患者容易郁闷、沮丧，不易发现周围环境的危险情况而增加跌倒机会。因此，心理干预应成为更高层次的跌倒预防策略。医务人员应加强对患者的观察，采用有效沟通方式减轻住院患者的郁闷情绪。另外还应加强患者家属的指导，给予患者情感上的支持。保持良好的人际交往等帮助老年人适当地调整和控制情绪，对不良情绪给予耐心疏导和帮助。让老年人正确认识自己的躯体功能状态，改变不服老、不麻烦人的心理，创建充满活力的生活，增加交流的机会，保持平和的心态。

### （二）跌倒的处理

英国国家健康照护协会（The United Kingdom's National Institute for Health and Care Excellence，NICE）指出了关于跌倒患者的处理标准：①在搬动患者前检查受伤程度；②及时叫救护车（发生在家中，养老院或社区）；③如果有骨折则按标准要求处理；④病情的观察；⑤跌倒史；⑥转诊患者进行专业的评估。

1. 跌倒后伤情的观察与评估 立即评估跌倒环境，有无障碍物，地面是否打滑，老年人在干什么等；观察跌倒相关征象，观察患者神志、心率、血压、呼吸等情况，警惕内出血及休克现象。对烦躁患者严密观察生命体征、神志、瞳孔大小及对光反射，警惕颅脑外伤、休克等情况；了解跌倒时有无头痛、头晕、心悸、胸痛、呼吸急迫、单侧虚弱、口齿不清、打哈欠、跌倒时有无大小便失禁、意识丧失；有无他人在场及他人描述；跌倒后是否能独立站起；了解老年人目前用药情况，有无脱水征象，生命体征情况，视听力状况等。目前常用三级分类法评估跌倒的严重程度：①1 级是不需要或只需要稍微治疗与观察，如擦伤、挫伤、不需要缝合之皮肤小撕裂伤等；②2 级需要冰敷、包扎、缝合或夹板等医疗或护理处置观察，如扭伤、大或深的撕裂伤、皮肤撕裂或小挫伤等；③3 级需要医疗处置及会诊的伤害，如骨折、意识丧失、精神或身体状态改变等。

2. 跌倒后的处理 立即就地查看患者，了解病情，根据病情将患者转移到安全舒适的地方,可疑骨折患者应制动,搬运由有经验的人进行。报告医生协同处理,使对患者的伤害降到最低限度,并通知医生患者家属。检查意识、瞳孔、生命体征是否正常,是否有外伤(擦伤、肢体骨折等)。遵医嘱予 B 超、CT 检查,确定是否有内脏损伤或出血。患者出现意识、瞳孔、生命体征变化时,立即遵医嘱予以输氧、输液、心肺复苏等处理。做好患者和家属的安抚工作,消除其恐惧、紧张心理。同时不要忽视其他患者心理,并加强巡视,防止因注意力转移到跌倒患者而忽略对其他患者的观察巡视、医疗、护理。详细交接班,密切注意患者病情及心理变化。具体根据跌倒后患者受伤的部位和程度分别作好处理。

(1)跌倒后皮外伤的护理:如是表皮擦伤,消毒后适当大小的无菌敷料覆盖并定期更换;如是软组织伤,在创伤发生 12 小时内,用冰袋冷敷患处。超过 12 小时可适当选择热疗,比如红外线烤灯照射;如系过长、过深的伤口,要立即清创缝合,术后做好伤口渗血渗液的观察和换药处理;必要时配合止痛药物。

(2)跌倒后骨折及脱位的护理:根据情况配合医生做好止血、包扎、骨折固定的现场急救。关节脱位应尽早手法复位;搬运时尽量让患者平躺搬运。人力充足的情况下采用 3 人搬运法,即三人并排单腿跪在患者身体同一侧,同时分别把手臂深入患者肩背部、腰臀部、双下肢的下面,保持其身体始终处于水平位置;发生或怀疑颈椎损伤者应专人负责牵引、固定头颈部。注意搬运者动作的一致协调;针对不同部位的骨折,如肱骨外科颈、桡骨远端及髋部骨折等,配合医生及早复位,需手术者做好围手术期护理和术后康复护理;积极处理疼痛,加强心理护理。

(3)跌倒后脑出血急救护理:卧床休息,尽量减少搬动,保持环境安静;监测生命体征,严密观察病情变化;积极配合急救药物的应用。比如止血药、脱水剂等;需要做血肿穿刺抽吸术或开颅血肿清除术的患者,积极配合术前准备,联系转科。

3. 心理护理 跌倒后的患者会害怕再次跌倒,缺乏自信心,导致动作僵硬,明显降低老年人的活动能力、灵活性、独立性,使跌倒的危险性增加。应加强与患者沟通交流,关注患者感受,帮助克服害怕的心理,鼓励其保持良好的心理状态。

## 六、延续护理

积极开展预防老年人跌倒的指导教育,将有助于减少出院后在家中跌倒的发生及跌倒发生后所致伤害的严重程度。

1. 增强预防跌倒的意识 加强防跌倒知识和技能的宣教,帮助老年人及家属增强预防跌倒的意识;告知老年人及家属发生跌倒时的不同情况的紧急处理措施,同时告知其在紧急情况发生时应如何寻求帮助等。

2. 合理运动 指导老年人参加适宜的、规律的体育锻炼,以增强其肌肉力量、柔韧性、协调性、平衡能力、步态稳定性和灵活性,从而减少跌倒的发生。适合老年人的运动包括太极拳、散步等。

3. 合理用药指导 老年人按医嘱正确服药,不要随意增减药物,更要避免自行服用多种药物,了解药物的副作用,注意用药后的反应。用药后动作宜缓慢,以预防跌倒发生。

4. 选择适当的辅助工具 指导老年人使用长度合适、顶部面积较大的拐杖,并将拐杖、助听器及经常使用的物件等放在老年人触手可及的位置;如有视觉、听觉及其他感觉障碍的老年人应佩戴眼镜、助听器等。

5. 调整生活方式 指导老年人及家属在日常生活中应注意避免走过陡的楼梯或台阶,上下楼梯、如厕时尽可能使用扶手;转身、转头时动作一定要缓慢;走路保持步态平衡,尽量慢走,避免携带沉重物品;避免去人多及湿滑的地方;乘坐交通工具时,应等车辆停稳后再上下车;放慢起身、下床的速度;避免睡前饮水过多导致夜间多次起床如厕,晚上床旁尽量放置小便器;避免在他人看不到的地方独自活动。

## 七、居家护理

调查显示,老年人的跌倒有一半以上是在家中发生的,因此家庭内部的干预非常重要。家庭环境的改善和家庭成员的良好护理可以很有效地减少老年人跌倒的发生。因此我们医务人员需向患者及家属做好预防跌倒的健康宣教。告知患者预防跌倒的重要性及发生跌倒后的危险性。

### (一)创造安全居家环境

1. 评估居家环境,确定危险因素　居住环境是老年人的生活场所,包括学习、社交、娱乐、休息的地方,评估生活设施、地段、通道、安全(地面安全、消防安全、防盗设施)及浴室等。居家环境评估对于居家老年人的安全非常重要,特别是容易跌倒的老年人。环境评估主要评估影响老年人功能障碍的因素以及居住环境的安全因素,如是否有适度而不闪烁的照明光源、浴室是否设置扶手及防滑垫、有无可能造成老年人跌倒的障碍物体等,当老年人身体不适时是否能够及时寻求帮助(表4-1-7)。

表 4-1-7　老年人居家环境安全评估要素

| 场所 | 项目 | 评估要素 |
| --- | --- | --- |
| 一般居室 | 光线 | 光线是否充足 |
|  | 温度 | 是否适宜 |
|  | 地面 | 是否平整、干燥、无障碍物 |
|  | 地毯 | 是否平整、不滑动 |
|  | 家具 | 放置是否稳固、固定有序、有无阻碍通道 |
|  | 床 | 高度是否在老年人膝盖下、与其小腿长基本相等 |
|  | 电线 | 安置如何、是否远离火源、热源 |
|  | 取暖设备 | 设置是否妥善 |
|  | 电话 | 紧急电话号码是否放在易见、易取的地方 |
| 厨房 | 地板 | 有无防滑措施 |
|  | 燃气 | "开""关"的标志是否醒目 |
| 浴室 | 浴室门 | 门锁是否内外均可打开 |
|  | 地板 | 有无防滑措施 |
|  | 便器 | 高低是否合适,有无设扶手 |
|  | 浴盆 | 高度是否合适,盆底是否垫防滑胶毡 |
| 楼梯 | 光线 | 光线是否充足 |
|  | 台阶 | 是否平整无破损,高度是否合适,台阶之间色彩差异是否明显 |
|  | 扶手 | 有无扶手 |

2. 合理的居住环境设置 合理安排室内家具高度和位置,家具的摆放位置不要经常变动,日用品固定摆放在方便取放的位置,使老年人熟悉生活空间。老年人的家居环境应坚持无障碍观念:移走可能影响老年人活动的障碍物;将常用的物品放在老年人方便取用的高度和地方;尽量设置无障碍空间,不使用有轮子的家具;尽量避免地面的高低不平,去除室内的台阶和门槛;将室内所有小地毯拿走,或使用双面胶带,防止小地毯滑动;尽量避免东西随处摆放,电线要收好或固定在角落,不要将杂物放在经常行走的通道上。居室内地面设计应防滑,保持地面平整、干燥,过道应安装扶手;选择好地板打蜡和拖地的时间,若是拖地板须提醒老年人等干了再行走,地板打蜡最好选择老年人出远门的时候。卫生间是老年人活动最为频繁的场所,也是最容易受伤的地方,因此卫生间内的环境隐患需要受到特别关注。卫生间的地面应防滑,并且一定要保持干燥;由于许多老年人行动不便,起身、坐下、弯腰都比较困难,建议在卫生间内多安装扶手;卫生间最好使用坐厕而不使用蹲厕,浴缸旁和马桶旁应安装扶手;浴缸或淋浴室地板上应放置防滑橡胶垫。老年人对于照明度的要求比年轻人要高 2~3 倍,因此应改善家中照明,使室内光线充足,这对于预防老年人跌倒也是很重要的。在过道、卫生间和厨房等容易跌倒的区域应特别安排"局部照明";在老年人床边应放置容易伸手摸到的台灯。

**(二)日常生活照护**

1. 个人生活照护 为老年人挑选适宜的衣物和合适的防滑鞋具;如家中养宠物,将宠物系上铃铛,以防宠物在老年人不注意时绊倒摔跤;没有自理能力的老年人,需要有专人照顾。帮助老年人选择必要的辅助工具。从心理上多关心老年人,保持家庭和睦,给老年人创造和谐快乐的生活状态,避免使其有太大的情绪波动。帮助老年人消除如跌倒恐惧症等心理障碍。

2. 跌倒后长期卧床老年人的护理

(1)日常生活照护:做好日常生活照护,预防压疮、肺部感染、尿路感染三大卧床并发症。包括口腔护理、协助翻身、拍背、鼓励卧床老年人,保持房间空气清新,温度适宜,鼓励老年人多饮水,保持会阴清洁。

(2)早日进行肌肉舒缩练习:肢体长期缺乏活动易致失用性骨质疏松和失用性肌肉萎缩,而早日进行肌肉舒缩练习,适当活动关节,有助于减轻失用程度。

(3)功能锻炼:帮助肢体功能障碍的老年人进行功能锻炼。配合失语老年人康复训练。

(4)饮食护理:鼓励患者进食,但不能过饱,长期饮食过饱可促使动脉硬化。进食时,床头抬高,以防止误吸。进食粗纤维食物,以防便秘。多补充钙、蛋白质,维持肌肉力量。吞咽障碍者做好留置胃管的照护,保持管道清洁通畅,防止脱落。能经口进食者防噎呛和误吸。

(5)24 小时留陪护:尤其是跌倒坠床的高危人群,在床上休息时及时拉起床档保护患者安全,防止坠床。

**(三)社区干预措施**

1. 社区相关组织(管理委员会、社区居委会、社区卫生服务机构、物业管理部门等)将预防老年人跌倒列入工作计划,由专人负责。

(1)社区应定期在社区内开展有针对性的防跌倒健康教育,提高公众对于老年人跌倒的预防意识,提高老年人对于跌倒危险因素的认识,了解跌倒的严重后果以及预防措施。尤其是对于有心脑血管疾病、骨、关节、肌肉疾病以及听力、视力减退的老年人。

(2)社区街道、居委会和社区卫生服务机构应该对社区内的老年人进行跌倒风险评估,掌握具有跌倒风险的老年人群的基本信息;应该定期开展老年人居家环境入户评估及干预。

（3）独居的老年人属于跌倒的高危人群,社区街道和居委会应定期访问独居的老年人。

（4）社区街道和居委会应关注社区公共环境安全,督促物业管理部门或向当地政府申请及时消除可能导致老年人跌倒的环境危险因素。

2. 社区卫生服务机构在老年人跌倒预防中的作用

（1）对有跌倒风险和曾经发生过跌倒的老年人,应在健康档案中明显标记,予以重点关注,按照评估风险级别定期进行相应的随访。

（2）对老年人家属及看护人员进行"安全护理"培训,使他们掌握相关的照护知识与技能。

（3）对曾经发生过跌倒的老年人,与其家属或看护人员共同分析可能导致跌倒的原因,必要时应进行家访,提出预防措施及建议。

（4）为有高跌倒风险的老年人建立家庭病床,提供医疗照护服务,协助建立安全的居住环境(如:去除不光滑地面、提高夜间照明度、铺松软的地毯、添加扶手围栏等)。

（5）对原因不明发生跌倒的老年人,应建议在家属陪护下尽快到上级综合医院诊治,寻找诱发跌倒的可防治原因,积极进行病因治疗,并进行追踪管理。

**（四）居家老年人跌倒后的处理**

老年人在家中发生跌倒后的处理是否得当对患者的预后和生活质量起着至关重要的作用。家属或陪护人员发现老年人跌倒,不要急于扶起,要分情况进行处理。

1. 如果独居老年人在家中发生跌倒,应学会如何自己起身。

（1）如果是背部先着地,应弯曲双腿,挪动臀部到放有毯子或垫子的椅子或床铺旁,然后使自己较舒适地平躺,盖好毯子,保持体温,如可能要向他人寻求帮助。

（2）休息片刻,等体力准备充分后,尽力使自己向椅子的方向翻转身体,使自己变成俯卧位。

（3）双手支撑地面,抬起臀部,弯曲膝关节,然后尽力使自己面向椅子跪立,双手扶住椅面。

（4）以椅子为支撑,尽力站起来。

（5）休息片刻,部分恢复体力后,打电话寻求帮助——最重要的就是报告自己跌倒了。

2. 老年人跌倒的现场处理发现老年人跌倒,如果意识不清,立即拨打急救电话,并根据情况进行不同的处理:

（1）有外伤、出血,立即止血、包扎。

（2）有呕吐,将头偏向一侧,并清理口、鼻腔呕吐物,保证呼吸通畅。

（3）有抽搐,移至平整软地面或身体下垫软物,防止碰、擦伤,必要时牙间垫较硬物,防止舌咬伤,不要硬掰抽搐肢体,防止肌肉、骨骼损伤。

（4）如呼吸、心搏停止,应立即进行胸外心脏按压、口对口人工呼吸等急救措施。

（5）如需搬动,保证平稳,尽量平卧。

（6）如果老年人跌倒后意识清楚

1）询问老年人跌倒情况及对跌倒过程是否有记忆,如不能记起跌倒过程,可能为晕厥或脑血管意外,应立即护送老年人到医院诊治或拨打急救电话。

2）询问是否有剧烈头痛或口角歪斜、言语不利、手脚无力等提示脑卒中的情况,如有,立即扶起老年人可能加重脑出血或脑缺血,使病情加重,应立即拨打急救电话。

3）有外伤、出血,立即止血、包扎并护送老年人到医院进一步处理。

4）查看有无肢体疼痛、畸形、关节异常、肢体位置异常等提示骨折情形,如无相关专业知识,不要随便搬动,以免加重病情,应立即拨打急救电话。

5）查询有无腰、背部疼痛,双腿活动或感觉异常及大小便失禁等提示腰椎损害情形,如无相关专业知识,不要随便搬动,以免加重病情,应立即拨打急救电话。

6）如老年人试图自行站起,可协助老年人缓慢起立,坐、卧休息并观察,确认无碍后方可离开。

（陈思羽）

# 第二节　老年压疮评估与护理干预

## 一、基本概念

压疮（pressure ulcer）是长期卧床及坐位患者最常见的并发症之一,尤其在老年人中更是一个极其常见的问题,因为随着年龄的增长,发生压疮的风险也会增加。压疮的发生不仅给患者带来痛苦,而且影响疾病的恢复,若任其发展,则常因继发严重感染、脓毒症、败血症等导致全身衰竭而死亡。准确的压疮风险评估、正确的预防措施、及时准确的护理干预,能够极大地降低压疮的发生率,提高压疮治愈率,提高老年患者生活质量。

美国压疮咨询委员会（National Pressure Ulcer Advisory Panel, NPUAP）,欧洲压疮咨询委员会（European Pressure Ulcer Advisory Panel, EPUAP）和泛太平洋压力损伤联盟于 2014 年发布的《压疮的预防与治疗:快速参考指南》中,对于压疮的定义为:压疮是指皮肤和（或）皮下组织的局部损伤,通常位于骨隆突处,由压力或压力联合剪切力所致。许多影响因素或混杂因素也与压疮有关,这些因素的意义如何尚待研究阐明。

## 二、病因

美国国家压疮顾问委员会和欧洲压疮顾问委员会考虑压力、剪切力或摩擦力是压疮形成的最直接因素,据美国统计资料显示,71% 的压疮出现在 70 岁及以上老年人中。压疮最多发生在受压迫和剪切力及有骨性突起部位。压疮的常见部位为:坐骨（24%）、骶尾骨（23%）、足跟（11%）、外踝（7%）、髂前上棘（4%）。

压疮发生的危险因素包括外在因素和内在因素两方面。

### （一）外在因素

1. 压力　引起压疮的最主要原因是局部组织遭受持续性垂直压力。压力通过扭曲毛细血管限制血液供应造成组织损伤。压力造成的损伤严重程度与压力强度、持续时间有关。毛细血管压力为 32mmHg,超过即引起内皮细胞损伤及血小板聚集,形成微血栓而影响血供。当表皮压强达到 60mmHg 时,皮肤内血流降至正常的 33%;承受 69mmHg 的压力持续 2 小时以上即可发生不可逆损伤。萎缩的、瘢痕化的、感染的组织对压力的敏感性增加。老年患者卧床时骶尾部平均压力及每小时压力总和较年轻患者大,即老年患者在同等压力及受压时间条件下,比年轻患者更容易发生压疮。压力在体内呈圆锥作用,通过皮肤累及所有间质传向内部骨骼,导致最大压力出现在骨骼,四周压力逐渐减少,故肌肉及皮下组织相对于表皮更容易受到压力的伤害,所以压力造成的损伤是由深至浅的。

2. 剪切力 剪切力是由两层组织或相邻表面间的滑行而成(图4-2-1),与体位有密切关系。当仰卧的患者头部抬起超过30°时或采取半坐卧位时,可使身体下滑,与髋骨紧邻的组织将跟着骨骼移动,但由于皮肤和床单间的摩擦力,皮肤和皮下组织无法移动,剪切力使这些组织拉开,因而造成皮肤组织损伤。同时剪切作用进一步增强毛细血管扭曲甚至完全关闭,引起组织缺血缺氧,引发深部坏死。实验表明,剪切力只要持续存在超过30分钟,即可造成深部组织的不可逆损害。

3. 摩擦力 摩擦力作用于皮肤,容易损害皮肤的角质层,也可使局部皮肤温度增高,温度增高1℃,能加快组织代谢并增加氧的需要量10%,在持续压力引起组织缺氧的情况下,温度升高将更增加压疮的易发性。摩擦力产生于搬动患者时的拖拉动作或床铺不平整、多皱褶或床面有渣屑或皮肤表面多汗潮湿的状态下。同时摩擦力的大小与皮肤的潮湿情况有关,少量出汗的皮肤摩擦力大于干燥皮肤,而大量出汗则可降低摩擦力。在汗液的作用下,爽身粉的细微粉末可结合成粗大颗粒,使皮肤表面的摩擦系数增大,同时堵塞毛孔,阻碍皮肤呼吸,加重摩擦力对皮肤的损伤。

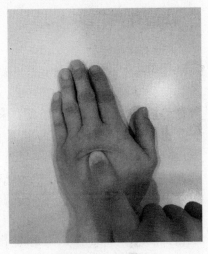

图4-2-1 剪切力

4. 潮湿 汗液、尿液、粪水、渗出液等引起潮湿刺激导致皮肤浸渍、松软,易受摩擦力、剪切力等损伤。正常皮肤偏酸性,尿液、粪便等均为碱性,潮湿造成皮肤的酸碱度改变削弱了皮肤角质层的屏障作用,使有害物质容易通过,且利于细菌繁殖,必要的擦洗又清除了大部分天然保护皮肤的润滑剂。老年重症患者很多会发生大小便失禁,容易造成会阴部及臀部的潮湿,但要正确区分失禁性皮炎与压疮。

**(二)内在因素**

1. 年龄 随着年龄的增加,身体功能和修复能力逐渐衰退。心血管功能逐渐减弱,末梢循环衰退;皮下组织和胶原产物减少,运动及精神活力也逐渐降低,保护性反射迟钝,以上因素的存在使得老年人成为压疮的高发人群。

2. 活动力 较多的研究表明,活动减少是压疮发生的重要因素。缺乏活动减少了受压部位的血供,并延缓静脉回流,因此导致的水肿可进一步减少皮肤的氧供。

3. 感觉 神经障碍降低了皮肤对疼痛的敏感性,减少了皮肤对伤害性刺激的反应,从而不知道变换体位,此时压疮极易发生。

4. 营养 营养不良导致的消瘦或肥胖,都会增加压疮发生的风险。当营养缺乏导致蛋白质合成减少,皮下脂肪减少及肌肉萎缩。一旦受压,骨隆突处皮肤缺乏肌肉和脂肪组织的保护,引起血液循环障碍,出现压疮。有低蛋白血症(少于35g/L)的患者中75%患有压疮,而白蛋白水平正常者的发生率只有16.6%。另一方面,过度肥胖的患者脂肪组织的血液供应相对较少,影响局部血液循环,同时过度肥胖的患者活动困难,完成床上翻身等动作时容易受拖拉。

5. 体温 体温升高引起组织高代谢需求,同时为冷却体表而大量出汗,皮肤浸渍和摩擦的可能性增大,增加压疮的易感性。体温低时,机体"关闭"外周循环,由于受压区域血供减少,导致压疮形成。

6. 组织灌注状态 促进血液供应和组织的氧合作用是维持组织活力的关键。血管收缩(如动脉硬化)、血管受压或血容量减少(如出血)导致缺血,水肿减慢组织的灌注,贫血和气道梗阻性疾病减少血液携氧而降低组织的氧供。老年患者的心脏血管的功能衰退,毛细血管弹性减弱,末梢循环功能减退,受压后的皮肤及皮下组织更容易缺血缺氧而导致压疮发生。

7. 精神心理因素 精神压抑、情绪打击、精神抑郁等可引起淋巴管阻塞,导致无氧代谢产物聚集而诱发组织损伤,同时容易忽视皮肤护理,从而容易引起压疮。

8. 其他可能的危险因素 包括泌尿系统疾病、缺乏维生素 C、糖尿病、末梢血管疾病、老年痴呆及吸烟等。

## 三、评估

### (一)风险评估

预防压疮的第一步首先要准确地评估患者,明确哪些患者有发生压疮的风险,危险的程度如何。近年来的压疮护理研究,对于压疮发生的相关因素有了量化的认识,一些压疮危险度评估量表广泛的应用于临床。压疮危险度评估量表是根据危险因素的一系列参数对患者的压疮危险度进行评分的工具,具有简便、易行、经济、无侵袭性的特点。选择合适的评估量表进行准确的评估,能够有效筛选出高危人群,从而积极主动的进行压疮的预防,降低压疮的发生率,同时也能避免压疮预防措施被用在不需要的患者身上,有效利用医疗护理资源。临床上常用的评估量表有 Braden 量表、Norton 量表和 Waterlow 量表等。

1. Braden 压疮风险评估量表(Braden Pressure Ulcer Risk Scale)(表 4-2-1) Braden 量表由美国的 Braden 和 Bergstrom 于 1987 年制订,已被译成日语、汉语、荷兰语等多种语言,国内研究者也将 Braden 量表应用于临床各科室,如:内科、外科、重症监护室、老年科、急诊科等,是临床上广泛使用且操作简便的压疮风险评估工具之一。它将压疮发生的危险因素分为 6 类:即 6 个危险因素:感知觉、湿度、活动力、移动力、营养状况、摩擦力和剪切力。除"摩擦力和剪切力"一项外,各条目得分均为 1~4 分。总分 6~23 分,得分越低,发生压疮的危险性越高,12~16 分危险,<12 分高度危险。

表 4-2-1 Braden 压疮风险评估量表

| 项目 | 评分 | | | |
| --- | --- | --- | --- | --- |
| | 1 分 | 2 分 | 3 分 | 4 分 |
| 感觉 | 完全受限 | 非常受限 | 轻微受限 | 未受损害 |
| 潮湿 | 持续潮湿 | 经常潮湿 | 偶尔潮湿 | 很少潮湿 |
| 活动 | 限制卧床 | 坐位 | 偶尔行走 | 经常行走 |
| 移动 | 完全不自主 | 非常受限 | 轻微受限 | 不受限 |
| 营养 | 非常缺乏 | 可能缺乏 | 营养充足 | 营养丰富 |
| 摩擦力和剪切力 | 有问题 | 潜在的问题 | 无明显问题 | |

2. Norton 压疮风险评估量表（Norton Pressure Ulcer Risk Assessment Scale）（表 4-2-2）Norton 评估量表也是临床上广泛应用的压疮风险评估工具之一，它是在研究如何预防老年患者发生压疮时提出的，所以特别适用于评估老年患者。其优点为简单、快速、易于使用，普遍适用于老年病房。其将压疮危险因素分为 5 种：身体状况、精神状况、活动情况、运动情况、失禁情况，累计分值用以评估患者的压疮风险程度。每项评分 1~4 分，得分范围为 5~20 分，得分越低，压疮发生风险越高。12~14 分为中度危险，12 分以下为高度危险。

表 4-2-2　Norton 压疮风险评估量表

| 项目 | 评分 | | | |
|---|---|---|---|---|
| | 4 分 | 3 分 | 2 分 | 1 分 |
| 一般身体状况 | 好 | 一般 | 差 | 非常差 |
| 精神状况 | 清楚 | 淡漠 | 谵妄 | 昏迷 |
| 行走能力 | 可走动 | 需协助 | 轮椅活动 | 卧床 |
| 活动能力 | 行动自如 | 轻微受限 | 非常受限 | 不能自主活动 |
| 失禁情况 | 无 | 偶尔失禁 | 经常性失禁 | 大小便失禁 |

3. Waterlow 压疮风险评估量表（Waterlow Pressure Ulcer Risk Assessment Scale）（表 4-2-3）Waterlow 压疮风险评估量表是欧洲评估老年人压疮危险的主要工具，在英国应用较多。此评分表具有评分简便、预测效果好等特点。该量表包括体型、控便能力、皮肤类型、年龄、性别、移动度、饮食、组织营养、神经缺陷、手术和特殊用药等 11 个条目，得分越高压疮风险越大。<10 分者为无危险，≥10 分者为危险，其中 10~14 分为轻度危险，15~19 分为高度危险，≥20 分有极度危险。

表 4-2-3　Waterlow 压疮风险评估量表

| 条目 | | 定　义 | 分值 |
|---|---|---|---|
| 体型 | 正常 | 体重：标准体重 ×（1±10%）以内 | 0 |
| | 超过正常 | 体重：标准体重 ×（1+10%~20%）以内 | 1 |
| | 肥胖 | 体重高于：标准体重 ×（1+20%） | 2 |
| | 低于正常 | 体重低于：标准体重 ×（1-10%） | 3 |
| 控便能力 | 完全控制或导尿 | 指大小便完全能控制或留置导尿 | 0 |
| | 偶尔失禁 | 指大小便基本能控制，偶尔有大小便失禁 | 1 |
| | 尿／大便失禁 | 指尿或大便失禁，或有腹泻 | 2 |
| | 大小便失禁 | 指大小便均失禁 | 3 |
| 皮肤类型 | 健康 | 皮肤颜色、弹性、湿度等正常 | 0 |
| | 纸样、干燥、水肿、潮湿、温度升高，出现任何其一 | | 1 |
| | 变色 | | 2 |
| | 破损或有斑点 | | 3 |

续表

| 条目 | | 定义 | 分值 |
|------|------|------|------|
| 年龄 | 14~49 | | 1 |
| | 50~64 | | 2 |
| | 65~74 | | 3 |
| | 75~80 | | 4 |
| | 81~ | | 5 |
| 性别 | 男 | | 1 |
| | 女 | | 2 |
| 移动度 | 自如 | 指意识清楚,活动自如 | 0 |
| | 烦躁 | 指意识模糊,烦躁不安、不自主活动多 | 1 |
| | 淡漠 | 指意识淡漠,活动少 | 2 |
| | 受限 | 指患者不能主动变换体位 | 3 |
| | 乏力或牵引 | 指活动障碍或治疗措施限制活动,如牵引治疗 | 4 |
| | 坐轮椅 | 指自主活动能力受限,需长期使用轮椅等工具 | 5 |
| 饮食 | 良好 | 指进餐种类、次数、量等正常 | 0 |
| | 差 | 指食欲差,进餐量和种类少 | 1 |
| | 置胃管或纯流质饮食 | 指只能进食流质饮食或通过胃管注入饮食 | 2 |
| | 禁食或厌食 | 指不能或不愿进食 | 3 |
| 组织营养 | 吸烟 | | 1 |
| | 贫血 | | 2 |
| | 心衰或外周静脉疾病 | | 5 |
| | 组织营养不良,如恶病质 | | 8 |
| 神经缺陷 | 糖尿病、多发性硬化、脑血管意外、运动感觉缺陷、瘫痪 | | 4~6 |
| 手术 | 腰以下的骨科手术或脊柱手术、手术时间 >2 小时 | | 5 |
| | 手术时间 >6 小时 | | 8 |
| 特殊用药 | 长期应用细胞毒或使用大剂量类固醇、抗炎药 | | 4 |

## （二）压疮分期

美国压疮咨询委员会,欧洲压疮咨询委员会和泛太平洋压力损伤联盟于 2014 年发布的《压疮的预防与治疗:快速参考指南》和《压疮的预防与治疗:临床实践指南》中,对于压疮的分期为：

（1）Ⅰ类/期：指压不变白的红斑，局部皮肤完好，出现压之不变白的红斑，常位于骨隆突处。肤色深区域可能见不到指压变白现象，但其颜色可能与周围皮肤不同。与邻近组织相比，这一区域可能会疼痛，发硬，柔软，发凉或发热。肤色较深的人可能难以识别Ⅰ类/期压疮迹象。可以提示为"风险"人群（有发病风险征兆）。

（2）Ⅱ类/期：部分皮层缺失，表现为浅表的开放性溃疡，创面呈粉红色，无腐肉。也可表现为完整的或开放/破损的浆液性水疱。外观呈透亮或干燥的浅表溃疡，无腐肉及瘀伤。皮肤撕裂，医用胶布所致损伤，会阴部皮炎，浸渍糜烂或表皮脱落不应使用Ⅱ类/期来描述。

（3）Ⅲ类/期：全层皮肤缺失，可见皮下脂肪，但骨、肌腱、肌肉并未外露。可有腐肉，但并未掩盖组织缺失的深度。可出现窦道和潜行，窦道是周围皮肤和伤口床之间形成的纵行腔隙，能探到腔隙的底部或盲端；潜行为伤口皮肤边缘与伤口床之间的袋状空穴。Ⅲ类/期压疮的深度依解剖学位置而不同，鼻梁、耳朵、枕骨部和踝骨部没有皮下组织，这些部位发生三期压疮可呈浅表状。相反，脂肪多的区域可以发展成非常深的Ⅲ类/期压疮。骨骼和肌腱不可见或无法直接触及。

（4）Ⅳ类/期：全层组织缺失，并带有骨骼、肌腱或肌肉的暴露。在创面基底某些区域可有腐肉和焦痂覆盖。通常会有窦道和潜行。Ⅳ类/期压疮的深度依解剖学位置而不同。鼻梁、耳朵、枕骨部和踝骨部没有皮下组织，这些部位发生的压疮可为浅表型。Ⅳ类/期压疮可扩展至肌肉和（或）支撑结构（如筋膜、肌腱或关节囊），有可能引发骨髓炎。暴露的骨骼/肌腱肉眼可见或可直接触及。

（5）不可分期压疮：深度未知，全层组织缺失，创面基底部覆盖有腐肉（呈黄色、棕褐色、灰色、绿色或者棕色）和（或）焦痂（呈棕褐色、棕色或黑色）。除非去除足够多的腐肉和（或）焦痂来暴露伤口基底部，否则无法判断实际深度，也无法分类/期。足跟处的稳定型焦痂（干燥、紧密附着、完整而无红斑或波动感）可起到"机体天然（生物性）屏障"的作用，不应去除。

（6）可疑深部组织损伤：深度未知，在皮肤完整且褪色的局部区域出现紫色或栗色，或形成充血的水疱，是由于压力和（或）剪切力所致皮下软组织受损导致。此部位与邻近组织相比，先出现痛感、发硬、糜烂、松软、发热或发凉。在深肤色的个体身上，很难辨识出深层组织损伤。进一步发展可能会在深色创面上出现扁薄（细小）的水疱。该创面可进一步演变，可覆有一薄层焦痂。即便使用最佳的治疗方法，也会迅速出现深层组织的暴露。

### 四、护理干预

#### （一）压疮的预防

1. 风险评估　患者入院后要尽快进行结构化风险评估（不超过入院后 8 小时），以鉴别有压疮风险患者。同时根据患者的病情特点需要尽可能地重复进行风险评估。若患者情况有显著变化，则进行再次评估。每次风险评估时，都要进行全面的皮肤检查，以评价完好的皮肤是否有任何变化。记录下所有的风险评估内容，经确认有发生压疮风险的患者，应对其制订并执行以风险为基准的预防计划。

2. 预防性皮肤护理

（1）提供良好的治疗环境：翻身时尽量不要让患者先前受压后仍发红的部位继续受压。预防压疮禁止按摩。保持皮肤清洁干净，及时更换床单。

（2）维持皮肤适宜的湿度：使用皮肤柔软剂让干燥的皮肤保湿，以减少皮肤损伤的风险。制订并执行个体化失禁管理计划。大小便失禁时，应及时清洁局部皮肤，但避免用纱布类纤维材料反复刺激皮肤，频繁过度的清洁也会造成皮肤损害。使用有隔离功能的产品来保护皮肤，防止皮肤暴露在过度潮湿的环境中，以降低压疮发生的危险。潮湿的存在会改变皮肤角质层的受力特性，同时也会影响温度的改变。

（3）选择合适的支撑面：选择支撑面时，要考虑控制温湿度的能力，通过使用经特别设计的、与皮肤接触的支撑面，可以通过改变水分蒸发率和皮肤散热率来改变微环境。不要将热装置（如热水瓶、热垫、电褥子）直接放在皮肤表面上或压疮上。因为热会提高代谢率，引起出汗，并降低组织对压力的耐受程度。避免使用圈型、环形减压装置，这些器械的边缘产生的高压区域会损害组织。

（4）局部皮肤保护：为减轻压力或避免摩擦的发生，可选用各种敷料进行局部皮肤的保护。选择敷料时，要考虑贴敷及去除的容易程度；可定期反复打开，以评估检查皮肤的特性；敷料形态需符合贴敷的解剖部位；合适的敷料尺寸等。每次更换敷料时评估皮肤有无压疮形成的迹象，以检验目前的预防性敷料应用是否合适。若预防性敷料破损，移位，松动或过湿，则予以更换。但要注意使用预防性敷料时，其他所有预防措施要继续使用。

3. 提高营养预防压疮　合理的饮食与营养可以保证机体正常发育，维持机体各种生理功能，促进组织修复，提高机体免疫力。营养不良是导致发生压疮的内因之一，也是直接影响压疮愈合的因素。对有压疮或存在压疮风险的患者请营养师制订个体化营养治疗计划，调整患者的饮食结构。经评估有压疮风险的患者或已有压疮的患者，对其提供充足蛋白，以维持正氮平衡，鼓励其摄入富含维生素与矿物质的平衡膳食。若通过膳食无法满足营养需要，则除提供常规膳食外，通过适当的途径给予患者均衡的饮食以及充足的营养是促进患者康复的有效途径。

4. 更换体位及活动　卧位是指患者休息和适应医疗护理需要所采取的卧床姿势。正确的卧位对减少疲劳、增进患者舒适、治疗疾病、减轻症状、预防并发症及进行各种检查等均起到良好的作用。护理人员在临床护理工作中应熟悉各种卧位的基本要求，正确协助或指导患者采取舒适安全的卧位。除非有禁忌证，否则要对所有有压疮风险或已患有压疮的患者进行体位变换。

根据患者情况决定体位变换的频率：如组织耐受度、活动及移动能力、总体医疗状况、总治疗目标、皮肤状况、舒适程度等。制订减压时间表，规定减压的频率和持续时间。根据患者情况，教导患者正确进行"抬起减压法"或其他合适减压手法。定期评估患者皮肤情况和总体舒适度。若体位变换策略未对患者产生效果，则考虑调整体位变换的频率和方法。

更换体位方法及注意事项：

（1）减压：合适的体位应将骨突处的压力减低到最小。更换体位应将患者置于30°倾斜的位置（右侧，背部，左侧交替）。如果患者可以耐受或者医疗状况允许的话，可以使用俯卧的姿势。避免使用增加压力的姿势，比如90°侧卧位或半卧位。避免患者已出现有压之不变白的红斑的骨隆突处继续受压,避免与管路或其他设备接触部位的皮肤长时间受压,如鼻饲管或引流管等;使用多功能监护仪时采取左右胳膊轮换监测血压,及时更换血压袖带的位置,根据患者的自身情况决定更换袖带的频率,双上肢水肿或出现皮肤状况改变时应增加更换频率或采用其他测血压的方法。血氧饱和度监测指套夹也应每 2 小时更换手指,当手指肿胀时应每 30 分钟至 1 小时更换 1 次。提供定位装置以及在骨隆凸部位减轻压力的装置。如各类肘部及足跟保护器,不仅能将肢体处于功能位置,还能保护局部皮肤,起到预防压疮的作用见图 4-2-2、图 4-2-3。

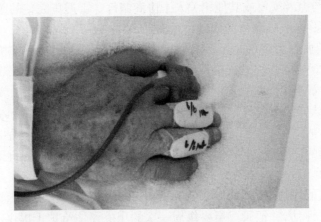

图 4-2-2　设备接触部位皮肤保护

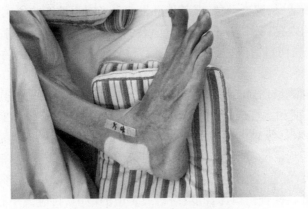

图 4-2-3　骨突部位皮肤保护

（2）避免摩擦力和剪切力:保持床头抬高的最小角度以避免剪切力,平卧位抬高床头时不应超过 30°。如果需要在床上维持坐位,应避免床头升起和懒散的姿势,以免把压力和剪切力集中在骶骨和尾骨部位。翻身时借助移动辅助器具以减低摩擦力和剪切力。翻身时尽量将患者身体抬起,避免拖、拉、拽,以防擦伤皮肤。对于肢体水肿的患者,应抬高患肢以利于静脉的回流。

坐位患者的体位更换方法及注意事项:

1）合理摆放患者的体位,以维持患者的全方位范围的活动。选择患者易于接受的姿势,将对暴露部位皮肤和软组织产生的压力和剪切力最小化。

2）当双足不能够到地面时,把患者的双足放在脚凳或脚踏板上。

3）尽量减少患者坐在没有减压装置的椅子上的时间。当患者坐在椅子上时，由于身体的重量会导致坐骨结节承受最多的压力。在这种情况下受压接触的面积相对较小，压力会很高，因此如果长时间坐在没有减压装置的椅子上，压疮会很快出现。

**（二）压疮发生后的处理**

1. 压疮的评估和监测　一旦患者发生压疮，在处理伤口前必须对患者和压疮进行全面的评估。包括：

（1）压疮患者的评估：压疮患者的初始评估包括：①患者和家属的预期目标。如果患者无法参与，需要与患者家属或其他相关人士协商制订。②搜集完整的医疗档案，进行详细的体格检查，包括影响伤口愈合的因素（例如循环灌注不良，感觉缺失，全身感染等），严重压疮病例应评估其血管系统（如患者有无间歇性跛行，必要时测量踝肱压力指数或脚趾血压）。③必要的实验室检查和 X 线检查。④营养评估（见第四章第十二节）。⑤压疮相关的疼痛评估（见第四章第十节）。⑥发生额外压疮的危险（见第四章第二节）。⑦评估患者的心理健康、行为和认知能力。评估患者的主观能动性，尤其是有关改变体位、姿势以及对辅助设备和护理人员的需求。⑧评估患者的社会和经济支持系统。⑨评估减压装置的使用情况及座椅和支撑面的完整性（磨损情况）。⑩评估患者 / 家属具备的压疮发生和治疗的相关知识。

（2）压疮伤口的评估：压疮伤口评估的频率：发现压疮后立即进行评估，之后至少每周一次对压疮进行再评估，并记录。至少每周一次的压疮评估给护士提供了发现早期并发症的机会，有助于判断是否需要改变治疗计划。每次换药时，观察伤口愈合的进展（例如伤口的好转、恶化，渗液的情况，感染征象，或其他并发症），及时更改治疗方案。

压疮伤口评估的内容：评估并准确记录伤口的特征，例如位置、分期、大小、组织类型、伤口床和周围皮肤状况、伤口边缘、窦道、潜行、渗液、坏死组织、气味、存在 / 缺乏肉芽组织以及上皮形成。

1）伤口的测量：测量伤口大小时做到"三固定"：①测量伤口时将患者安置于固定的体位；②测量伤口的长度和宽度应使用固定的测量工具。伤口的长度和宽度：用头部或时钟12 点作参考点，顺着身体纵轴的方向最长的为长度，相对的最宽的即为宽度。测量工具：形状规则的伤口可使用测量尺；形状不规则的伤口可使用描模工具，如消毒好的 X 片，有的新型敷料附有测量格尺，可直接描模伤口形状和大小、伤口深度、隧道和潜行；③选择固定的方法来测量伤口的深度。探查伤口床深度、潜行或窦道的范围时，应该小心进行，避免造成损伤。伤口的深度：伤口床垂直于皮肤表面的深度。测量方法：使用无菌棉签或探针探及伤口床最低处，做好标记后用测量尺测量。潜行测量方法同伤口的深度，沿伤口的四周边缘逐一测量，用顺时针方向表示所在伤口的位置，如潜行 6~7 点 3cm。窦道用顺时针方向表示所在伤口的位置。

2）伤口的组织类型描述：依据伤口颜色描述伤口组织类型：用"四分之几"或"八分之几"来说明某种伤口颜色大约占伤口表面积的百分之几，例如伤口有 50% 的黄色腐肉、25%的红色组织、25% 的黑色坏死。红色伤口：指治疗过程中处于炎症期或增生期的伤口，外观有红色新鲜肉芽，边缘整齐。黄色伤口：指伤口出现坏死残留物，如皮下脂肪液化产生渗出液、因感染而产生脓性分泌物等，伤口基底呈黄色。黑色伤口：指伤口覆盖有焦痂或无血管的坏死组织。焦痂：表面干燥，皮革样坚韧的黑色坏死组织结痂。伤口感染：局部症状常有红、肿、热、痛，可有脓性分泌物或渗出物，伤口异味，全身可以有发热，体温超过 38℃。老年人、免疫功能低者、全身激素治疗者、白细胞减少者常不能表现出典型的炎症反应。要注意伤口有无脓液、伤口渗液和气味的变化、伤口疼痛的情况,及早发现和处理伤口感染。如果伤口的肉芽组织易破碎、流血,伤口数周保持同样大小或生长缓慢,伤口恶臭,短期渗液增加,伤口组织内有假膜存在,要考虑伤口感染的可能。

3)伤口渗液的描述:伤口渗液的颜色和性质:清澈、橙黄色浆性液;淡红色少量的血性浆液;脓性液;黄色、绿色或黄褐色黏稠或稀薄的混浊液体。伤口的渗液量随愈合阶段而变化:少量≤5ml/24h,每天更换纱布不超过1块;中量5~10ml/24h,每天至少需要更换1块纱布,但不超过3块;大量≥10ml/24h,每天需要更换3块或更多纱布。衡量敷料的干、湿状况并且记录。

4)伤口的气味:伤口散发出恶臭是伤口感染的征象或被粪液等污染。揭开一些密闭性敷料时也会闻到异味,不能与感染混淆。

5)伤口周围皮肤:观察伤口周围皮肤的颜色、完整性、弹性,注意有无色素沉着、浸渍、硬化、水肿、皮炎等。

对于肤色较深者Ⅱ~Ⅳ类/期压疮和不可分期压疮,优先评估如下特征:皮肤温度、皮肤压痛、组织硬度改变、疼痛。患者最好采用居中位,便于伤口评估。因为不同的体位有可能扭曲软组织,导致伤口测定值偏大或偏小。要始终选择统一的方法来测定伤口长度、宽度、深度或伤口面积,有利于比较不同时间的伤口评估情况。测定伤口床深度或测定潜行、瘘管范围时应谨慎操作,避免引起损伤。

2. 营养支持

(1)评估营养状态:压疮患者入院和出现任何病情改变以及(或)压疮伤口不愈合的时候进行营养状态的筛查和评估。

(2)提供足够的热量。

(3)提供足够的蛋白质。

(4)提供足够的水分。

(5)提供足够的维生素和矿物质。

3. 疼痛的评估和护理　在临床工作中,疼痛已成为继体温、脉搏、呼吸、血压4大生命体征之后的第5大生命体征,并越来越得到重视。处于压疮Ⅱ、Ⅲ、Ⅳ期的患者都会伴有疼痛的感觉。随着护理人员对疼痛的知识逐渐增加,护理更加人性化,在护理压疮患者时,护理人员应正确使用止疼药物及其他护理措施,最大限度地减轻在处理压疮伤口时对患者造成的疼痛。

控制压疮疼痛的方法主要有以下几种:

(1)组织好护理措施的实施顺序,以便与疼痛的药物治疗相一致。

(2)在进行医疗操作时如果导致患者疼痛,告知患者可以提出要求暂停操作。

(3)通过保持创面被覆盖和保持湿润来减轻压疮的疼痛。使用不产生粘连的包扎(注意:稳定的干性的焦痂通常不需要被弄湿)。

(4)使用最不可能引起疼痛的敷料和(或)尽量减少更换敷料的频率,例如,水胶体类,水凝胶类,藻酸盐类,高分子膜,泡沫敷料,软聚硅酮敷料,布洛芬浸透的敷料(注意:纱布敷料更容易引起疼痛)。

(5)对于压疮导致疼痛的患者,也可考虑使用听音乐、冥想、分散注意力、谈话等方法来减轻患者的疼痛。

（6）为减轻疼痛，可以鼓励患者更换体位。

（7）使用充分的疼痛控制手段，包括额外给予止痛药，然后再开始伤口护理操作，也可考虑使用局麻药来减轻或消除压疮疼痛。

4. 伤口的清洗　伤口的清洗是伤口管理中的重要内容之一。通过去除残渣、代谢废物来提供适于伤口生长的环境。在对伤口进行初始评估和敷料更换前均应对伤口进行清洗。

伤口清洗液的选择：使用生理盐水或可饮用水清洗压疮伤口。对于有坏死组织残留、明确感染、可疑感染或可疑高水平细菌定植的压疮伤口，建议使用含表面活性剂和（或）抗生素的伤口清洗液。

伤口清洗的方法：①建议使用冲洗的方法清洗压疮伤口，强调一定的冲洗力度，但不能损伤新生组织，切勿将新的细菌带入伤口。一般情况下冲洗压力在 4~15 磅每平方英寸（PSI，1PSI=6.894757kPa），足以将伤口表面清洗干净而不会损伤伤口床。②可以用浸有清洗液的棉球、纱布或海绵对伤口进行轻柔地清洗。③加压灌洗适用于移除坏死组织和保护新生的肉芽组织。用过的冲洗液按感控的要求进行处理。

5. 清创　清创是指将坏死的组织从伤口处移走，保持伤口床洁净、血供充足、肉芽新鲜，为伤口愈合创造一个良好的环境。清创的目的在于除去异物、结痂及坏死组织，预防由坏死组织引致伤口或全身感染；探查坏死组织深度，同时清创后更清楚地观察伤口、以便对伤口做出正确评估，最终促进伤口愈合。将压疮创面或创缘的失活组织清除，前提是这种操作适合于患者病情，且与总体护理目标相符。

注意：仅在伤口灌注充分的前提下，方可进行清创。

清创可分为 4 种类型：

（1）外科清创：借助于剪刀或刀片来完成。这是一种快速去除坏死组织的方法，如与其他局部方法合用可提高效果。缺点是清创后可扩大伤口，增加了由伤口丢失的蛋白质及水、电解质等；创伤较大，会伤害正在生长的肉芽组织，有出血和疼痛。高龄、病情重的患者一般不能耐受。保守的局限性的清创可由造口治疗师根据患者情况在床旁完成。而外科清创则由外科医生在手术室进行。

（2）酶清创法：局部应用弹性蛋白酶来化学性地清除坏死组织。这种方法通常需要较长的时间。对于已经有感染的伤口并不适用，同时也不能用于可生长的组织。

（3）机械性清创法：这是一种对伤口组织进行非选择的机械性的清除。同时清除坏死的和健康的组织。这种方法可能会引起局部疼痛。通常包括：

1）由湿至干的敷料：将湿纱布放在伤口内或上面，干后，坏死组织会附于纱布上一并除去。优点是能清除少量坏死组织、价廉。缺点是清除坏死组织时容易伤害到健康的肉芽组织，同时容易引起患者疼痛。

2）机械性洗刷：每次换药时用生理盐水棉球清洗伤口，可以将伤口表面的坏死组织清洗掉。

3）高压冲洗法：对潜行性腔穴较有效，但应注意冲洗的压力，避免伤害到健康细胞；同时使用此方法细菌容易被冲入组织内。高压冲洗法使用大型注射器（选用 30ml 注射器、16 号套管针头）或冲洗器冲洗有潜行的伤口。

（4）自溶性清创：这种方法是最慢的一种清创的方法，通常用含水的敷料如水凝胶，外层加盖防水敷料来进行。坏死组织将被伤口的渗液中所含的酶溶解，不增加创伤和疼痛。

缺点是所需时间长,且不适用于已感染的伤口。

6. 各期压疮的处理原则

(1) Ⅰ期:此期皮肤完整性未破坏,为可逆性改变,如及时去除致病原因,可阻止压疮的继续发展。护士应做好压疮危险因素评估,根据患者情况制订恰当有效的防护措施。应用水胶体敷料或泡沫敷料粘贴在发红部位,以减轻压力、摩擦力,同时给患者翻身时不要拖拉,避免敷料卷边。

(2) Ⅱ期:Ⅱ期压疮可表现为水疱或浅表的溃疡,处理原则为保护疱皮,促进上皮爬行,保护新生上皮组织。

(3) Ⅲ、Ⅳ期:此两期伤口处理的原则是进行彻底清创,去除坏死组织,减低感染机会,有助于准确评估伤口,选择合适的敷料促进伤口愈合。

(4) 不可分期:坏死组织存在对伤口愈合有不利的影响,包括:①影响伤口评估;②影响肉芽生长;③影响伤口收缩;④影响表皮细胞的爬行;⑤促进细菌的生长;⑥产生臭味。故此期压疮的处理原则为视伤口情况清除焦痂和腐肉,清创后按伤口真正的深度进行处理。

(5) 可疑深部组织损伤期:此期的处理原则是加强保护,密切观察伤口变化。

伤口负压治疗:可用作深度Ⅲ、Ⅳ类/期压疮的早期辅助治疗。使用前对有坏死组织的压疮进行清创处理。在使用以及移除负压系统时应遵循一定的安全规范。每次更换敷料时对压疮进行评估。

7. 敷料选择　选择伤口敷料时的依据包括以下几个方面:①保持创面湿性环境的特性;②是否需要解决细菌生物负荷的问题;③伤口渗出物的性质和量;④创面基底组织状况;⑤压疮周围情况;压疮大小、深度和部位;⑥存在瘘管和(或)潜行压疮患者的治疗目标。

每次更换敷料时评估压疮情况,保护压疮周围皮肤,并确认当前的敷料使用策略合理。更换敷料频率方面遵照厂商建议。若粪便渗入敷料下,则更换伤口敷料。确保每次更换敷料时,完全去掉所有伤口残留敷料。目前使用的敷料主要包括以下几种:

(1) 水胶体敷料:水胶体敷料主要应用在Ⅱ类/期压疮上干净的伤口部位,以致其不易卷边及融化。非感染的浅Ⅲ期压疮也可考虑应用水胶体敷料,可在水胶体敷料下使用填充敷料,以填满死腔。从脆弱皮肤上小心去除水胶体敷料,以减轻皮肤损伤。

(2) 透明膜敷料:若患者无免疫抑制,则考虑使用膜敷料进行自溶清创。对于经藻类敷料或其他可能长时间(如3~5天)置留敷料处理过的压疮,可考虑使用膜敷料作为次级敷料。

(3) 水凝胶敷料:浅表、渗出少的压疮可以使用水凝胶敷料。水凝胶敷料可治疗干燥的压疮创面以及疼痛压疮。

(4) 藻酸盐类敷料:藻酸盐类敷料用于中重度渗出压疮。轻柔去除藻酸盐类敷料,若有必要先浸湿再去除。

(5) 泡沫敷料:使用泡沫敷料可用于处理渗出性Ⅱ类/期和浅表Ⅲ类/期压疮。

(6) 银离子敷料:银离子敷料可处理临床感染或严重细菌定植的压疮或感染风险高的压疮。避免使用银离子敷料过久。当感染已控制,即停止使用银离子敷料。注意:含银外用药不可用于对银离子过敏的患者。

(7) 纱布敷料:若没有其他类型的保湿型敷料可供使用,持续保湿纱布优于干纱布。避免使用纱布敷料处理已经清洗清创过的开放压疮,因为此类压疮接受过大量临床处理,若在干燥状态下去除敷料会导致疼痛。对于高度渗出压疮,使用带有松网眼的纱布;对于较少渗出的压疮,则使用带有密网眼的纱布。若无其他保湿敷料可供使用,则用生理盐水湿润过的纱布松散地填充(而非紧密填塞)在组织缺陷较大且有空腔的压疮内,以避免对创面造成压迫。纱布块更换频率要足够高,以控制渗出。

8. 临终关怀患者压疮的护理

(1)危险因素评估:主要包括以下两个方面:①综合评估患者的全身状况;②定期使用有效的压疮危险因素评估量表对患者发生新压疮的危险进行评估,根据压疮发生的主要危险因素来评估患者的全身皮肤状况。

(2)减压:①定期翻身:根据患者需要和耐受程度以及支撑面减压装置的特性,制订合适的翻身计划。对于翻身时感觉疼痛明显的患者,建议20~30分钟更换一次体位。观察患者对翻身的需求,如果患者有特定的舒适卧位,需向患者解释翻身的重要性。对于临终的患者或只有一个舒适体位的患者,舒适比预防和治疗压疮更为重要。为减轻压力和保持舒适,建议更换支撑面。临终关怀患者如使用减压床垫,例如具有黏弹性的海绵,力争每4小时翻身一次,使用一般床垫的力争每2小时翻身一次。翻身计划应个体化,确保符合患者的期望、病情及具有可行性。记录翻身及其影响因素(例如患者期望或治疗需要)。②翻身时考虑以下因素:保护骶尾部、肘部和髋部等易受压的部位。为防止骨突部位和压疮部位(除非此卧位是患者唯一接受的舒适体位)直接受压,建议使用海绵垫或枕头等支撑设备。使用足跟保护器具以及(或)使用枕头垫起腿部以使足跟悬浮。患者坐位时建议使用能够减少骨突部位压力和促进患者舒适的椅垫。

(3)营养和水分:根据患者的病情和需求为患者提供足够的营养和水分。患者因为特定疾病不能或不愿进食,往往得不到足够的营养支持,应为患者提供特别的流质和食物。建议患者少食多餐。压疮伤口有希望愈合时,建议为患者提供高蛋白饮食。

(4)皮肤护理:使用润肤剂,保持皮肤湿润防止干燥。减少失禁造成的皮肤损害,对于大小便失禁的患者可使用皮肤保护膜对局部皮肤进行保护。

(5)压疮的护理:与提高患者舒适度密切相关的压疮护理内容包括疼痛的管理、控制气味和渗出。

1)设定压疮治疗的目标:该目标与患者的价值观和预期治疗目标相一致,并考虑患者家属的意见。压疮不能治愈情况下,治疗目标应为提高患者生活质量。评估压疮对患者及其家庭生活质量的影响。最初以及发生病情变化时对患者进行评估,以修订压疮护理计划。

2)最初以及每次更换敷料时对压疮进行评估:至少每周一次(除非患者即将死亡),并记录。压疮评估的内容见压疮的评估和监测部分。为达到提高患者舒适和减轻疼痛的目标,建议对压疮进行监测,并注意观察伤口的气味及渗出情况。

3)定期对压疮及伤口周围皮肤进行处理:应争得患者同意,为减少对伤口的损伤并控制气味,每次更换敷料时,建议使用生理盐水或无细胞毒性的清洁剂来清洁伤口。清除伤口的坏死组织以控制感染和气味:患者病情允许并符合总体治疗目标的情况下,建议清除伤口床及伤口周边的坏死组织;对于脆弱易出血的组织避免使用机械清创。选择合适的敷料:能够吸收现有的渗出量,控制气味,保持伤口周围皮肤干燥并防止伤口干燥。为控制生物负荷和气味,建议使用抗菌敷料;为减轻伤口疼痛建议使用水凝胶敷料;大量渗出的伤口建议使用泡沫敷料和藻酸盐敷料,能够延长敷料更换时间;吸收渗液同时清创建议使用泡沫敷料;为减轻揭除敷料时的疼痛,建议使用硅酮敷料。建议使用护肤剂或敷料保护伤口周围皮肤。

4)控制伤口气味:清除伤口的坏死组织使伤口和周围皮肤保持清洁。评估有无以下伤口感染的征象:疼痛加重;肉芽组织脆弱、水肿、苍白或灰暗;伤口有恶臭、溃烂;基底有潜行;愈合延迟。控制已有感染和疑似的严重细菌定植,建议使用抗生素;控制伤口气味建议短时间内使用稀释的抗菌剂;为控制与厌氧菌感染和原虫感染有关的压疮伤口气味,建议局部使用甲硝唑;建议使用含抗菌成分(例如银离子、卡地姆碘、医用蜂蜜)的敷料,有益于控制伤口的细菌负荷和气味。建议使用含炭或活性炭的敷料,有益于控制伤口气味。为房间祛味建议使用特殊的吸附气味的物质(例如活性炭、猫砂、香子兰豆、咖啡豆、燃着的蜡烛和混合香料)。

(6)疼痛的评估和管理:每个班次、每次换药以及根据患者病情定期对压疮疼痛进行日常评估。根据治疗方案,遵医嘱换药前30分钟及换药后给予阿片类药物或非甾体消炎药。对压疮疼痛进行局部处理:含布洛芬的敷料有利于减轻成人压疮伤口的疼痛,但不是所有国家都能够使用;利多卡因制剂有利于减轻压疮伤口的疼痛;在临终关怀病房开放性压疮伤口的治疗中,吗啡凝胶是有效的止痛剂。为减少频繁更换敷料导致的疼痛,建议选择覆盖时间长的敷料。医疗操作导致患者疼痛时,告知患者可以要求暂停操作。听音乐、放松术、更换体位、冥想、想象以及经皮的神经电刺激对压疮导致的疼痛有效。

## 五、延续护理

出院患者的压疮管理,建立在医院与社区合作的基础之上。首先需建立医院联合社区的压疮管理网络。成立包括伤口、造口专科护士及护理骨干在内的压疮管理督导小组,社区卫生服务中心抽调家访护士组成压疮管理随访小组。督导小组负责对随访小组进行压疮预防治疗的培训、监督、咨询、答疑、检验等,随访小组负责上门随访,实地查看压疮患者的居家环境,评估照顾者照顾行为水平并给予指导。指导内容包括各期压疮的表现及预防、为患者更换体位的方法、在家换药和换药器械的消毒方法(根据患者需求)、营养支持、皮肤护理方法等。同时开通电话,告知患者有需要可电话咨询。

## 六、居家护理

医院 - 社区 - 家庭护理模式是出院后长期卧床患者压疮预防、治疗的有效途径。根据调查,大部分卧床患者照护者对压疮知识的认知掌握不够全面。家庭护理员对并发症的预见性少,并且带有盲目性和随意性,护理内容大部分还停留在一般性生活照顾上。因各种原因不能住院的居家压疮患者,通过定期巡诊,指导护工或家属做好基础护理,积极配合参与治疗,以最少的资源发挥最佳治疗效果。社区护理人员应及时了解居家老年患者中的压疮高危人群,定期向压疮高危人群家属进行健康教育,使家庭看护者普遍掌握压疮的相关知识,提高家属自觉参与性。还应与家庭看护者建立合作伙伴关系,耐心指导患者及家属正确评估压疮危险因素,实施预防、护理压疮的措施及方法,并给予其相应的干预措施,提高家庭看护能力和自护能力,使患者家属能对患者落实有效的预防、护理措施,增强患者和家属防治压疮的信心,以提高压疮防治的有效性。目前我国的国际造口治疗师和国际伤口治疗师基本分布于三级大型医院内,更多中小型医院中尚无专业的伤口治疗人才。因此,构建适合我国国情的压疮出院患者照顾体系具有重要的现实意义。

(刘文静)

# 第三节　老年吞咽障碍评估与护理干预

## 一、基本概念

### (一)吞咽障碍(dysphagia, deglutition disorders, swallowing disorders)

指由于下颌、双唇、舌、软腭、咽喉、食管等器官结构和(或)功能受损,不能完全有效地把食物输送到胃内的过程。广义的吞咽障碍概念应包含认知精神心理等方面的问题引起的行为和行动异常导致的吞咽和进食问题,即摄食吞咽障碍。

### (二)正常的吞咽过程

正常的吞咽障碍分为准备期、口腔期、咽期及食管期。各期之间密不可分,在中枢神经系统的调控下,各期协同运动完成一次有效吞咽。吞咽障碍一般发生在前三个阶段。

1. 准备期　是指摄入食物至完成咀嚼,为吞咽食物做准备的阶段,又称咀嚼期。这期间根据食物的温度、数量、黏稠度等,面颊肌、舌肌的力量要不断进行适当地调整。

2. 口腔期　是指舌推进食团开始向后运动到进入咽部之前的过程。这一过程与众多的肌肉及神经系统密切相关。食团在口腔内传递的时间为1~1.25秒。

3. 咽期　是指食团从进入口咽部开始到通过食管上括约肌进入食管的阶段。这一阶段的运动均为反射性运动,是由舌将食团向后移送和咽部收缩肌的蠕动相辅相成共同完成的。用时不足1秒,这时期喉部是封锁的,以防止食物流入呼吸道。咽期的启动标志着吞咽反射的开始,并且"无折返",也就是说,这部分吞咽反射一旦开始,必须完成,个体无法在吞咽过程中随时终止。在这个阶段,食团"强行进入"咽,并向下传送,直到进入食管吞咽的初期,紧接着口腔期,首先软腭上抬,咽后壁向前突出,封闭咽腔和鼻腔。其次舌升起,口腔与咽腔封闭,食团刚一到达咽部,舌根便向下方运动,从而导致咽部下半部分敞开。最后喉头与舌骨一同向前上方运动,位于喉头口前方的会厌反转,从而关闭了食物进入喉部的入口。在鼻咽腔与喉腔共同关闭的情况下,上、下咽缩肌先后收缩,食团向下移送至食管。

4. 食管期吞咽时,食团由食管入口处移送至胃部入口处的这一阶段被称为食管期。该期不受吞咽中枢控制。该期时间约为8~20秒。

### (三)吞咽障碍的临床表现和并发症

吞咽障碍的临床表现和并发症是多方面的,不仅可表现为明显的进食问题,也可表现为一些非特异性症状和体征。

1. 常见的临床表现

(1)流涎,低头明显;饮水呛咳,吞咽时或吞咽后咳嗽。

(2)进食时发生哽噎,有食物粘着于咽喉内的感觉。

(3)吞咽后:口腔食物残留,在吞咽时可能会有疼痛症状;频发的清嗓动作,进食费力、进食量减少、进食时间延长。

（4）有口、鼻反流，进食后呕吐。

（5）说话声音沙哑，变湿。

（6）反复发热、肺部感染；隐性误吸等。

2. 吞咽障碍并发症

（1）误吸：误吸是吞咽障碍最常见，且需要优先处理的并发症；食物残渣、口腔分泌物等误吸至气管和肺，会引起反复肺部感染，甚至出现窒息危及生命，特别在喂养依赖、口腔护理依赖、龋齿、管饲、多种疾病并存以及吸烟等危险因素并存时更易出现吞咽功能障碍的并发症——吸入性肺炎（常无故地持续发热、咳嗽、痰多）营养不良，体重下降，脱水，甚至窒息。

（2）营养低下：因进食困难，机体所需营养和液体得不到满足，出现水电解质紊乱、消瘦和体重下降，婴儿可引起生长发育障碍，甚至因营养不良导致死亡。

（3）心理与社会交往障碍：因不能经口进食、佩戴鼻饲管，患者容易产生抑郁、社交隔离等精神心理症状。

## 二、流行病学资料

吞咽障碍是多学科常见的症状，可以发生在任何年龄阶段，吞咽功能障碍主要表现为进食时特别是喝水时发生呛咳，但在65岁以上老年人的发生率较高。大多数80~90岁的老年人也常常会出现进食时呛咳。其可由多种原因引起，多见于反复发生脑血管疾病的患者和帕金森病及老年痴呆患者，脑血管病急性期的吞咽障碍发生率为30%~50%。Edwarde等报道有52%的帕金森病患者存在吞咽困难。

据近年报道，美国每年约有4000多人因噎食猝死，占猝死病因的第6位。吞咽障碍可导致营养不足和肌肉萎缩，而后者又加重了吞咽障碍的程度，这些因素在许多老年人中可能已经构成一种不良循环，相互影响，日益趋于严重。所以吞咽障碍严重威胁老年人的身体健康和生命安全，因此，要关注老年人的吞咽障碍，切实做到早预防、早发现、早治疗，提高老年人的生命质量。

## 三、病因

有前瞻性研究认为吞咽障碍的发生与病变的性质有关吞咽障碍的预后是一项复杂的、受多种因素影响的综合性指标。

### （一）生理因素

随着老年人生理性变化，如牙齿缺失、口腔敏感性减退、味觉和嗅觉改变、视力减退、目光注视与手的协调动作减退、独自进食、情绪抑郁等等都会影响老年人进食功能。另外，年龄是一个重要的相关因素。许多看起来正常的老年人其实已患有慢性吞咽障碍。据调查，约有50%老年人进食有困难，并因此而导致营养不足，体重减轻。

### （二）疾病因素

脑血管病变后遗症脑卒中吞咽功能障碍是脑卒中患者的常见并发症之一，其发生率高达16.0%~60.4%。脑梗死患者中吞咽障碍的发生率高于脑出血，这可能与脑梗死患者的病灶部位有关。吞咽障碍和咳嗽反射减弱导致误吸是脑卒中患者发生吸入性肺炎的重要原因。另外，老年性痴呆患者多数伴有吞咽障碍。意识损害程度越重，吞咽障碍发生率越高，同样,认知功能越差,吞咽障碍的发生越多。也有研究表明:冠心病、脑血管意外(脑梗死、脑出血)、呼吸系统疾病(COPD、慢性呼吸衰竭、肺部感染等)、消化系统疾病(胃炎、反流性食管炎、食管裂孔等)、泌尿系统疾病(前列腺肥大、肾癌等),是引起患者误吸的前五位的疾病。除此之外,食管裂孔、舌后坠、食管狭窄或肿瘤压迫、口腔出血、血块堵塞呼吸道等也会引起吞咽障碍。

**(三)药物因素**

镇静、安眠药物等精神药物都有抑郁中枢神经系统,其副作用中可能有锥体外系反应,出现肌张力障碍而导致说话和吞咽功能失调,服用时间越长,剂量越大,症状出现越早越严重,如氨茶碱,钙拮抗剂,多巴胺等有抑制保护性咳嗽、吞咽反射的不良反应,会导致气道风险。另外,患者是否可以正常服药,某些缓释药物,并不适合切分或嚼碎服用,可否直接吞下服用等等,也会造成不同程度的影响。

**(四)进食相关因素**

1. **与食物本身有关**　是否发生误咽还与吞咽物的质地、黏度等有关。

2. **体位**　平卧位时胃内容物易反流至口咽部经气管入肺,90°坐姿即躯干垂直、头正中、颈轻度向前屈曲,此坐姿对终生吞咽障碍的患者是最佳的进食体位。侧卧位采用健侧卧位,利用重力的作用使食物主要集中在健侧口腔,减少了食物在偏瘫侧的残留。

3. **其他因素**　老年人注意力不集中,进食的食物种类不适应可能与吞咽功能障碍有关。有研究提示,患者的吞咽功能障碍还可能与自理能力下降、建立人工气道等有关。

## 四、评估

吞咽障碍的评估主要包括筛查、临床功能评估和仪器检查。通过筛查初步判断是否存在吞咽障碍,功能评估可提供吞咽解剖及生理方面的信息,了解吞咽各期的功能状态,以期明确吞咽障碍的特征和病因。仪器检查能更详细和直观地提供口腔期、咽期的信息,部分检查亦能反映食管期的功能。评估流程建议由筛查开始,并作为工作常规,初步判断是否存在吞咽障碍,如果有或高度怀疑,则行进一步的评估和(或)仪器检查。

**(一)筛查**

筛查可以初步了解患者是否存在吞咽障碍以及障碍的程度,如咳嗽、食物是否从气管套管溢出等。其主要目的是找出吞咽障碍的高危人群,决定是否需做进一步检查。吞咽障碍的筛查可由护士完成。筛查方法:包括量表法和检查法。

1. **量表法**　主要筛查患者是否有吞咽障碍的常见表现,了解出现症状的频率。通用的筛查量表是进食评估问卷调查工具(Eating Assessment Tool-10, EAT-10),见表4-3-1。这是一个问卷式自测量表。有10项吞咽障碍相关问题,每项评分为4个等级,0分无障碍,4分严重障碍,一般总分在3分以上视为吞咽功能异常;EAT-10有助于识别误吸的征兆和隐性误吸以及异常吞咽的体征;与洼田饮水试验合用,可提高筛查试验的敏感性和特异性。

2. **反复唾液吞咽试验**　是一种评估反复吞咽的能力、与误咽的相关性高、较为安全的筛查检查。

表 4-3-1　进食评估问卷调查工具（Eating Assessment Tool-10，EAT-10）

| 项目 | 得分 | | | | |
|---|---|---|---|---|---|
| 1. 我的吞咽问题已经使我的体重减轻 | 0 | 1 | 2 | 3 | 4 |
| 2. 我的吞咽问题已经影响到我在外面进餐 | 0 | 1 | 2 | 3 | 4 |
| 3. 吞咽液体费力 | 0 | 1 | 2 | 3 | 4 |
| 4. 吞咽固体食物费力 | 0 | 1 | 2 | 3 | 4 |
| 5. 吞咽药片费力 | 0 | 1 | 2 | 3 | 4 |
| 6. 吞咽时疼痛 | 0 | 1 | 2 | 3 | 4 |
| 7. 我的吞咽问题影响到我享用食物时的快感 | 0 | 1 | 2 | 3 | 4 |
| 8. 我吞咽时有食物卡在喉咙里的感觉 | 0 | 1 | 2 | 3 | 4 |
| 9. 我吃东西的时候会咳嗽 | 0 | 1 | 2 | 3 | 4 |
| 10. 我吞咽时感到紧张 | 0 | 1 | 2 | 3 | 4 |

3. 洼田饮水试验　由日本人洼田俊夫在 1982 年设计，通过饮用 30ml 水来筛查患者有无吞咽障碍，并可反映其严重程度。此方法安全快捷。分级明确清楚，操作简单，利于选择有治疗适应证的患者。局限性在于：该检查根据患者主观感觉，与临床和实验室检查结果不一致的很多，并要求患者意识清楚并能够按照指令完成试验。检查方法：患者端坐，喝下 30ml 温开水，观察所需时间喝水呛咳的情况（表 4-3-2）。

表 4-3-2　洼田饮水实验

| 评价结果 | 评价方法 |
|---|---|
| 1 级（优） | 能顺利地 1 次将水咽下 |
| 2 级（良） | 分 2 次以上，能不呛咳地咽下 |
| 3 级（中） | 能 1 次咽下，但有呛咳 |
| 4 级（可） | 分 2 次以上咽下，但有呛咳 |
| 5 级（差） | 频繁呛咳，不能全部咽下 |

洼田饮水试验评价结果：正常：1 级，5 秒之内；可疑：1 级，5 秒以上或 2 级；异常：3~5 级

4. 染料测试　对于气管切开患者，可以利用蓝色染料（一种无毒的蓝色食物色素）测试，是筛检有无误吸的一种方法。筛查并非用于量化吞咽障碍的严重程度或指导吞咽障碍的管理，筛查不能代替进一步的吞咽功能（临床）评估和仪器检查。

5. 其他吞咽困难评估　吞咽困难评估表（表 4-3-3）、吞咽障碍程度分级（表 4-3-4）、医疗临床评估表（表 4-3-5）。

表 4-3-3　吞咽困难评价标准

| 分数 | 评价内容 |
|---|---|
| 1 | 不适合任何吞咽训练,仍不能经口进食 |
| 2 | 仅适合基础吞咽训练,仍不能经口进食 |
| 3 | 可进行摄食训练,但仍不能经口进食 |
| 4 | 在安慰中可能少量进食,但需静脉营养 |
| 5 | 1~2 种食物经口进食,需部分静脉营养 |
| 6 | 3 种食物可经口进食,需部分静脉营养 |
| 7 | 3 种食物可经口进食,不需静脉营养 |
| 8 | 除特别难咽的食物外,均可经口进食 |
| 9 | 可经口进食,但需临床观察指导 |
| 10 | 正常摄食吞咽能力 |

疗效判定标准:大于等于 9 分:基本痊愈;提高 6~8 分:明显好转;提高 3~5 分:好转;1~2 分:无效

注:来自日本康复学界,分为 0~10 分,分数越高表示吞咽困难的程度越低,10 分表示正常吞咽。该量表包含康复训练方法的选择,以营养摄取为线索反映经口进食的能力,分级较细

表 4-3-4　吞咽障碍程度分级

| 程度 | |
|---|---|
| 重度(不能经口进食) | |
| 1 级 | 吞咽困难或不能吞咽,不适合做吞咽训练 |
| 2 级 | 大量误吸,吞咽困难或不能吞咽,适合做吞咽基础训练 |
| 3 级 | 如做好准备可减少误吸,可进行进食训练 |
| 中度(经口及辅助营养) | |
| 4 级 | 作为兴趣进食可以,但营养摄取仍需非口途径 |
| 5 级 | 仅 1~2 顿的营养摄取可经口 |
| 6 级 | 3 顿的营养摄取均可经口,但需补充辅助营养 |
| 轻度(可经口营养) | |
| 7 级 | 如为能吞咽的食物,3 顿均可经口摄取 |
| 8 级 | 除少数难吞咽的食物,3 顿均可经口摄取 |
| 9 级 | 可吞咽普通食物但需给予指导 |
| 正常 | |
| 10 级 | 进食,吞咽能力正常 |

疗效判定标准:

无效:治疗前后无变化

有效:吞咽障碍明显改善,吞咽分级提高 1 级

显效:吞咽障碍缓解 2 级,或接近正常

注:分为正常,轻,中,重 4 个层面,从严重吞咽困难到正常吞咽功能共 10 级

**表 4-3-5　医疗床旁评估量表**

| | |
|---|---|
| 意识水平 | 清醒 =1，<br>嗜睡但能唤醒 =2，<br>有反应但无睁眼和言语 =3，<br>对疼痛有反应 =4 |
| 头与躯干的控制 | 正常坐稳 =1，不能坐稳 =2，<br>只能控制头部 =3，头部也不能控制 =4 |
| 呼吸模式 | 正常 =1，异常 =2 |
| 唇的闭合 | 正常 =1，异常 =2 |
| 软腭运动 | 对称 =1，不对称 =2，减弱或缺乏 =3 |
| 喉功能 | 正常 =1，减弱 =2，缺乏 =3 |
| 咽反射 | 存在 =1，缺乏 =2 |
| 自主咳嗽 | 正常 =1，减弱 =2，缺乏 =3 |
| 第 1 阶段：给予 1 汤匙水（5ml）3 次 | 无或一次 =1，大于一次 =2 |
| 水流出 | |
| 有无效喉运动 | 有 =1，无 =2 |
| 重复吞咽 | 无或一次 =1，一次以上 =2 |
| 吞咽时咳嗽 | 无或一次 =1，一次以上 =2 |
| 吞咽时喘鸣 | 无 =1，有 =2 |
| 吞咽后喉的功能 | 正常 =1，减弱或声音嘶哑 =2，发音不能 =3 |
| 第 2 阶段：如果第 1 阶段正常（重复 3 次，2 次以上正常），那么给予吞咽 60ml 烧杯中的水 | |
| 能否完成？ | 能 =1，不能 =2 |
| | 饮完需要的时间__秒 |
| 吞咽中或完毕喉咳嗽 | 无 =1，有 =2 |
| 吞咽时或完毕喉喘鸣 | 无 =1，有 =2 |
| 吞咽后喉的功能 | 正常 =1，减弱或声音嘶哑 =2，发音不能 =3 |
| 误吸是否存在 | 无 =1，可能 =2，有 =3 |

　　注：如果患者不能正常吞咽 5ml 的水，即尝试 3 次中多于 1 次出现咳嗽或者气哽，或者出现吞咽后声音嘶哑（即喉功能减弱），则不再继续第 2 阶段。不能进入第 2 阶段，在第 2 阶段中出现咳嗽或气哽，或出现吞咽后声音嘶哑，就认为是不安全吞咽

　　此表由南曼彻斯特大学医学院语言治疗科的 Smithard DG 及 Wyatt R 编写

**（二）临床功能评估**

　　吞咽功能评估是临床进一步决策的基础，主要包括口咽运动、感觉功能的评估及患者吞咽功能的观察。它是评估患者吞咽障碍的核心部分。吞咽障碍的评估：要把吞咽障碍的症状和相对应的治疗措施结合起来。吞咽困难和误吸是院内住院患者主要的并发症，且吞咽困难是误吸的诱发因素。早期识别吞咽困难可以减少住院患者吸入性肺炎的发生。为了简便起见，可将功能评估划分为非进食状态的评估和进食时的评估。

**1. 非进食状态的评估**

（1）与吞咽相关的临床情况：包括对患者的主诉、病史、服药史等一般情况的评估。

（2）营养状况：包括患者的体重变化、体重指数（body mass index，BMI）、食物的摄入量；用何种营养方式，如经口、管饲或其他方式。

（3）口颜面功能评估：主要包括唇、下颌、软腭、舌等与吞咽有关的肌肉运动、力量及感觉检查。

（4）吞咽相关反射功能：包括吞咽反射、呕吐反射、咳嗽反射等检查。

（5）喉功能评估：包括音质或音量的变化、发音控制或范围、主动的咳嗽或喉部的清理、吞唾液时喉部的处理、喉上抬能力等5大方面。

（6）一般运动功能的评估：与吞咽相关的姿势保持、与平衡能力、吞咽食物时相关的上肢功能、耐力等方面的评估。

（7）气道状况：是否有插管、气管套管、呼吸机的使用等。

（8）高级脑功能评估：严格上来说，高级脑功能在非摄食状态和进食时均需要涉及；重点在于评估患者有无吞咽失用、有无半侧空间忽略症、能否集中注意进食、能否听懂指令并执行指令。

**2. 进食时的评估**　在患者进食时，通过观察和测量最直接地评估患者吞咽功能。以下几个方面应该重点评估：

（1）进食姿势：正常的姿势是进食的前提条件，应观察患者采取何种姿势，是否能保持坐位，进食时躯干是否能保持平衡，姿势的调整是否对进食会产生影响。

（2）对食物的认知：也称先行期的评估，主要观察患者对食物的认知情况，是否有意识地进食。

（3）放入口的位置：患者是否能将食物正常的送入口中，张口是否正常，食物入口的顺畅性，是否有食物漏出等。

（4）一口量：评估患者一次安全进食和吞咽的食物量，建议从2~4ml开始。

（5）进食吞咽时间：包括一次吞咽的时间和一餐的进食时间。

（6）呼吸情况：正常吞咽需要瞬间暂停呼吸（喉入口关闭0.3~0.5秒），让食物通过咽腔，咀嚼时，用鼻呼吸，如果患者在进食过程中呼吸急促，咀嚼时用口呼吸或吞咽时瞬间呼吸，容易引起误吸。

（7）适合患者安全吞咽的食物性状：食物的黏稠度、松散性等在一定程度上决定了吞咽的难易程度，对于吞咽困难患者应评估其适合什么样的食物，或者在何种食物时出现呛咳等问题。

（8）分泌物的情况：主要是唾液和痰液，观察唾液分泌量是否正常、可否与食物充分搅匀形成食团；进食后痰液是否增多、咳出的痰液是否有食物；及时清理口腔及咽的唾液和痰液（有时含有食物），可减少吸入性肺炎的发生。

（9）口服药物评估：吞咽障碍的患者是否可安全吞咽口服药物（如药片、胶囊或药水），有无直接导致误吸或窒息的风险；患者是否可以正常服药；某些缓释药物，并不适合切分或嚼碎服用，应观察可否直接吞下服用；药物是否可引起或加重吞咽障碍；如中枢神经系统镇静剂（镇静药、阿片类药物和巴比妥类药物）有抑制保护性咳嗽、吞咽反射的不良反应，会导致气道风险。

**3. 仪器检查**　仪器检查能更直观、准确地评估口腔期、咽期和食管期的吞咽情况，对于诊断、干预手段的选择和咽期吞咽障碍的管理意义重大。同时，可用来评估治疗和代偿策略对吞咽功能的改善作用。吞咽造影检查（video fluoroscopic swallowing study, VFSS）和内镜吞咽检查（preoptic endoscopic evaluation of swallowing, FEES）是目前评估吞咽困难的两种金标准方法。

（1）VFSS：此项检查是在实际进食时，在X线透视下，针对口、咽、喉、食管的吞咽运动所进行的特殊造影，可以通过录像来动态记录所看到的影像，并加以分析的一种检查方法。该方法可对整个吞咽过程进行详细的评估和分析，通过观察侧位及正位成像可对吞咽的不同阶段（包括口腔准备期、口腔期、咽期、食管期）的情况进行评估，也能对舌、软腭、咽部和喉部的解剖结构和食团的运送过程进行观察。该方法适用于所有可疑吞咽障碍的患者，但对无吞咽动作、不能经口进食以及无法被搬运到放射科的患者，不必考虑此项检查。在判断隐性误吸方面，VFSS具有决定性作用。但VFSS也有许多不足之处：包括转送患者到放射科费时、费力、被迫接受X线的辐射；需要患者的密切配合；不能定量分析咽肌收缩力和食团内压；也不能反映咽的感觉功能。

（2）FEES：是吞咽功能检查的另一种常用方法，可在直视下观察平静呼吸、用力呼吸、咳嗽、说话和吞咽过程中鼻、咽部、喉部、会厌、杓状软骨和声带等功能状况；了解进食时食物积聚的位置及量，判断是否存在误吸。附带的视频系统可以将内镜所见内容录制，可供反复观看和详细分析。FEES是检查吞咽时气道保护性吞咽反射和食团运输功能的一种重要方法，对吞咽障碍的诊断和治疗具有指导意义。此项检查能精确地反映会厌襞的感觉功能或功能不全，同时反映口咽对食团的感知觉程度。但FEES并不能反映食团运送的全过程，如口腔期的运送和食管期就无法观察，因吞咽时会厌翻转造成过度曝光的"白屏（white out）"现象，不能直接看到咽期的变化；可通过"白屏"后食物在梨状隐窝以及声门的残留推断咽期的状况以及是否有误吸。因而，在误吸的判断方面与吞咽造影相比，FEES并无明显优势。另外，由于内镜导管与黏膜接触，有导致局部黏膜损伤的风险，建议有明显出血倾向的患者慎用或禁用。

（3）吞咽测压和高分辨率咽腔测压：咽腔测压可以测定咽腔内的压力，量化吞咽功能。其中高分辨率咽腔测压可以测定静息及吞咽时从口到食管的任何一点的压力及其变化，能显示食管上括约肌部分咽部的压力，反映出咽部肌肉与食管上括约肌的功能及协调性，以及二者与食管体部和食管下括约肌的协调性；同时密集排列的测压通道还可以反映出食管节段性的功能异常。缺点是不能直观地看到解剖结构以及食物通过状况。但与咽造影相结合同步进行，则既可量化吞咽动力学变化，又可观察吞咽各期的生理功能变化。

（4）320层动态立体CT检查：可以三维动态地显示食团和吞咽器官的运动，并且能够量化食团和误吸的量。缺点是设备昂贵，时间分辨率稍低。

（5）超声检查：可动态地反映吞咽器官的活动，但分辨率较差。

（6）放射性核素扫描：相对传统的影像学检查手段，对吞咽器官的解剖结构有很好解析。但对动态的食团和器官的运动解析不佳。

（7）24小时食管pH测定：可监测是否有胃食管反流。

（8）肌电图：表面肌电图可以无创记录静息状态下和吞咽运动时肌肉活动的生物电信号，可以通过时域、频域分析等方法评估表浅肌肉的功能。

仪器检查的注意事项

上述仪器检查可以为专业人员提供有价值的补充信息。医生或治疗师应了解各种吞咽仪器检查方法的特点以及适应证和禁忌证。应清楚检查的目的,预期得到什么信息,不可滥用。要充分向患者家属说明,并签署知情同意书。

## 五、护理干预

吞咽障碍的干预手段是多方位的,在积极治疗原发病的同时,建议采取综合全面的康复措施,包括营养给予方式的改变、食物的选择以及提高患者吞咽功能的训练手段和改善进食功能的代偿手段和护理等。

### (一)吞咽障碍症状的优先处理程序

所有因吞咽障碍就诊的患者都需要重视,但有些情况下需要优先紧急处理。决定优先获得诊治的因素包括:

1. 需优先处理的情况

(1)有潜在呼吸困难和误吸风险的初诊患者。

(2)脑卒中急性期患者或儿科吞咽或喂养障碍患者。

(3)无肠内或静脉营养补液支持的禁食患者。

(4)发育障碍或体重减轻的婴儿。

(5)多疾病并存病情复杂患者。

(6)因病情波动需饮食管理者;病情影响经口服药的患者;吞咽障碍的治疗会影响出院计划的患者。

2. 仅一般处理的情况　吞咽障碍未影响到呼吸功能者

(1)已有肠内/静脉营养补液支持的患者。

(2)已能适应一定质地食物的患者;病情稳定的慢性吞咽障碍者。

### (二)病情观察

胃癌、食管癌、甲状腺术后及高龄等患者容易放生吞咽障碍,护理此类患者时应注意病情观察,注意吞咽障碍的筛查,警惕误吸的发生,以免误吸诱发其他症状。对服药量大、药物反应明显、吞咽困难的老年患者要重点观察,力求在最短的时间内,发现异常情况,及时抢救。

### (三)营养给予的方式

营养是吞咽障碍患者需要首先解决的问题,应该根据患者的功能状况选择经口进食,经鼻胃管喂食,也可间歇性经胃管喂食。胃食管反流严重者可经鼻肠管喂食、经胃造瘘术喂养、空肠造口术喂养或全肠道外营养等。所有替代的喂养方式并不能杜绝误吸的发生,所以患者仍可能会误吸反流的内喂养食物。

### (四)促进吞咽功能恢复的治疗与护理

分为基础训练及摄食训练。基础训练是针对那些与摄食、吞咽活动有关的器官进行功能训练;摄食训练则是实际进食的训练。

1. 基础训练法　用于脑损伤急性期进食前及中重度摄食、吞咽障碍患者进行摄食训练之前的预备训练。

(1)发音运动训练:发音肌群与吞咽肌群有共同的作用,很多患者在吞咽困难的同时,伴有言语障碍。训练时先利用单音单字进行康复训练:如嘱患者张口发"ā"音,并向两侧运动发"yi"音,然后再发"wu"音,也可嘱患者缩唇然后发"f"音,像吹蜡烛、吹口哨动作,通过张闭口动作促进口唇肌肉运动。

（2）颊肌、喉部内收肌运动：嘱患者轻张口后闭上，使双颊部充满气体、鼓腮，随呼气轻轻吐出，也可将患者手洗净后，作吮手指动作，以收缩颊部及轮匝肌肉运动，每日2回，每回反复做5次。舌部运动：患者将舌头向前伸出，然后做左右运动摆向口角，再用舌尖舔下唇后转舔上唇，按压硬腭部，每回运动20次。作用为改变咀嚼吞咽相关肌力运动，方法为主辅运动结合做口唇舌体下颌关节的运动。

（3）寒冷刺激：提高软腭和咽部的敏感度，增强吞咽反射，方法为冰棉棒接触腭弓为中心的刺激部位，左右相同部位交替。

（4）呼吸道的训练：呼吸训练，深呼气—憋气—咳出，目的是提高咳出能力和防止误咽；咳嗽训练，努力咳嗽，建立排除气管异物的各种防御能力，引起咽下反射，防止误咽。

（5）反复轮换吞咽：作用为除去咽部残留物，强化吞咽意识。当咽部已有食物残留，如继续进食，则残积累增多，容易引起误咽：因此，每次进食吞咽后，应反复作几次空吞咽，使食块全部咽下，方法是做空吞咽，或数次吞咽或将各种适合食物交替进食后再进行空吞咽。为了使上述功能恢复训练过渡到复杂的吞咽模式，每次治疗之后都要做吞咽动作，有吸入危险的患者则做空吞咽动作，因为改善吞咽功能最重要的训练就是吞咽。

（6）口腔感觉运动训练：这是针对口腔期吞咽障碍患者的舌肌运动，口腔浅深感觉、反射异常设计的一系列训练技术，旨在帮助改善口腔器官的感觉及口周、舌运动功能。口腔感觉运动训练的适应证包括唇闭合障碍、张口障碍、舌无力无法伸出唇外、软腭上抬幅度不足等运动障碍，以及口腔感觉障碍，流涎、食物在口腔弥散不能形成食团、食物无法被运送到咽部等口腔期吞咽障碍。

（7）Shaker锻炼：又称抬头训练，目的是提高食管上段括约肌开放的时间和宽度，促进吞咽后因食管上段括约肌开放不全而引起的咽部残留食物的清除。Masako手法：又称舌前方保持吞咽训练，是一种在舌根部水平改善咽闭合的技术，通过咽后壁的更大运动发挥其作用。

（8）Mendelsohn手法：该法通过被动抬升喉，可以增加环咽肌开放的时间与宽度，避免误吸，改善整体吞咽的协调性。

（9）低频电刺激：频率<1000Hz的电流刺激，称为低频电刺激。目前较多使用的有神经肌肉电刺激疗法、经皮神经电刺激疗法、电针灸等。

（10）表面肌电（surface electromyography，sEMG）生物反馈训练：吞咽动作是口腔、咽部和喉部许多小肌肉复杂的协调运动过程，直接观察这些复杂的肌肉运动比较困难。通过表面电极监测肌肉活动，为患者提供肌肉收缩力量大小和时序的视觉提示，并通过肌电声音、波形反馈及语言提示，训练患者提高吞咽肌群的力量和协调性。

（11）食管扩张术：广义的食管扩张术主要用于食管良性狭窄如先天性狭窄、手术后吻合口狭窄、化学灼伤性狭窄、肿瘤放疗后单纯瘢痕性狭窄、消化性狭窄、环咽肌或贲门失弛缓症等引起的吞咽障碍治疗。治疗方法包括改良的导管球囊扩张术、内镜下扩张术、切开术和支架置放术等。

（12）通气吞咽说话瓣膜：吸气时瓣膜开放，吸气末瓣膜关闭，呼气时经口鼻而出，这种装置称之为通气瓣膜，简称说话瓣膜。说话瓣膜适应于患者清醒，有恢复语言交流的愿望，要吞咽治疗的患者，如神经系统疾病，没有明显气管阻塞的。双侧声带麻痹，闭合性头颅损伤或创伤不能耐受塞子堵住气管套管开口的患者。长期留置气管套管给患者说话、吞咽、功能活动、护理等康复治疗与临床治疗带来很大的影响。在气管切开患者中，在气管套管口安放一个单向通气阀。

2. 摄食训练法

（1）进食的体位：体位因人因病情而异。训练时应选择既有代偿作用又安全的体位，不能坐位的患者，根据病情取躯干30°仰卧位，头部前屈，健侧肢体在下，此体位食物不易从口中漏出，有利于食物向舌根运送，减少向鼻腔逆流及误咽的危险。或头稍前倾45°左右，这样使食物由健侧咽部进入食管或可将头轻转向瘫痪侧90°使健侧咽部扩大便于食物进入。具体详见表4-3-6。

表4-3-6 特定吞咽异常采用的姿势与作用原理

| 吞咽造影检查所见异常 | 采用的姿势 | 作用的机制 |
|---|---|---|
| 食团口内运送慢（舌的后推力差） | 仰头吞咽 | 利用重力使食团移动 |
| 咽期吞咽启动迟缓（食团已过下颌，咽吞咽尚未启动） | 低头吞咽 | 使会厌食谷增宽，防止食团进入呼吸道；呼吸道入口变窄；将会厌后推 |
| 舌根部后推运动不足（会厌谷残留） | 低头吞咽；多次吞咽；从仰头至点头吞咽 | 推舌根部向后靠近咽壁 |
| 一侧声带麻痹或手术切除（吞咽时发生误吸） | 头转向患侧；低头吞咽 | 向甲状软骨后推、施压；促使声带接近，呼吸道入口变窄；使食团移向健侧 |
| 呼吸道闭合不全（吞咽时误吸） | 低头吞咽 | 使会厌推后处于更好的保护呼吸道位置；呼吸道入口变窄；借助外压使声带闭合 |
| 咽收缩无力（残留物分布全咽） | 侧卧吞咽，空吞咽、多次吞咽 | 利用重力作用消除咽残留物 |
| 单侧咽麻痹（单侧咽有残留） | 头转向健侧 | 使食团向健侧通过 |
| 同一侧口腔和咽的无力（同侧口腔和咽有残留） | 头侧向患侧 | 使患侧吞咽通道解剖结构变得狭窄或关闭把食团挤压下去 |
| 环咽段功能紊乱（梨状窦残留） | 左、右转头 | 牵拉环状软骨致后咽壁向外，降低环咽段的静止压 |

（2）食物在口中位置：进食时应把食物放在口腔最能感觉食物的位置，最好把食物放在健侧舌后部或健侧颊部，这样有利于食物的吞咽。

（3）调整进食的一口量和控制速度：一口量即最适于吞咽的每次摄食入口量，正常人约为20ml。对患者进行摄食训练时，如果一口量过多，或会从口中漏出或引起咽部残留导致误咽；过少则会因刺激强度不够，难以诱发吞咽反射。一般先以少量（3~4ml）试之，然后酌情增加。为防止吞咽时食物误吸入气管，在进食时先嘱患者吸足气，吞咽前及吞咽时憋气，这样可使声带闭合封闭喉部后再吞咽，吞咽后咳嗽一下，将肺中气体排出，以喷出残留在咽喉部的食物残渣。每口进食量在2~20ml之间，每次间隔30分钟左右，每口等前一口吞咽完全后再喂，避免2次食物重叠入口的现象，作用为减少误咽的危险，调整合适的速度。老年性吞咽障碍者进食时注意力应集中，细嚼慢咽，保持吞咽反射协调地进行，避免进食呛咳。

若出现呛咳现象,立即停止进食,使其侧位,鼓励咳嗽,轻叩胸背部将食物颗粒咳出。

### （五）健康指导

对患者、患者家属及照顾者进行相关教育及出院指导,避免护理不当导致的并发症发生。健康指导的内容包括:吞咽障碍的基本知识、常见并发症、常见症状和原因、如何进行进食训练、及相关的治疗方法、饮食习惯、食物的选择、进食观察、现场急救等等。可以在病房内制作展板及健康宣教材料或者彩色的纸质材料供患者或者家属阅读。

### （六）心理护理

吞咽障碍是老年人的常见病、多发病。脑卒中后的抑郁发生率为 25%~60%,焦虑发生率为18.4%。因此在为患者开展康复功能训练的同时,既要注意心理功能障碍方面的训练,又要结合患者个体的认知、情感及有关家属的支持等因素施行心理护理,始终让患者保持良好心态。

## 六、延续护理

延续性护理是指为保证患者与家属在医院及出院回归家庭与社区后能获得有针对性与连续性的照护而采取的一系列有效的措施,包括出院指导转诊和回到家庭或社区后的定期随访、健康教育与相应的康复技能训练方法。

1. 吞咽障碍的评估与治疗　需要一个多专业人员参与并密切合作的团队。这个团队的组成人员包括患者本人及康复、神经内外科、营养科等专业人员,包括医生、言语治疗师、作业治疗师、物理治疗师、放射科技师、耳鼻喉科技师、护士、社会工作者、陪护、家属等。为达到共同的目标,患者或者家属必须与社区医疗机构、或者家庭医生进行沟通与交流。沟通方式有很多种,沟通形式包括定期复诊,借助于电话、微信、及电子邮件等。

2. 指导康复训练　有摄食、吞咽障碍的患者仅有口腔功能训练是远远不够的,应提倡后期的、延续性的综合训练,包括肌力训练、排痰法的指导、上肢的协助进食功能训练、辅助器具的选择与使用、食物的调配,进食前后口腔卫生的保持、助手的协助与监护方法等,凡是与摄入有关的细节都应该考虑在内。因此,要在医师的指导下,言语治疗师、物理治疗师、护士、营养师等密切配合,通力合作才会取得满意的效果。吞咽功能恢复护理通过改善生理功能来提高吞咽的安全性和有效性。

对吞咽障碍患者进行康复护理训练越早越好,系统的康复训练可显著地提高吞咽功能。以抓住最佳时机对患者进行系统有效的康复训练,降低各种并发症,提高患者的生存质量。具体内容同见护理干预相关内容。

## 七、居家护理

### （一）老年人居家进食环境

环境清洁、卫生、无异味无不良影视图像干扰、安静、无噪声干扰,要让老年人保持情绪稳定,避免不良的刺激如减少干扰、降低噪声、增亮照明、促进社交互动等可以改善进食体验。充分考虑老年人在进食前、中、后的情境策略。

### （二）居家老年人进食姿势

1. 坐位　坐正直、上身稍前倾,头略低,下颏微向前。

2. 卧位　抬高床头 30°~50°,头转向一侧（护理员侧）或将后背垫起呈坐位姿势。

### （三）饮食的护理管理

根据老年人的营养需求,参照医师或者社区医生建议的饮食处方,给其配制适宜形状的食物,原则先易后难。调整合适的量和进食速度,观察或触摸到患者已完成前一口吞咽后,再进食下一口,若某一性状的食物一口量吞咽时间超过10秒,则禁止吃此性状的食物。

1. 稀流质　适用于患者舌活动功能差、舌根部后缩无力、咽壁收缩无力或环咽肌不完全失迟缓。

2. 浓流质　适用于咽部期吞咽延迟者,防止误吸发生。

3. 浓汤和浓稠食物　适用于喉部呼吸道入口闭合不全。

每次进食要少量,以汤匙1/3的食物为宜;老年人进餐不要限时催促,应鼓励老年人细嚼慢咽,不要进食太快;也不能拖延时间太长,并注意食物温度;容易吞咽的食物特点为密度均匀、黏性适当、不易松散、通过咽和食管时易变形且很少在黏膜上残留。要干稀搭配,每次都要有汤或粥,不要只食用干硬、黏滞的食物;稠的食物比稀的安全,因为它能较满意地刺激触、压觉和刺激唾液分泌,使吞咽变得容易;对有刺、骨头的饭菜,先将刺、骨头等剔除;食物温度要适中,过冷、过热均会损伤口腔和食管壁的黏膜,影响吞咽;要兼顾食物的色、香、味及温度等(表4-3-7)。

表4-3-7　膳食的种类及要求

| 膳食类别 | 适用范围 | 膳食原则 |
| --- | --- | --- |
| 普食 | 消化功能正常,无发热,无特殊饮食需要的老年人 | 营养均衡合理<br>丰富鲜美、适口,易消化<br>忌辛辣、油炸、胀气、难消化食物 |
| 软食 | 咀嚼能力差或正常,胃肠功能差,低热,消化不良及恢复期等老年人 | 同普食原则<br>食物细软酥,易消化<br>忌粗纤维食物 |
| 碎食 | 无咀嚼能力的老年人 | 同软食原则<br>将熟食剁碎加工为又细又软的食物 |
| 半流质 | 发热,不能咀嚼或吞咽大块食物,病情较重,体虚,消化能力差等老年人 | 食物细、软,易消化,呈半流状<br>营养均衡,忌辛辣、粗纤维、胀气食物 |
| 流质 | 高热,急性肠胃炎,吞咽困难,急性病期,昏迷等老年人 | 易消化,利吞咽,呈液体状<br>完全无刺激,无固体渣屑忌粗纤维食物<br>少吃多餐,5~6次/日<br>热量及营养不足,不宜长期食用 |
| 特饮 | 无咀嚼能力和吞咽困难等老年人 | 细腻,无块状物,营养均衡,呈糊状 |
| 个案 | 个人爱好与习惯,依个人需求 | 根据老年人需求,无刺激性,易消化食物 |

### (四)进食工具的选择

根据评估结果,对于儿童而言选择母乳喂养、奶瓶喂养、茶匙、杯子、吸管或其他喂食工具,对于成人选择杯子、勺子、吸管、缺口杯或运动水杯等,在选择进食工具应充分考虑安全、方便实用。

### (五)口腔护理

对于吞咽障碍的患者而言,口腔卫生是非常重要的问题,改善和维持口腔卫生是一种适宜、有效的治疗措施。同时,口腔护理的程度与质量是吸入性肺炎另一个强有力的预测因素,口腔护理的目的是保持口腔处于一种舒适、洁净、湿润及没有感染的状态,有效的口腔护理要求清洁整个口腔黏膜、牙齿、舌、齿颊沟及咽喉部,如果口腔感觉减退,意识障碍、非经口进食或者进食饮水非常少的患者,要求进行彻底有效的口腔护理。

**（六）服药的管理**

吞咽障碍的患者服药时往往存在一定困难,即使通过鼻饲管或胃造瘘管送药也有一定内在的问题。通常所采用的方法是将药物碾碎,用水溶化,然后经过鼻饲管或者胃造瘘管送入胃内,也可以采取改变药物成分、给药途径的方法,但并不是所有药物都适合于碾碎后服用,这样可能会改变药物的药代动力学或者效能。将几种药物在一个碾钵中碾碎混合并一起服用,也可能造成药物之间的相互作用。因此居家的吞咽障碍的老年人应该咨询药师寻求最适当的、最安全的给药方法。

**（七）管路的管理**

1. 抬高床头 30°~50°。

2. 抽取胃液,确认胃管确实在胃内。

3. 注入 20~30ml 温热水润滑冲洗胃管。

4. 注入鼻饲液温度 38~40℃, 250~350ml/ 次,速度适中。

5. 管鼻饲后,再次注入 20~30ml 温热水冲洗胃管。

6. 包裹、固定胃管,20~30 分钟后放平床头。

7. 护理员洗手,餐具及用品应清洁消毒。

8. 注意事项　必须保证管路完好通畅;注入食物前必须确定管路在胃内（或者十二指肠内）;食物温度、注入速度、压力符合要求,动作轻柔;每次注入前后均应用温热水冲洗管路;首次要少量注入,逐渐加大用量;注入后不要立即放平床头,防止逆流。长期卧床老年人必须抬高床头喂饭,20~30 分钟后再放下,以免食物反流,引起噎食。吞咽困难的老年人,可吃碎食,必要时,鼻饲灌注匀浆膳。

**（八）海氏急救法**

海姆立克急救法（Heimlich maneuver）,又名"海氏急救法"。是美国医师亨利·海姆力克（Henry J Heimlich）1974 年发明的一套利用肺部残留气体,形成气流冲出异物的急救方法。海姆立克急救法是全世界抢救气管异物患者的标准方法。急性呼吸道异物堵塞在生活中并不少见,由于气道堵塞后患者无法进行呼吸,故可能致人因缺氧而意外死亡。

当患者出现频繁呛咳或者呛咳严重时,立即协助其低头弯腰,身体前倾,下颌朝向前胸,如果食物残渣卡在喉部危及呼吸时,患者应再次低头弯腰,喂食者可在其肩胛下沿快速连续拍击,使食物残渣排出,患者取头低足高侧卧位,以方便体位引流;用筷子或者用光滑的薄木板等撬开患者口腔,插在上下牙之间,或者用毛巾卷一个小卷撑开口腔,清理口腔、鼻腔、喉部的分泌物和异物,以保持呼吸通畅,第一时间尽可能多地去除气道异物,呼叫人员抢救。

急救者首先以前腿弓、后腿蹬的姿势站稳,然后使被抢救者坐在自己弓起的大腿上,并让其身体略前倾。然后将双臂分别从患者两腋下前伸并环抱患者。左手握拳,右手从前方握住左手手腕,使左拳虎口贴在患者胸部下方,肚脐上方的上腹部中央,形成"合围"之势,然后突然用力收紧双臂,用左拳虎口向患者上腹部内上方猛烈施压,迫使其上腹部下陷。

海氏冲击法虽然有一定的效果,但也可能带来一定的危害,尤其对老年人,因其胸腹部组织的弹性及顺应性差,故容易导致损伤的发生,如腹部或胸腔内脏的破裂、撕裂及出血、肋骨骨折等,故发生呼吸道堵塞时,应首先采用其他方法排除异物,在其他方法无效且患者情况紧急时才能使用该法。

### （九）终末期的管理（姑息治疗）

吞咽障碍治疗的理想目标为"治愈"，但对于终末期患者来说并不现实。部分患者可能并不希望通过人工喂养或补液的支持来维持生命，照顾人员应当以控制症状、改善生活质量为主。姑息治疗即是改善患者本人及其家人生活质量的治疗。因此，对于终末期患者，应考虑患者对治疗是否感到舒适及其有尊严，可给予其营养方式的建议，但应尊重患者及家属的愿望。

（闫雪娇）

# 第四节 老年性尿失禁评估与护理干预

## 一、概念

国际尿控协会（ICS）规定尿失禁的定义是：一种不自主地经尿道漏出尿液的现象。尿失禁还可以根据体征及尿流动力学表现进一步分类。2003 年 ICS 推荐以下分类：压力性尿失禁、急迫性尿失禁及混合性尿失禁 3 大类，流行病学调查时通常采用 ICS 分类法。

根据发病机制不同分为：急迫性尿失禁、压力性尿失禁、混合性尿失禁、充盈性尿失禁、完全性尿失禁五类。①急迫性尿失禁：与强烈排尿感（尿急）相关的尿液溢出；②压力性尿失禁：腹压升高时膀胱内压力超过尿道压力造成尿液溢出症状；③混合性尿失禁：通常指压力性尿失禁与急迫性尿失禁混合，常见于老年女性；④充盈性尿失禁：与膀胱过度充盈有关的尿液不自主溢出症状；⑤完全性尿失禁：指尿道持续滴尿，多见于外伤或医源性损伤所致的括约肌功能完全丧失。

老年性尿失禁可以视为老年综合征的一部分，很多导致尿失禁的因素并不是直接与泌尿生殖系统相关。老年综合征定义为一种多因素的健康状况问题，由于多系统损害的累积效应致使老年人应对外界变化的能力降低。多种基础疾病和危险因素的累积和相互作用，减弱了老年人的应激反应能力。年龄相关的下尿路改变是老年性尿失禁持续发展和恶化的危险因素。

## 二、流行病学资料

老年人群的尿失禁发生率很高，随着世界老龄化进程的加速，患有尿失禁的老年人数量呈指数增长。由于调查对象（种族、年龄、居住地区）、调查方法（问卷/问卷+体检/症状诊断）和医疗条件的不同，各国、各地区老年尿失禁患病率报道不一。Teunissen 等调查显示美国居家老年人尿失禁患病率为 15%~30%。Weltz Banll 报道德国约有 200 万 60 岁以上老年人因尿失禁需要治疗和照护，近 30% 80 岁以上老年人受尿失禁的困扰。在加拿大，居家照护的老年人尿失禁患病率为 20%，老年医院为 25%，护理之家达到 50%。而美国护理之家 65 岁以上老年人尿失禁患病率高达 58%。于普林等调查天津蓟县农村老年人尿失禁患病率为 33.38%。郑瑾等对沈阳市老年公寓 93 例 60 岁以上老年女性调查结果显示，尿失禁患病率为 30.1%。北京、上海、福州、武汉等地区有关尿失禁流行病学研究中，60 岁以上组尿失禁患病率为 15.0%~41.06%，老年女性为 21.0%~73.9%，患病程度以轻中度为主。朱鸣雷报道北京社区高龄老年人老年综合征的状况调查中，尿失禁发生率 37.10%。由于很多患者对尿失禁缺乏正确认识或羞于启齿，其实际患病率可能比临床统计的还高。

### 三、病因

#### （一）生理因素

尿失禁的患病率随年龄增长而增高，年龄相关的下尿路改变是老年性尿失禁发生发展的危险因素。

1. 膀胱功能　膀胱容量减小，逼尿肌过度活动增加，逼尿肌收缩力减弱，残余尿增加。

2. 尿道　女性尿道关闭压降低。

3. 女性雌二醇降低　萎缩性阴道炎发生率增加，反复尿道感染的发生率增加。

4. 夜尿次数增加　夜间尿失禁的可能性增加。

5. 中枢和周围神经递质浓度和活性改变　下尿路功能障碍的可能性增加。

6. 免疫功能改变　反复尿路感染的可能性增加。

#### （二）疾病因素

老年性尿失禁患者往往伴发许多基础疾病、并发症通过多种机制影响控尿。

1. 神经系统疾病　神经系统疾病导致膀胱和尿道功能障碍，进而产生一系列尿失禁症状。

（1）糖尿病：控制不佳可引起多尿症，促成或加剧尿失禁，糖尿病周围神经血管病变与糖尿病神经源性膀胱有关。

（2）盆腔手术：继发于经腹会阴直肠癌根治术、根治性子宫切除术、直肠结肠切除术，与盆丛神经纤维被切断以及瘢痕牵扯、粘连有关。

（3）神经系统感染性疾病：带状疱疹病毒科侵犯腰骶神经，导致盆丛及阴部神经受损，进而影响膀胱及尿道功能，此症导致的排尿异常多为暂时性。

（4）老年性痴呆：阿尔茨海默病患者的尿失禁发病率较高，其中 11%~15% 的患者合并有尿失禁；多发性脑梗死，50%~84% 的患者合并尿失禁。常表现为急迫性尿失禁，认知障碍与失用症影响如厕。

（5）基底节病变：帕金森病是最常见的基底结节病变，37%~70% 的患者有排尿异常，大多出现在疾病进展期。

（6）脑血管病变：排尿功能障碍是脑血管意外常见的后遗症之一，最常见的排尿异常为尿失禁，发生率为 37%~58%。

（7）脊髓损伤。

（8）椎间盘疾病。

2. 慢性肺部疾病　咳嗽咳加剧压力性尿失禁，如老年慢性支气管炎等。

3. 充血性心力衰竭　夜间尿量增加导致夜尿症和尿失禁。

4. 睡眠呼吸暂停综合征　增加心房钠尿肽，增加夜间尿量。

5. 关节退行性病变　导致运动障碍，造成急迫性尿失禁。

6. 严重便秘和大便嵌塞　排便时腹腔压力增加，增加压力性尿失禁发生几率。

7. 泌尿系统疾病

（1）尿路感染：泌尿系感染后，膀胱对刺激的敏感性增加，容易出现尿急、尿频，严重者出现急迫性尿失禁。多为暂时性尿失禁。

（2）膀胱结石。

（3）盆底肌松弛。

（4）尿道狭窄。

（5）前列腺增生、前列腺癌。

**（三）心理因素**

1. 抑郁症 可导致控尿功能受损，也可因尿失禁导致抑郁症的发生。抗抑郁药物也会引起尿失禁的发生。

2. 认知障碍 丧失独立如厕能力。

3. 吸引他人注意 独居老年人渴望被关注，通过有意失禁行为，获取子女关心。

**（四）环境因素**

1. 厕所设施不安全。

2. 卫生间距离卧室太远。

3. 光线不足。

4. 不适当的家具高度，如床铺与地面距离过高。

5. 衣物穿脱不方便。

**（五）药物因素**

老年人经常需要服用多种药物，因此承受着药物不良反应的高风险，许多药物可能导致或诱发尿失禁形成，详见表4-4-1。

表4-4-1 可导致或诱发尿失禁的药物及作用机制

| 药物 | 作用机制 |
| --- | --- |
| α肾上腺激动剂 | 增加尿道和前列腺平滑肌张力，可促进梗阻、尿潴留和相关症状 |
| α肾上腺拮抗剂 | 降低尿道平滑肌张力，可促进女性压力性尿失禁 |
| 血管紧张素转换酶抑制剂 | 引起咳嗽从而加重尿失禁 |
| 抗胆碱能抑制剂 | 可引起排空受损、尿潴留、便秘，从而引起尿失禁。也可引起认知受损和有效如厕能力降低 |
| 钙通道阻滞剂 | 可引起排空受损、尿潴留、便秘，从而引起尿失禁 |
| 乙酰胆碱酯酶抑制剂 | 增加膀胱收缩，可造成急迫性尿失禁 |
| 利尿剂 | 多尿，造成尿失禁 |
| 锂剂 | 尿崩症形成多尿症 |
| 阿片类镇痛药 | 可出现尿潴留、大便失禁、错乱、肢体功能障碍，以上均可导致尿失禁 |
| 精神类药物/镇静剂/催眠剂/H1受体拮抗剂 | 可引起错乱，肢体功能障碍，促成尿失禁 |
| 选择性5-羟色胺重吸收抑制剂 | 增强胆碱能递质传递，导致尿失禁 |
| 其他（格列酮类/非甾体抗炎药） | 可引起水肿，从而造成夜间多尿症，夜尿症和夜间尿失禁 |

## 四、评估

老年性尿失禁是由多种因素引起的,应进行全面评估,以明确所有潜在致病因素,制定最佳治疗及护理策略。

### (一)评估对象

尿失禁老年人。

### (二)评估内容

1. 个人资料 年龄、体重、职业、家庭关系、社会背景、照顾者。

2. 如厕条件 家居设置是否方便如厕,卧室及卫生间设置。厕所的位置、高低、公用或单用、周围环境。

3. 既往病史、内科病史、手术史,是否接受尿道扩张术、前列腺及膀胱手术、盆腔手术及放疗史。

4. 生育史 女性压力性尿失禁与生育过程损伤盆底肌及绝经后激素水平下降有关。

5. 服药史 很多药物会引发尿失禁(表4-4-2)。

表4-4-2 可导致或诱发尿失禁的药物名称

| 药物种类 | 常用药物 |
| --- | --- |
| α-肾上腺素激动剂 | 去甲肾上腺素、肾上腺素、可乐定 |
| α-肾上腺素拮抗剂 | 普萘洛尔、哌唑嗪、美托洛尔、酚妥拉明 |
| 血管紧张素转化酶抑制剂 | 依那普利、卡托普利 |
| 抗胆碱能药物 | 阿托品、山莨菪碱、东莨菪碱 |
| 钙通道阻滞剂 | 硝苯地平、氨氯地平、拉西地平、尼莫地平 |
| 乙酰胆碱酯酶抑制剂 | 新斯的明、吡啶斯的明 |
| 抗精神病药 | 奥氮平、氯氮平、氯丙嗪、奋乃静、利培酮、舒必利 |
| 抗抑郁症药 | 阿米替林、舍曲林、氟哌噻吨、美利曲辛 |
| 抗癫痫药物 | 苯妥英钠、苯巴比妥、苯二氮䓬类药物(地西泮、硝西泮)、丙戊酸钠、卡马西平 |
| 镇静安眠药 | 咪达唑仑、阿普唑仑、艾司唑仑、奥沙西泮、地西泮 |
| 止痛药 | 可待因、哌替啶、曲马多、吗啡、美沙酮 |
| 利尿剂 | 氢氯噻嗪、呋塞米(速尿)、螺内酯 |

6. 排尿情况

(1)发生失禁的时间。

(2)排尿频率及尿意强烈程度。

(3)排出困难

1)是否存在尿等待。

2)是否存在尿线变细、中断、无力及分叉。

（4）每次排尿尿液气味、性质、颜色、尿量。

7. 排便情况　不良的排便习惯会引起大便嵌塞,将会引起排尿问题。

8. 饮水习惯　尿失禁患者因惧怕失禁而拒绝饮水或进食流质。

9. 身体功能　患者四肢活动能力、视力受限会影响患者到达厕所的时间或造成解开衣物困难。

10. 功能活动

（1）躯体功能状态

1）日常生活能力（ADL）:老年人最基本的生活自理能力是自我照顾及从事每天必须的日常生活能力。如穿衣、进食、行走、个人卫生等。

2）功能性日常生活能力（IADL）:反映老年人的自我活动能力,包括购物、整理家务、付费、洗衣、做饭等。

3）高级日常生活能力（AADL）:包括主动参与社交、娱乐活动、工作承担力等。

（2）社会功能

1）一般活动能力:了解老年人过去的职业、离退休时间和现在有无工作等,有助于了解是否由于离退休给老年人带来不良影响。

2）家庭活动能力:家庭成员之间和谐相处是高生活质量的反映。

3）社会活动能力:老年人对自己承担的社会活动是否满意以及与自己的角色期望是否相符。

11. 心理状况　患者是否存在情绪低落、社会及家庭问题、精神创伤、智力退化等。

12. 沟通情况　患者能否就存在的失禁问题与医护人员进行有效的沟通。

13. 体格检查

（1）视诊:腹部形状、下腹部是否明显膨出。

（2）外生殖器和会阴部

1）会阴部及腹股沟皮肤是否完整,皮肤有无破溃、红斑或皮炎。

2）女性患者是否存在盆腔脏器脱垂。

3）女性怀疑压力性尿失禁患者还可行压力诱发实验、棉签试验。

（3）直肠检查:肛周皮肤情况、有无痔疮、大便嵌塞及前列腺的大小、质地。

（4）阴道检查:子宫及盆底肌肉情况。

14. 尿垫试验　推荐 1 小时尿垫试验方法是实验前 15 分钟让患者饮水 500ml,运动 1 小时,尿垫增重 >1g,结果为阳性。本方法可协助诊断尿失禁,但不能明确其原因。

15. 实验室检查　尿中红细胞、白细胞数量,考虑是否存在尿路感染;血中前列腺特异抗原检测（PSA）,筛查是否有前列腺癌可能;血肌酐检查对于老年高龄患者、合并糖尿病等内科疾病的患者尤为必要,监测肾功能情况。

16. 超声检查　膀胱残余尿量可通过超声进行测量,残余尿量超过膀胱容量的 1/3 有临床意义。如果残余尿量在 50ml 以内可认为膀胱完全排空。残余尿量增多会导致尿急、尿频、急迫性尿失禁及夜尿次数增多的现象。

17. 尿动力学检查　检查膀胱储尿期及排尿期逼尿肌收缩情况,排尿时尿流率情况。

18. 膀胱镜检查　检查膀胱有无肿瘤、尿瘘、间质性膀胱炎、反复感染等。

19. 静脉肾盂造影　检查患者上尿路情况,是否存在肾盂扩张,输尿管反流、肾盂积水、尿瘘等。

20. 相关评估量表

（1）国际尿失禁咨询委员会尿失禁问卷表简表（ICI-Q-SF）：用于量化和准确评估尿失禁患者的症状，详见表4-4-3。

**表4-4-3　国际尿失禁咨询委员会尿失禁问卷表简表（ICI-Q-SF）**

许多患者时常漏尿，该表将用于调查尿失禁的发生率和尿失禁对患者的影响程度。仔细回想你近4周来的症状，尽可能回答以下问题。

1. 您的出生日期：□□□□年□□月□□日

2. 性别（在空格处打√）　　　　　　　男□　　　　　　　女□

---

3. 您漏尿的次数？

（在一空格内打√）

|  |  |
|---|---|
| 从来不漏尿 | □ 0 |
| 1星期大约漏尿1次或经常不到1次 | □ 1 |
| 一星期漏尿2次或3次 | □ 2 |
| 每天大约漏尿1次 | □ 3 |
| 1天漏尿数次 | □ 4 |
| 一直漏尿 | □ 5 |

---

4. 我们想知道您认为自己漏尿的量是多少？

在通常情况下，您的漏尿量是多少（不管您是否使用了防护用品）

（在一空格内打√）

|  |  |
|---|---|
| 不漏尿 | □ 0 |
| 少量漏尿 | □ 2 |
| 中等量漏尿 | □ 4 |
| 大量漏尿 | □ 6 |

---

5. 总体上看，漏尿对您日常生活影响程度如何？

请在0（表示没有影响）~10（表示有很大影响）之间的某个数字上画圈

0 1 2 3 4 5 6 7 8 9 10

没有影响　　　　　　　　　　　　　　　　　　　　　　　　有很大影响

---

ICI-Q-SF评分（把第3、4、5个问题的分数相加）：＿＿＿＿＿＿＿＿

---

6. 什么时候发生漏尿？

（请在与您情况相符合的那些空格打√）

从不漏尿 □

未能到达厕所就会有尿液漏出 □

在咳嗽或打喷嚏时漏尿 □

在睡着时漏尿 □

在活动或体育运动时漏尿 □

在小便完和穿好衣服时漏尿 □

在没有明显理由的情况下漏尿 □

在所有时间内漏尿 □

---

ICI-Q-SF评分标准　0分：无尿失禁症状；1~7分：轻度尿失禁；8~14分：中度尿失禁；15~21分：重度尿失禁

（2）体质衰弱老年人调查表：筛查老年性尿失禁的高危患者，详见表4-4-4。

**表4-4-4 体质衰弱老年人调查表**

1. 年龄 （1分为年龄在75~84岁，3分≥85）
2. 你的年龄对比其他人，你认为你的健康状况是：

   差（1分）

   一般（1分）

   好

   很好

   极好

3. 进行以下体力活动时的困难程度（每项回答，得分1分，最高2分）

| | 无困难 | 有点困难 | 一些困难 | 很困难 | 无法执行 |
|---|---|---|---|---|---|
| 弯腰、蹲下、跪下等动作 | | | | | |
| 提起或搬运重约4.5kg的物体 | | | | | |
| 伸长手臂达到或超过肩水平 | | | | | |
| 书写或者抓握起小物件等精细动作 | | | | | |
| 行走约400m | | | | | |
| 重家务活，如擦地板或擦窗户 | | | | | |

4. 对您健康或身体情况，从事下述工作是否有困难

   （4分是一项或更多"是"的回答）

   A. 购买个用品

   　是—购物需要帮助吗　　　　　　　是　　　　无
   　否
   　不能做：由于健康原因　　　　　　是　　　　无

   B. 理财（保持收支平衡）

   　是—理财需要帮助吗　　　　　　　是　　　　否
   　否
   　不能做：由于健康原因　　　　　　是　　　　否

   C. 穿过房间（借助手杖或助行器）

   　是—步行需要帮助吗　　　　　　　是　　　　否
   　否
   　不能做：由于健康原因　　　　　　是　　　　否

   D. 从事轻家务活（如洗碗、整理、清洁）

   　是—干家务活需要帮助吗　　　　　是　　　　否
   　否
   　不能做：由于健康原因　　　　　　是　　　　否

   E. 沐浴或淋浴

   　是—沐浴或淋浴需要帮助吗　　　　是　　　　否
   　否
   　不能做：由于健康原因　　　　　　是　　　　否

得分在3分以上的人群发生死亡和肢体功能下降的风险比3分以下的人群高

（3）国际前列腺症状评分表（IPSS）：是目前国际公认的判断前列腺增生症患者症状严重程度的最佳方法；是前列腺增生症患者下尿路症状严重程度的主观反映，与最大尿流率、残余尿量以及前列腺体积没有明显相关性。严重程度分类如下：总分 0~35 分，轻度症状 0~7 分，中度症状 8~19 分，重度症状 20~35 分，详见表 4-4-5。

表 4-4-5　国际前列腺症状评分（IPSS）

| 在过去一个月中有无以下症状？ | 没有 | 在两次中少于一次 | 少于半数 | 大于半数 | 多于半数 | 几乎每次 | 评分 |
|---|---|---|---|---|---|---|---|
| 1. 是否常有排尿不尽感 | 0 | 1 | 2 | 3 | 4 | 5 | |
| 2. 两次排尿间隔是否 >2 小时 | 0 | 1 | 2 | 3 | 4 | 5 | |
| 3. 是否常有间断性排尿 | 0 | 1 | 2 | 3 | 4 | 5 | |
| 4. 是否经常出现排尿不能等待 | 0 | 1 | 2 | 3 | 4 | 5 | |
| 5. 是否经常出现尿线变细 | 0 | 1 | 2 | 3 | 4 | 5 | |
| 6. 是否经常需要用力才能开始排尿 | 0 | 1 | 2 | 3 | 4 | 5 | |
| | 没有 | 一次 | 两次 | 三次 | 四次 | 五次 | |
| 7. 夜间需要起来排尿几次 | 0 | 1 | 2 | 3 | 4 | 5 | |

生活质量指数（QOL）评分：是前列腺患者手 LUTS 困扰程度及是否能够认识。又叫困扰评分，总分 0~6 分。

| | 高兴 | 满意 | 大致满意 | 还可以 | 不太满意 | 苦恼 | 很糟 |
|---|---|---|---|---|---|---|---|
| 8. 如果在您今后的生活中始终伴有现在的排尿症状，您认为如何？ | 0 | 1 | 2 | 3 | 4 | 6 | 9 |

（4）膀胱过度活动症患者自我评价量表（OABSS）：您选择最近一周内最接近您排尿状态的得分：OABSS 总评分就是这 4 个问题评分的总和，详见表 4-4-6。

表 4-4-6　膀胱过度活动症患者自我评价量表（OABSS）

| 问题 | 症状 | 频率次数 | 得分 |
|---|---|---|---|
| 1. 白天排尿次数 | 从早上起床到晚上入睡的时间内，小便的次数是多少？ | ≤7 | 0 |
| | | 8~14 | 1 |
| | | ≥15 | 2 |
| 2. 夜间排尿次数 | 从晚上入睡到早上起床的时间内，因为小便起床的次数是多少？ | 0 | 0 |
| | | 1 | 1 |
| | | 2 | 2 |
| | | ≥3 | 3 |

续表

| 问题 | 症状 | 频率次数 | 得分 |
|---|---|---|---|
| | | 无 | 0 |
| 3. 尿急 | 是否有突然想要小便,同时难以忍受的现象发生? | 每周 <1 | 1 |
| | | 每周 >1 | 2 |
| | | 每日 =1 | 3 |
| | | 每日 2~4 | 4 |
| | | 每日 ≥5 | 5 |
| | | 无 | 0 |
| 4. 急迫性尿失禁 | 是否有突然想要小便,同时无法忍受病出现尿失禁的现象? | 每周 <1 | 1 |
| | | 每周 >1 | 2 |
| | | 每日 =1 | 3 |
| | | 每日 2~4 | 4 |
| | | 每日 ≥5 | 5 |

基于 OABSS 评分表,当问题 3(尿急)的得分在 2 分以上,且整个 OABSS 得分在 3 分以上,就可诊断为 OAB(注:如无尿急不能确诊)。

OABSS 患者严重程度分级 OABSS 总得分≤5:轻度;6≤OABSS 总得分≤11:中度;OABSS 总得分≥12:重度。

(5)排尿日记:准确的记录排尿日记,可协助医生诊断尿失禁的类型,评价尿失禁的严重程度,也可作为客观的观察指标评价治疗效果,详见表 4-4-7。

表 4-4-7 排尿日记

姓名: 性别: 年龄: 记录日期:

| 时间 | 液体摄入量（ml） | 排尿量（ml） | 尿急感 | 漏尿 |
|---|---|---|---|---|
| | | | | |
| 就寝 | | | | |
| 总计 | | | | |

1. 排尿日记以 3~5 天为宜,时间紧迫 1~2 天也可以。

2. 记录排尿日记期间,生活方式不必刻意改变。

3. 注意区分白天、夜间的排尿。

## 五、护理干预

### （一）心理护理

老年尿失禁患者多因尿失禁而自感自理能力下降，并产生烦躁和自卑的负面心理。护理人员应结合各个患者的自身情况，对患者进行个性化的心理疏导，主动关心患者的日常生活，帮助其树立对待疾病的正确态度和信心。鼓励患者多参加一些力所能及的社交活动，通过活动转移法、自我教育法、沟通调节法和适当发泄法等情绪法调节其心理状态，以适应出院后的日常生活。正确的健康指导也十分重要。应对患者详细讲解该病的发病原因、发病机制、预后及心理与疾病康复的关系等，提高患者对疾病的认知水平，提高患者对治疗的依从性，增强自我效能感。

### （二）尿失禁的预防与处理

1. 暂时性尿失禁 是由多种因素导致患者发生暂时性尿失禁，对症治疗后，尿失禁症状即可得到缓解。多见于谵妄、感染、药物、抑郁症、活动受限、尿液过多、便秘等因素。针对病因，治疗感染，合理饮水，定时排尿，调整用药，预防便秘。

2. 尿失禁持续因素 概括起来包括两个方面，即储尿异常和排尿异常。造成储尿异常的原因包含逼尿肌亢进及尿道括约肌功能不全。排尿异常的原因包含逼尿肌功能减退及下尿路梗阻。

（1）储尿异常：常见于急迫性尿失禁、膀胱过度活动症、神经源性膀胱。

1）膀胱训练：膀胱训练是对自身排尿行为的修正，是自己重新获得控尿的能力。需要患者能控制尿急、延迟排尿或按时排尿，目的是通过控制尿急和减少排尿次数，增加膀胱容量，改善膀胱过度活动症。

2）定时排尿：定时排尿治疗自始至终要有一次固定的排尿时间表保持不变。定时排尿的作用是通过规律排空膀胱，在发生尿失禁前就排空膀胱而预防尿失禁的发生。

3）摄入足够的水分：每日1000~1500ml，过度地限制液体摄入会导致尿液浓缩，刺激膀胱导致逼尿肌过度活动和便秘，从而加重尿失禁的发生。

4）排尿日记：ICS推荐应用连续记录3日的排尿日记以准确评估下尿路症状。对于复杂的病例，可以连续记录7日的排尿日记。使用排尿日记监测训练及治疗效果，包括自我监测是否按进度训练、评价改善程度、是否需要调整排尿时间间隔及治疗用药方案。

5）处理便秘：因便秘而长期用力排便、过度地增加腹压，导致盆腔脏器脱垂是发生尿失禁的一个危险因素。应鼓励患者应用富含膳食纤维的食物，适当的增加饮水量，避免久坐及长期卧床，顺时针按摩腹部，适量运动，养成定时排便的习惯，必要时应用缓泻剂。

6）药物治疗：药物治疗是治疗因逼尿肌过度活动引起的尿急和急迫性尿失禁的主要方法。膀胱收缩最主要是通过乙酰胆碱诱导刺激膀胱平滑肌中的节后副交感胆碱能受体引起，抗胆碱药物通过竞争性抑制乙酰胆碱从而抑制膀胱的不稳定收缩。目前国内常用M受体阻滞剂：托特罗定和索利那新。

7）手术治疗：主要包括两种术式：①A型肉毒素膀胱壁注射术：通过抑制周围运动神经末梢突触前膜乙酰胆碱释放，引起肌肉的松弛性麻痹。逼尿肌切除术：通过切除膀胱壁增厚的逼尿肌组织，保留膀胱黏膜，从而改善膀胱顺应性，降低储尿期膀胱内压力，达到减少尿失禁、保护上尿路的目的。②神经调节术：通过电流刺激神经纤维，调节参与排尿周期充盈和排空的反射活性。

（2）排尿异常：常见于逼尿肌收缩乏力、前列腺增生、尿路狭窄。

1）治疗诱因：找出诱发尿失禁的原因，给予对症处理。如前列腺增生导致下尿路梗阻造成的充溢性尿失禁，可行前列腺切除手术，切除增生的前列腺组织，恢复控尿。

2）药物治疗：根据患者的理解能力说明所使用药物的作用、副作用、服用方法、时间及注意事项等。加强宣教，为评价服药前后的效果，需要准确记录排尿日记。根据排尿改善情况，调整用药。

3）清洁间歇导尿：清洁间歇导尿是在膀胱不过度伸展的时间间歇进行导尿，为预防尿液残留和恢复膀胱功能。适用于神经源性膀胱、膀胱扩大术后、慢性尿潴留等疾病。要求患者具有接受间歇导尿的意愿和知识水平，具有可以完成导尿的身体功能。与留置导尿相比尿路感染发生率低，自主排尿的可能性大。与使用尿布相比，皮肤损害的发生率较低。

4）留置导尿：适用于急性期患者，长期留置尿管生活质量低，易发生泌尿系感染。

5）耻骨上膀胱造瘘：尤其适用于年老体弱及重要脏器有严重疾病不能耐受手术的患者，创伤小、并发症少、相对安全、减少漏尿。需要定期更换造瘘管及尿袋。

6）手术治疗：前列腺增生症可行经尿道前列腺切除术、尿道狭窄可行尿道内切开手术。非梗阻性慢性尿潴留可行骶神经电调节术。

（3）盆地肌肉松弛：压力性尿失禁。

1）控制体重：肥胖是发生压力性尿失禁的危险因素之一，减肥可以降低 2 型糖尿病患病风险，还可以减轻腹压，减轻膀胱内压，降低膀胱颈的活动性。当体质量降低 5% ~10% 时，尿失禁的症状就有明显改善。这些均表明，超重与肥胖是尿失禁的危险因素，与尿失禁的发生或严重程度有关。

2）避免腹压增加：预防便秘、慢性咳嗽、避免负重。

3）盆底肌训练：Kegel 训练是患者有意识地对以肛提肌为主的盆底肌进行自主性收缩以加强控尿能力，预防及治疗压力性尿失禁。盆底肌训练（PFMT）可使盆底肌纤维增粗，从而增强盆底肌的收缩力和张力，当腹压增加时，可增加尿道闭合压力防止漏尿发生。

4）生物反馈：生物反馈治疗是训练患者控制躯体功能的方法，指导盆底肌训练和主动收缩盆底肌。常用的有手指反馈、视觉反馈、阴道锥。

5）电刺激治疗：通过低频电流刺激盆神经或阴部神经引起反射性刺激，刺激盆底肌收缩，增强控尿。

6）手术治疗：填充剂注射术、经阴道无张力中段尿道吊带术、经闭孔无张力中段尿道吊带术等。

7）男性前列腺癌根治术后尿失禁以括约肌障碍为主，主要表现为压力性尿失禁。可行男性吊带手术和人工尿道括约肌置入术治疗尿失禁。

（4）失能老年人尿失禁

1）改善环境：充足的光线；床与椅子的高度与患者小腿平齐；通向卫生间的过道整洁无杂物。

2）检查药物：检查患者长期服用的药物有无诱发失禁的药物，在医生的指导下更换或调整剂量。

3）准确记录排尿日记：掌握患者的排尿规律，便于给予干预。

4）根据排尿日记的记录，制订饮水计划，不能减少水分的摄入。

5）预防及治疗便秘。

6）如厕训练：对能够正确使用厕所的患者，连续3日每半小时检查患者有无尿湿裤子，找出患者的如厕习惯，关注饮水与药物因素，定时叫患者如厕，训练8~12周。

7）修改衣物，方便患者如厕时穿脱。

8）尿失禁辅助用品的使用：助步器、如厕辅助器、尿垫、纸尿裤、便盆、尿壶、一次性尿套、集尿器等。

3. **失禁相关性皮炎（IAD）的护理**　皮肤长期或反复暴露于尿液和粪便中，会造成皮肤炎症，主要表现为受刺激部位的皮肤出现片状与受压无关的红斑、水肿、浸渍、湿疹、剥脱、破损、丘疹、水疱、糜烂，严重者出现皮肤表层的缺失、渗液，伴或不伴有感染等。伤口的边界通常不清晰，呈弥散状，伴有瘙痒或疼痛以及继发性的真菌感染。对于皮肤问题，预防永远胜于治疗，因此在皮肤尚未出现严重问题时，采取必要的预防措施维护皮肤的完整性，是护理工作的重要任务之一。

（1）对失禁患者皮肤进行风险评估：早期发现患者发生IAD的风险，严格交接班，足够程度的重视患者皮肤的完整性，提高护理人员和患者及患者家属对IAD的认知，并给予相应的健康教育。

（2）加强观察巡视，及时清洗皮肤：患者皮肤长期暴露在大小便等刺激物中，皮肤的天然保护作用将会大大减弱。使用中性或弱酸性清洗液尽可能早的清洗皮肤，可以减少尿液和粪便对皮肤的刺激，有助于保持皮肤的屏障功能。

（3）滋润皮肤：皮肤的屏障功能取决于其完整的角化细胞和细胞间的脂质。所谓润肤就是修复或增大皮肤的保湿屏障，保持和增加其含水量减少经表皮水分丧失。大小便失禁的患者皮肤清洗后涂以强生婴儿润肤露、鞣酸软膏或尿素霜膏，能使皮肤保持长时间的滋润，增加皮肤屏障保护作用。避免使用爽身粉，以防止被尿液或粪便浸湿后增加对皮肤的刺激。

（4）使用皮肤保护剂：皮肤保护剂的主要作用是在皮肤表面形成一层密闭或半透明的保护层，以减少尿液或粪便对于皮肤的刺激。

## 六、延续性护理

### （一）延续护理方法

老年性尿失禁病因复杂，病程长，通过住院治疗不能够完全解决患者的尿失禁问题，出院后患者仍然有很高的健康照护需求，需要继续进行康复训练。陕海丽等对500例老年住院患者的调查显示，老年患者中希望出院后医护人员能够用电话与其联系或家访的比例分别为95.2%、83.2%。医护人员可以通过电话随访、家庭访视、失禁专科门诊等方式跟踪患者的康复进展，并根据个体情况调整康复计划，帮助患者及家属提高自我护理能力，促进患者恢复健康、掌握处理失禁的方法，尽快地融入社会生活。

### （二）延续护理措施

1. **心理指导**　尿失禁对老年人影响最大的是心理方面的不适。因此，对患者进行心理疏导，主动关心体贴患者，鼓励其表达自己的感受，并注意保护患者隐私；向患者说明尿失禁是老年人的一种常见疾病，从而消除患者的自卑心理；向患者讲解尿失禁形成和发展的机制，以及康复治疗措施的机制，从而使患者增强战胜疾病的信心；强调家庭支持的重要性，嘱患者家属与患者多沟通，鼓励家属多陪伴患者，有助于患者消除自卑、焦虑和抑郁等不良心理，树立面对现实，敢于战胜疾病的信心和勇气，提高康复治疗的依从性。

2. 饮食指导　食物以清淡易消化为主,每日饮水量在 1500~2000ml 之间,避免因大量饮水增加肾脏负担。禁食辛辣刺激食物,禁止大量饮酒,否则会加重尿频、尿急、排尿不畅等下尿路症状;老年前列腺增生症患者易导致急性尿潴留的发生。制订合理的饮水计划,对于夜尿次数多的老年人,可晚饭后控制液体摄入;对于进行间歇导尿术的患者,如饮汤、粥、果汁的流食,应从饮水量中相应扣除。禁饮茶、汽水、含酒精饮品、薏米水、西瓜汁等利尿饮品,食用富含膳食纤维的食物预防便秘。

3. 药物指导　多种药物联合应用是老年人用药潜在的最危险因素,许多药物可导致或诱发尿失禁。因此应重视患者用药,在老年全科医生的指导下,合理选择用药(包括药物的种类、剂量、剂型、用药时间、是否联合用药)。向患者宣教药物的服用方法与不良反应,标识醒目清晰,可用分药盒将药物分开放置,方便患者服用。避免睡前应用利尿剂,以减少老年人夜尿次数;老年前列腺增生症患者睡前应用 α 受体阻滞剂(多沙唑嗪、特拉唑嗪、阿呋唑嗪)和 α1- 受体阻滞剂(坦索罗辛)治疗下尿路症状,应注重预防直立性低血压的安全宣教,提示患者夜间如厕前应缓慢起床,在床边坐一会后无头晕等不适症状再去卫生间排尿。建议患者用坐便器排尿,避免因站立排尿时因膀胱突然排空加重低血压反应,导致意外跌倒发生。对于体质衰弱老年人可将便壶放于床旁,便于患者使用,用后及时倾倒尿液。

4. 排尿日记的应用　在出院前教会患者及照护人员排尿日记的记录方法,要求记录时间及出入量准确。出院访视时检查排尿日记的记录情况,根据排尿日记的记录内容评估患者尿失禁的康复情况。

5. 康复指导

(1)尿失禁辅助器具的使用:在应用尿失禁辅助器具前,需要评估患者的失禁程度(包含失禁的种类、失禁量、失禁发生的时间),患者的活动情况(长期坐轮椅、卧床、需要人协助、自理),智力情况(正常、混乱),肢体灵活程度,个人喜好及经济情况等。全面评估患者,选择一种适合的尿失禁辅助器具。

1)成人尿片、纸尿裤、护理垫:注意选择合适的尺码,关注舒适感,评估吸水能力、隔水能力、能否保持皮肤干爽,粘贴设计、防漏隔边的设计。定时检查纸尿裤的饱和程度及皮肤情况,每次更换纸尿裤时,用温水清洗会阴,用柔软的棉布拭干,发现皮肤异常及时予以干预,预防失禁相关性皮炎及压疮的发生。

2)尿套:只适合男性患者,皮肤敏感患者禁用。多以橡胶制造,套于阴茎上,再接尿袋。使用时注意选择合适的尺码,尿套必须每日更换,更换时用温水清洗会阴,注意皮肤情况,有无损伤发生。连接尿袋后,尿袋要放在低于尿套的位置,注意尿套和尿袋的管路切勿打折。

3)保鲜袋收集尿液法:适用于男性脑卒中后卧床患者,优点是经济、方便取用、便于家属与照护人员掌握,相较于侵入性操作,可降低感染几率。对于非持续性尿失禁的患者可根据小便规律选择套袋时间,一般可间隔 30~60 分钟,每日温水清洁会阴部皮肤,阴茎、龟头、包皮 2~4 次,即可保持患者局部皮肤清洁干燥。系结时注意松紧适宜,留一指空间为宜,避免过紧影响阴茎血液循环。对于长期套袋的患者,应每两小时观察一次,及时更换倾倒尿液。

4)留置尿管:保持尿管引流通畅,避免扭曲打折,尿袋低于膀胱水平,预防尿液反流。每日两次尿道口护理,每周更换两次尿袋;长期留置尿管者,每月更换尿管一次。床上翻身改变体位时,注意尿袋悬挂位置,预防过度牵拉导致尿管脱出。指导患者及照护人员观察引流尿液的颜色、性质、量,如有异常,及时门诊随诊治疗。

5）耻骨上膀胱造瘘：保持引流管路通畅，经常挤压引流管，避免管路扭曲打折，尿袋低于膀胱水平，预防尿液反流。保持造瘘口皮肤清洁干燥，如发生造瘘口渗出较多，考虑管路堵塞，可给予生理盐水冲洗造瘘管。冲洗时流速要慢，保持进出通畅，尽可能不用高压冲洗，以免引起输尿管反流，加重感染。长期造瘘患者需更换造瘘管，最早为术后4周左右，此时腹壁瘘道基本形成，换管较安全。以后每月换管1次。妥善固定引流管，如果不慎滑出，应立即更换尿管，禁止消毒后再插入造瘘口内。鼓励患者多饮水，保证饮水量每天2000~2500ml，以增加尿量，达到冲洗尿路，预防感染的目的。

6）间歇导尿法：一般每4小时导尿一次，导尿前鼓励患者先自行小便，若每次导出尿液多于400ml，则需将时间缩短少许。相反，若少于300ml，则可延长导尿时间。导尿时间亦需视饮水多少而做出适当调整。如出现尿路感染情况，应及时找医生复诊。

（2）康复训练

1）盆底肌训练：常用的训练方法有两种：①快速、有力的收缩盆底肌2秒并快速放松。②收缩盆底肌并维持5~10秒，然后彻底放松同样的时间。患者每日在三种不同体位下最少锻炼2次，每次15~30分钟，循序渐进地增加盆底肌锻炼的次数，最好能采用仰卧位、坐位、双膝并拢体位。

2）膀胱训练：膀胱训练一般结合排尿时间表提醒患者不要过早的对尿急做出反应，有意识的延长排尿间隔。一般训练患者每小时排尿1次，在2次排尿间歇期患者必须控制和忍耐尿急感。对于排尿日记提示平均排尿间隔少于1小时的女性，训练最初的排尿间隔可以更短一些（如从30分钟或更短）。当2次排尿间隔达到1小时后，逐渐增加排尿时间间隔至2~3小时排尿一次，逐渐使每次排尿量 >300ml。

常用的方法有：①消除外界刺激，如关掉水龙头；②更换体位，屈腿站立并交叉双腿；③压迫会阴，如坐在一些坚硬的物体如椅子扶手或毛巾卷上；④收缩盆底肌，努力保持20秒；⑤思考一些复杂问题来分散注意力，直到排尿感消退；⑥垫脚站立可对部分患者有帮助。

综上所述，根据老年人尿失禁的类别给予相应的护理措施，制订个体化的出院计划，出院后规律的家访和电话支持，通常延续到出院后的4~8周。提高尿失禁老年人的生活质量，降低再入院率。

## 七、居家护理

尿失禁的家庭保健和自我护理相当重要，通过患者、家属及照护者对失禁护理的认识，鼓励他们按照自己的需要，学习各种训练方法，如膀胱训练、盆底肌训练等，以改善某些尿失禁问题。

### （一）心理支持

尿失禁常会给老年人带来不便，同样给家人增加很多麻烦。长年尿失禁患者一般行动不便，自我照顾能力减退，往往需家人清理失禁排泄物，失禁患者会感到不安，当被家人埋怨时，他们会感到内疚。因此，家人或照护者应该耐心地关怀他们，给予心理支持，不断地协助他们面对失禁问题，使他们保持舒适和尊严。

### （二）饮水计划

排除禁忌证如肾功能不全、心脏功能衰竭、水肿等疾病，可鼓励患者每天饮水1500~2000ml。最好为老年患者制订一张饮水计划表，早、中、晚三正餐饮水或流食加食物水分控制在每餐大约300ml，上、下午分次饮水总量为400ml，晚间饮水200ml，晚8时后不再饮水，以减少夜尿的次数。

饮水表可作为患者平时生活的参考,如患者有特殊需要应根据个体的特点制订饮水计划。一些老年人害怕尿失禁而减少饮水量,甚至拒绝饮水,从而引起体液不足、尿少,甚至导致尿路感染,因此,应详细地向他们解释计划饮水的意义,取得他们的配合。

### (三)降低咖啡因摄入

最常见影响尿失禁的食物是咖啡因,一般人进食含咖啡因的食物或饮料后 30~60 分钟,血内的咖啡因浓度达到最高,会令膀胱肌肉不自主的收缩而引起尿频及尿失禁情况。咖啡因也有利尿的作用,增加小便量而尿频。市面上有很多食物或饮料均含咖啡因,如茶、咖啡、可乐汽水、部分巧克力糖等。失禁患者应少吃含咖啡因的食物,有助于改善尿失禁的情况,特别是睡前禁止食用含咖啡因的食品,以减少夜尿次数。

### (四)预防便秘

一般便秘是由于没有吃足够的蔬菜和高纤维的食物、饮水量少、运动量不足、身体衰弱、抑郁和使用某种止痛药。长期便秘的患者排便时,因习惯要长期用力,久而久之,会使盆地肌肉松弛。同样因便秘时,存满粪便的直肠会压迫膀胱及尿道,阻碍尿液流出,影响膀胱容量,使患者常常有小便的感觉。因此,尿失禁患者应多吃蔬菜及高纤维的食物,如谷类、小麦、豆类等,摄入适量的水分,每日至少饮用 6~8 杯流质,每天运动,例如散步,可以增加肠蠕动,促进大便定期排出。如出现大便嵌塞,可应用缓泻剂、灌肠或戴手套用手指将大便抠出。

### (五)如厕训练

如厕训练对于认知或活动能力减退的患者是有效的代偿方法。训练方法包括对认知障碍或记忆力受损忘记上厕所的老年人提醒其按时如厕,可以使用闹钟定时提醒,也可以将如厕表张贴在靠近挂钟且较显眼的位置,将其卧室及床安置在靠近厕所的位置。对于一些老年痴呆的患者,厕所门的颜色与周围环境的颜色对比要明显,建议使用鲜艳的颜色,门上的厕所标志要大,尽量不要使用文字,而是使用图片,如画一个大大的坐厕,光线充足,以满足老年人的视觉需要,吸引老年人的注意力,以免因为老年人忘记了厕所的位置,寻找时间延长而导致尿失禁。在卫生间安装如厕辅助器,方便老年人如厕,降低跌倒等意外事件的发生率。

### (六)康复训练

根据门诊或出院前制订的康复训练计划指导患者坚持训练,并定期复诊评估功能恢复状况。

### (七)戒烟、治疗肺部疾病及咳嗽

吸烟是老年慢性支气管炎的主要原因。老年肺部疾病引发的慢性咳嗽会增加腹压,加重压力性尿失禁的症状。被动吸烟也将明显损害健康,所以应提倡停止吸烟。戒烟虽不能使老年慢性支气管炎的吸烟患者完全康复,却可以明显延缓病程发展,使肺功能损害得到部分恢复。另外,合理的营养、体育锻炼、增强体质、预防感冒也都有益于老年慢性支气管炎的预防,从而降低老年压力性尿失禁的发病率。

### (八)减肥

推荐饮食调节及锻炼的方式将体重控制在合理范围。减肥应采取循序渐进的方式。患者体重减轻的速度以 1~3 个月减重 1~2kg 为宜,在减肥过程中以患者不感到饥饿、无疲劳感为佳。不要采用快速减肥法,也不要偏食,要尽可能在营养师的指导下,选择适宜的减肥食谱。运动方式推荐慢走,注意劳逸结合,不要过度劳累。

(陈玉果)

# 第五节　老年便秘评估与护理干预

## 一、基本概念

便秘（constipation）指正常的排便形态发生改变，出现排便次数减少，排出过干过硬的粪便，且伴有排便不畅、困难。如超过 6 个月即为慢性便秘。

便秘是老年人常见的消化系统症状，正常人每天排便 1~2 次或 2~3 天排便 1 次，便秘者每周排便少于 3 次严重者长达 2~4 周才排便 1 次，并且排便费力，排便时间可长达 30 分钟以上或每天排便多次，但排出粪便硬结如羊粪状，且数量很少。此外，老年人还会出现腹胀、腹痛、食欲不佳、消化不良、乏力、舌苔变厚、头痛等，触诊腹部较硬实且紧张，有时可触及包块，肛诊可触及粪块。老年人过分用力排便时，可导致冠状动脉和脑血流的改变，出现脑血流量降低，排便时可发生昏厥；冠状动脉供血不足者可能发生心绞痛、心肌梗死；高血压者可引起脑血管意外，还可引起动脉瘤或室壁瘤的破裂、心脏附壁血栓脱落、心律失常甚至发生猝死等。

## 二、流行病学资料

随着饮食结构改变、生活节奏加快和社会心理因素的影响，我国老年便秘的患病率逐年上升，并且随着年龄的增长，老年人慢性便秘的患病率呈逐渐增加的趋势。流行病学调查显示，老年人便秘患病率高至 22%，而且北方地区明显高于南方，农村明显高于城市，女性高于男性，文化程度低者明显高于文化程度高者，年龄大者明显高于年龄小者。老年便秘不仅严重影响了老年人的生活质量，也容易诱发或加重其他疾病。

## 三、病因

老年人便秘发生的原因较多，主要包括生理因素、生活方式、药物作用、疾病因素及心理因素等。

### （一）生理因素

随着年龄的增加，老年人的胃肠道消化液分泌减少，肠管张力及蠕动减弱，食物在肠内停留过久，水分被过度吸收；同时，胃－结肠反射减弱，直肠黏膜敏感性下降，参与排便的肌肉如腹腔及盆底肌、肛门括约肌张力减弱，导致便秘。

### （二）生活方式

1. 运动量小　随着年龄的增加，老年人体力活动减少、久坐不动、缺乏运动性刺激，无法推动粪便活动，导致便秘。研究显示，长期卧床老年人便秘发病率高达 80%。

2. 不良饮食习惯　老年人牙齿松动脱落，饮食习惯改变，进食量减少；老年人饮食过于精细，缺乏膳食纤维摄入，导致粪便黏滞度大，肠内运动缓慢，水分被过量吸收；饮酒、饮水过少、喜食辛辣食物、饮水过少，也可引起粪便干硬，从而导致排便困难和便秘。

3. 不良排便习惯　未养成定时排便的习惯，由于治疗或环境因素，老年人在出现便意时不能立即排便而进行克制或忍耐，排便反射受到抑制，日久引起便秘。

### （三）药物因素

老年人常患多种疾病，接受多种药物治疗，某些药物的副作用，如氢氧化铝、镇静剂、个别钙离子拮抗剂,可导致或加重老年人便秘;一些老年患者长期自服缓泻剂促进排便,导致肠道功能受到抑制而加重便秘。

### （四）疾病因素

肛门疾患(痔疮、肛裂等)所引起的局部疼痛;结肠病变,如肿瘤、炎症、狭窄等;内分泌疾病,如甲状腺功能低下症、糖尿病等内分泌紊乱疾病,均能影响排便,导致便秘。

### （五）心理因素

老年人的心理问题,如情绪焦虑、精神紧张、失眠等,可增加盆底肌群紧张度,引起排便肌肉运动不协调,引起便秘。

## 四、评估

### （一）评估对象

有潜在发生便秘或存在便秘的老年患者。

### （二）评估内容

目前,国际公认的功能性胃肠疾病(functional gastrointestinal disease, FGD)的诊断标准为罗马Ⅱ诊断标准,指便秘症状持续3个月以上,具备下述2个或2个以上条件并排除器质性病变:①自发性排便次数每周<3次;②1/4以上时间有排便困难;③1/4以上时间粪质较硬或成硬球状;④1/4以上时间排便有不禁感或不畅;⑤1/4以上时间排便手法协助;⑥1/4以上时间排便时肛门有阻塞感或肛门直肠梗阻。评估内容包括健康史评估、便秘状况评估、和辅助检查评估。

1. 健康史评估

（1）一般情况:收集患者的性别、年龄、生活方式、心理状况等。

（2）既往史:了解患者的疾病史、用药史、家族史等。

2. 便秘状况评估

（1）排便的情况:患者每周大便的次数、大便的形状、每次排便时间、排便是否用力、大便是否干燥以及有无辅助排便的药物或措施等。

（2）排便的伴随症状:患者排便过程中是否有不良症状,如排便费力、肛门疼痛、腹痛、腹胀、排便不尽感等。

3. 辅助检查评估　可选择结肠镜、直肠镜或钡餐灌肠等辅助检查,以排除结肠、直肠疾病或肛门狭窄等因素。

## 五、护理干预

### （一）便秘的预防

1. 重视便秘的护理评估　制定便秘护理常规及护理评价标准,规范便秘的护理及评价,根据患者的实际情况,结合疾病特点,制订预防老年人便秘的护理计划。

2. 加强老年人便秘知识的宣教　告知患者便秘发生的原因,引起患者对便秘问题的重视;老年患者在新入院时由责任护士介绍医院的环境,尤其是卫生间及呼叫铃的正确使用,并提醒患者上厕所不要锁门,以确保老年人在发生便秘时得到护理人员的及时帮助;鼓励患者规律排便,防治有意识的抑制便意。

3. 保证良好的排便环境　卫生间保持清洁,注意换气和除臭;为患者创造单独且隐蔽的排便环境;长期卧床患者床上排便时注意拉围帘或屏风遮挡,并注意采取坐姿或适当抬高床头,以增加腹内压利于排便。

4. 调整饮食结构  鼓励患者多食用富含膳食纤维的食物,如粗制玉米面、韭菜、水果等;适当增加饮水量,可适量添加蜂蜜,以促进排便;少食辛辣、生冷等刺激性食物。

5. 适当调整生活方式  根据老年人病情及身体状况,鼓励患者适宜增加活动量,如散步、太极拳等,卧床患者可进行床上活动或由他人协助进行。

## (二)便秘的治疗

1. 通便  通过简便经济而有效的措施,帮助患者解除便秘,该方法适用于老年人及久病卧床所导致的便秘,常用的简易通便法包括开塞露、甘油栓、肥皂栓等。严重便秘者可遵医嘱给予灌肠。

2. 药物治疗  常用药物:①容积性泻药(纤维素):可加速全胃肠或结肠蠕动,吸附水分,使大便松软,易排出。②刺激性泻剂(番泻叶、蓖麻油):口服后,肠内可形成可溶性钠盐,刺激肠黏膜,促进肠蠕动,并阻止肠液被肠壁吸收。由于导泻作用强,易引起剧烈腹泻,应遵医嘱服用,且服用过程中注意观察患者反应。③盐类泻剂(甘露醇、硫酸镁等),可在肠道内形成高渗环境,增加肠道内水分,从而软化粪便,促进肠蠕动,加速排便。

## 六、居家护理

### (一)合理膳食

多食膳食纤维含量高的食物,如粗粮、蔬菜、水果等,鼓励老年人多吃带馅面食,如馄饨、包子等,保证热量摄入的同时,达到预防便秘的效果;适量食用产气食品,如香蕉、玉米、黄豆等,以促进肠蠕动;对无糖尿病或高血压的患者,可每天清晨空腹饮用蜂蜜水或淡盐水,促进排便;适当增加高脂肪食物,如芝麻、核桃、芝麻油等,起到润滑肠道的作用,同时,其分解产物脂肪酸有刺激肠蠕动作用;忌食浓茶、辣椒、蒜、咖啡等刺激性食物。

### (二)适当增加活动和锻炼

根据自身情况,适当增加运动,如散步、太极拳等;避免久坐或久卧,长期卧床患者可借助他人进行被动活动;于晨起、睡前,用手自右下腹向左顺时针进行腹部按摩,以促进肠蠕动;收缩腹部与肛门肌肉,10秒后放松,提高排便肌的收缩力,增强排便能力。

### (三)正确使用通便药物

长期使用缓泻剂会引起肠道功能下降,造成便秘加重,因此居家老年人应在医生指导下应用通便药物。

### (四)保持良好的精神状态

鼓励老年人多参加群体活动,培养积极乐观的人生态度,消除焦虑、紧张等不良情绪。

### (五)重建良好的排便习惯

选择适合自身的排便时间,避免干扰,坚持晨起蹲厕 3~5 分钟,养成定时排便的习惯;心脑血管疾病的患者应避免排便用力,出现排便问题,及时进行通便处理。

### (六)家庭卫生间的设置

老年人使用卫生间最重要的是注意安全问题,卫生间内应有扶手,地面要特别注意防滑。卫生洁具白色最佳,不仅感觉清洁而且易于随时发现老年人的某些病变。另外,老年人使用的卫生间应尽量靠近老年人的卧室或设置在卧室内,以方便老年人夜间的使用。

### 七、延续护理

延续性护理不强调为出院后患者提供直接而长期的护理,而是帮助患者及家属提高自我护理的能力,对于存在便秘或者有潜在便秘问题的老年患者,护理人员应制订相应的指导方案,为患者及家属提供正确且实用的指导。

延续护理的主要内容:①药物指导:告知患者及家属不同药物的名称、促进排便机制、使用方法、不良反应等;②饮食指导:根据患者的病情、饮食习惯、生活水平等制订个体化饮食指导;③症状管理与识别:加强患者对于便秘的知识宣教,使其正确识别便秘的症状并进行正确的措施进行缓解;④居家环境:告知家属或患者家中存在的影响老年人排便的环境因素,适当提供指导;⑤活动和锻炼指导:根据患者个体情况,对活动方式、时间及活动强度进行指导;⑥心理指导:鼓励患者积极生活,保持良好的情绪,以提高生活指导。

（金晓燕　杨　婧）

## 第六节　老年睡眠障碍评估与护理干预

### 一、基本概念

#### （一）睡眠障碍（sleep disorder）

指睡眠量及质的异常,或在睡眠时出现某些临床症状,也包括影响入睡或保持正常睡眠能力的障碍,如睡眠减少或睡眠过多,以及异常的睡眠相关行为。

#### （二）睡眠障碍分类

美国《精神障碍的诊断与统计手册》第 4 版（Diagnostic and Statistical Manual of Mental Disorders- Ⅳ, DSM- Ⅳ）将睡眠障碍分为 3 类:原发性睡眠障碍、精神障碍相关睡眠障碍和其他睡眠障碍。原发性睡眠障碍分为:睡眠异常,包括原发性失眠症、原发性过度睡眠、发作性睡眠、与呼吸有关的睡眠障碍及睡眠的昼夜节律障碍;睡眠相关异常,包括噩梦障碍、睡惊障碍和睡行障碍。

《国际疾病及有关健康问题的统计分类》（International Statistical Classification of Diseases and Related Health Problems, 10the Revision, ICD-10）将睡眠障碍分为睡眠失调和睡眠失常。睡眠失调指一种原发性心因性状态,其中睡眠紊乱包括失眠、嗜睡及睡眠 – 觉醒节律障碍;睡眠失常是在睡眠中出现异常的发作性时间,包括睡行症、睡惊及梦魇。

《中国精神障碍诊断标准》第 3 版（Chinese Classification of Medical Disorder-3, CCME-3）将非器质性睡眠障碍分为各种心理社会因素引起的非器质性睡眠与觉醒障碍,包括失眠症、嗜睡症、睡眠觉醒 – 节律障碍、夜惊、睡行症以及梦魇等。

#### （三）老年人睡眠障碍的表现

1. 夜间敏感性增高,易受外界因素干扰,觉醒频繁,睡眠维持困难,睡眠断断续续。

2. 白天精力不充沛,常需要通过打盹补觉,睡眠过多甚至嗜睡。

3. 睡眠规律改变,黑白颠倒,白天睡眠时间比晚上长。

4. 早睡早醒,入睡困难。

5. 睡眠时间缩短,多数老年人睡眠时间不足 5 小时,浅睡眠增多,深睡眠期减少。

6. 特殊类型睡眠　睡眠呼吸暂停综合征( sleep apnea syndrome, SAS )、不宁腿综合征( RLS )、睡眠中周期性肢体活动( PLMS )、生理节律紊乱和失眠等,其中以 SAS 发病率最高。睡眠呼吸暂停综合征( sleep apnea syndrome, SAS )是一种睡眠期疾病,是高血压、冠心病、脑卒中的危险因素,且与夜间猝死关系密切。SAS 多发于老年男性,主要原因有:老年人多有上呼吸道脂肪堆积,睡眠时咽部肌肉松弛,使上呼吸道狭窄或接近鼻塞,而出现呼吸暂停;老年人中枢神经系统调节功能降低,对呼吸肌的支配能力下降,以及呼吸肌无力等易发生呼吸暂停。

## 二、流行病学资料

老年睡眠障碍是威胁老年患者身心健康的主要因素,且随着年龄的增加,睡眠障碍的患病率也越高。

国外研究显示,60 岁以上老年人睡眠障碍患病率约为 30%~40%;我国相关研究显示,60 岁以上老年人群睡眠障碍患病率为 47.2%,其中老年女性人群患病率( 58.2% )高于男性( 49.2% );身体伴有其他疾患较无疾病伴随的患者更容易产生睡眠障碍;农村老年人睡眠障碍患病率( 52.8% )远高于城市( 41.4% );丧偶老年人睡眠障碍患病率( 50.1% )明显高于在婚者( 33.1% )。

睡眠障碍是老年人最常见的症状之一,长期反复睡眠障碍会影响老年人原发病的治疗和康复,导致免疫能力降低并加重或诱发某些躯体疾病,如冠心病、脑血管、老年痴呆及神经衰弱等疾病,严重影响老年人生存质量。

## 三、病因

人每天需要睡眠的时间随着年龄、性格、个体的健康状况、劳动强度、生活环境的不同而有所差异,随着年龄的增长睡眠逐渐减少。老年人睡眠障碍发生的原因较多且较复杂,主要包括生理因素、疾病因素、社会家庭因素、生活方式、环境因素及药物因素等。

### (一)生理因素

随着年龄的增加,老年人大脑皮质功能减退,新陈代谢也随之减慢,体力活动减少,因此所需睡眠时间也随之减少;同时,老年人易出现睡眠时相提前,表现为早睡、早醒;也可出现多相性睡眠模式,即夜间睡眠减少,白天睡眠增多,且夜间易惊醒。有研究指出:老年患者尿液中 6- 硫氧褪黑素浓度明显低于青年人群的含量,褪黑素在个体发育、脑功能及睡眠等多方面有重要作用,因此,褪黑素缺乏是老年人睡眠障碍的一个关键因素。

### (二)疾病因素

临床观察表明,80% 以上老年患者因基础疾病本身的症状或体征导致睡眠障碍,如躯体疾病引起疼痛、咳嗽、气喘、皮肤瘙痒、尿频尿急、强迫体位( 如心衰患者 )、活动受限、内分泌代谢疾病、某些呼吸系统疾病等均可导致睡眠障碍。

### (三)社会家庭因素

老年人由于机体功能逐渐衰老导致活动受限等原因,与外界交流的机会减少;丧偶、退休等对生活变化的不适应导致性格变化明显;同时,子女与老年人的聚少离多,亲情关系的新模式等对老年人的情感造成了较大困扰,焦虑、悲观、抑郁等不良情绪可引起或加重老年人睡眠障碍。

### （四）生活方式

老年人不良的生活方式,如过度饮酒、吸烟、晚餐过多或过少、好饮浓茶或咖啡等兴奋性物质、午睡时间过长,长期卧床或久坐等原因,均会引起睡眠障碍。

### （五）环境因素

老年人对睡眠环境的敏感度比年轻人要高,安静、舒适的环境有利于老年患者睡眠。由于老年人对新环境适应能力相对较差,因此,初入病房的声音因素,如病房呼叫器、监护仪、同病室患者活动、护士夜间操作或巡视的声音;灯光因素,如病房内灯光比较明亮或者半夜治疗时开灯、走廊的光线等;病室的温湿度、整洁度、空气质量、床铺的舒适等,均可影响老年患者的睡眠。

### （六）药物因素

老年人常伴有多种疾病,常服用多种药物进行治疗,药物的不良反应可能对患者的睡眠造成不良影响,导致睡眠障碍。常见的抗高血压药物、治疗糖尿病药物、老年痴呆症等治疗药物,均会引起患者失眠。研究显示,10%~27% 老年自行服用安眠药物,以缓解睡眠障碍,长期服用安眠药可引起继发性失眠或加重睡眠呼吸暂停综合征,长期服药后停药或减少服用量后亦可发生失眠,长期服用催眠药及酒精可引起药源性失眠。

## 四、评估

### （一）评估对象

有潜在睡眠障碍或存在睡眠障碍的老年患者。

### （二）评估内容

协助患者获得最佳睡眠,以促进疾病的康复是护理人员重要的职责之一,护士应运用睡眠相关的专业知识,对患者的睡眠情况进行综合评估,制订个体化的护理计划,指导并帮助患者达到获得良好睡眠的目的。评估内容主要包括睡眠状况、疾病史、身体评估。

1. 睡眠状况

（1）评估患者的作息时间:如每天需要的睡眠时间、具体就寝的时间、起床时间等。

（2）睡眠质量:如睡眠深度、夜间醒来的次数及原因、睡眠中是否有异常情况(呼吸暂停、失眠等)、睡眠效果。

（3）睡眠习惯:如是否需要午睡及午睡时间、睡前是否需要服用睡眠药物及药物的名称和剂量、对温湿度、光线等的需求。

2. 疾病史　了解患者的疾病史、用药史,明确患者是否有影响睡眠的疾病及是否服用影响睡眠或帮助睡眠的药物。

3. 心理社会评估　评估患者的心理社会状况,如性格特征、与子女关系、有无配偶、有无家庭的重大事件及精神状态等。

### （三）评估工具

包括匹兹堡睡眠指数量表(Pittsburgh Sleep Quality Index, PSQI)、睡眠评定量表(Sleep Dysfunction Rating Scale, SDRS)、斯坦福嗜睡量表等。

1. 匹兹堡睡眠指数量表(Pittsburgh Sleep Quality Index, PSQI)(表4-6-1)　由美国匹兹堡大学医学中心精神科睡眠和生物节律研究中心睡眠专家 Buysse 等人于 1993 年编制,该量表将睡眠的质和量相结合,适用于睡眠障碍患者、精神障碍患者以及一般人群的睡眠质量评价。我国刘贤臣等于 1996 年将量表译成中文,并进行了信效度检验,PSQI 有较好的内部一致性、重测信度和效度,且与多导睡眠脑电图的测评结果相关性较高。

**表 4-6-1　匹兹堡睡眠指数量表(PSQI)**

指导语:下面一些问题是关于您最近一个月的睡眠状况,请选择或填写最符合您实际情况的答案。

| 条目 | 选项 |
| --- | --- |
| 1. 最近一个月,您晚上上床睡觉通常是__点 | |
| 2. 最近一个月,您从上床到入睡通常需要__分钟 | |
| 3. 最近一个月,您通常早上__点起床 | |
| 4. 最近一个月,您每夜通常实际睡眠__小时(不等于卧床时间) | |
| 5. 最近一个月,您能否因为以下问题而睡眠不好(在适合您的选项数字上打"√") | |
| 5a. 30 分钟内不能入睡 | ①无;②< 1 次 / 周;③1~2 次 / 周;④≥3 次 / 周 |
| 5b. 夜间易醒或早醒 | ①无;②< 1 次 / 周;③1~2 次 / 周;④≥3 次 / 周 |
| 5c. 夜间上厕所 | ①无;②< 1 次 / 周;③1~2 次 / 周;④≥3 次 / 周 |
| 5d. 呼吸不畅 | ①无;②< 1 次 / 周;③1~2 次 / 周;④≥3 次 / 周 |
| 5e. 咳嗽或鼾声高 | ①无;②< 1 次 / 周;③1~2 次 / 周;④≥3 次 / 周 |
| 5f. 感觉冷 | ①无;②< 1 次 / 周;③1~2 次 / 周;④≥3 次 / 周 |
| 5g. 感觉热 | ①无;②< 1 次 / 周;③1~2 次 / 周;④≥3 次 / 周 |
| 5h. 做噩梦 | ①无;②< 1 次 / 周;③1~2 次 / 周;④≥3 次 / 周 |
| 5i. 疼痛不适 | ①无;②< 1 次 / 周;③1~2 次 / 周;④≥3 次 / 周 |
| 5j. 其他影响睡眠的事情(如有,请说明) | ①无;②< 1 次 / 周;③1~2 次 / 周;④≥3 次 / 周 |
| 6. 最近一个月,总体来说,您认为自己的睡眠质量 | ①很好;②尚好;③较差;④很差 |
| 7. 最近一个月,您用药物催眠的情况 | ①无;②< 1 次 / 周;③1~2 次 / 周;④≥3 次 / 周 |
| 8. 最近一个月,您在开车、吃饭、或参加社会活动时,有无难以保持清醒状态的情况 | ①无;②< 1 次 / 周;③1~2 次 / 周;④≥3 次 / 周 |
| 9. 最近一个月,您在积极完成事情上是否有困难 | ①没有困难;②有一点困难;③比较困难;④非常困难 |
| 10. 您是否与人同睡一床或有室友 | ①与人同床;②与人同住一室,但不同床;③有同伴在另外房间;④无 |
| 如果你是与人同睡一床或一室,请询问同伴关于您最近一个月来的下列情况: | |
| 10a. 您睡觉时,有无大鼾声 | ①无;②< 1 次 / 周;③1~2 晚 / 周;④≥3 晚 / 周 |
| 10b. 您睡觉时,呼吸之间有无长时间停顿 | ①无;②< 1 次 / 周;③1~2 晚 / 周;④≥3 晚 / 周 |
| 10c. 您睡觉时,腿是否有抽动或痉挛 | ①无;②< 1 次 / 周;③1~2 晚 / 周;④≥3 晚 / 周 |
| 10d. 您睡觉时,是否出现不能辨认方向或混乱状态 | ①无;②< 1 次 / 周;③1~2 晚 / 周;④≥3 晚 / 周 |
| 10e. 您睡觉时,是否有其他睡觉不安宁的情况,请描述 | ①无;②< 1 次 / 周;③1~2 晚 / 周;④≥3 晚 / 周 |

注:PSQI 用于评价个体最近一个月的睡眠质量

　　PSQI 用于评价个体最近一个月的睡眠质量,由 9 个自评问题和 5 个他评条目组成,包括 7 个因子,即主观睡眠质量、入睡时间、睡眠时间、睡眠效率、睡眠紊乱、使用催眠药物、日间功能紊乱,每个因子按 0~3 分计分,0 分指没有困难,3 分指非常困难,各因子计分方法见表 4-6-2。将 7 个因子得分相加总分 0~21 分,得分越高,表明睡眠质量越差,总分 > 7 分,表明存在睡眠问题。

表 4-6-2　匹兹堡睡眠质量指数各因子计分方法

| 因子名称 | 计分方法 |
| --- | --- |
| 因子 1: 主观睡眠质量 | 条目 6:"很好"计 0 分,"尚好"计 1 分,"较差"计 2 分,"很差"计 3 分 |
| 因子 2: 入睡时间 | ①条目 2:"≤15 分钟"计 0 分,"16~30 分钟"计 1 分,"31~60 分钟"计 2 分,"> 60 分钟"计 3 分 |
| | ②条目 5a: 应答为"无"计 0 分,"< 1 次 / 周"计 1 分,"1~2 次 / 周"计 2 分,"≥ 3 次 / 周"计 3 分 |
| | ③条目 2 和条目 5a 计分累加,若累加分为"0"计 0 分,"1~2"计 1 分,"3~4"计 2 分,"5~6"计 3 分,即为该因子分 |
| 因子 3: 睡眠时间 | 条目 4:"> 7 小时"计 0 分,"6~7 小时"计 1 分,"5~6 小时"计 2 分,"< 5 小时"计 3 分 |
| 因子 4: 睡眠效率 | ①床上时间 = 起床时间(条目 3)– 上床时间(条目 1) |
| | ②睡眠效率 = 实际睡眠时间(条目 4)/ 床上时间 ×100% |
| | ③睡眠效率 > 85% 计 0 分,"75%~84%"计 1 分,"65%~74%"计 2 分,"< 65%"计 3 分 |
| 因子 5: 睡眠紊乱 | ①条目 5b~5j 的应答为"无"计 0 分,"< 1 次 / 周"计 1 分,"1~2 次 / 周"计 2 分,"≥ 3 次 / 周"计 3 分 |
| | ②将 5b~5j 的计分相加,若累加分为"0"计 0 分,"1~9"计 1 分,"10~18"计 2 分,"19~27"计 3 分,即为该因子分 |
| 因子 6: 使用睡眠药物 | 条目 7: 应答为"无"计 0 分,"< 1 次 / 周"计 1 分,"1~2 次 / 周"计 2 分,"≥ 3 次 / 周"计 3 分 |
| 因子 7: 日间功能紊乱 | ①条目 8: 应答为"无"计 0 分,"< 1 次 / 周"计 1 分,"1~2 次 / 周"计 2 分,"≥ 3 次 / 周"计 3 分 |
| | ②条目 9:"没有困难"计 0 分,"有一点困难"计 1 分,"比较困难"计 2 分,"非常困难"计 3 分 |
| | ③条目 8 和条目 9 累加,若累加分为"0"则计 0 分,"1~2"计 1 分,"3~4"计 2 分,"5~6"计 3 分,即为该因子得分 |

　　2. 睡眠评定量表(Sleep Dysfunction Rating Scale, SDRS)　由武汉大学人民医院精神卫生中心与北京大学精神卫生研究所根据中国精神障碍分类与诊断标准,借鉴其他睡眠障碍评定量表制订而成。量表共 10 个条目,采用 0~4 级评分,各条目均有评定指导语和评

分标准。量表总体信度 Crobach 系数为 0.88,重测信度 0.89,与 CGI-S 的校标效度为 0.70（表 4-6-3）。

表 4-6-3　睡眠评定量表

| 条目 | 主要功能 |
| --- | --- |
| 1. 睡眠是否充足 | 睡眠时间及其对社会功能影响的总体主观感受 |
| 2. 睡眠质量 | 睡眠质量的主观体验 |
| 3. 睡眠长度 | 总睡眠时间的客观记录 |
| 4. 早段失眠,频率 | 难以入睡发生频率 |
| 5. 早段失眠,程度 | 入睡困难程度及睡眠潜伏期的客观记录 |
| 6. 中段失眠,频度 | 睡眠不深,中途醒转频率 |
| 7. 中段失眠,程度 | 睡眠不深,而醒转后再次入睡情况 |
| 8. 末段失眠,频度 | 早醒发生频率 |
| 9. 末段失眠,程度 | 早醒时间 |
| 10. 醒后不适感 | 因睡眠而造成的不适感,如头晕、困倦、疲乏等 |

注:该量表评定三天来的睡眠情况

### （四）常用护理诊断

1. 睡眠型态紊乱　与年龄、疾病及环境因素等有关。
2. 焦虑　与睡眠障碍导致精神紧张有关。

## 五、护理干预

**睡眠障碍的预防及护理**

1. 重视对患者睡眠的护理评估　充分利用睡眠障碍评估量表,制定睡眠护理评估标准,规范睡眠障碍的护理及评价,根据患者的实际情况,结合疾病特点,制订预防老年人睡眠障碍的护理计划。

2. 加强老年人睡眠知识的宣教　告知患者睡眠障碍发生的原因,引起患者对睡眠问题的重视;对患者进行睡眠控制指导,包括:指导患者只有在睡眠时才上床,上床后不做睡眠以外的事;卧床 20 分钟无法入睡,可起床尝试做单调的事情,出现睡意时再回卧室;按时起床,控制日间睡眠时间。

3. 保证良好的睡眠环境　患者入院时,了解患者对睡眠环境的要求,向其介绍病房环境,如空调、光线的使用与控制,使其能自主控制睡眠环境,保障睡眠质量;护士合理安排护理工作时间,尽量避免在患者午睡或夜间进行操作,防止患者发生睡眠中断的现象。同时,应将影响睡眠的噪声降低到最小程度,如开关门声、电话铃声、监护仪器等;夜间拉上窗帘,暗化楼道、病室,病房楼道夜间可采用地灯,病室尽量采用壁灯,必须治疗时避免管线照到患者头面部;保障病房空气的流动,及时开窗通风,消除异味对患者睡眠的影响;患者床铺保证安全、舒适,老年患者要加床挡,以保证睡眠环境的安全性。

4. 合理用药 遵医嘱合理用药。护士应掌握安眠药的种类、功效、服用方法、对睡眠的影响及不良反应,注意观察患者在服药期间的睡眠改变情况及不良反应,及时通知医生予以处理。

目前临床常用的安眠药物包括:

(1)苯二氮䓬类:如地西泮(安定)、艾司唑仑(舒乐安定)等,此类药物通过改变睡眠结构,即延长总睡眠时间,缩短睡眠潜伏期而起到安眠作用。但研究显示,老年人对地西泮等长效苯二氮䓬类药物敏感性更高,代谢更慢,并有增加认知功能损害、跌倒等风险,因此,不建议在老年人中使用。

(2)巴比妥类:如苯巴比妥(鲁米那)、异戊己比妥等,此类药物的安全范围窄,耐受性及成瘾性强,对肝脏毒性大,停药后易出现戒断症状,且药量增大易引起呼吸抑制,因此,应慎重使用。

(3)其他类:唑吡坦(思诺思),仅有镇静催眠作用,短期服用不良反应较少,不会产生药物依赖及戒断反应,主要用于失眠患者的短期治疗。

三溴合剂,多用于神经衰弱引起的焦虑和失眠,但由于排泄缓慢,长期应用可导致蓄积中毒。

抗精神病药物大多有镇静作用,使用时应注意剂量不宜过大,短时间应用,症状改善后逐渐减小剂量至停药。

维生素 $B_1$ 可应用于入睡困难的患者,小剂量睡前 30 分钟口服,因其不属于镇静催眠药,因此无其他安眠药的不良反应,但有镇静安眠的作用,如需长期服用安眠药的患者,可考虑用维生素 $B_1$ 替代。

另外,采用中医进行辨证论治,可显著改善患者入睡困难,对早段失眠症状较为明显,并能改善睡眠质量,延长睡眠时间,达到患者的生理睡眠需求,对于服用中药的老年患者,护士应主要观察药物的不良反应,如嗜睡、头晕、口干、头疼等。

5. 培养良好的睡眠习惯 护士与患者针对睡眠问题及时沟通,分析影响患者睡眠的因素共同建立作息时间表及睡眠日志,即详细记录患者睡眠时间、起床时间、觉醒次数等,以便及时发现原因对症处理及指导用药;根据患者的生物节律性调整作息时间,合理安排日间活动,适当增加锻炼,减少日间睡眠;睡前避免引用咖啡、浓茶以及含酒精的刺激性饮料,且告诫患者晚餐不宜过量摄入不易消化的食物;睡前避免剧烈活动或观看紧张、刺激性节目,采用阅读或听柔和的音乐,放松身心,促进快速进入睡眠状态。

6. 心理支持 老年人群受离退休、疾病、丧偶等负性生活事件的影响,心理应激导致生理警觉水平提高,影响入睡和睡眠时间的维持。护士可尝试根据患者的年龄、职务、文化程度等进行床位的安排,使同病房患者有共同语言,减少失落感;鼓励患者积极参加科室的文体活动,向护士及家人倾诉内心想法,舒缓郁闷,消除焦虑和其他不良情绪;观察记录老年人的睡眠形态、伴随症状及程度,及时与患者沟通,保证患者高质量的睡眠。

7. 积极治疗基础疾病 做好基础护理,配合医生治疗原发病,防止并发症的发生,保障患者良好的睡眠。

8. 对于 SAS 的患者,应鼓励患者增加运动,控制饮食,以达到减轻体重的目的;养成侧卧习惯,避免气道狭窄加重;睡前避免饮酒和服用镇静、安眠药;积极配合医生进行相关疾病的治疗,如扁桃体肥大、甲状腺肿大等;遵医嘱指导患者选用合适的药物,如呼吸刺激剂以及增加上气道开放的药物。

### 六、居家护理

#### （一）改善睡眠环境

保持居家环境的安静、整洁、舒适、空气流通,选择适宜的温湿度,一般老年人适宜的温度,夏季宜在 25~28℃,冬季一般在 20℃,湿度在 50%~60%;光线要柔和,避免卧室强光刺激;为老年人选择软硬适度的床垫,枕头可用中药成分的物质填充,如夜明砂、成桑叶等,并保持床的干燥清洁,及时更换潮湿、污染的被罩床单等;减少居家环境中的噪声,如开关门声、移动物体的声音等。

#### （二）培养良好的生活与睡眠习惯

劝说老年人戒烟,少喝咖啡或茶等刺激性饮品;适当增加锻炼,减少日间睡眠时间,午睡不超过 1 小时;合理饮食,晚餐不宜过饱或过饥,避免睡前喝咖啡、浓茶,可饮热牛奶,以帮助睡眠;睡前停止紧张的脑力或体力劳动,不谈论兴奋的话题;排尽小便,避免夜间排便对睡眠造成影响;睡前用温水泡脚,温度控制在 40℃左右,同时按摩足背和足底涌泉穴;睡眠时穿宽松舒适的棉质内衣;建议老年人采用正确的睡眠姿势,即屈膝半右侧卧位,使全身肌肉放松、呼吸舒畅,降低对心脏、肺、胃肠的压迫。

#### （三）合理用药

安眠药可暂时性缓解睡眠障碍,但长期应用可导致依赖,停药后还会出现反跳性失眠,因此,护士应指导患者及家属严格遵医嘱用药,并详细介绍药物的作用、服药的方法及常见的不良反应等,告知患者及家属遵医嘱服药的重要性,避免私自停药或改变剂量,提高患者用药的安全性和依从性。

#### （四）睡眠行为疗法

指导患者和家属进行睡眠行为疗法,即背部按摩、音乐疗法、暗示、想象、使用摇椅等可以促进身体和精神放松,增加活动量有助于肌肉放松;缓慢敲击的暗示方法可抑制感觉神经系统,减少疼痛和焦虑,减慢心率和呼吸频率,放松肌肉,降低氧耗量,从而促进睡眠。

#### （五）心理社会支持

老年人作为社会的弱势群体,有着活动空间局限,性格的可塑性差,不愿接受新思想、新事物的特点,随着年龄的增长,失落感、孤独感、衰老感,加上多种疾病对自身和家庭的影响,易出现悲观、易怒、抑郁等,家庭、社会的支持,会显著改善老年人的睡眠质量,应鼓励家庭成员主动参与改善老年人睡眠的工作中,为老年人提供亲情支持,妥善处理各种引起不良心理刺激的事件,稳定情绪,减轻精神压力。

### 七、延续护理

延续性护理不强调为出院后患者提供直接而长期的护理,而是帮助患者及家属提高自我护理的能力,对于存在睡眠障碍或者有引起睡眠障碍疾病的老年患者,护理人员应制订相应的指导方案,为患者及家属提供正确且实用的指导。

#### （一）成立延续护理管理小组

包括患者的主治医师、责任护士、药剂师等,保证小组成员对延续护理的积极性,并进行规范化培训。

#### （二）确定延续护理的方式

准确、详细记录延续护理患者的相关信息,建立随访资料档案,根据患者的临床资料确定延续护理方案,由小组成员在出院后3个月之内时采用电话回访、微信、QQ、上门访视等多种访视方法,全面了解患者的护理情况,适时调整护理计划。

### (三)延续护理的主要内容

(1)药物指导:告知患者及家属不同药物的名称、机制、使用方法、不良反应等,嘱咐家属认真观察患者病情,及时全面发现可能影响睡眠的躯体不适,及时反馈给小组成员,遵医嘱给予药物治疗,为保证睡眠质量提供必要条件,对于肢体疼痛的患者,给予止痛的护理措施或药物,注意观察药物的不良反应。

(2)饮食指导:避免睡前摄入大量辛辣、不易消化的食物,睡前不饮用咖啡、浓茶及含酒精的刺激性饮料。

(3)症状管理与识别:加强患者及家属对于睡眠障碍的知识宣教,使其正确识别睡眠障碍的症状并采用正确的措施进行缓解,如睡前进食少量热牛奶,做好睡前个人卫生,包括洗漱、温热水泡脚、排便等。

(4)居家环境:告知家属或患者家中存在的影响老年人睡眠的环境因素,适当提供改善措施,如保持老年人卧室的整洁、安静、舒适,被褥清洁干燥,经常通风换气;减轻影响老年人休息的噪声,家庭成员应照顾老年人的睡眠时间,活动、说话应轻柔。

(5)活动和锻炼指导:根据患者个体情况,鼓励老年人适当活动和锻炼,减少日间睡眠时间,保证夜间睡眠,同时提高老年人身体素质。

(6)心理指导:小组人员对待患者应热情,多与患者沟通,并认真倾听,采用疏导、心理支持、情绪转移等心理护理方法,最大程度消除其不良情绪;小组成员帮助患者家属、朋友了解患者心理状态,积极参与患者的心理疏导,充分发挥家庭-社会支持系统的作用,消除影响患者睡眠障碍的心理因素。

(金晓燕　杨　婧)

# 第七节　老年痴呆评估与护理干预

## 一、基本概念

痴呆(dementia)是指在意识清楚的情况下发生的获得性的、持续的、全面的认知障碍综合征,表现为记忆、语言、视空间功能障碍、人格异常及认知能力降低,并常伴有行为问题及感觉异常。按照病因学可分为阿尔茨海默病(Alzheimer's disease)、血管性痴呆、额颞叶痴呆、路易体痴呆、其他类型的痴呆等,其中阿尔茨海默病是最常见的痴呆类型。

## 二、流行病学资料

随着人口老龄化、高龄化的快速发展,痴呆老年人的数量也在持续上升,痴呆不仅影响老年人的健康和生活质量,还给家庭及社会带来沉重的负担。在欧美国家,60岁以上老年人中,痴呆的发病率约为6%~12%,在85岁老年人中的发病率高达20%~48%。根据国际阿尔茨海默病协会(Alzheimer's Disease International, ADI)的报告,截至2016年,全球约有0.47亿人患有痴呆,预计到2050年全球痴呆总人数将达到1.31亿。我国65岁及以上人口中痴呆的患病率高达 5.6%，目前约有痴呆老年人近 1 千万，预计 2030 年痴呆人数将达 0.16 亿人，是世界上痴呆患者最多的国家。

## 三、病因

痴呆是脑的慢性器质性病变，病因极其复杂，目前尚未完全清楚。近年来研究发现，痴呆可能的病因及危险因素有：

### （一）年龄

年龄是患痴呆的重要因素，随着年龄增长，机体各器官功能逐步衰退，老年人年龄每增长 5 岁，其患老年痴呆的概率就增加 1 倍，85 岁以上人群中老年痴呆的患病率高达 48%。

### （二）家族史

阿尔茨海默病是最常见的痴呆类型，虽然其发病机制仍不完全清楚，但诸多研究表明，阳性家族史是重要致病因素之一，约 25%~40% 的阿尔茨海默病与遗传因素相关。

### （三）受教育程度

受教育程度低者（受教育年限≤6~8 年）痴呆患病率远高于受教育程度高者。随着受教育年限的增加，痴呆特别是阿尔茨海默病的发病危险性降低，文化教育对痴呆具有保护作用，其对痴呆影响的机制尚需进一步探索。

### （四）性别

性别和痴呆存在一定关系，女性患病率明显高于男性，约为 2∶1。可能的原因有：①女性的平均寿命比男性长，女性在老年人中所占比例远高于男性。②女性总体受教育程度低于男性。③近年来研究表明，雌激素缺乏可导致学习能力和记忆功能的下降，老年期女性雌激素水平降低，增加了患痴呆的风险。

### （五）血管性因素

高血压、糖尿病、动脉粥样硬化、心律失常尤其是心房颤动等血管性因素与痴呆的发生有着密切关系，多灶性脑梗死是脑血管病中引起痴呆的最常见疾病。

### （六）脑外伤

由于交通事故、暴力打击、工程事故、火器伤等直接或间接暴力损伤导致脑组织受损所引起的痴呆。一般脑组织受损程度越重，发生痴呆的几率越大。

### （七）其他

由于脑和各种系统性疾病引起的痴呆：①各种病原体感染，如艾滋病、神经梅毒等；②中毒：由于各种理化因素中毒引起脑部损害，如酒精中毒、CO 中毒等；③其他系统疾病：如肝功能衰竭、肾衰竭等引起的痴呆。

## 四、评估

### （一）评估内容

专业的痴呆评估应在医院记忆门诊进行，一般记忆门诊会设在神经内科、老年科或精神科。内容包括：

1. 病史评估　详细询问痴呆患者及陪同人员收集现病史和既往的疾病信息，如起病形式、主要症状、有无明显的诱发因素、既往疾病及治疗情况、有无头颅外伤史及家族中其他成员是否得过痴呆等，此外，还要了解痴呆老年人的心理 - 社会情况，如患者及家属对疾病的认识、疾病对患者本身及家庭的影响、患者的性格特点及有无焦虑、抑郁等负性情绪，并了解其社会支持情况。

2. **身体评估** 包括生命体征、意识、营养状况、全身皮肤及黏膜,并对各个系统进行身体检查;进行神经心理、日常生活能力及躯体功能进行全面评估。①认知功能:包括时间、地点定向力、计算力、逻辑思维能力、记忆力、语言理解和表达能力等;②伴发的精神行为问题:包括幻觉、妄想、错认、淡漠、抑郁、藏东西、重复、徘徊(无目的地来回走动)、攻击行为等;③日常生活能力:包括躯体性日常生活能力(如吃饭、穿衣、梳洗、洗澡、排便等)和工具性日常生活能力(如打电话、购物、做家务、洗衣服等)。

3. **实验室及神经影像学检查** 血常规、血脂、血糖、电解质、甲状腺功能、某些传染病等;神经影像学检查如颅脑 CT、磁共振等。

对患者进行详细的病史评估、身体检查及实验室和神经影像学检查有利于鉴别导致记忆力减退、思维混乱等类似痴呆症状的其他因素,如贫血、维生素缺乏、甲状腺功能异常、脑积水等,这些因素如果及时诊断、治疗,类似痴呆的症状可得到明显改善。

**(二)评估工具**

虽然导致痴呆的病因及其复杂,其临床表现也千变万化,但典型的痴呆症状主要表现为认知功能下降、精神行为异常和日常生活能力受损,以下着重介绍这三个典型症状的评估。

1. **认知功能评估** 常用的评估量表有简易智能精神状态量表(Mini-mental State Examination, MMSE)、记忆障碍自评表(AD8)、画钟试验(Clock Drawing Test, CDT)等。

(1)简易智能精神状态量表(MMSE):是目前应用最广泛的量表,包括定向力(10分)、记忆力(6分)、语言理解和表达力(8分)、注意力和计算力(5分)、视空间觉(1分),总分为0~30分,每个项目回答正确得1分,答错或不答为0分。结果判定依据受教育程度界定,文盲(未受教育)≤17分,小学(受教育年限≤6年)≤20分,中学及以上(受教育年限>6年)≤24分视为可疑认知功能障碍。认知功能评估须在专门的记忆门诊或由经过专业培训的人员完成(表4-7-1)。

表4-7-1 简易智能精神状态量表(MMSE)

| 项目 | 对 | 错/不做 | 项目 | 对 | 错/不做 |
|---|---|---|---|---|---|
| 1)今年的年份 | 1 | 0 | 国旗 | 1 | 0 |
| 2)现在是什么季节 | 1 | 0 | 树木 | 1 | 0 |
| 3)今天是几号 | 1 | 0 | 12)用100连续减7 | | |
| 4)今天是星期几 | 1 | 0 | 100-7 | 1 | 0 |
| 5)现在是几月份 | 1 | 0 | -7 | 1 | 0 |
| 6)现在您在哪个省(市) | 1 | 0 | -7 | 1 | 0 |
| 7)现在您在哪个县(区) | | | -7 | 1 | 0 |
| 8)现在您在哪个乡/街道 | 1 | 0 | -7 | 1 | 0 |
| 9)现在我们在几楼 | 1 | 0 | 13)请回忆刚才的三个词 | | |
| 10)这里是什么地方 | | | 皮球 | 1 | 0 |
| 11)复述,并记住这三个词 | | | 国旗 | 1 | 0 |
| 皮球 | 1 | 0 | 树木 | 1 | 0 |

| 项目 | 对 | 错/不做 | 项目 | 对 | 错/不做 |
|---|---|---|---|---|---|
| 14）说出下列物品的名称 | | | 用右手拿纸 | 1 | 0 |
| 　　手表 | 1 | 0 | 把纸对折 | 1 | 0 |
| 　　铅笔 | 1 | 0 | 放在大腿上 | 1 | 0 |
| 15）复述"四十四只石狮子" | 1 | 0 | 18）请您说一句完整的、有意义的句子 | 1 | 0 |
| 16）按卡片写的做动作："请闭上您的眼睛" | 1 | 0 | 19）按照下列图形画图 | 1 | 0 |
| 17）按指令做"用右手拿纸、把纸对折、放在大腿上" | | | | | |

（2）记忆障碍自评表（AD8）：是一个简单易行的早期筛查工具，共包括8个问题，通过询问患者或知情者了解患者的记忆力、判断力和日常生活能力等，从而判断是否存在早期痴呆的表现。8个问题中如果出现2个或2个以上能力改变，说明可能存在认知功能受损（表4-7-2）。

表4-7-2　记忆障碍自评表（AD8）

| 项　　目 | 是，有改变 | 否，无改变 | 不清楚 |
|---|---|---|---|
| 1）判断力出现问题（例如，做决定存在困难，错误的财务决定，思考障碍等） | | | |
| 2）兴趣减退，爱好改变，活动减少 | | | |
| 3）不断重复同一件事（例如：总是问同样的问题，重复讲同一个故事或者同一句话等） | | | |
| 4）学习使用某些简单的如常工具或家用电器、器械有困难（比如VCD、电脑、遥控器、微波炉等） | | | |
| 5）记不清当前月份或年份等 | | | |
| 6）处理复杂的个人经济事务有困难（忘了如何对账、忘了如何交付水、电、煤气账单等） | | | |
| 7）记不住和别人的约定 | | | |
| 8）日常记忆和思考能力出现问题 | | | |
| 总　　分： | | | |

（3）画钟试验（CDT）：画钟试验操作简单快捷，是临床上常用的早期痴呆筛查工具。要求老年人在白纸上画出一个时钟，把表盘上的数字标在正确的位置，并把表针标在指定的时间，如8点20分或11点10分。总分为1~4分，画出一个封闭的圆形得1分，数字的位置正确得1分，12个数字无遗漏得1分，指针位置正确得1分。3~4分为认知功能正常，1~2分表明老年人可能存在认知功能障碍，建议应尽早到专门的记忆门诊就诊。

2. 精神行为问题评估 常用的评估工具有神经精神问卷（Neuropsychiatric Inventory，NPI）、阿尔茨海默病病理行为评定量表（The Behavioral Pathology in Alzheimer's Disease Rating Scale，BEHAVE-AD）等。

（1）神经精神问卷（NPI）：共包括 12 个常见的精神行为症状，询问照顾者老年人在过去 1 个月内的情况评价每项内容是否发生，评为"是"的症状需进一步评定症状的严重程度（由轻到重，计为 1~3 分）和照顾者因该症状所经历的痛苦程度（由轻到重，计为 0~5 分）。

（2）阿尔茨海默病病理行为评定量表（BEHAVE-AD）：包含症状评定和总体评定两部分，评定 1 个月来痴呆患者的精神行为问题。症状评定部分包括 25 个项目，由低到高，计为 0~3 分；总体评定部分评定每项症状的严重程度，由轻到重，计为 1~3 分（0 分表示对照顾者无干扰或对患者无危险，3 分表示对照顾者有严重干扰或对患者有严重危险）。

3. 日常生活能力评估 日常生活能力的评估工具有多种，其主要评价的内容包括两个部分：躯体性日常生活能力和工具性日常生活能力。

日常生活能力量表（Activity of Daily Life，ADL）是常用的评估工具之一，共 14 项内容，其中 6 项（上厕所、进食、穿衣、梳洗、行走和洗澡）评定躯体性日常生活能力，8 项（打电话、购物、做饭菜、做家务、洗衣、使用交通工具、服药和自理经济）评定工具性日常生活能力。评分分为 4 个等级：完全可以自己作为 1 分，有些困难为 2 分，需要帮助为 3 分，根本没办法作为 4 分。总分 20 分为完全正常，大于 20 分则存在不同程度的功能下降。单项分 1 分为完全正常，2~4 分则为功能下降（表 4-7-3）。

表 4-7-3 日常生活能力量表（ADL）

| 项　　目 | 自己完全可以做 | 有些困难 | 需要帮助 | 根本没办法做 |
|---|---|---|---|---|
| 1）使用公共车辆 | 1 | 2 | 3 | 4 |
| 2）行走 | 1 | 2 | 3 | 4 |
| 3）做饭菜 | 1 | 2 | 3 | 4 |
| 4）做家务 | 1 | 2 | 3 | 4 |
| 5）吃药 | 1 | 2 | 3 | 4 |
| 6）吃饭 | 1 | 2 | 3 | 4 |
| 7）穿衣 | 1 | 2 | 3 | 4 |
| 8）梳头、刷牙等 | 1 | 2 | 3 | 4 |
| 9）洗衣服 | 1 | 2 | 3 | 4 |
| 10）洗澡 | 1 | 2 | 3 | 4 |
| 11）购物 | 1 | 2 | 3 | 4 |
| 12）定时上厕所 | 1 | 2 | 3 | 4 |
| 13）打电话 | 1 | 2 | 3 | 4 |
| 14）处理自己的钱物 | 1 | 2 | 3 | 4 |
| 总　　分： | | | | |

### 五、护理干预

#### （一）预防

痴呆多发生于中老年人群,目前尚没有能够治愈的方法,采取相应的预防和保健措施有利于维持老年人的身体功能,延缓认知功能退化的速度。

1. 保持良好的心态　鼓励并帮助老年人保持乐观积极的情绪,促进身心健康;提倡老年人参与社会活动,充实离、退休生活;鼓励老年人做力所能及的事情,使其感到自我价值的实现。

2. 加强认知和身体功能的训练　结合老年人的兴趣、爱好,鼓励其勤动手、多动脑,如读书、看报、做手工、弹琴、书法、绘画等,以维持大脑的思维活动状态;根据老年人的活动能力,选择适宜的身体锻炼项目,如步行、慢跑、太极拳等,有利于促进老年人的身心健康。

3. 均衡膳食、戒烟限酒　日常生活中老年人要营养均衡,戒烟限酒。老年人宜饮食科学、多样,吃高蛋白、富含维生素、叶酸等的食物,如各种绿色蔬菜、柑橘、西红柿、菜花、牛奶、豆制品、牛肉等;戒烟,适量饮绿茶、咖啡和红葡萄酒有助于预防老年痴呆。

4. 控制血管性相关因素　脑梗死、高血压、糖尿病、高血脂等血管性危险因素与痴呆的发生密切相关,老年人应定期体检,积极防治高血压、糖尿病、高血脂及心脑血管病等。

#### （二）护理

1. 日常生活照护　随着病程进展,患者的日常生活能力逐渐退化,日常生活中吃饭、穿衣服、梳洗、洗澡等活动,痴呆患者可能完成起来都存在困难。

（1）进食:每天在固定的时间用餐,形成规律,养成习惯;用餐时环境要安静,尽量避免干扰;对于不停要求进食的患者,把刚刚使用过的餐具放在洗涤盆里,提醒患者已经吃过饭了或带患者出门或安排其喜欢的活动,转移注意力,也可以把食物分成几小份,一份一份地给他吃,以控制进食总量;不要放置装饰用的水果、蔬菜摆件,以免误食;家里的冰箱要定期清理,避免患者吃过期或腐败的食物;使用容易持握、便于使用的餐具;给患者充足的进餐时间。为患者准备质地柔软的食物如蒸蛋、豆腐、菜泥等;尽量避免吃坚果,防止呛咳和噎食。

（2）穿衣:提前为患者准备好舒适、穿脱方便的衣服和鞋子,如开衫就比套头衫容易穿脱,裤子最好是松紧带的,鞋子要舒适、防滑;鼓励患者独立完成穿衣任务,尽量不要替代;如果患者特别喜欢某件衣服,反复地穿、拒绝替换,可以为他多置办几件相同或相似的衣服;如果患者拒绝穿衣服,可以稍后再做尝试,不要强迫患者马上穿衣。

（3）排泄:把厕所的门刷成和墙壁不一样的颜色、在厕所门上贴马桶的标志,平时把卫生间的门开着,使患者能够看到马桶,便于患者容易找到卫生间;卫生间门口安装夜灯,方便患者晚间上厕所,或在卧室放一个便携式马桶或夜壶,以备夜间急需;挪走房间里的可能会被误认为成马桶的垃圾筐、花盆等;对于不会便后自我清洁和不会使用便器的患者,尽可能陪同患者上厕所,耐心地口头指导便后如何完成自我清洁并向其示范如何冲洗马桶;采取有效的方法帮助患者预防和缓解便秘,如保证充足的水分摄入、提供富含纤维素的食物、身体状况允许时进行一些舒缓的身体锻炼等;设定一个如厕时间表,定时引导大小便失禁的患者去厕所。

（4）梳洗和洗澡:鼓励患者独立完成一些简单的梳洗工作,根据患者的能力提供所需的帮助,如示范或口头指导刷牙步骤(拿好牙刷－挤牙膏－刷牙－漱口);洗澡时保证安全,事先调节好水温,尽量不让患者独自留在浴室,浴室内安装扶手,放置防滑垫和浴椅;洗澡时注意保护患者的尊严和隐私;洗澡时播放舒缓的音乐或和患者一起唱歌以分散注意力;对于拒绝梳洗和洗澡的患者,给他选择的机会,不要强迫。

(5)睡眠:白天多安排一些活动,缩短午休的时间;每天在阳光下活动30分钟到1小时,有助于改善夜间的睡眠质量;控制摄入茶、咖啡和含酒精的饮料;固定睡觉时间,睡前不要过多活动、不看情节激烈的电视节目、不谈论容易兴奋的话题;患者夜间可能起来活动,为保证安全,睡前关闭煤气或天然气阀门,大门用钥匙锁好;对于夜间躁动的患者,尽量用平静的方式接近他,温和地提醒他现在是睡觉的时间,不要突然把灯打开,也不要斥责患者;观察患者是不是因为需要小便、半夜饿了想吃东西或因为身体某部位不适而睡不着觉。

2. 精神行为问题及应对 痴呆患者常见的精神行为问题包括重复、徘徊、藏东西、攻击行为、幻觉、妄想等,不仅增加了患者本人的痛苦,同时也增加了照护的难度和负担,还会对患者、照顾者和护理人员带来显著的困扰。

(1)重复行为:表现为重复问同样的问题、重复做无目的的动作等。应对痴呆老年人的重复行为时,应保持冷静和耐心,体谅、理解患者,耐心地解答他的疑问;带患者去做一些别的事情,转移注意力;用便条、钟表、日历或照片等物品提醒患者;不要责怪患者,接受、利用患者的重复行为,如总是用手搓桌子的患者,可以给他一块抹布,请他帮忙擦桌子。

(2)徘徊:表现为无目的地走来走去,或试图走出家门。应评估患者的需求,鼓励并陪伴患者适当地活动,如外出散步、晒太阳或参与家务等;如果患者喜欢在房间走路,需把容易挡路、容易绊倒患者的小件物品挪走,提供安全、无阻碍的空间;给患者穿舒适的鞋子,注意观察脚部有没有水疱或嵌甲;采取有效措施预防走失,如携带联系卡、佩戴定位装置、把门口用帘子遮挡等。

(3)妄想:最常见的妄想是坚信有人偷自己的东西、坚信自己住的地方不是自己的家、认为老伴儿有外遇,或认为老伴儿或照顾者是冒充的等。应鼓励患者表达自己的想法,理解他的感受,不要和他争辩,也不要试图劝服他;主动帮助患者寻找丢失的东西,也可以把容易丢失的东西做备份;引导患者做点儿别的事情,转移注意力,如帮忙做家务、出去走走等。

(4)幻觉:包括幻听、幻视、幻触、幻嗅等。应检查可能引起幻觉的噪声,如电视、冰箱或空调等发出的声音;找到在地板、墙壁或家具表面形成倒影或扭曲影像的光源;用布把镜子盖住或者把镜子挪走,以免患者看到镜子里的自己会认为是陌生人;不要一味地纠正他所看到或听到的东西是不真实的,这只能让他更加糊涂和恐惧。

(5)攻击行为:表现为骂人、打人、摔东西等。首先要寻找原因,观察是什么事情触发了他的攻击行为,如睡眠不足、身体某些部位疼痛、环境因素刺激(噪声或嘈杂、陌生的环境)等;当患者出现攻击行为时,实际是在表达内心的不安和恐惧等,护理人员和照顾者要理解他的情绪,并用温和的语气安抚患者;利用轻松、愉快的活动转移注意力,如听舒缓的音乐、按摩或运动等;当患者攻击行为时,离他稍微远一点,避免不必要的伤害;除非情况非常严重,避免使用武力控制或约束患者。

3. 认知功能的维持与训练 认知功能训练有助于延缓疾病的进展,更长时间地维持患者残存的能力,提高生活质量。陪患者看老照片、回忆往事等有助于维持其远期记忆;在居室为患者提供定向线索如时钟、日历和各种易于识别的标志,能够提高患者对时间和空间的定向力;通过搭积木、玩拼图等游戏训练患者的思维和视空间能力;鼓励参与力所能及活动、请患者帮忙算账(计算结果是否正确不重要)有助于维持其执行功能和计算能力等。

4. 与患者进行有效沟通的方法　由于认知功能的全面衰退,语言理解和表达能力减退,痴呆患者常存在不同程度的沟通障碍,如听不懂别人的话、难以清楚表达自己的想法、说话速度缓慢,有时会中断、晚期甚至只会使用简单的词语或手势交流。有效的沟通是为患者提供优质照护的基础,照顾者和护理人员需了解和掌握促进有效的沟通技巧和方法。

(1)使用患者喜欢的称呼个性化地称呼患者,有利于建立信任关系,促进有效沟通。

(2)用简单易懂的词,尽量用正面语句,如说"您现在想洗澡吗?"不如直接说"我扶您去洗澡吧!"

(3)保持微笑,并善于运用友好的肢体语言,如抚摸、握手、拥抱等。

(4)说话语气温和、语速放慢、音量适宜,以便患者能够听清楚、听明白。

(5)多鼓励患者,恰当地称赞他。

(6)避免和患者争论。

(7)提供有益于沟通的环境,如果环境太嘈杂,会分散患者的注意力。

5. 终末期痴呆老年人的照护　终末期患者记忆力、语言表达能力、活动能力等基本完全丧失,大部分时间需要卧床,这一阶段将完全依赖照顾者和护理人员照顾。满足患者基本的护理需求、促进舒适、预防并发症是照护的重中之重。

(1)口腔清洁:保持口腔和牙齿的清洁有利于减少口腔中的细菌,防止口腔溃疡及误吸导致的肺炎和感染等。

(2)皮肤护理:保持皮肤清洁、干燥,床单位干净、整洁。定时翻身,注意观察骨隆突处的皮肤状况。使用便盆时,不可硬塞、硬拽,以免划伤皮肤。大小便失禁的患者,及时清理。定期检查患者是否发生压疮,一旦发生,及时治疗。

(3)骨关节的护理:使用软枕保护关节部位,按摩和活动肢体预防或减轻肌肉萎缩及关节僵硬,关节被动活动遇到阻力时,切忌强行弯曲或拉伸。

(4)营养支持:提供松软或泥状的食物,保证营养摄入,防止营养不良、脱水、电解质失衡等,对于晚期吞咽困难或呛咳的患者,可选择鼻饲和静脉供给营养。

## 六、延续护理

延续护理是一种将医院的护理服务延伸到社区、家庭的新型护理服务模式,医院－社区－家庭的护理模式有助于维持痴呆患者的认知功能和日常生活能力,降低走失、压疮、肺部感染等不良事件的发生率,提高患者的生活质量。国外发达国家及我国港台地区已经建立了较为完善的痴呆患者延续护理体系,在社区或家庭中患者能够获得的照顾服务有社区日间照顾中心、喘息照顾服务、居家照顾服务和照顾者支持服务等。由多学科服务团队(包括老年医学专家、内科医生、全科医生、护士、社工、康复师、心理咨询师等)共同参与,相互协作,通过系统、全面的评估,进而制订个体化的照护计划,提供优质的照护服务。我国内地痴呆患者延续护理服务体系尚不够完善,目前发展还处于摸索阶段,随着人口老龄化的快速发展,我国痴呆患者逐年增多,引起了社会的广泛关注,借鉴国外成熟的经验,发展和完善我国痴呆患者延续护理服务体系具有重要的现实意义。

### 七、居家护理

#### （一）居家环境设计

随着认知功能全面退化,痴呆患者对环境的适应能力逐步下降,为痴呆患者提供稳定、熟悉、具有个体化刺激且兼顾隐私性和社交性的生活环境有助于维持其生活能力、减少不良事件发生。

1. 居家安全　由于认知功能减退,患者的判断力和对自身的保护能力下降,容易发生意外伤害如跌倒、走失、自伤/伤人等。

（1）防止跌倒:遵循无障碍原则,保持居室环境简洁,避免过多杂物,方便行走;地板材质防滑且为一种颜色,以免患者把两种颜色连接处当作台阶而发生跌倒;房间内、浴室和卫生间要安装扶手;地面水渍及时擦干,穿防滑的鞋子,以免滑倒;光线充足,晚上房间到卫生间要有夜灯。

（2）防止走失:佩戴联系卡,注明患者的姓名、病情、家人联系方式及住址等;使用患者不宜打开的门锁,如密码锁;将门和墙壁设计成同一种颜色,隐藏门把手;用门帘或图画遮挡门口;佩戴具有定位功能的手表或其他装置。

（3）管理好危险物品:杀虫剂/清洁剂、锐器等应置于患者接触不到的地方,防止出现误服、中毒、自伤/伤人等;痴呆患者的药物由照顾者保管并协助服用,及时丢弃家里失效或过期的药物,以免出现误服、漏服等现象;煤气、电源等安装安全装置,防止独自操作发生危险;必要时在家中准备灭火器,安装烟雾报警器,并定期检查。

2. 保持熟悉、稳定的居家环境　维持居家环境的稳定性和熟悉感,家具和日常用品应固定放置,尽量避免频繁更换居住场所(如搬家、到子女家轮住或入住机构等);房间内摆放患者熟悉或喜欢的家具、老照片、服饰、图画等,有助于促进其对所处环境的认同。

3. 提供定向线索　在房门上利用图案、照片等帮助患者辨认自己的房间;采用马桶、餐具等图案标志,帮助患者辨认卫生间、餐厅等;房间内放置发芽的植物、落叶,醒目的位置摆放钟表和日历,增强患者对季节及时间和日期的感知。

4. 兼顾环境的隐私性和社交性　根据患者的生活习惯,为其提供属于自己的隐私性生活空间,同时社交性空间也不容忽视,如客厅、与家人共同进餐的餐厅等。

5. 适当的感官刺激　利用光线、色彩、音乐、芳香、不同的物体等为患者提供视觉、听觉、触觉和嗅觉等感官刺激,有助于缓解其焦虑情绪、维持身体功能,如提供均匀、自然的光线,患者喜欢的图画、音乐或者宠物等。

#### （二）痴呆患者活动安排的原则

活动能够提高患者的满足感和成就感,减少焦虑、抑郁等不良情绪,增加自尊和自信,降低照顾者的负担。应结合患者的需求和喜好,依据其活动能力安排适宜的活动,包括身体锻炼如散步、逛公园等,兴趣活动如书法、绘画、下棋等,家务活动如扫地、洗衣服、择菜等,社交活动如参加社区集体活动、与家人或朋友一起聊天等,认知训练活动如计算、游戏、回忆往事等。为痴呆患者安排活动的原则如下。

1. 结合患者需求和喜好　每个人的生活经历、情趣爱好和文化价值等存在很大差异,应根据患者的需求和喜好来设计活动。

2. 活动设计要与患者的能力相适应　活动难度太大或过于复杂,容易产生挫败感,打击自信心,相反,活动过于简单,也容易厌烦而不愿意参加,因此,需根据患者的能力来设计活动,如痴呆早期的患者可以参加各类认知训练活动,或者鼓励患者参与力所能及的家务活动等。

3. 鼓励和赞扬患者　以积极、耐心、鼓励的态度对待患者,不管完成得怎样,都要鼓励和赞扬患者。

4. 适当的支持　尽量鼓励患者独立完成其有能力做的事情,在需要的时候再提供帮助,切忌过度照护和包办替代。

### (三)长期照顾者压力的调适

长期繁重的照顾任务给照顾者的身心带来巨大的压力和负担。采取有效措施缓解照顾者的压力对痴呆老年人和照顾者甚至整个家庭都具有重要意义。

1. 身体压力的调适　鼓励照顾者关注自身健康,规律饮食和运动,保证休息;利用一切可以利用的资源,包括家人、朋友和社区的支持,如家政服务、送餐服务、社区老年活动中心/日间照顾中心等;学习专业的照护知识及他人的照护经验能帮助照顾者更好地了解疾病。

2. 心理压力的调适　痴呆患者的行为通常无法掌控,照顾者要调整心态,接受患者所发生的变化;善于使用深呼吸、出门散步、做操等有帮助的放松技巧缓解心理压力;参与照顾者联谊组织,交流照护经验及心得;向家人、朋友或专业人员倾诉或寻求帮助。

(郝　薇)

# 第八节　老年谵妄评估与护理干预

## 一、基本概念

谵妄(delirium)也被称为急性意识混沌状态(acute confusion status),是多种原因引起的一过性的意识混乱状态,一种急性的、波动性的精神状态改变,伴有注意力涣散及思维紊乱或意识水平的变化。短时间内出现意识障碍和认知能力改变是谵妄的临床特征,意识清晰度下降或觉醒程度降低是诊断的关键。谵妄是老年患者术后最常出现并能够危及生命的严重并发症,谵妄的发生常导致一系列不良临床结局,包括严重术后并发症、延长住院日、延迟康复、躯体及认知功能下降,甚至死亡。

根据精神运动症状将谵妄分为三种类型:兴奋型、抑制型、混合型。兴奋型以多语、运动增多、攻击行为、刻板动作、反应敏捷为主;抑制型表现为面无表情、说话缓慢、运动迟缓、反应迟钝和精神萎靡。混合型谵妄症状常在不断变化,患者精神状态也随时在改变,患者可能在一段时间情感淡漠,短时间又变得不安宁、焦虑或易激惹。抑制型谵妄往往预后较差,兴奋型谵妄比较容易识别。

## 二、流行病学资料

谵妄是综合性医院中最为常见的一种精神障碍,约占内、外科患者的5%~15%,多数可以恢复。国外流行病学资料显示,发现70岁及70岁以上的老年人中出现谵妄迹象者,分别为30%及50%。临床上术后谵妄比较常见,常发生在麻醉清醒过程中,或清醒后的24~

48 小时内,有的可持续数天或数周。ICU 是危重症患者集中的地方,研究显示,在机械通气患者中,ICU 谵妄发生率可达 80%。重症监护发展很多年以来,有的医护人员将 ICU 谵妄视作 "ICU 精神病",认为其无关紧要,等出了监护室便可恢复。因此出现了谵妄发生率高,诊断率低的现象。然而近年来随着重症医学的发展,有学者发现 ICU 谵妄不仅会使患者产生噩梦一般的精神折磨,也会严重危害着患者的预后,给患者带来一系列不良的近期影响及远期影响。近期影响包括院内死亡率增加、机械通气时间延长、住院时间延长以及医疗费用的增加。持续性的 ICU 谵妄造成的大脑损害是不可逆的,远期影响主要是神经心理缺陷,表现为出院后的认知受损,从而导致患者生活质量下降。

## 三、病因

越来越多的研究资料显示,谵妄的发生与临床预后密切相关。因此,2013 年美国 ICU 成年患者疼痛、躁动和谵妄处理指南(简称 IPAD 指南)对谵妄的危险因素给出了具体的指导意见。然而由于对谵妄发生的机制尚未完全明确,中枢性去甲肾上腺素能的产生增多、多巴胺和胆碱能系统的失衡假说是其中最重要的两个假说。证实这一假说的证据是,阿托品和抗胆碱能药物由于会干扰中枢神经系统的多巴胺和乙酰胆碱等递质的释放和传递,所以此类药物的使用是谵妄的一大诱因。而且现有的研究并未显示哪种药物对谵妄有良好的治疗作用,相关推荐意见更多侧重在对危险因素的预防,而非特异性治疗措施。谵妄是多种因素共同作用的结果,可分易感因素和促发因素。

### (一)易感因素

1. 年龄　老年人是谵妄的高发人群,尤其是 70 岁以上者,这是因为随着年龄的增长,一方面神经细胞凋亡增多,脑组织退行性变,大脑功能降低;另一方面,老年人本身具有脑血流量减少、葡萄糖代谢功能降低、对缺氧敏感等特点,从而诱发谵妄。

2. 酒精滥用和精神活性物质史　黄洁等人关于 ICU 谵妄危险因素的 Meta 分析结果显示,酒精滥用和精神活性物质使用史可使 ICU 谵妄发生的风险分别增加 2.56 和 6.86 倍。由于酒精和精神活性物质可损害脑细胞的代谢功能,使细胞相互交换信息的能力下降或细胞从非皮质结构接受信息的能力受损,从而导致谵妄。2013 年美国 ICU 成年患者疼痛、躁动和谵妄处理指南也明确指出谵妄的发生与既往罹患痴呆,酗酒史因素密切正相关。

3. 感染　感染被认为是导致老年患者发生谵妄的原因之一,感染增加谵妄发生风险可能是由于感染时释放大量炎症细胞因子和(或)细菌毒素,增加血脑屏障的通透性,改变神经传递,造成大脑代谢改变而引起精神改变。当患者发生感染时,常伴有发热,发热是感染最常见的症状,可增加大脑耗氧量,使葡萄糖无氧酵解增强,供给能量受到限制,导致大脑代谢障碍,这可能是伴有发热的感染使谵妄发生风险更大的原因。

4. 代谢异常或障碍　代谢异常或障碍通常用血气或生化指标的异常表示,由于胰腺及肝肾功能障碍导致的血液中电解质、酶及代谢产物的异常,血浆蛋白降低及肌酐、尿素氮增高等这些因素是导致谵妄的危险因素。目前,虽然谵妄发生的确切机制还不清楚,但认为脑内神经递质的障碍可能是谵妄发生的主要病理基础,尤以胆碱能系统最为重要。代谢异常或障碍导致谵妄的原因可能与乙酰胆碱活性异常有关,如钙可以抑制 ATP 酶,促进乙酰胆碱释放,当低钙血症时,钙对 ATP 酶的抑制作用减弱,使脑内乙酰胆碱含量增加,从而引起中枢神经兴奋性增强;肝功能障碍时,假性胆碱酯酶合成减少,使胆碱在体内平衡失调,造成乙酰胆碱合成减少而引起脑功能障碍,引起谵妄。

5. **疾病的严重程度** 合并脑部疾病、精神疾病病史、高血压病、血电解质异常等是谵妄发生的危险因素。疾病使机体处于一种应激状态,可导致肾上腺素和去甲肾上腺素水平持续增高,脑血流加速,氧耗增加,中枢去甲肾上腺素－乙酰胆碱平衡失调。另外,应激可使脑内胆碱酯酶的活性增加,乙酰胆碱代谢加强,使乙酰胆碱含量减少,另外,应激可使脑内胆碱酯酶的活性增加,乙酰胆碱代谢加强,使乙酰胆碱含量减少,从而诱发谵妄的发生。

6. **疼痛** 疼痛是机体对具有伤害性刺激的反应,持续疼痛可引起焦虑、紧张、恐惧等情绪反应,引起生理功能紊乱,直接影响到睡眠的时间和质量。手术后因切口疼痛或气管插管使患者不能进行正常交流,而疼痛又能轻易打破处于濒临谵妄状态患者的平衡,因此术后疼痛是谵妄发生的危险因素之一。

**(二)促发因素**

1. **机械通气** 首先,气管插管患者易发生谵妄可能与其所患疾病较严重有关;另外,气管插管导致患者咽喉部极度不适和不能发音,患者失去语言交流能力,使其长期处于紧张、焦虑、恐惧等心理应激状态,大脑皮层通过对下丘脑垂体肾上腺轴的调节,使肾上腺素皮质激素大量分泌,引发患者长期处于兴奋状态,从而诱发谵妄的发生。

2. **手术** 术前精神不安被认为是发生术后谵妄的重要因素;术中低氧血症、低血压、大量出血、输血以及术后持续低氧血症、低血压、电解质紊乱和酸碱平衡失调、营养不良等均可导致谵妄的发生。

术后谵妄是指手术后数天内发生的意识、认知、定向、思维、记忆以及睡眠等方面的紊乱,是一种可逆的、具有波动性的急性精神紊乱综合征,通常又被称为术后认知功能障碍、术后精神障碍。术后患者紧张、恐惧的心理以及手术给患者带来的身体、精神、心理压力是引发术后谵妄的重要因素。术后低心排血量、急性肾衰竭、心律失常、低血氧性、酸中毒等因素常引发脑功能紊乱,与术后一过性精神障碍也有明显的关系。表现为躁动、多语、定向障碍、对答不切题,发病于术毕即刻至术后 5 天内,以夜间为重。术后谵妄是脑功能暂时性功能障碍,可导致病死率增加、康复延迟、并发症增多、住院时间延长和医疗费用增加等,严重时甚至影响患者出院后的生活质量。

3. **药物** 中枢性神经系统药物(阿片类、苯二氮䓬类、抗惊厥药)、心血管用药(地高辛、利尿剂、β受体阻滞剂和钙离子拮抗剂)、中枢性抗胆碱能药物(阿托品、东莨菪碱和氟西泮)等药品均可诱发谵妄。麻醉用药要谨慎,几乎所有的术前用药、麻醉诱导以及维持用药均可对中枢神经系统产生持久的但较轻微的影响,包括抗胆碱能药物如阿托品、东莨菪碱,吩噻嗪类药物如氯丙嗪、异丙嗪,阿片类药物如吗啡、哌替啶、芬太尼,静脉全麻药物如氯胺酮,抗生素类药物如甲硝唑,抗精神病类药物如氯氮平等。镇静和镇痛药物主要是通过改变中枢神经系统的神经递质水平来发挥药理作用,而神经递质水平的改变可能是谵妄发生的基本机制。不适当的使用镇静镇痛药物可能会加重谵妄症状,有些谵妄患者,接受镇静剂后会变得迟钝或思维混乱,导致躁动。

4. **ICU 特殊的治疗环境** ①各种设备的机械声、报警声、吸痰声,医护人员谈话、走路声及其他患者的呻吟声等均会导致患者烦躁不安,使患者感到抑郁、头痛、幻觉、入睡困难;②由于噪声、照明、疼痛和各项监护和操作等引起的睡眠剥夺,严重影响患者的免疫、呼吸、认知功能及术后恢复;③限制探视、无陪护、限制活动、使用约束、强迫体位、环境陌生、建立人工气道后患者丧失语言沟通能力等使患者产生分离性焦虑和拘禁感,容易产生孤独、恐惧、忧郁、厌世等消极情绪反应；④ICU病房内患者体表过多暴露在医务人员面前，使患者感到羞愧、自尊心受到伤害或人格受到侵犯，产生焦虑、恐惧等不良情绪；⑤目睹其他患者死亡或抢救而产生恐惧心理。

ICU患者长时间置身于陌生而嘈杂的ICU环境会加重谵妄的症状，表现为精神状态突然改变或情绪波动，注意力不集中，思维紊乱和意识状态改变，伴有或不伴有躁动状态；还可以出现整个白天觉醒状态波动，睡眠清醒周期失衡或昼夜睡眠周期颠倒。

5. 身体约束　机械通气是对ICU患者实施身体约束的重要影响因子，身体约束会导致患者情绪沮丧、烦躁、愤怒、身体功能和认知状态下降等，从而诱发谵妄，而谵妄的发生，又增加患者身体约束的概率，进而形成恶性循环。

6. 睡眠剥夺　ICU病房环境陌生，室内昼夜亮灯，正常的昼夜交替循环消失，各种仪器发出的噪声，夜间护理操作，使用约束带使患者不能随意更换体位，与亲人暂时分离等都会引起患者精神紧张，睡眠不足。睡眠剥夺可影响患者的免疫功能、呼吸功能和认知状态，使患者出现焦虑、多疑、定向力障碍、错觉、谵妄等精神症状，因此，睡眠剥夺也是谵妄发生的高危因素之一，会增加患者病死率及ICU住院天数。

## 四、评估

老年患者谵妄与不良预后密切相关，故要识别和筛查谵妄高危患者，积极采取预防措施，避免不良事件的发生。

谵妄诊断的金标准是美国精神病学会制定的《诊断与统计手册：精神障碍》(diagnostic and statistical manual of mental disorders, DSM)国际诊断标准。然而，DSM需要精神专科医生才可准确使用。2001年，美国谵妄协会Ely教授以DSM为基础研制出ICU患者意识模糊评估法(confusion assessment method in intensive care unit, CAM-ICU)；同年，Bergeron等创制重症监护谵妄筛查量表(the intensive care delirium screening checklist, ICDSC)。两评估方法的研制，开辟了ICU谵妄评估的新纪元，成为ICU谵妄评估最常用工具。除此二者之外，还有护理谵妄筛查量表(Nu-DESC)、意识模糊量表(NEECHAM)及谵妄检测分数(DDS)等。2013年美国ICU成年患者疼痛、躁动和谵妄处理指南明确指出ICU患者意识模糊评估法(CAM-ICU)和重症监护谵妄筛查量表(ICDSC)是ICU年患者谵妄监测最有效和可靠的工具。

### (一)ICU患者意识模糊评估法(CAM-ICU)

1. 适用范围及优缺点　Ely等制定的CAM-ICU评估量表，用于评估重症监护室中机械通气无法在语言上配合的患者，也可用于困难群体如老年痴呆和年龄大于65岁的患者。这个工具是广泛用于筛选谵妄。它易于学习、诊断或筛选，评估所需时间平均为2分钟，具有可靠性和有效性的特点。CAM-ICU在国外已有广泛应用，其翻译版本在非英语国家中应用也有较高的效度和信度，其灵敏度和特异度分别为89%~100%，93%~100%，测试者间信度为0.79~0.90。CAM-ICU评估量表在整个评估过程中不需患者言语配合，另CAM-ICU评估量表中的第2项特征，注意力散漫的评估包括图片法和字母法，对于听力受损或不能说话的患者可以用图片法检查，对于视力损害的患者则可以用字母法，扩大了CAM-ICU评估量表的适用范围。

2. 评估方法　CAM-ICU评估量表包括四个特征的评估，分别是精神状态、注意力、思维和意识程度变化，在对精神状态和意识评估时需要对患者镇静程度进行评估，指南推荐使用Richmond躁动-镇静量表(RASS)评分(表4-8-1)。

表 4-8-1 Richmond 躁动 - 镇静量表（RASS）评分表

| 得分 | 项目 | 描述 |
| --- | --- | --- |
| +4 | 有攻击性 | 有暴力行为 |
| +3 | 非常躁动 | 试着拔出呼吸管,胃管或静脉滴注 |
| +2 | 躁动焦虑 | 身体激烈移动,无法配合呼吸机 |
| +1 | 不安焦虑 | 焦虑紧张但身体只有轻微的移动 |
| 0 | 清醒平静 | 清醒自然状态 |
| −1 | 昏昏欲睡 | 没有完全清醒,但可保持清醒超过十秒 |
| −2 | 轻度镇静 | 无法维持清醒超过十秒 |
| −3 | 中度镇静 | 对声音有反应 |
| −4 | 重度镇静 | 对身体刺激有反应 |
| −5 | 昏迷 | 对声音及身体刺激都无反应 |

注: RASS 的分数从 −5 到 +4。正分说明躁动,负分说明镇静,0 分说明清醒且平静。如果 RASS 是 −4 或 −5 分,停止目前评估,过一会再评估,如果 RASS 在 −4 以上(−3 到 +4),继续做第二步评估(CAM-ICU)

　　CAM-ICU 四个特征评估包括以下四个方面(表 4-8-2):①特征 1:意识状态改变,这包括意识状态的急性改变或反复波动,这部分的资料可以根据共同护理的医护人员和家属的观察,由护士填写 Glasgow 昏迷量表、Richmond 躁动 - 镇静量表(RASS)或既往谵妄评估得分来获得,主要观察患者的意识状态与基线状况相比是否不同,或在过去的 24 小时内患者的意识状态是否有任何波动。②特征 2:注意力散漫,主要观察患者是否难于集中注意力或转移注意力的减弱。有两种方法:图片法和字母法,满分 10 分,得分低于 8 分为阳性。③特征 3:思维无序:观察患者是否有思维紊乱或思维不连贯。评估方法包括提问法和指示法两种。④特征 4:意识程度变化:意识清晰度分成意识清晰 - 正常,对周围环境完全知道,并且有适当的互动、警惕 - 过度的警戒状态、嗜睡、昏睡、昏迷几种。在临床评估患者时,应该先用 RASS 评估患者的意识状态,如果 RASS 的实际得分不是"0"分"意识清晰度改变"为阳性。如果 RASS 是 −4 或 −5 分,停止目前的评估,过一会再评估;如果 RASS 在 −4 分以上(−3 到 +4),则继续 CAM-ICU 的评估,在评估谵妄的过程中,按照特征顺序,依次判断患者意识状态的急性改变或反复波动,注意缺损,思维紊乱及意识清晰度的改变。CAM-ICU 阳性的判断:特征 1 和 2 均为阳性,加上特征 3 或 4 阳性,表示存在谵妄。

表 4-8-2 ICU 意识模糊评估法(CAM-ICU)

| 临床特征 | 评价指标 |
| --- | --- |
| 1. 精神状态突然改变或起伏不定 | 患者是否出现精神状态的突然改变?<br>过去 24 小时是否有反常行为。如:时有时无或者时而加重时而减轻?<br>过去 24 小时镇静评分(RAAS)或昏迷评分(GCS)是否有波动? |

| 临床特征 | 评价指标 |
| --- | --- |
| 2. 注意力散漫 | 患者是否有注意力集中困难？<br><br>字母法检查注意力：跟患者说，"我要给您读 10 个字母，任何时候当您听到字母 A，就捏一下我的手表示。"用正常的语调朗读下列字母，每个间隔 3 秒。SAVEAHAART 当读到字母 A 患者没有捏手或读到其他字母时患者做出了捏手的动作均计为错误，错误数大于 2 个为阳性 |
| 3. 思维无序 | 若患者已经脱机拔管，需要判断其是否存在思维无序或不连贯。常表现为对话散漫离题、思维逻辑不清或主题变化无常。<br><br>1. 提问法　若患者在带呼吸机状态下，检查其能否正确回答以下问题：<br>1）石头会浮在水面上吗？<br>2）海里有鱼吗？<br>3）一斤比两斤重吗？<br>4）你能用锤子砸烂一颗钉子吗？<br>2. 指示法　在整个评估过程中，患者能否跟得上回答问题和执行指令？<br>1）你是否有一些不太清楚的想法？<br>2）举这几个手指头（检查者在患者面前举两个手指头）。<br>3）现在换只手做同样的动作（检查者不用再重复动作）。<br>附：在 1. 中患者的每回答一个正确答案得 1 分。<br>在 2. 中若患者成功完成整个命令可获得 1 分。<br>最后在综合（问题 + 命令）分数少于 4 分则特征 3 是阳性的 |
| 4. 意识程度变化<br>（指清醒以外的任何意识状态，如：警醒、嗜睡、昏迷） | 清醒：正常、自主的感知周围环境，反应适度<br>警醒：过于兴奋<br>嗜睡：瞌睡但易于唤醒，对某些事物没有意识，不能自主、适当的交谈，给予轻微刺激就能完全觉醒并应答适当<br>昏睡：难以唤醒，对外界部分或完全无感知，对交谈无自主、适当的应答。当予强烈刺激时，有不完全清醒和不适当的应答，强刺激一旦停止，又重新进入无反应状态<br>昏迷：不可唤醒，对外界完全无意识，给予强烈刺激也无法进行交流 |

　　CAM-ICU 评估量表在患者进入 ICU 时就可以每班进行一次评估，有研究表明频繁使用 CAM-ICU 评估量表可提高护士对于谵妄的识别能力，进而充分评估患者的谵妄。CAM-ICU 评估量表对患者进行评估结果为阳性时，即筛查结果为 ICU 谵妄阳性，立即给予相应的护理对策如改善环境；严密观察病情，提高操作技能；加强沟通交流；心理护理等等。对因气管插管或气管切开而不能进行语言交流的患者，护士可通过手势语（如手语）、画有基本生活需求的图片（如痛、口渴、饿等）、写字板等来观察判断患者的需求，此外，可利用家属的探视

来为患者提供情感上的支持和心理上的安慰,以减少其孤独、寂寞、焦虑等不良情绪的产生。

### (二)重症监护谵妄筛查表

重症监护谵妄筛查表(Intensive Care Delirium Screening Checklist, ICDSC)是 Bergeron 等基于 DSM-IV 版谵妄定义修订研制的适用于 ICU 护士使用的谵妄评估工具,将 ICU 谵妄的评估纳入护士日常工作内容,可以早期发现患者的谵妄状态,使护士在对 ICU 谵妄的监测过程中发挥关键作用。ICDSC 有 8 项指标:①意识水平改变;②注意缺损;③定向力障碍;④幻觉或错觉;⑤精神运动性兴奋或迟缓;⑥不恰当的言语或心情;⑦睡眠(觉醒)周期紊乱;⑧症状波动。敏感度达到 99%,特异度达到 64%。8 个项目中每一项根据其存在与否评 1 分或者 0 分(表 4-8-3)。总分 8 分,大于等于 4 分提示存在谵妄。

**表 4-8-3 重症监护谵妄筛查检查表内容及评判标准**

| 项目 | 评判标准 |
| --- | --- |
| 1 | 意识变化水平(如果为 A 或者 B,该期间暂时终止评价) |
| | A. 无反应,评分:0 分 |
| | B. 对于加强的和重复的刺激有反应,评分:0 分 |
| | C. 对于轻度或者中度刺激有反应,评分:1 分 |
| | D. 正常清醒,评分:0 分 |
| | E. 对正常刺激产生夸大的反应,评分:1 分 |
| 2 | 注意力不集中(评分:0 或 1 分) |
| 3 | 定向力障碍(评分:0 或 1 分) |
| 4 | 幻觉—幻想性精神病状态(评分:0 或 1 分) |
| 5 | 精神运动型激越或者阻滞(评分:0 或 1 分) |
| 6 | 不恰当的言语和情绪(评分:0 或 1 分) |
| 7 | 睡眠—觉醒周期失调(评分:0 或 1 分) |
| 8 | 症状波动(0 或 1 分) |

ICDSC 敏感度较高,能够在较短的时间内完成,适于将其纳入到护士的日常工作中;不足之处为特异度较低,为 64%,评估方法较为主观,且评估指标中仍包含对患者言语能力的评估。因此对于机械通气患者的应用具有一定的局限性。

国外学者分别用两种方法对收治的 ICU 患者谵妄进行评估,结果发现两种方法具有高度一致性。但在 ICU 病房,由于 ICDSC 有较高的假阳性率,故推荐作为一种筛查,而不是诊断的工具;而 CAM-ICU 测试是目前对于需要通气支持的患者唯一被验证的谵妄评估工具。

## 五、护理干预

目前国内外以循证医学为基础的有效预防谵妄的预防策略主要包括高危因素的预防、轻度镇静与镇静唤醒、早期运动与锻炼、认知干预、提高睡眠质量、音乐疗法、ABCDEF 集束干预策略等。

### (一)高危因素的预防

常规监测,及早识别并减少或消除诱发谵妄的高危因素是预防谵妄的关键。美国危重病学会和中华医学会重症医学分会的最新指南建议在所有的重症监护病房患者中对镇静评分及谵妄应进行日常监测。谵妄具有急性发作、病情波动等特征,需要反复进行评估。目前对于谵妄监测最为准确可靠的评估工具为 ICU 意识模糊评估表和重症监护谵妄筛查表。早期发现谵妄的高危因素,对于已存在不可改变的危险因素,如高龄、既往有痴呆或认知功能障碍等精神疾病史及酗酒史等的患者应提高警惕,做好谵妄病情评估,尽量避免同时出现医源性危险因素。而针对存在可改变的危险因素,如入院时病情严重、使用高危药物、睡眠紊乱等的患者应积极治疗原发病,适当调整用药方案,提高睡眠质量,尽可能消除各种诱发谵妄的因素,做到早期预防。

### (二)轻度镇静与镇静唤醒

有研究证实,轻度镇静与镇静唤醒策略能预防 ICU 谵妄的发生,这可能与轻度镇静、镇静唤醒减少了镇静镇痛药物的使用剂量,降低了医源性昏迷的发生有关。文献报道,镇静镇痛药物是引起谵妄的主要危险因素之一,尤其是苯二氮䓬类药物。临床持续静脉泵注镇静镇痛药物存在药物蓄积、镇静过度等风险。镇静过度会导致医源性昏迷,而昏迷是 ICU 谵妄的独立危险因素。2000 年 Kress 首次提出镇静唤醒概念,指每日暂停镇静镇痛药物输注,直至患者清醒并能听从指令或者患者逐渐表现出不适或躁动;然后以原来剂量的一半重新开始给药并滴定至轻度镇静水平。Kress 等通过对 128 例机械通气患者的随机对照试验发现轻度镇静加镇静唤醒策略减少了镇痛镇静药物(吗啡、咪达唑仑及异丙酚)的用量,缩短了机械通气时间及 ICU 住院日。对机械通气患者一方面实施镇静唤醒与目标化镇静,另一方面进行早期运动与锻炼,可有效减少镇静镇痛药物的使用剂量,降低机械通气患者谵妄的发生率,并缩短机械通气时间、ICU 住院日、总住院日。

### (三)早期运动与锻炼

早期运动指患者进入 ICU 24 小时后即开始评估患者是否适合进行早期运动,与疾病治疗应同时进行。目前针对 ICU 患者早期运动治疗的方法,国际上普遍认可的为四级运动法,包括先被动后主动的关节活动、坐到床缘、下床坐到椅子上和步行等。由专业的物理治疗师或康复医生根据患者的病情、活动能力,遵循循序渐进原则进行功能锻炼。在 2013 年 ICU 成年患者疼痛、躁动、谵妄临床实践指南中早期活动是较多证据支持,推荐级别较高的谵妄预防措施。可能因早期活动能帮助消除躯体或精神心理障碍。研究证明:对机械通气患者在镇静唤醒期间实施早期运动与锻炼即物理与职业治疗,每日给予肢体活动和全关节运动,发现可以缩短谵妄持续时间和机械通气时间,提高患者出院时的生活自理能力。

### (四)认知干预

大多数危重症患者尤其是老年患者在记忆力、注意力、理解力等方面存在不同程度的障碍,增加了谵妄的发生。认知干预指通过各种主动措施改变或影响个体已有的认知思维模式从而影响个体的行为水平。研究显示:对入住 ICU 的患者第一天即开始进行认知干预,包括定向力训练,反复进行时间、地点和人物的定向问答,促进患者对周围环境的感知;病房内放置时钟,加强患者的时间观念;视听觉刺激,指导患者读报、看书、听音乐或广播等,结果显示谵妄发生率由 35% 降为 22%,差异有统计学意义。通过数字、图片、视频形式,让患者反复记忆,改善患者的认知功能,认知训练可以有效降低危重症患者谵妄的发生率,同时认知训练能有效改善护士与危重症患者的沟通状况,缓解患者焦虑、恐惧和易怒等负性情绪,促进护理服务质量的提高。

### (五)提高睡眠质量

临床研究证实,促使睡眠-觉醒周期正常化,维持患者正常生物节律,避免睡眠剥夺可预防谵妄的发生。在 ICU 患者睡眠质量下降很常见,气管插管、监护报警噪声、约束、疼痛等可导致患者烦躁不安、压力感和焦虑感加重，使患者入睡困难、昼夜睡眠节律异常。有调查显示，危重症患者 50% 的睡眠时间在白天，睡眠周期紊乱、睡眠质量差会影响机体免疫、呼吸和认知功能，与谵妄关系密切。

研究发现，提高 ICU 患者睡眠质量的方法有以下几种：降低 ICU 的噪声：有计划地关上所有的门，最大限度地降低各种监护仪的报警声音，尽量小声说话；白天保持病房内光线充足，安排与他人聊天、读报等，尽量避免日间睡眠时间过多；夜间尽量关灯，不使用直接灯光照射，尽量集中进行护理操作与治疗；对出现睡眠 - 觉醒周期紊乱的患者，每日记录患者日间和夜间睡眠时间段与持续时间，实施睡眠限制措施。Kamdar 等对 178 例危重症患者的研究得出结论：常规实施睡眠质量改善措施是切实可行的，谵妄发生率降低了 20%，谵妄持续时间缩短了 2~3 天。

### （六）音乐疗法

音乐疗法是指利用音乐艺术调节人的情绪，促使疾病治愈的一种治疗方法。护理人员通过指导患者听有利于身心健康的音乐，从而更好地提供一个有利于患者精神、心理、身体、社会等康复的轻松环境。研究表明，音乐疗法能缓解 ICU 患者的焦虑、抑郁情绪，减轻交感神经的过度紧张及各种压力反应，减少和预防 ICU 谵妄的发生。选择患者喜欢的轻音乐，下午和晚上各 30 分钟，嘱患者闭上眼睛并将注意力集中在音乐中，使患者处于全身放松状态，并告诉患者音乐疗法机制及其对疾病恢复的重要性，结果表明音乐疗法对 ICU 患者谵妄有良好的预防效果。

### （七）ABCDEF 集束策略的实施

ABCDEF 集束策略是美国范德比尔特大学 Ely 教授和他的团队的研究成果，是将经过循证的综合干预措施应用于 ICU 接受机械通气患者，以提高机械通气患者治疗护理质量，改善临床结局，其中 A（assess prevent and manage pain）代表疼痛评估、预防以及管理。2013 年 PAD（疼痛、躁动、谵妄）指南明确指出，疼痛、躁动以及谵妄三者之间是存在明确相关性的，因此新版 ABCDEF 策略特地加入了对患者疼痛的评估以及管理一项。在普通内外科患者中，医护人员通常采用疼痛视觉模拟评估法来评估患者疼痛程度，但 ICU 患者的特殊性决定了这一方法对于很多行机械通气的患者无法适用，所以推荐使用重症患者疼痛观察量表（the Critical-Care Pain Observation Tool，CPOT）或者行为疼痛评估量表（Behavior Pain Scale，BPS）对 ICU 患者从面部表情、肢体运动、呼吸机配合度以及肌肉紧张度等方面评估患者疼痛水平，据此调节镇痛药物使用种类及剂量，以预防躁动、谵妄的发生。B（both SAT and SBT）：觉醒试验和自主呼吸试验，觉醒试验（spontaneous awakening trails，SATs）和自主呼吸试验（spontaneous breathing trails，SBTs）是需要由医护团队合作执行的，提倡每日根据患者生物节律每日清晨对患者实施唤醒，在保证 SAT 安全性的前提下，进一步执行 SBT。C（choice of analgesia and sedation）：镇痛镇静选择，2013 年 IPAD 指南已明确指明，苯二氮䓬类药物会增加谵妄发生率，对于存在谵妄风险的患者应避免使用，而右美托咪定可能会对预防谵妄的发生以及谵妄的治疗起到一定效果。D（delirium：assess，prevent and manage）：谵妄评估及预防，对患者每日进行谵妄评估，在 RASS 评分出现波动时进行谵妄的随时监测，是谵妄管理的一项重要措施。E（early mobility and exercise）：早期活动，可缩短患者住院时间，包括早期被动运动与早期主动运动，包括床上坐起，站在或坐在床边以及床旁活动。但国内在应用时出于对安全性以及人力的考虑，落实度不高。国内一些医院可在条件允许的情况下，为患者实施床旁坐轮椅。F（family engagement and empowerment）：许可家庭成员参与,来自家庭的支持可帮助患者有效应对 ICU 中陌生的环境,促进患者定向力的恢复,可考虑适当增加家属陪伴时间。该集束是一个多元素的集合,每项措施相互依赖。该集束的实施需要建立临床治疗团队之间的合作,通过结构化、标准化的治疗护理,减少 ICU 获得性谵妄发生的危险。

## 六、延续护理

延续性护理通常是指从医院到家庭的延续,包括经由医院制订的出院计划、转诊、患者回归家庭或社区后的持续随访与指导。通常包括以下几点:①药物指导:药物的不良反应、服用方法、协调用药等;②饮食指导:根据患者的病情、饮食习惯、支付能力等提供个体化的指导;③症状管理:出院后病情恶化症状的识别及应对;④居家环境评估提供相应的建议:侧重于防止老年人跌倒的居家安全知识;⑤锻炼指导:活动方式、时间、活动度等;⑥社区资源的利用:对有需要的患者及家属帮助联系居家护理及社工服务,提供社会支持;⑦心理指导:提供心理支持、情绪疏导,必要时帮助联系心理医生;⑧与团队其他人员如康复师、营养师、药师、全科医生等协作满足患者的不同需求。

延续性护理的内涵还包括定期电话咨询,加强与患者和家属沟通,建立患者随访档案,回访内容主要包括患者身体基本状况、营养评估情况、有无并发症及其他病症出现、生活自理能力等。

## 七、居家护理

### （一）基础生活护理

在家中应为老年人提供足够的光线和照射,同时室内温、湿度要适宜,定时通风,保持房间空气新鲜,防止呼吸道感染,对于合并肺部感染患者,鼓励并协助患者排痰,必要时给予负压吸痰,保持呼吸道通畅。家具物品简单化,摆放位子相对固定;地面要防滑,避免老年人摔倒。衣服要选择简单、宽松、易穿的,内衣质地要疏软、纯棉的。指导家属为长期卧床的患者定时翻身,每两小时翻身一次,动作轻巧,避免拖拉,给予气垫床,每日给老年人擦身促进血液循环,改善局部营养状况,防止压疮发生。给老年人洗澡时尽可能与原来习惯保持不变,适时调节好室温。准备毛巾、肥皂、洗发露、衣物等,老年人进浴室前调节好水温,鼓励老年人自己动手,洗澡过程中要与老年人交流,洗完后检查皮肤完整性,必要时涂用润肤露。防止口腔及皮肤感染。

### （二）饮食护理

老年人饮食宜清淡、低糖、低脂、低盐、高蛋白的食物,少食动物内脏,多吃富含维生素的食物如蔬菜、水果、瘦肉、奶、蛋类、豆制品及动物脑髓等。多食粗粮以防便秘。每天提供营养丰富,清淡、易消化及碎烂的食物。有吞咽困难给予半流质、流质饮食,喂食时将患者头部垫高,动作缓慢,温度勿过热,以防烫伤。必要时给予患者鼻饲,进食时易缓慢,并且床头抬高 $30° \sim 40°$,防止呛咳,预防吸入性肺炎的发生。每天进行口腔护理两次,保持口腔清洁。一日三餐定时定量,饮食过度或不足,会引起胃部不适、出血甚至穿孔。

### （三）安全护理

老年患者因疾病和年龄的因素,导致生活自理能力下降,再加上合并谵妄产生的一系列症状,如意识清晰度下降、兴奋不安、思维混乱、幻听错觉、睡眠—觉醒功能紊乱等,使得发生安全事件的风险大大增加。因此,评估患者的情况,创造一个安全的环境,以防患者跌倒或防患者受到伤害,如移去一些患者会拿来伤害自己的东西或设备。若患者谵妄发生前是戴眼镜或助听器的,在谵妄时同样让他们戴上,以帮助他们能够看清或者听清,给患者安全感,消除患者的恐惧。在患者发生谵妄时尽量不要采取约束等手段,因为约束会增加患者焦虑,这时家属或者护士要握住患者的手,同时轻拍患者的肩部,或轻柔按摩背部,并轻声安抚患者。

1. 防止误吸误服　谵妄患者发作时智能衰退,常会有误服清洁剂、香烟、别针等情形,家庭成员务必将不可食用的物品放好。服用药物时要由家庭成员护理,防止服用药物过多或过少。

2. 防止烫伤和冻伤　患者洗澡时应先为其调好温度,热水袋不宜超过50℃,外加布袋,防止烫伤。冬季气温低,加之患者末梢血液循环不良,容易发生冻伤,要做好御寒防冻护理。

3. 防止跌伤　患者由于认知功能障碍,容易发生跌伤。跌伤后轻则软组织挫伤,重则甚至危及患者生命。患者出行要有专人陪伴;家中地面保持干燥无积水、无台阶;走廊过道卫生间等处应安装扶手;厕所改为坐式马桶;夜间开启壁灯;床两边安装护栏;不能选用玻璃或镜面家具。

4. 防止走失　患者定向功能障碍,容易发生走失。患者外出时最好由专人陪伴,同时在患者口袋内放入写有患者姓名、地址、联系电话的卡片;患者独自在家时房门要上锁,以防患者自行出走。

5. 防止激越行为　大多数谵妄患者发作时都存在激越行为,对于患者的激越行为家庭成员勿表现出厌烦情绪,耐心倾听的同时予以引导,态度和蔼,消除其顾虑。

6. 防止自伤或其他意外事故　谵妄患者因幻觉、妄想等容易自伤,应妥善保管好家中的电源、刀剪、药品等危险物品,避免独自使用燃气;住楼房者,阳台窗户应上锁。

**（四）日间活动**

1. 自理能力和认知功能训练　日常生活中鼓励老年人自己的事情自己做,对不能完全自理的家属协助完成。鼓励老年人做一些力所能及的事情,如择菜、扫地、擦桌子、叠衣服、叠被子等。根据病情的变化程度教他们玩扑克牌、看图识字、智力拼图、折纸、插花、练字、画画等认知功能训练。轻者训练难度逐渐加大,重者则降低难度,以促进其智能活动为目的。

2. 语言训练　在日常生活中,家属要细心观察,熟悉患者每一个细小的动作,所表达的含义,做出准确无误的判断,及时解决其要求。

3. 肢体功能锻炼　家属陪同老年人参加户外体育锻炼,如散步、慢跑、气功、太极拳等;对行动不便家属应搀扶在室内走动,鼓励老年人玩健身球、握力器等。对长期卧床的护理人员应指导家属,进行床上被动功能锻炼及全身肌肉按摩,防止肌肉失用性萎缩,提高肌力,同时协助活动全身关节,防止僵直。

**（五）心理护理**

识别并了解患者的焦虑状态,及时予以疏导,这一点十分重要。对发生谵妄且思维混乱的患者,反复给予讲解,促进患者认知功能的恢复,对其中产生幻觉的患者,用亲切的语言耐心解释,否定他们的幻听、幻视,并反复讲解目前的真实情况,防止幻觉的延伸。由于患者对熟悉的人或事物有较强的记忆,所以家属陪护对其记忆、思维等的恢复有帮助,家属要在患者情绪稳定的时候,呼唤患者的姓名,并告知所处环境、时间等信息帮助恢复定向力。最关键是多花时间陪伴患者,多同患者聊天、看报、玩游戏等,减少患者的孤独感。

### （六）睡眠护理

谵妄病程呈波动性症状群朝轻暮重,必要时遵医嘱予药物安眠外,夜间灯光应柔和暗淡,防止黑暗带来恐惧,尽量减少人员流动,减少噪声,确保患者充足睡眠,促进大脑功能恢复。可在睡前饮用热牛奶,听一听轻松舒缓的音乐,轻轻按摩患者背部,降低夜间噪声等。

### （七）用药护理

患者由于各种原因引起疾病损害,需长期服用降压或降糖等药物,由于患者记忆力、情绪均有不同程度的障碍,造成拒服、错服、漏服或重服药物现象,所以患者的药品应专人保管,患者服药时必须有人在旁帮助监督,送药到口,看服下肚。尤其对伴有抑郁的患者一定要把药品管理好,放到患者拿不到或找不到的安全的地方,患者吃下药后让患者张开嘴,看看患者是否真正将药咽下,防止将药吐掉,必要时可把药研碎拌在食物中吃下。患者服药后常常不能诉说其不适,要细心观察有无不良反应,及时与医生联系,以利于调整给药方案。

由于老年谵妄患者的特殊性,决定了安全护理在谵妄护理中的重要地位,故要求护士及家属对于谵妄的知识和观念有一定程度的掌握。护士应对家属关于谵妄的相关知识,及时识别谵妄的发生进行健康宣教。对老年谵妄患者易发生的走失、自伤伤人、跌倒坠床、压疮和意外脱管,共同制订有效护理措施,保证护理安全,提高患者生活质量,减少合并症的发生,促使患者早日康复。

（邵 欣）

# 第九节  老年抑郁评估与护理干预

## 一、基本概念

老年期抑郁症（senile depression）:抑郁是老年期常见的精神障碍,以心境低落、思维迟缓、意志活动减退为主要表现,多数患者存在各种躯体症状,常伴有焦虑、紧张、睡眠障碍。其突出的特点有:①发病多与社会心理因素相关;②老年人多自我评价低,觉得自己老了没用了;③常多疑、敏感;④可伴有认知能力的下降,如记忆力减退等;⑤多存在躯体的不适,如失眠、早醒、疲乏、头晕、心慌、腹痛、全身不适等;⑥情绪不稳定,容易激惹。

## 二、流行病学资料

存在抑郁症的老年人约占老年人总数的 7%~10%;躯体疾病是重要的影响因素,伴有躯体疾病老年人抑郁症的发生率可高达 50%;养老机构和住院老年人抑郁症的发生率高于社区;老年女性的患病的比例高于男性,约为 2∶1。随着人口老龄化的快速发展、人口平均寿命的延长,各种老年性疾病发病率逐渐增高,患抑郁症的老年人数量也不断增多,严重危害老年人的身心健康和生活质量。

## 三、病因

使老年人产生抑郁情绪、甚至患抑郁症的因素有多种,涉及生物、心理和社会等多个方面。

### （一）生理因素

随着年龄的增长，老年人各系统器官的功能逐渐减退，精力和体力明显下降，常受多种躯体疾病的困扰，使老年人容易产生自卑、沮丧等情绪，从而导致抑郁。此外，抑郁的发生还受遗传因素的影响，约 40%~70% 的抑郁症具有遗传倾向。

### （二）心理、社会因素

老年人的家庭、社会环境发生巨大的变化，加之老年人的心理承受和缓冲能力下降，容易诱发抑郁的发生，如离退休导致经济收入和社会关系的变化；子女离家学习、工作或成家使老年人容易感到孤独、失落；配偶或亲友的死亡导致悲哀和对自身生命也即将离世的感慨等。

### （三）其他因素

酒精依赖、各种原因导致的神经系统器质性损伤、维生素缺乏及多种药物如止痛剂、左旋多巴、洋地黄类、镇静剂、糖皮质激素等可引起抑郁症状。

## 四、评估

### （一）评估对象

如果发现老年人抑郁、悲观情绪持续 2 周或以上，并伴有以下症状中的几项，要警惕发生老年抑郁的可能。①对日常生活丧失兴趣，缺乏愉快感；②精力减退，持续的疲乏感；③思维迟缓，反应迟钝，焦虑不安，容易发脾气；④自我评价过低，自责或有内疚感；⑤自觉思维能力明显下降；⑥反复出现自杀观念或行为；⑦失眠、早醒或睡眠过多；⑧食欲减退或体重明显减轻。此时，应及时带老年人到神经科或精神科门诊进行全面的评估。

### （二）评估内容

1. 病史评估　评估老年人的主诉、现病史（疾病的起因/诱因、起病形式、病程等）、既往史、个人史（是否经历重大精神刺激、婚姻状况、人际关系等）、家族史等。

2. 身体评估　评估老年人的全身状态，包括生命体征及各系统体格检查，以及营养状况，有无食欲减退，体重下降等；睡眠情况，有无入睡困难、早醒等。

3. 神经心理学评估　通过观察和访谈评估老年人的精神状态，包括情感与认知特点，如有无情绪低落、自负、焦虑、尤其对有无自杀或伤人观念等进行重点评估；并对老年人的家庭、生活环境及社会支持系统进行全面评估。

4. 实验室、神经电生理及影像学检查　血常规、电解质、凝血功能、肝功能、甲状腺功能、尿便常规等；进行脑电图、颅脑 CT、磁共振等检查。

### （三）评估工具

老年抑郁评估常用的工具有老年抑郁量表（Geriatric Depression Scale，GDS）和 Zung 抑郁自评量表（Zung Self-rating Depression Scale，SDS）等。

1. 老年抑郁量表（GDS）　该量表针对老年人群的特点，能够更加敏感地筛查出老年抑郁患者的躯体不适等症状。用于评定老年人近 1 周内的感受，共包括 30 个条目，每个条目包括"是"和"否"两个选项，在评估时，先将"是"计为 1 分，"否"计为 0 分。其中有 10 个条目（1、5、7、9、15、19、21、27、29、30）为反向计分，在计算总分时，注意先把这 10 个条目的原始评分转换过来（将 1 转换为 0，将 0 转换为 1）。然后，再把 30 个条目的得分相加。总分范围为 0~30 分，得分越高，表明抑郁情绪越严重。0~10 分为正常范围，11~20 分为轻度抑郁，21~30 分为中重度抑郁（表 4-9-1）。

## 表 4-9-1 老年抑郁量表（GDS）

请回顾您过去 1 周内的感受,仔细阅读下列每句话,在符合您自己实际感受的选项序号上打"√"。

| 项目 | 是 | 否 |
| --- | --- | --- |
| 1）对生活基本上满意 | 1 | 0 |
| 2）已放弃了许多活动与兴趣 | 1 | 0 |
| 3）觉得生活空虚 | 1 | 0 |
| 4）感到厌倦 | 1 | 0 |
| 5）觉得未来有希望 | 1 | 0 |
| 6）因为脑子里一些想法摆脱不掉而烦恼 | 1 | 0 |
| 7）大部分时间精力充沛 | 1 | 0 |
| 8）害怕会有不幸的事落到自己头上 | 1 | 0 |
| 9）大部分时间感到幸福 | 1 | 0 |
| 10）常感到孤立无援 | 1 | 0 |
| 11）经常坐立不安,心烦意乱 | 1 | 0 |
| 12）希望待在家里而不愿去做些新鲜事 | 1 | 0 |
| 13）常常担心将来 | 1 | 0 |
| 14）觉得记忆力比以前差 | 1 | 0 |
| 15）觉得现在活着很惬意 | 1 | 0 |
| 16）常感到心情沉重、郁闷 | 1 | 0 |
| 17）觉得像现在这样活着毫无意义 | 1 | 0 |
| 18）总为过去的事忧愁 | 1 | 0 |
| 19）觉得生活很令人兴奋 | 1 | 0 |
| 20）开始一件新的工作很困难 | 1 | 0 |
| 21）觉得生活充满活力 | 1 | 0 |
| 22）觉得自己的处境已毫无希望 | 1 | 0 |
| 23）觉得大多数人比自己强得多 | 1 | 0 |
| 24）常为一些小事伤心 | 1 | 0 |
| 25）常常觉得想哭 | 1 | 0 |
| 26）集中精力有困难 | 1 | 0 |
| 27）早晨起来觉得很快活 | 1 | 0 |
| 28）希望避开聚会 | 1 | 0 |
| 29）做决定很容易 | 1 | 0 |
| 30）头脑像往常一样清晰 | 1 | 0 |

2. 自评量表（SDS）　该量表以自评的方式,评估老年人最近 1 周内症状出现的频度,共包括 20 个条目,每个条目采用 1~4 级评分（1 分 = 没有或很少时间,2 分 = 少部分时间,3 分 = 相当多时间,4 分 = 绝大部分或全部时间）。其中有 10 个条目为反向计分（2、5、6、11、12、14、16、17、18、20）,计算总分时注意把这些条目的原始得分进行转换（将 1 转换为 4,将 2 转换为 3,将 3 转换为 2,将 4 转换为 1）,然后再将 20 个条目得分相加,总分范围为 20~80 分, > 40 分为有抑郁症状,得分越高,抑郁程度越严重（表 4-9-2）。

### 表 4-9-2　Zung 抑郁自评量表

下面有 20 条描述,请您仔细阅读每一条,把意思弄明白,根据您最近 1 周的情况,在每条后面适当的选项序号上打"√"。

| 项目 | 没有或很少时间 | 少部分时间 | 相当多时间 | 绝大部分或全部时间 |
|---|---|---|---|---|
| 1）我觉得闷闷不乐,情绪低沉 | 1 | 2 | 3 | 4 |
| 2）我觉得一天之中早晨最好 | 1 | 2 | 3 | 4 |
| 3）我一阵阵哭出来或觉得想哭 | 1 | 2 | 3 | 4 |
| 4）我晚上睡眠不好 | 1 | 2 | 3 | 4 |
| 5）我吃得跟平常一样多 | 1 | 2 | 3 | 4 |
| 6）与异性接触时和以往一样感到愉快 | 1 | 2 | 3 | 4 |
| 7）我发觉我的体重在下降 | 1 | 2 | 3 | 4 |
| 8）我有便秘的苦恼 | 1 | 2 | 3 | 4 |
| 9）我心跳比平常快 | 1 | 2 | 3 | 4 |
| 10）我无缘无故地感到疲乏 | 1 | 2 | 3 | 4 |
| 11）我的头脑跟平常一样清楚 | 1 | 2 | 3 | 4 |
| 12）我觉得经常做的事情并没有困难 | 1 | 2 | 3 | 4 |
| 13）我觉得不安而平静不下来 | 1 | 2 | 3 | 4 |
| 14）我对将来抱有希望 | 1 | 2 | 3 | 4 |
| 15）我比平常容易生气和激动 | 1 | 2 | 3 | 4 |
| 16）我觉得容易做出决定 | 1 | 2 | 3 | 4 |
| 17）我觉得自己是个有用的人 | 1 | 2 | 3 | 4 |
| 18）我的生活过得很有意思 | 1 | 2 | 3 | 4 |
| 19）我认为如果我死了别人会生活得更好些 | 1 | 2 | 3 | 4 |
| 20）平常感兴趣的事我依然感兴趣 | 1 | 2 | 3 | 4 |

## 五、护理干预

### （一）预防

抑郁症是老年人常见的精神障碍之一,大约 70% 的老年抑郁症在发病前有一定的诱发因素,如家庭不和睦、自身的躯体疾病、丧偶、离退休等。引导老年人保持积极、乐观的生活

态度是预防老年抑郁的关键,具体的措施有:

1. 鼓励子女关注老年人的精神生活。

2. 营造和谐的家庭氛围。

3. 培养多种兴趣爱好,拥有乐观、开朗的生活态度。

4. 鼓励老年人适度参加力所能及的老年人,如做家务、和家人一起备餐等。

5. 学会自我调节,采取有效措施消化不良情绪,如听音乐、深呼吸或看娱乐节目等。

6. 鼓励老年人积极参与社区集体活动。

7. 积极预防和治疗躯体疾病,身体健康是维持心理健康的基础。

8. 有益健康的生活方式,如饮食清淡、作息规律、戒除吸烟、酗酒等不良嗜好。

**(二)护理**

1. **建立良好的信任关系** 首先,抑郁的老年人往往情绪低落,对任何事物的兴趣减退、自责、有负罪感,护理人员要以温和、接受的态度对待老年人,鼓励老年人表达自身感受,以进行有效的护患沟通;其次,在沟通的过程中,给老年人足够的反应时间,耐心倾听,恰当地运用眼神、手势、抚摸等非语言方式传递对老年人的关怀和支持;积极引导老年人从负性情绪中摆脱出来,逐步建立积极的人际交往方式。

2. **保证营养供给** 对于食欲减退的老年人,首先了解其不愿进食的原因,进而制订相应的对策,如根据老年人的喜好准备可口的食物、陪伴老年人用餐、少量多餐等,以保证老年人摄入必需的营养物质。对于坚决拒食的老年人,必要时遵医嘱采取喂食、鼻饲或静脉营养等。

3. **改善睡眠** 抑郁症的老年人通常存在睡眠障碍,以早醒为主要表现,早醒又会加剧其抑郁的症状,自杀、自伤等意外事件常发生在老年人早醒的这段时间。因此,应鼓励老年人尽量白天多活动;有午睡习惯的老年人,尽量把午睡时间安排得稍早一些,并缩短午睡时间;控制老年人摄入茶、酒精、咖啡等饮品;睡前可以喝热牛奶、洗热水澡协助老年人入睡。在清晨时间,加强巡视和监护,并安抚早醒的老年人。

4. **防止暴力行为的发生(如自杀／自伤、伤人等)** 抑郁的老年人尽可能避免独居;密切观察发生各种暴力行为的征兆,重点监护,加强防范;保持环境安静、整洁,管理好危险物品,如刀具、剪刀、绳子、药品等;多鼓励老年人参加有益的活动,增加成就感,同时有利于释放紧张和愤怒情绪。

5. **保证药物治疗的实施** 密切观察老年人服药的合作性,护理人员亲自给药,送药到口,服后检查,防止老年人将药藏在舌下、指缝、房间的角落等,或趁人不注意时将药扔掉或吐掉;还要防止将老年人积攒药片一次性吞服而造成意外;尽可能以督促、说服的方式争得合作;对于拒服或吞咽困难的老年人,必要时遵医嘱鼻饲给药。注意监测药物的不良反应。

6. **做好日常生活照护** 抑郁的老年人可能存在不注重自身衣着和个人卫生等,护理人员应督促或协助老年人完成更衣、洗漱、梳理和沐浴等,以促进清洁、舒适。对卧床、不能自理的老年人需重点照顾,做好口腔、皮肤及大小便的护理,防止肺炎、压疮、泌尿系统感染等并发症的发生。

## 六、居家护理

护理人员将老年人的家庭视为一个整体,通过对老年人自身和家庭功能的全面评估(包括老年人的身体状况、精神状况、社会功能、患病前后在家庭中角色、情感、人格和行为的改变、与家庭成员的关系、家庭功能、家庭结构、社会支持系统及照顾者的精神健康水平等），制订相应的照护计划，指导、协助老年人的家庭成员为其提供适当的照顾，以帮助老年人更好地适应家庭生活，提高生活质量，促进社会功能的恢复。

**（一）日常生活护理**

1. 个人卫生　督促或协助老年人完成清洁个人卫生的任务，为老年人提供适当的支持和帮助，尽量不要由照顾者一手包办，可采取奖励和适当处罚等机制，促进老年人健康生活习惯的培养。

2. 饮食　保证营养摄入，注意营养搭配，以清淡易消化的食物为主，少食油腻、辛辣、生冷和坚硬的食物，忌浓茶、酒精、咖啡等饮品。对于吞咽困难的老年人，宜缓慢进食，并注意食物的软硬程度，防止噎食和窒息。

3. 睡眠　为老年人营造良好的睡眠环境，如避免强光和噪声；合理安排老年人的作息时间，规律作息；白天多活动，减少午睡；睡前不宜进食浓茶、咖啡等；睡前不看情节激烈的电视节目，避免谈论容易引起老年人兴奋的话题等。

4. 居室环境　居室布置要安全、安静、简洁，老年人最好能够与亲人同居，尽量避免独居和关锁，独居或关锁会增加老年人的精神压力；室内避免存放可能造成伤人或自伤的危险物品，如刀剪、绳索、铁锤、农药等；对于具有自杀、自伤倾向的老年人，要严加防范，时刻警惕。

**（二）用药护理**

药物治疗是老年抑郁的重要治疗手段之一，并且需要一个长期的治疗过程，因此，长期维持用药的护理是居家护理的一项重要内容。协助老年人长期、规律用药的原则有：①向老年人和照顾者说明规律用药的重要性，提高依从性；②指导照顾者督促老年人按时按量服药，不可自行调整服药剂量；③服药时，注意送药到口，服后检查，避免老年人藏在舌下、吐药、扔药等；④药品妥善管理，防范老年人积攒药物，避免一次性大量吞服；⑤密切观察药物的疗效和不良反应，出现严重的不良反应及时到医院就诊。

**（三）心理护理**

1. 尊重、关心老年人　指导照顾者和家人要从老年人的角度去理解他们的感受，尊重、关心老年人，营造和睦的家庭气氛及家庭成员间关系融洽，有利于老年人缓解内心的痛苦。

2. 鼓励老年人表达内心的感受　经常和老年人沟通，鼓励其表达内心的情感，并给老年人情感上的支持和援助，帮助老年人化解不良情绪。

3. 培养兴趣爱好　积极培养广泛的兴趣爱好，丰富老年人的生活。

4. 积极参与社会活动　鼓励老年人参与社交活动，以促进其社会功能的恢复。

**（四）病情监测**

密切观察老年人的病情变化是居家护理的重要环节，在日常生活中注意观察老年人的情绪状态、睡眠情况、生活自理情况、躯体不适症状等，如发现病情变化，及时就医，如无明显原因出现的情绪波动、失眠或早醒症状加重、生活懒散、社交活动明显减少、抱怨躯体不适等。

**（五）健康教育**

通过讲座、讨论、联谊会、QQ/ 微信群等多种方式，帮助照顾者和老年人的亲属了解疾病相关的知识，如疾病可能的病因、诊断、治疗、症状复发或反复的征兆、意外事件的防范和应对等，以提高居家照护的质量。

## 七、延续护理

通过对抑郁症老年人、家庭和社区环境进行系统、全面的评估，针对个体、家庭及社区互动中存在或潜在的问题，由社区精神卫生服务团队包括精神科医生、护士、社会工作者、心理学专家等为抑郁症老年人和家庭提供持续的综合服务。

（郝　薇）

# 第十节　老年疼痛评估与护理干预

## 一、概述

### （一）定义

世界卫生组织（World Health Organization，WHO）把老年人定义为超过一定的年龄的人，并提出两个标准：在发达国家将 65 岁及以上的人群定义为老年人，而在发展中国家则将 60 岁及以上人群称为老年人。国际疼痛研究学会（International Association for the Study of Pain，IASP）提出疼痛的定义为："疼痛是与真正的或潜在的组织损伤有关的一种不愉快的感觉和情绪体验。"这一定义可以理解为，疼痛是一种躯体感觉，同时也是一种情绪感受。对老年人来说，疼痛往往通过表情、情绪和语言表达出来，换句话说，老年人说痛即是疼痛。2002 年第十届国际疼痛大会上达成共识将疼痛列为除了体温、呼吸、脉搏、血压之后的第五生命体征。疼痛既是很多疾病的表现形式，其本身也是一种疾病。某些长期剧烈的疼痛，对老年患者来说是一种难以忍受的折磨。

### （二）特点

1. 所患疾病更易诱发　疼痛研究显示，65 岁以上老年人群中约 80% 的患者至少有 1 种慢性疾病较其他年龄阶段的人群更易诱发疼痛。文献报道，老年疼痛随年龄增长疼痛程度持续性增加、发生率相应也增高，且以退休、丧偶的老年患者发生率较高，女性多高于男性。

2. 对疼痛的不敏感性　随着年龄的增长，脑的老化退变，疼痛的下行抑制系统受损，老年患者对疼痛反应的敏感性下降，对慢性疼痛的忍耐度增高，对疼痛多采取顺从接收态度，消极治疗，使得持续疼痛和反作疼痛的概率增高。

3. 疼痛多，主诉少　老年人罹患慢性骨关节痛、腰腿痛、糖尿病痛性周围神经病变、脑卒中后遗疼痛、癌性疼痛的几率明显增加。但老年疼痛患者主动报告疼痛的比例明显偏低。其原因在于：①多数老年人认为疼痛是疾病的必然表现，需要忍受；②还有老年人认为疼痛是衰老的标志，不可避免；③此外，伴有认知功能受损的老年人常不能主诉疼痛。

4. 抑郁、焦虑和疼痛之间的共病现象更普遍　汇集欧洲 11 个国家为期 3 年涉及 3976 例大于 65 岁老年人慢性疼痛的调查结果显示，疼痛居民中患抑郁症的比例高达 19.5%。长期慢性疼痛使得老年人各种能力丧失，无助、孤独和社会的隔离使得老年慢性疼痛患者比健康者更容易患上抑郁症，抑郁焦虑等心理障碍会进一步损害下行抑制系统，导致慢性疼痛的老年患者增加。老年人甚至会出现疼痛自我负担认知障碍,感觉自己已经成为家庭、亲人的负担,可以导致不可预料的身体或精神上的不良后果,甚至出现自杀意念。

5. 疼痛对生活质量的影响更显著　不可逆的衰老使老年人的躯体功能全面减退、活动能力受损,部分老年人的日常生活需要他人帮助。如长期伴有疼痛,生活质量会进一步下降,甚至丧失全部活动能力。

## 二、流行病学资料

老年人的疼痛多数是慢性的。国外在对一项超过 7000 万人口中因为新的疼痛去看医生的调查研究中发现,第一次主诉疼痛最常发生的年龄在 15~44 岁之间,55~65 岁年龄段疼痛人数最多。因为第一次疼痛到医院就诊的年龄分布中老年人最少。对于老年人来说,与退行性疾病有关的疼痛发生率最高,他们比年轻人更容易出现持续性疼痛。持续性疼痛在 18~30 岁的年龄阶段发生率是 7.6%,而在年龄大于 81 岁的人群中持续性疼痛的发生率已经超过 40%。据估计 65 岁以上的个体中 80%~85% 至少有一种明确的健康问题使之极易发生疼痛,严重者甚至会造成身体功能的长期衰退。不可否认,退行性改变引起的疼痛在老年慢性疼痛中占有很大的比例。Crook 等报道 60 岁以上的老年人疼痛的发生率是 60 岁以下者的两倍。在护理院( nursing home )的老年人中,有疼痛主诉者可高达 45%~80%,并以肌肉骨骼原因引起的疼痛最常见,尤其是骨关节炎。也有国内文献报道,在社区居住的老年人中,25%~86% 患有疼痛。老年人疼痛的主要部位是肌肉、骨骼,常见骨关节炎。研究表明 80% 的 65 岁以上的老年人遭受关节炎的侵扰。足痛和腿痛是继关节痛和背痛之后第三大困扰老年人的因素。

老年人是恶性肿瘤的高发人群,美国国家癌症研究所( National Cancer Institute, NCI )对于癌症发病死亡监测数据显示近 60% 新诊断的恶性肿瘤和 70% 因癌症死亡的都是 65 岁以上人口,老年人发生肿瘤的危险是年轻人的 11 倍。恶性肿瘤对老年人所造成的寿命缩短和疾病负担不断增加,严重影响老年人的生活质量。据统计,半数老年癌痛患者在诊断时就存在中、重度疼痛,在癌痛发展过程中,至少 80% 的老年癌症患者感到明显疼痛,老年癌痛治疗现状刻不容缓。在我国 45%~80% 的住院老年人的疼痛问题未得到足够的处理。疼痛既是很多疾病的表现形式,其本身也是一种疾病。疼痛一旦演变至慢性,表现的症状就不只是单纯的疼痛,往往还伴随着身体功能的衰退,进而影响患者的日常生活活动。这些结果表明,在普通人群中,年龄增加可直接导致下列危险增加:骨骼肌肉疼痛、较大的疼痛强度、抑郁状态和老年人的生活质量降低。

## 三、病因及分类

疼痛最常用的分类方法是:①根据疼痛持续时间,将疼痛可分为急性疼痛和慢性疼痛;②根据疼痛的性质可以分为伤害感受性疼痛和神经病理性疼痛;③根据疼痛发生的部位不同,可以将疼痛分为躯体痛、内脏痛和非特异性疼痛。根据疼痛分类不同,疼痛的病因也有所区分。

### (一)根据疼痛持续时间

1. 急性疼痛　持续时间相对较短,通常指疼痛时间短于 3 个月,而与程度无关。急性疼痛是疾病的重要症状,长因伴有损伤而引起人们注意。老年人常见的急性疼痛有手术后疼痛、创伤后疼痛、各种内外科急症,如:心肌梗死、急性胰腺炎、胆绞痛、肾绞痛、急性阑尾炎、癌症晚期骨转移患者出现的病理性骨折、急性肠梗阻患者出现急腹症等。

2. 慢性疼痛　被定义为超过3个月的持续性疼痛。慢性疼痛可以在没有可识别的组织损伤情况下持续存在,慢性疼痛患者常伴有焦虑、失眠、抑郁等精神心理改变,患者的生理功能和生活质量严重损伤。急性疼痛如果得不到规范治疗及控制就会发展为慢性疼痛。老年人常见的慢性疼痛有:

(1)颈、腰椎体、关节炎症:老年人与退行性改变相关的慢性疼痛逐年增加。颈、腰椎键盘突出,椎管狭窄、关节炎症、关节退变增生,包括颈、肩、背、髋、膝及其他关节疼痛。流行病学调查显示下肢及腰背部疼痛已成为老年人最常见的两种疼痛。

(2)肌肉、筋膜、骨骼疼痛:老年人关节的退变增生对相应肌肉和神经的刺激、压迫导致肌肉的僵硬,是颈、肩、背痛的最常见原因。骨骼肌痛是帕金森病的老年患者最为常见的疼痛类型。骨质疏松是骨骼疼痛的常见原因,表现为全身不固定性痛,也是老年人不可忽略的鉴别诊断。少见的还有肿瘤的骨转移引起的疼痛。

(3)血管痛:巨细胞性颞动脉炎是老年人常见的头痛,表现为典型的搏动样痛,甚者难以忍受,头痛可为双侧性。临床上,老年人出现任何一种性质的头痛或面部疼痛并伴有血沉增快,均应考虑为颞动脉炎。其次枕动脉炎引起的头痛多位于头后部,疼痛发作时多不能仰卧。锁骨下动脉炎可引起肩关节疼痛不适。有时也可表现为耳聋或耳部疼痛,这是由于供应耳蜗的血管受损所致。另一常见的血管痛是闭塞性脉管炎和动脉粥样硬化闭塞症,"糖尿病足"是经典病例。该病下肢好发,从"无症状期""间歇性跛行期"发展到"静息痛期",最终肢体组织坏死,预后差,是老年人慢性疼痛致残率高的疾病。

(4)癌痛:癌肿生长迅速而突发的急性疼痛或者由于癌肿压迫脏器或脏器薄膜膨大引起的持续大于3个月的慢性疼痛。如肝癌表现为右上腹部疼痛,多呈间歇性或持续性钝、刺痛。肿瘤侵犯到腹膜、胸膜、骨膜和神经时的胀痛,或者空腹脏器被肿瘤阻塞时出现的剧烈绞痛。可为局部性或弥漫性,后者部位模糊。老年人癌痛部位不易局限。癌痛多为慢性疼痛,需要规范化治疗。

(5)非特异性疼痛:所有不明原因的疼痛可划为非特异性疼痛,这种疼痛的产生与心理社会关系密切,患者主诉多但无阳性体征,常有抑郁症或焦虑症。随着空巢老年人、孤寡老年人的增多,老年人的心理因素显得尤其重要。当老年人心理状态不佳,如情绪紧张或低落、愤怒、悲痛、恐惧等都会引起局部血管的收缩或扩张导致疼痛的发生。

**(二)根据疼痛的性质**

1. 伤害感受性疼痛　有害刺激作用在伤害感受器而导致的疼痛,与实际的损伤或潜在的组织损伤直接相关。老年人发生外伤后引起的疼痛多为伤害感受性疼痛,如老年人骨折、手术后伤口的疼痛。炎性疼痛也是伤害性疼痛的一种类型。

2. 神经病理性疼痛　老年人神经病理性疼痛指神经损伤后功能紊乱引起的疼痛,性质包括烧灼样痛、电击样痛、针刺样痛、撕裂样痛等。包括周围性神经病理痛和中枢性神经病理痛。老年人的痛性周围神经病理痛多见三叉神经痛、肋间神经痛、舌咽神经痛、坐骨神经痛、糖尿病性周围神经痛、疱疹病毒感染性神经痛,以及癌症扩散所致多神经病变引起的疼痛。中枢性神经病理痛是与脑卒中病灶和脊髓损伤直接相关的中枢性痛,最常见损伤部位是丘脑。发作滞后是其特点,容易漏诊。疼痛局限于卒中累及的躯干或肢体同侧感觉障碍区域,持续时间长、剧烈、性质难以言述,与衣物或床单接触也可诱发疼痛,严重影响老年患者的生活质量和社会功能,且治疗效果欠佳。

**（三）根据发病部位的不同**

1. 躯体痛　是由浅表（皮肤、皮下组织、黏膜）或深部组织（肌肉、肌腱、筋膜、关节、骨骼）的疼痛感受器受到各种伤害性刺激所引起，前者又称浅表躯体痛，后者称为深部躯体痛。

2. 内脏痛　是由于内脏牵扯、压迫、扭转或肠管的扩张，系组织受到牵扯、痉挛、缺血和炎症引起。老年人慢性疾病增多，组织的慢性炎症多发，如慢性胃炎、胆囊结石、胆囊炎、前列腺炎等。内脏痛不易准确定位。

3. 牵扯痛　某些内脏器官病变时，在体表一定区域产生的感觉过敏或疼痛现象。老年人最常见的是心肌缺血或梗死，出现心前区、左肩、左臂尺侧或左颈部体表疼痛。约18%的冠心病心绞痛患者疼痛可发生在颌骨和牙齿，患者主诉左下后牙区疼痛，而口腔科检查无异常，称为"心源性牙痛"；胆囊疾患时，疼痛可发生在右肩部；胃肠和肝胆胰病变疼痛可反射到肩胛；食管癌患者主诉背痛等。

## 四、评估

**（一）评估的原则**

1. 重视患者的主诉，获得相近的主诉病史。
2. 配合医生进行详尽的体格检查及神经学检查。
3. 重视评估患者的心理状况。
4. 评估疼痛的严重程度。
5. 注重患者的年龄、性别、性格和文化背景。
6. 治疗过程中的动态评估及疗效观察。
7. 评估全面考虑到患者的感觉水平、感觉因素、认知因素、行为因素。

**（二）影响评估的因素**

1. 自身因素　老年人认知和感觉功能受损，抑郁或者认为衰老过程中必须忍受疼痛，使其不愿主诉疼痛，不了解药物和设备仪器的作用，担心成瘾、过量及副作用而不愿接受相应的治疗。老年人随着年龄增加，视力、听力、感觉及语言交流能力下降、文化程度、性别等影响老年人疼痛的沟通和评估，这些都给准确评估疼痛带来一定困难。另外，患者和照顾者缺乏疼痛知识的教育也妨碍疼痛的评估。

2. 医护人员因素　医护人员缺乏适当的疼痛评估与处理的知识和技术水平，在工作中没有使用疼痛评估工具常规地评估和记录疼痛，只在患者主诉疼痛及要求镇痛时才给予被动处理。

**（三）评估的方法**

1. 评估内容　疼痛是一种主观感受，一致公认测量疼痛的"金标准"是老年人对所经历的痛苦的自我报告。全面评估老年人的疼痛应包括疼痛史、部位、强度、性质、开始发作时间、持续时间、加重或缓解因素等。全面评估既包括疼痛强度的测量，也包括对疼痛性质的描述，以及对疼痛经历的感觉、情感及认知的多维评估。

2. 评估工具

（1）疼痛强度简易描述量表（Verbal Rating Scale，VRS）：VRS是将疼痛测量尺与口述描绘评分法相结合构成，特点是将描绘疼痛强度的词汇通过疼痛测量尺图形表达，使描绘疼痛强度的词汇的梯度更容易使患者理解和使用，使用无痛、轻度疼痛、中度疼痛、重度疼痛、剧烈疼痛及最痛来代表不同水平的疼痛强度。本方法可以通过老年人描绘评分,让老年人根据自身的疼痛强度选择相应关键词,由于老年人的文化素养和理解能力的差异,需要医务人员对表达疼痛强度的关键词汇加以解释和描述,使老年人能够正确理解和使用口述描绘评分的方法表达自身的疼痛强度。如老年人主诉疼痛可以忍受,能正常生活,睡眠不受干扰,可定义为轻度;疼痛明显,不能忍受,要求服用止痛剂,睡眠受到干扰,可定义为中度;疼痛剧烈,不能忍受,需要止痛剂,睡眠受到严重干扰,可伴有自主神经紊乱或被动体位,可定义重度及以上。

(2)视觉模拟量表(Visual Analogue Scale,VAS):VAS 是在白纸上画一条 10cm 的粗直线,一端为无疼痛,另一端为难以忍受的剧烈疼痛。老年人根据自己感受的疼痛程度,在直线上的某一点上表达出来,然后使用直尺测量从起点到患者确定点的直线距离,用测量到的数字表达疼痛的强度。另外,也可以使用疼痛测量尺,正面是可读的 10cm 长的尺子,上面有一个可以滑动的标定物,老年人根据疼痛的强度将标定物滑动至相应的位置,疼痛测量尺的背面设有具体的刻度,根据标定物的位置可以直接读出疼痛程度指数。VAS 方法也可以用于评价疼痛缓解的情况,在线的一端标上"疼痛无缓解",另一端标上"疼痛完全缓解"。疼痛的缓解评分是初次疼痛评分减去治疗后的评分,此方法成为疼痛缓解的视觉模拟评分法。

(3)0~10 数字疼痛强度量表(numerical rating scale,NRS):NRS 是 VAS 方法的一种数字直观的表达方法,其优点是较 VAS 方法更为直观,老年人被要求用数字(0~10)表达出感受疼痛的强度,易于理解和表达,是一种简单有效和最为常用的评价方法。不足之处在老年人容易受到数字和描述字的干扰,降低了其灵敏性和准确性。NRS 方法可以以口述或书面的形式下使用,0~3 分为轻度疼痛,4~7 分时中度疼痛,8~10 分为重度疼痛。医务人员可以将数字标注在体温单上,能够通过曲线反映动态变化。也可以教会患者和家属使用,在评价疼痛质量效果是,老年人在家中也能够详细记录每日的动态变化,利于对比治疗前后疼痛强度的变化,为治疗提供参考依据。

(4)面部表情疼痛量表(the Faces Pain Scale,FPS):FPS 不要求读写或表达能力,对语言和表达能力有障碍的老年人特别有用。医务人员可以让老年人自己指出自己当时的表情,为疼痛评估提供依据。认知功能障碍的老年人容易思想不集中,因此疼痛评估应该为患者提供安静的环境以及充分的时间(图 4-10-1)。

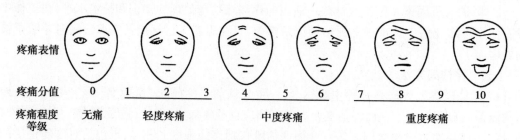

图 4-10-1 面部表情疼痛量表(FPS)

(5)简化的 McGill 疼痛问卷(Short-form of McGill Pain Questionnaire,SF-MPQ):McGill 疼痛问卷(McGill Pain Questionnaire,MPQ)包括人体图像知识疼痛的部位,78 个字分为 4 个组 20 个亚类,分别表达从时间、空间、压力、热和其他性质等方面来描述疼痛的感觉特性的词；从紧张、恐惧和自主性质等方面描述疼痛的情感特性的词；描述受试者全部的疼痛过程总强度的评价词；其他相关杂类等。MPQ 所用的词汇有些较为抽象难以理解和使用,在使用时耗时较多,有些词汇难以表达疼痛的细微差异,高度的焦虑和其他心理障碍都可能有较高的情感得分。MPQ 需要受过专业培训的医护人员协助老年人完成。要求在每一组词中选择出最适合描述自己痛觉的词,没有合适的词可以不选。

SF-MPQ 是简化的 MPQ,包含 MPQ 的 15 个代表词组成,11 个为感觉类,4 个为情感类,每个描述语都让老年人进行强度等级的排序:0 为无,1 为轻度,2 为中度,3 为严重,见表 4-10-1。SF-MPQ 应与 VAS 同时使用,以便于作总的疼痛强度评分。

表 4-10-1 简化 McGill 疼痛问卷表（SF-MPQ）

|  | 无疼痛 | 轻度 | 中度 | 严重 |
|---|---|---|---|---|
| 跳动的 | 0)___ | 1)___ | 2)___ | 3)___ |
| 射穿的 | 0)___ | 1)___ | 2)___ | 3)___ |
| 刺伤的 | 0)___ | 1)___ | 2)___ | 3)___ |
| 锐利的 | 0)___ | 1)___ | 2)___ | 3)___ |
| 痉挛的 | 0)___ | 1)___ | 2)___ | 3)___ |
| 剧痛的 | 0)___ | 1)___ | 2)___ | 3)___ |
| 热-烧灼的 | 0)___ | 1)___ | 2)___ | 3)___ |
| 隐痛的 | 0)___ | 1)___ | 2)___ | 3)___ |
| 沉痛的 | 0)___ | 1)___ | 2)___ | 3)___ |
| 触痛的 | 0)___ | 1)___ | 2)___ | 3)___ |
| 分裂痛的 | 0)___ | 1)___ | 2)___ | 3)___ |
| 疲劳的-筋疲力尽 | 0)___ | 1)___ | 2)___ | 3)___ |
| 令人厌恶的 | 0)___ | 1)___ | 2)___ | 3)___ |
| 可怕的 | 0)___ | 1)___ | 2)___ | 3)___ |
| 惩罚的-令人痛苦的 | 0)___ | 1)___ | 2)___ | 3)___ |

（6）疼痛简明评估量表（Brief Pain Inventory, BPI）：疼痛简明记录表是威斯康星大学神经科疼痛研究小组为研究目的而研制的。当用这个调查表时,老年人对疼痛的强度和干扰活动均要记分。记分参数的登记为 0~10。虽然它产生大量的临床资料,但作为临床常规应用显得过于烦琐。在此表的基础上简化,得出疼痛简明记录。另外,在此量表的基础上,加入身体图便于记录疼痛的部位,产生疼痛简明评估量表（表 4-10-2）。疼痛简明评估量表用 7 个问题描述疼痛干扰患者的情绪、工作和生活等；当前治疗的缓解程度用百分比表示；用图形表示相应的疼痛部位等。BPI 是一种综合的疼痛评价工具,被证明有效广泛用于癌痛的评价。

表 4-10-2 疼痛简明评估量表（BPI）

| 性别 | 年龄 |
| --- | --- |

1. 多数人一生中都有过疼痛经历（如轻微头痛、扭伤后痛、牙痛）。除这些常见的疼痛外，现在您是否还感到有别的类型的疼痛？（1）是 （2）否

2. 请您在下图中标出您的疼痛部位，并在疼痛最剧烈的部位以"X"标出

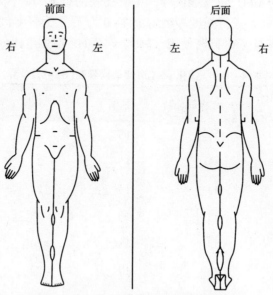

3. 请选择下面的一个数字，以表示过去 24 小时内您疼痛最剧烈的程度

（不痛）　0　1　2　3　4　5　6　7　8　9　10　　（最剧烈）

4. 请选择下面的一个数字，以表示过去 24 小时内您疼痛最轻微的程度

（不痛）　0　1　2　3　4　5　6　7　8　9　10　　（最剧烈）

5. 请选择下面的一个数字，以表示过去 24 小时内您疼痛的平均程度

（不痛）　0　1　2　3　4　5　6　7　8　9　10　　（最剧烈）

6. 请选择下面的一个数字，以表示您目前的疼痛程度

（不痛）　0　1　2　3　4　5　6　7　8　9　10　　（最剧烈）

7. 您希望接受何种药物或治疗控制您的疼痛？ _____

8. 在过去的 24 小时内，由于药物或治疗的作用，您的疼痛缓解了多少？请选择下面的一个百分数，以表示疼痛缓解的程度

（无缓解）　0　　10%　20%　30%　40%　50%　60%　70%　80%　90%　100%　　（完全缓解）

9. 请选择下面一个数字，以表示过去 24 小时内疼痛对您的影响

（1）对日常生活的影响 （2）对情绪的影响 （3）对行走能力的影响 （4）对日常工作的影响（包括外出工作和家务劳动）（5）对与他人关系的影响 （6）对睡眠的影响 （7）对生活兴趣的影响

（无影响）　0　1　2　3　4　5　6　7　8　9　10　　（完全影响）

（7）行为测定法：由于疼痛常对人体的生理和心理都造成一定的影响，所以患有疼痛的老年人经常表现出一些行为和举止的改变，如面部表情、躯体姿势、行为和肌紧张度等。通过观察已记录这些变化，可以为临床疼痛提供一些较客观的辅助依据。目前采用的方式有 UBA 疼痛行为量表（UBA Pain Behavior Scale）（表 4-10-3）。此表是对疼痛引起的行为变化做定量测定的有效方法，此评分法将 10 种疼痛行为按严重程度和出现时间作三级评分

（0，1/2，1），老年人的各项行为指标的总积分即为其疼痛行为评分,是一种使用简单、可靠、结果可信的疼痛间接评价方法。

表 4-10-3　UBA 疼痛行为量表

| 疼痛行为 | | 评分 |
| --- | --- | --- |
| 1. 发音性主诉:语言性的 | 无 | 0 |
| | 偶尔 | 1/2 |
| | 经常 | 1 |
| 2. 发音性主诉:非语言性(呻吟,喘气) | 无 | 0 |
| | 偶尔 | 1/2 |
| | 经常 | 1 |
| 3. 躺着的时间(因疼痛每天躺着的时间: 8:00~20:00) | 无 | 0 |
| | 偶尔 | 1/2 |
| | 经常 | 1 |
| 4. 面部怪相 | 无 | 0 |
| | 轻微和(或)偶尔 | 1/2 |
| | 严重和(或)经常 | 1 |
| 5. 站立姿势 | 正常 | 0 |
| | 轻度变形 | 1/2 |
| | 明显变形 | 1 |
| 6. 运动 | 观察不出影响 | 0 |
| | 轻度跛行和(或)影响行走 | 1/2 |
| | 明显跛行和(或)影响行走 | 1 |
| 7. 身体语言(抓、擦疼痛部位) | 无 | 0 |
| | 偶尔 | 1/2 |
| | 经常 | 1 |
| 8. 支撑物体(按医嘱不算) | 无 | 0 |
| | 偶尔 | 1/2 |
| | 经常 | 1 |
| 9. 静止运动 | 能持续坐或站 | 0 |
| | 偶尔变换位置 | 1/2 |
| | 一直变换位置 | 1 |
| 10. 治疗 | 无 | 0 |
| | 非麻醉性镇痛药物和(或)心理治疗 | 1/2 |
| | 增加剂量或次数和(或)麻醉性正统药物和(或)失控 | 1 |

（8）其他测定方法:临床疼痛评价还可以通过生理测定,生理测定是通过记录患者肌电图变化或根据心率、血压、呼吸及局部皮肤温度对疼痛进行评估。这种方法的准确性较低。生化测定是通过测定神经内分泌的变化,如血浆皮质醇含量,血浆和脑脊液 β- 内啡肽变化等作为疼痛评估的辅助方法。这两种方位都属于简介评价。

对于有认知障碍的老年人评估的工具会有所不同。认知功能障碍的老年人由于认知、感知障碍、记忆力下降、交流障碍等原因,很难对疼痛进行准确的自我报告。因此,认知功能障碍老年人是医护人员进行疼痛评估的一大难题。所以观察与疼痛有关的行为可能是认知功能障碍老年人很重要的一种疼痛评估方法。常见的美国老年医学会的认知障碍疼痛评估表(Pain Assessment Scale for Cognitively Impaired Elderly, PACIE)中提到评估内容包括面部表情、声音与语言、身体姿势、活动、情绪、人际互动与交流、生命体征、睡眠共 8 个条目,每个条目根据行为表现不同评分 0~2 分,得分 0~16 分,得分越高越严重。

### 五、护理干预

2010 年《慢性疼痛治疗使用指南》指出,"多模式疼痛治疗时指采用超过 1 种方法来治疗慢性疼痛"。治疗的目标应是有效缓解疼痛,改善功能和减轻心理痛苦。对老年人的疼痛治疗可分为药物治疗和非药物治疗。治疗的不同,护理干预也有所不同。

#### (一)预防

1. 找到疼痛的病因,有针对的进行镇痛治疗。
2. 告知患者可能出现的疼痛,使其产生免疫反应。
3. 鼓励患者自述疼痛的感觉,解释用药的不良反应。
4. 利用评估工具,评估疼痛的程度、部位、规律及诱发因素、伴随症状。

#### (二)药物治疗

镇痛药主要包括对乙酰氨基酚、非甾体类抗炎药(NSAIDs)、弱阿品类药物如可待因和曲马多、强阿片类药物如盐酸羟考酮、芬太尼贴剂等吗啡类药物,见表 4-10-4。在老年人进行镇痛治疗时,护理人员要掌握每类镇痛药物的使用方法及药物副作用,给患者进行正确的用药宣教,减少老年患者对药物治疗的担忧、焦虑和抗拒。

表 4-10-4　常见止痛药物

| 分类 | 药品 | 常用剂量 | 主要不良反应 |
| --- | --- | --- | --- |
| 非阿片 | 阿司匹林 | 300~600mg, tid~qid | 过敏、胃肠道反应、血小板功能障碍 |
| | 对乙酰氨基酚 | 500~1000mg, qd | 肝毒性 |
| | 布洛芬 | 200~400mg, bid | 胃肠道反应、血小板减少 |
| | 吲哚美辛 | 25~50mg, bid~tid | 胃肠道反应、头痛、头晕、粒细胞减少、血小板减少、过敏 |
| | 塞来昔布 | 100~200mg, qd~bid | 轻度胃肠道反应、心血管不良反应 |
| 弱阿片 | 曲马多缓释片 | 50~100mg, qd~bid | 偶尔头晕、恶心、呕吐、出汗、嗜睡 |
| | 可待因 | 30mg, q4~6h | 轻度恶心、呕吐、便秘、头晕 |
| 阿片 | 吗啡 | 口服:5~10mg, tid~qid<br>皮下或肌内:极量每次 20mg,60mg/d<br>静脉注射:每次 2.5~15mg 稀释 4~5ml<br>硬膜外腔:2~4mg 稀释 4~5ml | 便秘、呕吐、嗜睡、眩晕、呼吸抑制 |
| | 盐酸羟考酮缓释片 | 每 12 小时 1 次 | 恶心、呕吐、嗜睡、便秘、头晕 |
| | 芬太尼贴剂 | 每 72 小时 1 次 | 恶心、呕吐、眩晕、呼吸抑制 |

对于老年人的慢性轻中度肌肉、骨骼疼痛,美国老年协会推荐首选对乙酰氨基酚。在有心血管疾病时使用 NSAIDs 可使得肾衰和充血性心力衰竭的发生率增加 10 倍,且长期使用可明显增加心肌梗死和脑卒中的发生率。因此老年人食用 NSAIDs 时要非常小心,定时监测血象。

弱阿片类药物主要针对中度疼痛。使用较多的是曲马多,也是第二阶梯的代表药物,正常情况下曲马多没有成瘾性,其最大的用量是 400mg/d,若超过此剂量,疼痛仍不能有效减轻,则不能再增加剂量,需要用辅助用药或换用镇痛效果更强的三阶梯用药。正确的用药,减轻老年人对镇痛药物成瘾性的担忧。

对于一、二阶梯用药无效的重度慢性疼痛,可考虑使用阿片类药物。使用阿片类药物时,多数人担心其成瘾问题,但目前大量的研究都认为阿片类药物治疗疼痛时很少引起成瘾,且耐受性并不影响长期应用阿片类药物。阿片类药物引起的不良反应最常见的是便秘,在开始使用阿片类药物时,可以预先制订一个有规律的通便方案,包括使用杜密克或麻仁润肠丸等通便药物,注意调整老年人的饮食结构,多吃含粗纤维的食物,虽然便秘会持续存在,但养成有规律的排便习惯,适当的运动及腹部按摩均可缓解便秘的症状。初次使用阿片类药物的患者,50% 以上会在前三天发生恶心和呕吐,4~7 天会缓解,如不缓解,可静脉给予止吐药物进行治疗。部分患者在使用阿片类药物时会出现镇静、嗜睡、意识模糊的情况,一般经过 3~5 天便可耐受,并恢复意识正常。在老年人使用阿片类药物是要减少给药的单次剂量同时增加给药的次数;同时服用影响精神药物者,尽量选用镇静作用较轻的药物。而阿片类药物引起的最严重的不良反应就是呼吸抑制,但是发生的概率很小,并且使用纳洛酮 0.2~0.4mg 静脉注射可迅速解除呼吸抑制。对于有肺功能障碍如慢性哮喘、上呼吸道梗阻的老年人忌用阿片类药物进行镇痛。

在老年人口服镇痛治疗的护理干预也要遵从"三阶梯镇痛原则"主要包括五个方面:

1. 首选口服给药途径　应尽量选择无创、简单、安全的给药途径,能口服的尽量口服,保持稳定的血药浓度,对于不能口服的患者可采用非口服途径,如:芬太尼头皮贴膜外用等。

2. 严格按阶梯给药。

3. 按时给药　给老年人正确的用药指导,按时间服药,不能按需服药,等到出现疼痛时再使用。

4. 个体化给药　制订止痛方案前,应全面评估患者的具体情况,包括:肝肾功能、基础疾病、全身状况等,有针对性地开展个体化的止痛治疗。

5. 注意具体细节　止痛治疗的细节,是指可能影响直通效果的所有潜在因素,既包括疼痛的全面评估、准确的药物治疗、动态随访等,由包括患者的心理、情绪、宗教信仰、经济状况、家庭及社会支持等诸多方面。

**（三）非药物治疗**

1. 物理治疗　疼痛的物理治疗种类较多,包括光疗法、电疗法、磁疗法、超声波疗法、水疗法、针灸、按摩等。理疗有助于增加局部血液循环、止痛、增强肌力、改善老年人的活动范围。老年人常有骨质疏松、若按摩过度,往往会引起骨折,后果不堪设想。所以按摩要由专科医师进行。

2. 微创介入治疗　对于药物治疗和物理治疗效果不佳的慢性顽固性疼痛患者,可考虑使用微创介入治疗。治疗前,应谨慎评估接入治疗对患者的潜在获益和风险等。

#### （四）心理护理

疼痛可引起忧郁,忧郁引起或加重疼痛。护理人员应针对患者的不同年龄、性格、职业、学历、社会地位、疼痛经验、应对方式等采取个性化心理护理。个性化的心理护理会增加镇痛治疗的顺应性,提高镇痛效果,疼痛缓解度明显提高。

1. 心理暗示与诱导镇痛　暗示疗法在治疗与控制疼痛中起着不可忽视的作用。护士可利用自己职业的优势、环境优势、根据患者的不同,采用不同的暗示疗法。通过含蓄、间接的多种方式,对患者的心理和行为产生有效的暗示作用,调整患者的情绪反应。诱导想象疗法就是通过护理人员的诱导让患者想象一些以往经历过的、令人愉悦的事情和场面,以此来减轻或缓和患者的疼痛。

2. 转移镇痛法　根据患者喜好,选放一些轻松愉快的音乐,让患者边欣赏边分散患者对疼痛的注意力,从而减轻患者的疼痛。

3. 疼痛的自我调控　长期的慢性疼痛对患者来说是身体和精神上的双重痛苦,不应逆来顺受,应该积极地面对。护理人员要与患者多沟通交流,使患者在尽可能短的时间消除无用的思想和情感,树立积极、乐观的心态,直接面对疼痛的挑战。

#### （五）环境

1. 舒适的护理　患者出现疼痛症状时,护理人员应协助患者取最佳体位,并确定疼痛的具体位置,叮嘱患者休息,保证足够的睡眠与休息;如果患者长期卧床,可定时为其翻身,防止压疮的形成;定时给患者清洁头发、面部、身体,修剪指甲,保持患者身体的舒适。

2. 环境的舒适　为患者提供清洁卫生安静无噪声、空气流通的休息环境,保证患者充足的睡眠,良好的睡眠对缓解疼痛的至关重要的。

3. 社会支持系统　由医护、社工、志愿者、患者家属等共同参与,努力帮助患者实现"无痛生活"的愿望。

老年人慢性疼痛有着复杂的病理、生理、心理机制,护理人员应该从疼痛的预防、治疗到患者的心理及社会支持系统各个方面进行干预,提高慢性疼痛治愈率,改善老年患者的生活质量。

### 六、延续护理

#### （一）成立延续护理管理小组

以疼痛医生为组长,组员包括疼痛专科护士、药剂师等,保证小组成员的积极性和稳定性,所有组员接受疼痛规范化治疗培训。

#### （二）制订延续性护理方式

准确、详细记录疼痛患者相关信息,建立随访资料档案,根据患者临床资料开展延续性护理。

1. 建立疼痛微信群　专职人员维护疼痛微信群,不定时发放疼痛治疗科普文章、疼痛治疗成功案例,鼓励患者间相互交流成功止痛经验。

2. 电话随访　疼痛护士定时随访患者在家的疼痛情况,针对的问题包括疼痛的性质、强度、药物的剂量、每日发生暴发痛的次数,是否有用药后的不良反应等。如果患者发生暴发痛的次数每天大于3次或者出现了严重的药物不良反应,指导患者及时就诊。

3. 上门访视　针对电话访视无法完成的随访,可以进行上门访视的方法。

**（三）延续性护理内容**

1. 制订出院疼痛治疗计划　患者在出院前,再次对患者进行全面的评估,给予患者准确的镇痛治疗,制订个体化治疗方案。

2. 指导评估方法　小组成员让患者掌握疼痛的自我评估,能说出自己的疼痛分数,鼓励患者记录疼痛日记,将自己的疼痛时间、分数、服药情况详细记录。

3. 用药指导　向患者及患者家属陪人进行疼痛的用药指导,包括药物的用法、用量,如何正确使用镇痛药物,发生不良反应及时到医院进行就诊。

4. 非药物指导　使患者掌握缓解疼痛的物理及心理疗法,听舒缓的音乐、做自己喜欢的事情分散注意力,合理的膳食以及适当的锻炼等。

5. 居家环境　告知家属保持卧室的整洁、安静、舒适,被褥清洁干燥,经常通风换气;卫生间等易发生跌倒引起外伤的地方要铺防滑垫;保持环境无噪声污染;疼痛老年人要有专人陪护。

6. 心理护理　小组成员应鼓励患者家属多陪伴老年人,让老年人充分表达疼痛感受,分散老年人注意力,减少患者独处引起的心理焦虑,从而引起疼痛的加剧。

## 七、居家护理

**（一）预防**

1. 加强老年人的居家看护,防止发生意外,导致骨折等外伤的发生而导致的疼痛。

2. 老年人患有颈腰椎、背部疾患的老年人,长距离行走或负重时,应适当使用支架、颈托、腰围使关节制动休息及止痛。

3. 对于有痛风的老年人,急性发作时,应卧床休息,患肢抬高,避免受累关节负重。穿柔软宽松的鞋袜,注意饮食,食用不含嘌呤的食物。

4. 老年人对疼痛的耐受性加强,心绞痛常表现为一种模糊的疼痛,有冠心病的老年人,如表现为恶心、呕吐、上腹部疼痛、牙痛等症状时,及时就诊,防止漏诊或误诊。

**（二）疼痛宣教**

让患者掌握疼痛自我评估的方法,对于有认知障碍的老年人,要教会家属及陪护人疼痛的评估方法。对于慢性疼痛的镇痛治疗,要按时服用,缓释类止痛药不可嚼服,必须整片吞服,不能口服给药时可以选择外用药,如芬太尼头皮贴剂、栓剂等。出现不良反应如何应对,护理人员都需要进行宣教,保证患者在家的用药安全。

**（三）合适的物理治疗**

通过传统的中医疗法,如按摩、针灸可缓解肌肉痉挛、促进血液循环、改善组织血氧,达到止痛的目的,但要到专科医院找医生进行治疗。

**（四）规律的日常活动**

患者在疼痛不影响日常生活的前提下,要给自己合理的膳食、适当的运动及充足的睡眠。

**（五）强大的社会支持系统**

家人、朋友的言语直接影响患者的情绪,家人的关怀是老年患者心理上得到安慰。家人应多与患者沟通交流,让患者自述感受,同时正常的社会日常交往也会减轻疼痛带来的伤害。家属应多鼓励和支持患者进行正常的日常交往,减少患者独处而引起的焦虑。

（王培）

# 第十一节　老年晕厥评估与护理干预

## 一、概述

### （一）定义

晕厥（syncope）是临床常见的综合征，是由于各种原因引起的脑缺血、缺氧，进而突然发生短暂的意识丧失，表现为突然发生的肌肉无力，不能直立，之后在无任何医学干预下可自行恢复意识，通常认为是短暂性意识丧失（transient loss of consciousness，T-LOC）的一种。

近年来，临床中老年人晕厥的发病率越来越高，且治疗后的复发率也随之升高。老年晕厥的病因错综复杂，是一种同时由几种疾病共同构成的复杂的病理过程，可能涉及心血管内科、神经内科、精神科、神经外科等多个领域。由于老年患者多病并存，一旦老年人发生晕厥，有可能导致骨折、颅脑硬膜下血肿、脑组织损伤等一系列并发症，给老年人、家庭以及社会带来了沉重的负担。

### （二）临床表现

典型的晕厥发作可分为 3 期：

1. 前驱期　自主神经症状明显，突然面色苍白、出冷汗、头晕、视物模糊和瞳孔散大等，因肌张力降低而身体摇摆。此期经时数秒，如此时患者立即平卧，则症状逐渐消退，否则很快意识丧失而进入下一期。

2. 晕厥期　意识丧失及全身肌张力消失而倒下。患者脉搏细微，血压降低，呼吸变浅，瞳孔散大及对光反射消失，腱反射消失，肢端冷，此期经时数秒至几分钟，意识逐渐恢复而进入下一期。

3. 恢复期　患者逐渐清醒，仍面色苍白，出汗，全身软弱。可有恶心，过度换气，但无意识模糊及头痛。休息数十分钟可完全恢复。

## 二、流行病学资料

晕厥是临床多种疾病的常见症状，它涉及多个学科，发病率非常高，超过 1/3 的人一生中至少有过一次晕厥经历。晕厥多首发于成人，晕厥在老年人中的发病率每年为 6%，患病率为 10%。研究显示，70 岁以上老年人晕厥发病率急剧上升，70~79 岁和 80~89 岁占发患者数的 25% 和 22%。

## 三、病因

老年人晕厥最常见的原因是心源性晕厥、直立性低血压晕厥、反射性晕厥，特别是颈动脉窦过敏和心律失常。老年人晕厥常与机体脏器的功能老化、代谢异常、原发疾病的困扰有关。同一患者可能由不同机制共同作用引起，给临床诊断带来了困难。根据欧洲心脏病学会（European Society of Cardiology，ESC）晕厥指南，将晕厥主要原因可以分为以下几类：

### （一）反射性晕厥

这类晕厥在老年患者中占 10%~20%，其中以情境性晕厥、血管迷走性晕厥和颈动脉窦晕厥多见。

1. 情境性晕厥　是指在一定情境下发生的晕厥,包括咳嗽性晕厥、疼痛性晕厥、排尿性晕厥、排便性晕厥、吞咽性晕厥等。

（1）咳嗽性晕厥:发生机制可能是剧烈咳嗽时,胸腔内压力突然增高,阻碍静脉血回流,心输出量减少,导致脑缺血而晕厥。

（2）疼痛性晕厥:通过触摸扁桃体、耳、咽、喉的引发点产生疼痛刺激后,颈动脉窦受到外界的压力,导致副交感神经兴奋,引发晕厥。

（3）排尿性晕厥:又称小便猝倒,俗称"尿晕症"。排尿性晕厥多见于中老年男性,一般好发在夜间,常常突然发生。经临床观察发现,该病的诱发因素主要是睡眠不足、过度疲劳、饮酒、饮食减少或过饱及体位改变。

2. 血管迷走性晕厥（vasovagal syncope, VVS）　又称血管抑制性晕厥,约占晕厥原因的66.6%。该类型晕厥发作是由于某种刺激作用于大脑皮层,通过迷走神经反射引起周围血管阻力降低,血管扩张,脑血流减少而发生晕厥。据统计,在医院发生的晕厥事件近40%为血管迷走性晕厥。该发病年龄主要峰值发生在70岁以上的老年人。

3. 颈动脉窦高敏感性晕厥　是由于位于颈总动脉分叉开口上方颈动脉内壁的压力感受器受到刺激后,副交感神经张力明显增加,引起心率明显减慢,心输出量减少而引起脑缺血导致的晕厥。颈动脉窦高敏感性晕厥被认为是老年人反复发生晕厥的重要原因。研究表明,约5%~25%的无症状的老年人患有颈动脉窦高敏感性晕厥。

### （二）心源性晕厥

据调查,老年晕厥患者中,心源性晕厥较多见,占全部晕厥的14.7%。心脏停搏5~10秒即可引起晕厥,停搏15秒以上可发生抽搐、呼吸暂停。心率40次/分以下,晕厥可反复发作。

1. 心律失常性晕厥　心脏节律紊乱是最常见的原因,占心源性晕厥的52.7%。它引起的晕厥是危险性最大、预后较差的一类晕厥。心律失常引起血流动力学改变,导致心输出量和脑血流明显下降引起晕厥。老年人对心排血量突然减少的代偿机制较差,快速或缓慢型心律失常心排血量均可突然减少而引发晕厥。其中病态窦房结综合征和室性心动过速是导致老年晕厥最常见的心律失常,发生率约为22%。

2. 器质性心血管疾病性晕厥　此类晕厥是由于心脏输出量减少,导致脑组织缺血而发作,常见疾病主要有心脏瓣膜病、急性心肌梗死或缺血、肥厚型梗阻性心肌病、心脏肿瘤、心包疾病等。严重主动脉瓣狭窄患者有42%以上发生晕厥,急性心肌梗死的老年患者中,有5%~12%表现有晕厥症状。肥厚型心肌病患者中30%出现晕厥。

3. 其他　心血管疾病包括肺栓塞或肺动脉高压、主动脉夹层。老年人心血管系统有不同程度的老化,如动脉粥样硬化、狭窄、心肌纤维化、收缩无力等;传导纤维功能减退导致传导阻滞。

### （三）直立性低血压晕厥

直立性低血压是老年人晕厥的重要危险因素。据统计,65岁以上老年人直立性低血压者约占15%,其中75岁以上的老年人可高达30%~35%。

1. 低容量性低血压晕厥　常见原因有老年人严重腹泻、剧烈呕吐、大量排尿、消化道大出血、消化系统疾病或吞咽功能障碍引起摄入减少、严重感染、慢性营养不良等。

2. 药物诱发低血压晕厥　某些药物与直立性低血压的发生关系密切。钙离子拮抗剂、硝酸酯类、酒精、利尿剂、血管活性药物、β-受体阻滞剂,这些药物均可引起血管扩张,导致直立性低血压。有研究表明这些药物在老年人中即使常规剂量也可引起直立性低血压。有研究显示,超过 1/3 的 65 岁以上老年人常服用 3 种或 3 种以上药物,其中有些药物可能导致或促发晕厥,而且在早晨发生晕厥的几率较大,最显著的时间为餐后 2 小时。

3. 进餐后直立性低血压　一般认为进餐后直立性低血压的发生与压力感受器反射灵敏度下降、餐后交感神经活性降低及餐后体液分布改变等因素有关。

### (四)脑源性晕厥

脑源性晕厥是由于脑部血管或主要供应脑部的血管发生循环障碍,导致暂时的广泛性脑供血不足所致。因脑血管疾病引发的晕厥非常少见,仅占 3.6%。常见原因有动脉粥样硬化引起管腔狭窄或闭塞,其次是颈部疾患,如颈椎及其关节增生、颈部软组织病变、颅底畸形。

### (五)血液成分异常引起的晕厥

1. 低血糖性晕厥　此类晕厥常是因为葡萄糖摄入不足或降糖药物使用过量,引起血糖降低,大脑因为缺乏足够的代谢能量支持而出现的晕厥。常发生在有饥饿史、腹泻史和糖尿病史的老年人。

2. 贫血　贫血时血中红细胞数目下降,血氧浓度下降,脑处于缺氧状态。此时突然站立或用力时,脑需氧量增加,造成进一步缺氧而引发晕厥。

3. 过度通气　多见于情绪激动、紧张、害怕或大量运动时,引起呼吸增快的老年患者。当患者呼吸增快时,排出的 $CO_2$ 过量,血液 $CO_2$ 含量和酸度下降,引起脑动脉收缩和脑血流量减少,脑组织氧合作用下降从而引起晕厥发生。

4. 高原型或缺氧性晕厥　在高原环境下工作或劳动,可因脑急性缺氧而发生晕厥。在海拔 3000m 以上时,根据血红蛋白离解曲线可知,压力增高,氧张力下降,导致氧饱和度急剧下降。缺氧严重时常出现晕厥。

## 四、评估

晕厥是临床常见的症状之一,是急诊室和紧急治疗的住院原因之一。由于晕厥发作很突然,常不易被人发现,也极少留有后遗症,所以对有晕厥发作患者需要仔细的询问病史和体格检查。大于 60% 的晕厥患者通过详细的询问病史和体检明确晕厥的病因,其中评估重点应是晕厥前的相关因素,包括体位、用药史、疾病史、晕厥时间等内容。

### (一)初步评估

1. 病史　病史采集的内容包括晕厥先兆、晕厥前的状态、晕厥目击者描述、既往史、用药史。

(1)评估晕厥先兆:有无头晕、心慌、胸闷、恶心、呕吐、腹部不适、畏寒、流汗、颈或肩部酸痛、视物模糊等先兆。

(2)评估晕厥前的状态:老年人反射性晕厥患者发作前大多接触突然的恐惧、疼痛或不愉快事件、情绪激动、站立过久、咳嗽、排尿或排便、剧烈咳嗽等相关因素;心源性晕厥患者发作前常有疲劳、紧张或用力等诱发因素;药物相关性因素包括:抗心律失常药、β- 受体阻滞剂、血管紧张素转化酶抑制剂、硝酸酯类、利尿剂、酒精等;直立性低血压晕厥发作前常有体位突然改变(弯腰、翻身)、体液大量丢失、摄入明显减少等因素;低血糖和过度通气性晕厥发作前常表现为头昏乏力、出汗明显的症状。

(3)目击者描述:由于老年晕厥患者在发作时都有短暂的意识丧失,恢复后对当时的情况不能记忆或记忆不全面,患有认知功能障碍的老年人更加无法描述晕厥发生时的情况,这对于病史的采集带来困难。所以目击者提供的信息是非常有参考价值的。

(4)既往史:应详细询问患者既往有无高血压、糖尿病、冠心病、猝死家族史、神经系统疾病如帕金森病、癫痫、发作性睡眠等与晕厥发生相关的疾病。有晕厥家族史的晕厥患者应注意长 Q-T 间期综合征、肥厚型心肌病或病态窦房结综合征的相关病史。同时还要关注距离第一次晕厥发作的时间及次数。

(5)用药史:询问患者长期服用的药物种类、剂量、服用方法,近期有无新服用的药物(抗心律失常药物或降压药物、利尿药物、镇静药物等)。对老年人而言,吩噻嗪类和三环类药物可能导致直立性低血压,使用其他一些包含有麻黄碱的非处方药物时也应注意。

2. 体格检查 要关注生命体征,包括体温、心率、血压(包括直立和卧位血压、双侧手臂对比测量血压)、心血管和神经系统的检查,同时注意有无面色苍白、呼吸困难、周围静脉曲张。体检时要常规做心电图检查、留取血常规、血生化、心肌标志物、动脉血气分析标本。

3. 心电图检查 所有晕厥患者均应首先做心电图检查,用于鉴别恶性心律失常、心肌缺血等引发晕厥的危险因素。因心脏因素诱发的晕厥有 90% 的患者心电图可出现异常。如果认为心律失常引发的晕厥的可能性比较大,应做 24 小时动态心电图监测。

**(二)再次评估**

通过初步评估,能确定 23%~50% 患者的晕厥原因,即可入院或门诊进行相应治疗。但是通过初步评估仍有大部分患者无法明确病因,仅能做出倾向性诊断。这部分未进行诊断的患者需要做进一步的检查才能明确病因,并且还要进行危险分级,评估主要心血管事件或心脏性猝死(sudden cardiac death, SCD)的危险,这是 2009 年欧洲晕厥指南所推荐的。

对于已知有器质性心脏病存在的老年患者,应根据心脏疾病的严重程度,选择下一步的检查方法。

(1)超声心动图:可以辨别瓣膜病、伴有肺动脉高压或右室扩大的肺栓塞和肥厚型心肌病。它为判断晕厥的类型、严重程度及危险分层提供重要的信息。有冠心病危险因素或病史的患者需要进行冠状动脉 CT 检查或运动负荷试验进行缺血评估。

(2)心电监测:选择心电监测类型取决于晕厥的发作频度。Holter 适用于晕厥频繁发作的患者。植入式心电事件记录仪用于发作不频繁的晕厥患者。

(3)电生理检查:能够评估窦房结功能、房室结功能和发现室上性及室性心动过速。初步评估正常的患者电生理检查仅有 3% 有阳性发现,发现缓慢性心律失常方面敏感性低,所以此项检查不作为常规检查。

(4)直立倾斜试验(head-upright test, HUT):广泛应用于不明原因晕厥患者的评估。HUT 检测通过改变患者的体位诱发心率过慢或者低血压,如患者有晕厥现象,则提示发射性晕厥。

(5)颈动脉窦按摩试验:是给予颈动脉窦一个外界的刺激,引起压力感受器兴奋,致使反射性迷走神经兴奋引起心率减慢、血压下降。当压力感受器敏感性及迷走神经张力过高时,颈动脉窦按摩可产生超常反应,并可诱发晕厥。

**(三)转归**

对晕厥患者完成以上评估之后,大部分患者即可明确晕厥的病因并进行相应治疗。评估为低风险的患者,可以让他们回家积极采取预防措施、继续观察、不适随诊;评估为中危风险的患者可以离院或者到专科就诊;评估为高危风险(有心脏猝死史或心血管疾病)的患者应尽快住院接受治疗。

## 五、护理干预

晕厥患者治疗的主要目的应包括预防晕厥的发生和再发,降低晕厥相关的伤残率和致死率,提高患者生活质量。护理人员必须熟悉老年人发生晕厥的危险因素、发作特点、发作体征,及时采取相应预防和护理措施,将晕厥的发生率及其后期损害降到最低,改善患者预后,减少复发,防止晕厥造成的心理和躯体意外伤害。

**（一）晕厥的急救护理**

晕厥起病相对较快,且发作前常无明显症状,而一旦发病就有可能给患者带来躯体及心理的严重危害,甚至死亡,故应积极采取紧急措施降低患者的伤残率,提高患者生活质量。

1. 院内急救

（1）当老年人突然发生晕厥时,应立即通知医生,将患者原地平卧位或置于头低位,予保暖,尽量避免搬动患者,保证脑部血液供应,如有心源性晕厥患者,还要抬高下肢30°,增加回心血量。

（2）松解衣扣、腰带,保持呼吸道通畅。若有义齿应取出义齿,保持晕厥者周围空气流通,防止其他人员围观。

（3）配合医生进行急救处理,给予低流量吸氧,2~5L/min,建立静脉通路,准确、迅速予急救药物治疗。予心电监测,监测心率、心律、血压及血氧饱和度,观察面色、呼吸、意识及瞳孔变化,并做好详细记录。

（4）根据临床症状迅速做出判断,遵医嘱准确、及时留取各项标本,如血常规、心肌酶、生化指标、动脉血气分析,了解有无贫血、低血糖、电解质紊乱或心肌酶谱升高;做心电图了解有无心律失常、传导阻滞,必要时做头颅 CT、MRI 检查鉴别有无脑源性晕厥。

（5）严密观察患者的各项生命体征和神志情况,迅速对患者进行病情评估,予对症治疗及护理。对低血糖性晕厥患者,给予静脉或口服高渗葡萄糖液体;对心源性晕厥的患者,迅速准备急救物品、药品、除颤仪等,积极配合医生对症治疗;对于直立性低血压晕厥患者,给予调整体位,并予补液治疗;对排尿性晕厥患者进行导尿治疗,改善患者排尿情况。

（6）患者需要外出检查时,需有医护人员陪同,同时配备心电监测、氧气袋、除颤仪、简易呼吸器、外出急救药盒等急救物品。并取得辅助科室配合,选择便捷路线,防止发生意外情况。

2. 院外急救

（1）当患者在院外发生晕厥时,目击者应尽快让患者平卧位休息。将患者头部放低,抬高双下肢,以增加脑部血液供应。但不要大幅度地摇动患者头部。

（2）松解衣扣,有呕吐症状者要将头部转向一侧,避免舌及分泌物阻塞气道引起窒息。保持周围空气流通,避免群众围观。

（3）如有条件,可给予鼻导管吸氧,2~5L/min。

（4）不要随意搬动患者,应仔细检查有无外伤等体征,尤其是有颈部外伤者,搬动时要保持颈部与身体保持同一水平线。

（5）立即拨打"120"或"999"寻求医务人员帮助。

（6）如晕厥者意识很快恢复,可给予少量温水或糖水。休息几分钟后再起身,并且在起立后再观察几分钟。

**（二）一般护理**

1. 反射性晕厥

（1）入院评估：入院时详细评估患者，了解晕厥史，帮助患者分析可能的危险因素及发病的前驱症状，掌握患者发病规律。

（2）观察重点：严密观察患者意识、询问有无头晕、心悸、眼花等症状，密切关注患者面色、心率、血压、血氧饱和度变化情况；当患者主诉有头晕、眼花、黑矇、心悸、恶心等症状，立即搀扶到沙发或床上平卧，抬高腿部，以促进静脉血液回流，必要时遵医嘱给予升压药。

（3）避免高危因素

1）情境性晕厥患者：护士应指导患者排尿、排便时可采用改变体位的方法，比如由原来的立位改为坐位或半卧位、减慢体位改变速度或寻求他人帮助。①排尿性晕厥患者：睡前 3 小时内饮水量尽量不超过 500ml，尤其是高渗性饮料，且在睡前尽量排空膀胱；睡前将患者尿壶或储尿容器置于床旁易取处；②排便性晕厥患者：可以使用缓泻药物，且排便时勿用力过大；③吞咽性晕厥患者：少食冷饮和大块食物，避免刺激咽喉；④咳嗽性晕厥患者：一旦发生剧烈咳嗽时，身体应尽量放松，可采取坐位或半卧位，遵医嘱给予适当止咳药物。

2）颈动脉窦高敏感性患者：应避免穿硬领衣服，转头时动作宜慢或在转头同时逐渐轴线转动整个身体。

3）血管迷走神经性晕厥患者：在午间和 18 时至 19 时两个时间段，血压水平明显低于正常人，尤以收缩压降低最明显。因此，应尽量避免在此时间里对高度紧张、体弱患者进行检查和治疗。

（4）心理指导：避免不良精神刺激及诱发因素，使患者保持良好的心理环境，护士应积极主动与患者沟通，主动询问不适，消除其孤独、紧张、恐惧、多虑的情绪反应。

（5）健康指导：让患者了解晕厥的基本知识，告知患者可能诱发晕厥的行为，如饥饿、炎热、噪声、情绪激动等，早期识别前驱症状，及时采取终止发作。

（6）活动与运动指导：对于老年高危患者，日常活动如起床、散步、上厕所、洗澡等都随时有人照顾，遇到危险及时通知医生，以减少晕厥的发生。指导患者进行有规律的倾斜锻炼、直立训练及调整呼吸频率训练。身体状况允许情况下，可以适当进行体育锻炼，如散步、慢跑、打太极拳、游泳等，提高患者自身素质，增强抵抗力。

（7）生活环境：护士在为患者做各种护理操作时，病室空间要宽敞明亮，通风良好，空气新鲜，避免人群拥挤和声音嘈杂，且动作要轻柔，态度要温柔、亲切。

2. 心源性晕厥

（1）入院评估：入院时详细评估患者，了解其晕厥前事件、晕厥时症状与体征，帮助患者分析可能的危险因素及发病的前驱症状，掌握患者发病规律。

（2）监测重点

1）予患者心电监测，急查床旁心电图、血糖、电解质、肝肾功能、血常规，必要时行动脉血气分析。病情较重者入住 CCU 病房，严密监测患者心率、心律、血压、四肢活动、末梢循环、呼吸、尿量等。

2）护士要学会和注意倾听患者的不适主诉，对患者突发的心悸、胸闷、黑矇予以重视，及时告知医生，警惕晕厥的先兆症状。

（3）急救护理

1）护士要高度警惕患者突发的晕厥症状，密切观察患者有无面色苍白、口唇发绀、皮肤发凉、大动脉搏动消失等症状。一旦发现异常，应立通知医生进行急救处理。

2）护士要熟练掌握心肺复苏技术，备好急救药品、急救仪器等。患者一旦出现症状应立即将其平卧、解开衣领和腰带、予吸氧 2~5L/min、保持呼吸道通畅、迅速建立静脉通路，与医生积极配合进行急救护理。

（4）生活护理

1）对于心功能不好的患者，睡前应适当限制饮水量，减少夜尿次数。患者入厕时，还要有护士和家属陪同，避免屏气，也不要骤然站起和坐下。

2）病情严重时，遵医嘱严格卧床休息，以防发生病情变化。长期卧床者要定时更换体位，防止压疮发生。

3）指导患者合理饮食，保持低盐低脂、少食多餐的饮食习惯。保持大便通畅，必要时使用缓泻药物。

4）尽量为患者提供一个舒适、安静、宁和的病室环境。指导患者劳逸结合，保证充足的睡眠。

5）病情好转时，予患者活动指导，注意加强体能和意志锻炼，活动时要有人陪同。

（5）健康宣教：告知患者保持良好的生活习惯的意义。告知患者应避免吸烟、饮酒、喝咖啡、浓茶等，心衰患者避免用力，适当减少入量；缓慢型心律失常患者避免刺激迷走神经，如屏气用力、按摩颈部等。

3. 直立性低血压性晕厥

（1）入院评估：入院时详细评估患者既往史和用药史，帮助患者分析可能的危险因素及发病的前驱症状，掌握患者发病规律。

（2）用药护理

1）评估患者心脏及肾脏功能，建立静脉通路，遵医嘱给予增加血容量和补液治疗。

2）避免或慎用血管扩张的药物及利尿剂，告知患者在应用此类药物后不要立即活动，最好静卧 1~2 小时，站立后如有头晕感觉，应继续卧床休息。

3）对应用血管扩张剂或镇静药等高危药物的患者，夜间入厕更容易引起直立性低血压，对夜尿多的患者练习床上排尿，或是睡前将便器、呼叫器放置在患者伸手可及之处。

4）对于服用可能引起直立性低血压药物的患者，护士应严格遵医嘱定时定量发放药物，且亲视服药，并反复向患者强调药物的作用及可能引起的副作用，叮嘱患者不能随意增减药物。

5）对于服用对血压影响较大的药物，应加强健康教育，指导患者自己监测血压的方法及注意事项，如有头晕、头痛等不适，及时通知医生。

根据患者的临床症状，迅速做出判断，遵医嘱与采集相应标本送检，协助诊断低血压产生的原因。

（3）活动指导：避免长时间站立和长期卧床。告知患者变换体位时，动作宜缓慢。起床时应先静卧几分钟后再在床边坐约 2~3 分钟后无不适再搀扶下床，直至确定其能安全行走再让其行走。

（4）饮食指导

1）合理饮食，补足营养，避免饮食过饱过饥。血容量不足患者适当增加水、盐和电解质的摄入,可鼓励患者少量多次饮水,最好是每天 2~3L。

2)对于餐后低血压的患者可采用少量多餐的方式,避免大量饱食,进餐后要平卧休息 1~2 小时。

（5）活动指导

1)鼓励患者有规律、有节制的适度运动,增强体质,保证充足的睡眠时间,避免劳累。

2)生活中避免血管扩张的因素,如感冒、大量出汗、热水浴、饮酒、进食过多以及在炎热环境下留置太长时间。

（6）健康教育:对患者及其陪护人员提供相关预防晕厥的有关信息,使他们了解发生直立性低血压的原因,如何预防以及一旦出现这种症状如何处理等,指导正确使用辅助工具的方法。

（7）其他

1)嘱患者夜间睡眠时可抬高头部 20°~30°,处于高枕卧位,通过促进钠潴留,可减少夜尿,缓解症状。

2)症状明显者可通过使用弹力袜和弹力腹带,促进血液回流。外出时随身携带可折叠椅,不适时起到一定辅助作用。

3)对于长期慢性直立性低血压的患者,可以服用补中益气类的中成药物辅助治疗,如补中益气丸、气血双补丸等。

4. 脑源性晕厥

（1）入院评估:入院时详细评估患者,帮助患者寻找可能引起晕厥的危险因素及前驱症状,掌握患者发病规律。

（2）观察要点:护士要注意倾听患者主诉,准确及时观察患者发作的前驱症状,注意有无头晕、黑矇等表现,及时通知医生尽快处理。

（3）用药指导

1)护士要遵医嘱定时定量发放药物,告知患者所服用药物的药理作用、服用方法及注意事项等,做到亲视服药,叮嘱患者勿擅自停药或增减药物。

2)护士要掌握患者所服用药物的常用剂量、治疗持续时间、副作用以及与其他药物的相互反应,以利于指导患者正规服药治疗。

（4）饮食指导:加强对患者及家属得到宣教工作,帮助形成一个良好的饮食习惯,坚持低脂、低盐、低胆固醇、低糖、富含蛋白质、维生素及纤维素的原则,保证营养均衡、全面。适当饮水,合理摄入水果和蔬菜。

（5）活动指导

1)对于年老体弱患者,注意做好安全护理,在床头悬挂"防止跌倒"或"小心坠床"等警示牌。在楼道内行走或如厕时,有人陪伴,穿防滑的拖鞋,卧床休息时上四个床挡保护,将呼叫器置于随手可取处,如有头晕、黑矇等症状时及时通知医生。

2)有颈椎疾患的老年患者,避免长期坐位或长期低头,最好 1 小时左右做 1 次颈部活动或体位改变。勿用颈部扛、背重物,加重颈部负担。

3)指导患者坚持规律、适量的体育锻炼,努力提高身体素质,避免劳累、精神刺激等,保持良好的生活环境。

（6）健康宣教:护士要加强与患者及家属沟通,做好宣教工作,向患者及家属讲解脑血管疾病发生、发展及预后的情况。由于老年人记忆力下降的特点,可以采取书面教育、播放视频或发放宣传手册等方法加强印象。

5. 血液成分改变引起的晕厥

（1）观察要点

1）严密观察患者晕厥发作的前驱症状，如有无头晕、乏力、气闷、心慌、眼花等，一旦患者有这些征兆，应立即搀扶患者卧床休息，及时通知医生。

2）密切监测老年糖尿病患者的血糖水平，尤其要关注餐后 2 小时的血糖水平，若出现异常，及时通知主管医生，采取措施治疗。

3）定期监测患者血红蛋白、血清铁及铁蛋白水平。适当服用补铁的药物，如琥珀酸亚铁等，且注意与浓茶、牛奶、咖啡等同时服用。

4）对于严重贫血的患者，遵医嘱予输入浓缩红细胞。

5）对于因为通气过度引起晕厥的患者，予面罩低流量吸氧，1L/min，同时予心电监测，监测心率、呼吸频率、血氧饱和度、动脉血气分析变化。建立静脉通路，遵医嘱正确用药。

6）护士要加强巡视，了解患者的不适主诉，以便及时发现患者的异常症状，有效预防晕厥的发生。

（2）饮食指导

1）对于营养不良或体质虚弱的老年患者，可给予鼻饲营养液或静脉予营养液。

2）对于贫血的老年患者，饮食上要补充部分铁元素，进食高蛋白、高维生素、高铁质食物，纠正偏食习惯，注意饮食搭配。

（3）健康教育

1）嘱患者随身携带糖果，在出现相应低血糖症状时，可及时补充血糖水平，必要时请专科医生会诊。

2）有低血糖病史者，嘱其空腹时不要剧烈运动；需要做检查和治疗时，尽量避免长时间空腹，或予患者绿色通道优先安排，以防晕厥发作。

3）指导患者呼吸调节方法，让患者缓慢学会腹式呼吸。指导患者保持规律的生活习惯，注意劳逸结合。

**（三）并发症护理**

在人群研究中，晕厥给老年人带来了一定的躯体及心理上的伤害。有 6% 发生了重大创伤如骨折、交通事故，有 29% 有轻度损伤如撕裂伤和挫伤，有 12% 的患者再发晕厥会发生骨折和软组织损伤。急诊科收治的晕厥患者中，轻微损伤占 29.1%，重大创伤占 4.7%。在老年人群中，由于晕厥的反复发生，给老年人的生活质量带来严重影响。晕厥降低了患者的生活能力和自理能力，增加了抑郁、疼痛和不适感等。

1. 软组织损伤　这是老年患者晕厥跌倒后最常见的并发症，常见部位为头部、手臂、腿部等。

（1）闭合性损伤后 24 小时内，在肢体周围放置冰袋冷敷，一般在 24~48 小时后，改用热敷，促进局部淤血吸收。

（2）若伤侧肢体肿胀明显，影响肢体血液循环可抬高患肢，并且越早越好。

（3）发生皮肤擦伤时，创面先用清水冲洗后，用消毒剂清洁消毒伤口部位，防止感染。伤口小时，外贴创可贴，伤口大时，应进行专业伤口清创缝合。

（4）创面要保持清洁、干燥、勿接触水、油等，防止感染。

（5）合理饮食，避免食用油腻、酸辣、刺激、发性食物、忌烟酒、增加营养，促进伤口恢复。

（6）保持皮肤清洁干燥、床单位整齐、衣服柔软宽松。

（7）避免伤侧肢体长时间下垂，晚上睡觉垫高患侧肢体，口服或输液抗炎治疗。

**2. 颅脑硬膜下血肿**

（1）密切观察患者意识、瞳孔、生命体征变化、肢体活动。

（2）保持呼吸道通畅，定时翻身、叩背、吸痰，预防肺炎、压疮发生。

（3）建立静脉通路，予输液治疗。输注甘露醇降颅压时，应注意滴速，定期监测血压变化，有异常及时通知医生。

（4）有引流管的患者保持引流管的通畅，勿打折勿弯曲，固定妥当，防治脱落。

（5）伤后6小时内予患者头部降温，用冰帽或冰水以降低脑部温度，降低颅内新陈代谢水平，有利于减轻脑水肿及颅内压。

（6）给予患者高蛋白、高热量、高维生素的饮食，无法进食的患者可给予鼻饲营养液或静脉补液治疗，保证营养摄入。

（7）有肢体偏瘫或活动障碍者，要保持肢体于功能位置，给予患者按摩、推拿、帮助患者活动肢体促进肢体功能恢复，防止足下垂、肢体肌肉萎缩等。

**3. 骨折**

（1）观察伤侧肢体远端血液循环、动脉搏动、感觉、肌力及反射功能，与健侧比较有无皮肤发紫、发凉、麻木感、活动度减弱、肿胀明显、动脉搏动减弱等。

（2）勿随意搬动患者尤其是颈椎、腰椎骨折，搬动不妥时易引起损伤。当患者为多发性骨折时，翻身时要顾及到各个损伤部位，勿加重骨折的移位，勿压迫受伤肢体。颈椎骨折时保持平卧位，使头颈部、躯干在同一平面，采取轴线翻身方式。

（3）患者因进食限制、失血等原因，低于身体需要量，所以要迅速建立静脉通路，予静脉补充液体，补充血容量。准确记录患者的出入量，维持体液平衡。

（4）骨折后，强烈的疼痛刺激可造成患者情绪不佳、影响睡眠饮食，因此应给予必要的镇静、止痛药物。

（5）指导患者通过主动舒缩、内旋、外展等活动保持伤侧肢体功能位，早期促进骨折愈合。

（6）对于肢体活动不便、卧床时间较长的患者，鼓励患者多饮水、协助加强翻身，指导患者有效的咳嗽、咳痰。

**4. 心理创伤晕厥** 一般发作比较突然，作为一个突然的应激原，如果老年患者无法恰当的自我调节，就会引起相应的生理和心理问题。尤其是有过晕厥史的患者，更会不知所措，害怕再发生晕厥。有研究显示，有过晕厥史的患者自信程度会较前明显下降，在一定程度上影响患者正常的生活自理能力。护理人员应评估患者的心理状态以及日常生活能力，有针对性地进行心理护理。

可以通过让患者观看电视、参加病房健康教育活动、加强与病友交流等方式分散患者的注意力，鼓励患者循序渐进地完成力所能及的日常生活活动，提高患者的自信心，减轻焦虑和恐惧。

护理人员应主动与患者沟通，评估患者当前面对应激源的应对方式是否恰当，掌握患者的心理状态，依据其不同的心理障碍类型，选择合适的交流方式，细致观察，耐心倾听，在与患者沟通中建立信任、安慰患者，指导患者采用正确的缓解应急的方式，使其逐渐消除心理障碍。同时生活上也要多关心、照顾患者，认真回答患者提出的任何问题，态度要诚恳、热情、亲切,让患者有家的感觉,视患者如亲人,改变其心理状态与行为,帮助建立最佳心理状态。

## 六、延续护理

延续性护理是整体护理的一部分,也是住院护理的延伸,使出院患者能在住院治疗后的恢复期中得到持续性的卫生保健,从而促进患者的康复。

### (一)成立延续护理管理小组

包括患者的主治医师、责任护士,保证小组成员对延续护理的积极性,并进行规范化培训。

### (二)确定延续护理的方式

我国大多数的医院近几年将延续性护理工作纳入常规护理工作范围。在患者住院期间,由随访小组人员准确、详细记录延续护理患者的相关信息,建立随访资料档案,根据患者的临床资料确定延续护理方案,由小组成员在出院后1、3、6、12个月时采用电话回访、微信、QQ、上门访视等多种访视实施,全面了解患者的护理情况,适时调整护理计划,为患者提供运动指导、用药指导、基础护理、专科护理。

### (三)延续护理的主要内容

目前,针对老年晕厥患者延续性护理具体内容如下:

1. 健康指导  向患者及家属详细讲解引起晕厥的基本知识,包括晕厥的危险因素、临床症状及体征、应急处理措施、预防方法等,提高患者自我保护措施。因为老年人记忆功能减退或认知功能的障碍,可采取书面告知、发放宣传手册等方式加强印象。

2. 用药指导  告知患者遵医嘱定时、定量服药,告知患者常用药物的疗效及其副作用,尤其是安眠药物、降压药物、降糖药物、扩血管药物、抗心律失常药物,这些药物可能成为晕厥的促发因素。

3. 运动指导  告知患者适合的运动项目及其正确的运动方式,如步行、体操、慢跑、太极拳、游泳等,运动时注意动作缓慢、保持适合心率,同时要有家人陪伴。

4. 饮食指导  告知患者保持饮食清淡,少吃多餐,避免暴饮暴食,或过饥过饱的饮食习惯。

5. 保健指导  安装有起搏器的老年人,要耐心说明起搏器的用途,告知保健卡的使用方法,告知起搏器正常工作的监测方法,保证起搏器正常工作。告知患者随身携带自身保健卡,上面写明患者的姓名、年龄、家庭住址、紧急联系人电话、疾病名称、所服用药物等。方便发生意外情况,周围人采取急救措施。

6. 居家环境  家居环境布置要简单合用、空间宽敞明亮、物品放置高度适宜。

7. 随访指导  告知患者定期门诊随访,出现任何不适随时来院就诊,并告知患者专科门诊时间、医生出诊时间、门诊挂号室电话等。

## 七、居家护理

### (一)症状观察

1. 加强沟通和监督  是防止晕厥发生的有利措施,当老年人主诉有头晕、眼花、黑矇、全身无力等晕厥先兆时,要搀扶老年人坐下或卧床休息,防止摔伤。

安装有起搏器的老年人,要按时到医院进行起搏器监测,保证起搏器正常工作。

2. 学会简单的自我保健方法  经常测量血压、血糖、脉搏变化,定期了解这些生命体征的数值。

3. 养成每年定期到医院体格检查的习惯。

**（二）用药指导**

家属督促或帮助老年人用药，服用药物前告知老年人药物具体的服用方法、时间、剂量，用药之后需要观察用药后的反应，防止老年人因服用药物发生晕厥。

**（三）活动指导**

1. 进行体位训练　即靠墙直立训练，逐渐延长站立时间等。临床发现，短期内（同一天或隔一天）对直立倾斜实验（HUT）阳性患者重复进行 HUT 检查，大约 50% 的患者对第 2 次 HUT 呈阴性反应。此现象提示，反复进行倾斜训练有可能恢复患者异常的压力反射活动。

2. 直立性低血压晕厥　患者通常出现在体位改变时，在变换体位时勿过急过猛，下床时速度宜慢，对老年患者要注意做到"3 个 3 分钟"，即睡醒后不要马上起床，在床上再躺 3 分钟，并活动四肢；坐起来后两条腿下垂在床沿静坐 3 分钟；然后下床站立 3 分钟，再走动，可减少体位性晕厥的发生。

3. 患有颈椎疾病的老年患者，避免长时间保持一个姿势或长时间低头，可以采取热敷的方式缓解颈部不适。

4. 由于患者在家生活时间长，再次或多次发生晕厥的可能性很大，且多数属于高龄、耳聋、眼花、手脚活动不便、日常生活如起床、散步、如厕及洗漱等都不方便，需要家里长期有家属陪伴。

5. 坚持适当体育锻炼，增强体质，运动要量力而行，最好有同伴陪同。

**（四）饮食指导**

1. 指导患者合理饮食　饮食结构均衡，食用低盐低脂、清淡易消化、高纤维、高蛋白食物，少食多餐，避免高脂、高盐、辛辣等刺激性食物。避免饮食过饱或过饥，戒烟限酒，可少量饮用红葡萄酒。

2. 患有糖尿病患者应定时定量进食，防止低血糖晕厥发生；对于咳嗽晕厥患者，宜进食清咽、利嗓、止咳、化痰食物。

**（五）生活习惯**

1. 对于气血虚弱的老年人，要注意劳逸结合，保证充足的睡眠时间，防止疲劳及睡眠不足。

2. 养成定时排便的习惯，保持大便通畅，对有习惯性便秘的患者应可以服用缓泻药物或适当使用缓泻剂，避免引起心源性晕厥。

3. 对于老年男性，避免长时间憋尿，夜间起床时应在床旁备有小板凳，最好采用坐便器。为了减少夜间尿液的生成，在睡前两小时减少饮水。

**（六）心理护理**

晕厥的发生与心理因素有密切关系，过分紧张、恐惧，尤其对于既往有晕厥史的患者，更加容易再次诱发，他们的心理负担很重，对于应对生活中的应急情况常显得自信心不足。应加强心理护理，为患者创造安静舒适的家庭环境，给予患者最大的精神安慰和心理疏导。照护者应该鼓励患者多与他人交往，尽量多参加社会活动，帮助其提高自信心，减轻焦虑或抑郁。处事积极乐观，情绪稳定。对于精神亏虚、感情脆弱的老年人，不要参加吊死问丧等活动，避免情绪波动。

（果　迪）

# 第十二节　老年营养不良评估与护理干预

## 一、基本概念

营养不良（malnutrition）是指营养素供应、消化吸收及代谢失调的综合表现。过去主要指营养不足或缺乏，现代营养学概念中包括营养过剩。营养素的摄入不足、需要量增加、丢失过多、吸收障碍、代谢障碍或长期超量摄入均可导致营养不良。营养缺乏和营养过剩对机体健康都十分有害。营养缺乏可因营养素供应不足、消化吸收不良、消耗或损失增加及需要量增加但未能及时补充而致，可以引起营养缺乏病，轻度营养不良可无明显临床症状，仅有血、尿中的矿物质和维生素水平低于正常；较重者可有体重减轻、消瘦、乏力、肌肉萎缩、抵抗力下降等，也可有贫血、水肿或发育障碍以及某些营养素的缺乏所致的特殊症状如蛋白质 -能量营养不良、缺铁性贫血、眼干燥症、维生素 C 缺乏症、钙缺乏时的佝偻病，维生素 A 缺乏时的夜盲症等。我国界定 60 岁以上的公民为老年人，随着年龄的增长，人体生理功能的改变、精神和心理状态、饮食行为习惯、长期服用多种药物等方面均能导致老年营养不良。营养评估（nutrition assessment）是欧洲肠外肠内营养学会于 2006 年建议的一种对患者的营养状况进行临床评估的过程。由临床及营养专业人员全面研究病史，临床检查和必要的实验室检验结果，对患者的营养水平、胃肠功能、代谢状态等进行全面评估；并据此为患者制订的一个适宜的营养调理计划。

## 二、流行病学资料

在我国，低体重营养不良在老年人群中发病率较高，据我国疾病监测中心的调查数据显示，目前我国老年人群低体重营养不良发生率为 5.4%，随着年龄的逐渐增高老年人群低体重营养不良发生率呈升高趋势，农村高于城市。因此，应加强对老年人群，特别是高龄和农村老年人的营养改善，防治营养不良的发生。

2012 年中华医学会肠外肠内营养学分会老年营养支持学组组织的全国老年住院患者的营养调查结果显示，具有营养不良风险的老年患者达 49.7%，14.67% 的老年患者已发生营养不良。

## 三、病因

导致老年营养不良的危险因素有生理功能的改变、精神和心理状态、饮食行为习惯、长期服用多种药物等方面。

### （一）生理功能的改变

1. 器官功能改变

（1）消化系统：老年人舌部乳头味蕾明显减少，味觉功能减退、食欲降低，影响营养物质的摄入，肝功能降低，胃肠道消化液分泌减少，消化酶活力下降，胃扩张能力减弱，肠蠕动及排空速度减慢，导致肠道对营养成分的吸收能力降低，影响营养物质的消化吸收。

（2）呼吸系统：老年人发生衰老后可引起肺功能下降，肺总量和肺活量随年龄增长而逐年下降，相反肺残气量随年龄的增长而增加，出现肺膨胀加重，肺通气 / 血液比例失调，气体弥散功能降低,易导致肺气肿和低氧血症,引起胃肠道充血、水肿,消化系统功能下降。

（3）心血管系统:会表现出心排血量下降、静脉回流减少、心脏代偿能力降低,发生心脏心肌重构和心功能改变。很容易因各种诱因引发充血性心力衰竭,加重胃肠道淤血及缺氧,消化系统功能障碍,间接地影响营养物质的消化吸收。

（4）泌尿系统:老年人衰老可引起肾脏形态变化,出现肾单位萎缩,肾功能下降,肾小球滤过率下降,机体对于排泄水分、电解质平衡的维持反应减慢,易发生老年人失水、脱水状态和水中毒。

（5）内分泌功能改变:老年人会出现脑垂体功能降低和甲状腺萎缩,胰腺、性腺的功能降低,生长激素、$T_3$水平下降。老年人胰岛素受体敏感性下降易导致胰岛素抵抗,表现为高血糖、高血压、冠心病等。

2. 机体代谢功能改变　与中青年人群相比,老年人基础代谢率明显降低。进入老年期后合成代谢与分解代谢失去平衡,往往使合成代谢降低、分解代谢增高。导致基础代谢下降、蛋白质合成代谢降低等,易引起老年人营养不良。

3. 人体成分改变　随着年龄增加,老年人内分泌功能逐渐减退,体内代谢由合成代谢为主逐渐转为以分解代谢为主,以致机体代谢失去平衡,细胞功能下降,人体成分改变。老年人总细胞量下降,肌肉组织重量减少,出现脏器萎缩、肌肉萎缩;体内水分减少,主要为细胞内液减少;骨组织矿物质减少,尤其是钙减少,因而出现骨密度降低。而体内脂肪组织随年龄增长而增加。

**（二）精神、心理状态**

老年人由于家庭原因大多数都是独居,缺乏子女的关心和照顾,或是退休等原因,造成老年人社交活动越来越少,他们的精神和心理都是缺乏安全感的,老年人同样需要子女的关心和照顾。有的老年人会觉得被社会边缘化,难免有些失落感。此外,老年人由于对身体等因素的担心,造成精神、心理负担,也会导致老年人患上老年痴呆症等疾病。所以精神以及心理状态的不稳定也是造成老年人营养不良的潜在危险因素。

**（三）饮食行为习惯**

老年人由于味觉减退,喜欢吃味重的食物;不愿浪费,常食剩菜剩饭等现象。此外,老年人由于身体活动的减少和各种疾病的困扰,少食或不食某些食物,这些都会导致老年人食物摄入受到限制,造成营养素摄入不当,长此以往,均会营养不良。错误的饮食观念也让很多老年人营养状况不佳。如大量食用精米精面、高脂和高热量食物,是世界范围内老年人糖尿病、肠癌、胰腺癌发病率迅速攀升的一个重要原因;老年人如果膳食结构不合理,脂肪、饱和脂肪、胆固醇摄入过量,常导致血脂升高、体重指数增加,会增加老年人诱发心血管疾病的危险;高能量、高脂肪、高盐摄入、超重及肥胖都是诱发老年人高血压的危险因素;抗氧化营养素可以减轻体内的脂质过氧化,提高体内抗氧化酶活性,对增强机体抗氧化能力、延缓衰老有重要作用;如果老年人营养失衡、体内缺乏抗氧化营养素,不利于治疗冠心病、白内障等慢性疾病,并会加速衰老。

**（四）长期服用多种药物**

老年人通常伴有多种慢性病,所以会服用较多的药物,并且是多种药物联合使用。目前,在临床上,药物和营养素之间的相互作用受到普遍关注。药物的治疗作用或副作用可能会影响食欲及营养素吸收,最终使营养状况恶化。反之,机体的营养不良也会影响药物的吸收、转送、代谢等生理现象。

营养不良对器官结构变化与功能的影响极大,涉及大脑功能、心血管功能、肾功能、呼吸功能、消化道功能、体温调节和免疫功能等变化。

综上所述,导致老年营养不良的危险因素诸多,而老年人营养不良又是影响老年人身体健康的诸多因素之一。许多老年慢性疾病的发生均与合理膳食相关,科学合理的膳食会改善和降低老年人慢性疾病的发生。

## 四、评估

### (一)评估对象

60岁以上的老年住院患者。

### (二)评估内容

欧洲肠外肠内营养学会(European Society of Parenteral and Enteral Nutrition, ESPEN)将营养评估的主要内容概括为六个方面,即:病史和检查;疾病状况判定;精神和身体功能评价;实验室检查;液体平衡测定;人体组成分析。

1. 病史和检查　应考虑所有可能导致营养不足的因素及患者自身情况。主要内容包括:病史、膳食史、用药情况、体重减轻、食欲减退、胃肠道症状、发热情况、身体功能损害等。

2. 疾病状况判定　主要内容包括:病史资料、临床检查、一般检查(体温、脉搏、血压、呼吸等)、估计因受伤和瘘等因素造成的额外营养素丢失。

3. 精神和身体功能评价　因营养不足引起的身体功能异常一般可在床旁进行测量。肌肉力量可进行定性测量或定量测量(肌肉力量的恢复与外科手术的效果密切相关)。询问患者对活动的耐受力、呼吸情况和最大呼吸量。通过有效的精神计分系统来评价患者的精神状态。

4. 实验室检查　炎症和疾病严重程度的量化指标具有重要意义。主要实验室检查包括:肝功能、肾功能、血浆蛋白、氮平衡状况、矿物质在体内的水平变化(如钾、钙、镁、磷、锌、铁等)和维生素在体内的变化等。

5. 液体平衡测定　检查机体是否有脱水或水肿的情况。监测每日体重改变可以了解体液平衡状况。临床上要求记录出入液平衡,并测量肌酐、尿素、电解质水平等。

6. 人体组成分析　主要包括总体脂肪、总体水和瘦体组织测定。虽然历史上曾采用重水法测定人体组成,并至今仍为人体组成测定的"金标准",但目前临床常用方法为多频(5、50、250、500kHz)生物电阻抗分析法(bio-electric impedance analysis, BIA),即微电流通过体内高传导性的体液进行传导,根据体液量的不同所产生的不同的导电性来测定体内电阻。所谓多频分段检测是指将身体分为双上肢、双下肢和躯干5个不同部分的圆柱体,分别计算它们的电阻抗。多频率方法能分别测出细胞外液和细胞内液的电阻抗。

### (三)评估工具

临床医生在对患者进行营养治疗前必须对患者的营养现状作出正确判断,以便合理地进行临床营养治疗。对老年人进行营养评估,应充分考虑其人体组成与中青年不同的特殊性。

1. 主观评估主观的全面评价方法(subjective global assessment SGA)　是根据病史和体格检查的一种主观评估方法,特点是以详细的病史与临床检查为基础,省略人体测量和生化检查。其理论基础是:身体组成改变与进食改变、消化改变、消化吸收功能的改变、肌肉的消耗、身体功能及活动能力的改变等相关联。在重度营养不良时,SGA与身体组成评定方法有较好的相关性。此方法简便易行,适于在基层医院推广(表4-12-1)。

表 4-12-1　SGA 评估内容和指标

| 指标 | 标准 | | |
|---|---|---|---|
| | 正常 | 中度营养不良 | 重度营养不良 |
| 近六个月体重下降 | <5% | 5%~10% | >10% |
| 膳食摄入 | >10% 需要量 | 70%~90% 需要量 | <70% 需要量 |
| 消化道症状 | 无 | 间歇性 | 每天有, >2 周 |
| 体力情况 | 正常 | 下降 | 卧床 |
| 病变情况 | 静止 | 介于静止与活动之间 | 急性期 |
| 皮下脂肪 | 正常 | 下降 | 显著下降 |
| 肌肉质块 | 正常 | 下降 | 显著下降 |
| 直立性水肿 | 无 | 轻微 | 明显 |
| 腹水 | 无 | 轻微 | 明显 |

2. 客观评估人体组成测定（body composition assessment, BCA）　1977 年由 Blackburn 研究开发,此后随着医学科学的发展,更多的新技术被用到身体组成的测定中,使 BCA 法得到不断完善,如用稳定放射性核素测定身体中的各种元素,用中子活化分析法测定患者的身体组成等等。但上述新技术往往需要昂贵的设备,不适合临床医生对患者做简易快速的营养评价,本文介绍的 BCA 营养评价方法主要包括人体测量及生化检验等方面的资料,临床医生需对这些资料进行综合分析才能对患者的营养状况作出正确判断。

（1）人体测量:人体测量是简便易行的营养评价方法,内容包括身高、体重、皮褶厚度、上臂围、上臂肌围等。它简便易行、安全有效,能识别轻、中度营养不良,同时可以监测营养状况的变化,但对于发现短时间内营养状况的失调不够敏感,不能发现某些营养素的缺乏。

1）身高:老年人由于椎间盘萎缩,椎体高度变低,脊柱缩短,导致身高降低。据相关报道,年龄每增加 20 岁,身高会减少 4.2cm。男性 40~60 岁平均身高降低 2.3cm,女性降低 2.7cm。四肢的长骨变化不大,故对老年患者的身高应进行实际测定而不能仅仅靠询问获得。

2）体重:临床需要注意的是:急性、饥饿性或消耗性疾病或创伤,体重下降达原来体重的 30% 时,是一个致死界限,临床工作者不一定能注意到这一点;而当慢性体重丧失时,患者可以耐受大于 30% 的体重丧失。短期体重变化可反应体液变化,长期体重变化反映了真正的机体组织变化,尽管它不能反映人体组成变化。3 个月内体重减轻是评价营养状态的重要指标,体重减轻 5% 表明轻度体重减轻,体重减轻大于 10% 为重度体重减轻。

临床称量患者体重后可通过计算三个参数来评定营养状况:

理想体重百分率（%）:表示患者实际体重偏离总体标准的程度。

通常体重百分率（%）:表示平常体重的改变。

近期体重改变率（%）:表示短期内体重损失的程度。

计算公式与评价标见表 4-12-2。

表 4-12-2　根据体重对营养状态进行评估

|  | 正常 | 轻度<br>营养不良 | 中度<br>营养不良 | 重度<br>营养不良 |
|---|---|---|---|---|
| 理想体重百分率 * | >90% | 80%~90% | 60%~79% | <60% |
| 通常体重百分率 * | >95% | 85%~95% | 75%~84% | <75% |

注：*理想体重百分率（%）＝实际体重 / 理想体重·100%

*通常体重百分率（%）＝实际体重 / 通常体重·100%

3）体质指数：体质指数（body mass index, BMI）＝体重（kg）/ 身高平方（$m^2$），被认为是反映蛋白质热量营养不良以及肥胖症的可靠指标。中国 BMI<18.5 为营养不足，18.5≤BMI<24.0 为正常，24.0≤BMI<28.0 为超重，BMI≥28.0 为肥胖，最理想的 BMI 值为 22。通过将患者的体重指数与标准值以及近期的数值进行比较，来判断患者的营养状况。

4）三头肌皮褶厚度：三头肌皮褶厚度（triceps skinfold thickness, TSFT），皮褶厚度是皮下脂肪的厚度，是衡量个体营养状况和肥胖程度较好的指标，主要表示皮下脂肪的厚度，可间接评价个体肥胖与否。WHO 推荐选用肩胛角、肱三头肌和脐旁三个测量点。皮褶厚度反映人体皮下脂肪含量，它与全身脂肪含量有线性关系，可以通过测量人体不同部位皮褶厚度推算全身脂肪含量，相关系数在 0.7~0.9。正常参考值男性为 8.3mm，女性为 15.3mm。实测值相当于正常值的 90% 以上为正常；81%~90% 为轻度亏损；60%~80% 为中度亏损；小于 60% 为重度亏损。

5）上臂围与上臂肌围：上臂围（mid-arm circumference, MAC）分为上臂紧张围和上臂松弛围。两者差值越大说明肌肉发育状况良好；反之说明肌肉发育不好。可以用符合国家生产标准的软尺，使用前先校正器材。用标准钢尺校对，每米误差不超过 0.2cm。上臂紧张围是指上臂肱二头肌最大限度收缩时的围度。令被测者斜平举左上臂，角度约为 45°，手掌向上握拳并用力屈曲，用卷尺在上臂肱二头肌最粗处绕一周进行测量。卷尺形成的围径要与上臂垂直。松紧度要适宜，测量误差不超过 0.5cm。

上臂松弛围是指上臂肱二头肌最大限度松弛时的围度。在测量上臂紧张围后，将卷尺保持原位不动，让被测者将上臂缓慢自然下垂，卷尺在上臂肱二头肌最粗处绕一周进行测量。测量误差不超过 0.5cm。读数时，单位为"cm"，读至 0.1cm，读完后作记录。上臂肌围（arm muscle circumference, AMC）是评价蛋白质、热量、营养不良的常用指标之一，其计算公式为：上臂肌围（AMC）＝MAC−3.14×TSF（cm）。

其中 MAC 一般指上臂松弛围。评价标准：AMC 的正常参考值为成年男性 24.8cm，成年女性 21.0cm。实测值相当于正常值的 90% 以上为正常；80%~90% 为轻度营养不良；60%~80% 为中度营养不良；小于 60% 为中度营养不良。

6）腰围、臀围、腰臀比：腰围（waist circumference, WC）是反映脂肪总量和脂肪分布的综合指标。目前作为判断腹型肥胖的测量指标，而且能很好地预测心血管病的危险因素；腰围、腰身指数与高血压水平、危险分层的关系均呈线性正相关；高血压病合并腹型肥胖时痰湿壅胜型及血瘀型偏多。世界卫生组织推荐的测量方法是：被测者空腹、站立，双脚分开 25~30cm，体重均匀分配。测量位置在水平位髂前上棘和第 12 肋下缘连线的中点。将测量尺紧贴软组织，但不能压迫，测量值精确到 0.1cm。根据腰围检测肥胖症，很少发生错误。另一种测量方法是将带尺经脐上 0.5~1cm 处水平绕一周，肥胖者选腰部最粗处水平绕一周测腰围。男性腰围≥90cm 为肥胖，女性腰围≥80cm 为肥胖。标准腰围计算方法：标准腰围＝

身高×0.34。

臀围（hip circumference）是反映髋部骨骼和肌肉的发育情况。测量时，两腿并拢直立，两臂自然下垂，皮尺水平放在前面的耻骨联合和背后臀大肌最凸处，精确度为0.1cm，连续测量3次，取其平均值。

腰臀比（waist-to-hip ratio，WHR）=腰围（cm）/臀围（cm）。评价标准：男性>0.9，女性>0.8，则可诊断为中心性肥胖（向心性肥胖），但其分界值随年龄、性别、人种的不同而不同。目前一般用腰围代替腰臀比来判断向心性肥胖。

（2）功能检查

1）上肢力量测量：上肢力量测量即为握力检查，握力是反映肌肉功能有效的指标，也可反映肌肉组织增长和减少的状况。握力与机体的营养状况相关，也可反映患者手术后恢复情况。测量方法：将握力器的指针调到"0"的位置，身体挺直，双脚自然分开，握力器尽量不要碰到身体或者衣服。测定时，不要让握力器来回摆动，尽量保持不动的状态，来进行测量。先右后左的顺序来进行测量。每只手测量2次，测量1次后稍作休息再测量第二次。记录所有成绩取其平均值（表4-12-3）。

表4-12-3　握力测定参考值（kg）

| 年龄（岁） | 男性 | | 女性 | |
|---|---|---|---|---|
| | 左手 | 右手 | 左手 | 右手 |
| 20~29 | 43.0 | 43.8 | 26.0 | 27.0 |
| 30~39 | 43.6 | 45.0 | 27.2 | 27.4 |
| 40~49 | 41.1 | 42.5 | 26.3 | 26.4 |
| 50~59 | 36.0 | 36.5 | 21.9 | 23.7 |
| >60 | 32.0 | 32.2 | 21.1 | 22.2 |

2）免疫功能：细胞免疫功能是近年来临床上用于评价内脏蛋白质的一个新的指标，可间接评定机体的营养状况。它的测定方法很多，可根据技术设备、评价目的等选用。下面仅介绍一些评定标准：①淋巴细胞总数（又称淋巴细胞绝对值：评定标准：正常淋巴细胞>1.7×10⁹/L，轻度营养不良淋巴细胞（1.2~1.7）×10⁹/L，中度营养不良淋巴细胞（0.8~1.2）×10⁹/L，重度营养不良淋巴细胞<0.8×10⁹/L。总淋巴细胞计数不是营养状况的绝对指标，在感染和白血病时可以增多，癌症、代谢性应激、类固醇治疗和外科手术后可减少。②皮肤迟发型过敏反应：细胞免疫功能与机体营养状况密切相关。营养亏损时，免疫试验常呈无反应性。细胞免疫功能正常的患者，当在其前臂内侧皮下注射0.1ml本人接触过的三种抗原，24~48小时后可出现红色硬结，呈阳性反应。如出现2个或3个斑块硬结>5mm为免疫功能正常；其中仅一个结节直径>5mm为免疫力弱，三个结节直径都<5mm则为无免疫力。

（3）生化及实验室检查

1）血浆蛋白：血浆蛋白是反映蛋白质－营养不良（protein energy malnutrition，PEM）的敏感指标。由于疾病应激、肝脏合成减少、氨基酸供应不足以及机体内蛋白的亏损等都可影响血浆蛋白浓度。住院患者在应激情况下，分解代谢亢进，如不能进食，仅用5%葡萄糖生理盐水维持，短时间内即可出现血浆蛋白浓度降低的情况。此外，血浆蛋白浓度与其代谢速度、利用、排出和分布情况以及水化程度有关。因而在评价时。必须考虑患者的肝脏功能是否正常,通过其胃肠道或肾脏有无大量丢失情况,对测定数值要做具体分析。如持续降低在一周以上,即表示有急性蛋白质营养缺乏。内脏蛋白评价:通过直接进行血液中某些蛋白质的检查了解内脏中蛋白质的储备。理论上血浆蛋白质受肝脏蛋白质合成能力的影响,而与蛋白质摄入及需要量无关,通常用蛋白的半衰期评估内脏蛋白质,较短半衰期的蛋白质称为快速反应蛋白。

2)肌酐 – 身高指数(creatinine height index CHI):在肾功能正常时,肌酐 – 身高指数是测定肌蛋白消耗量的一项生化指标。肌酐是肌酸的代谢产物(肌酸绝大部分存在于肌肉组织中,每百克肌肉约含肌酸 400~500mg),其排出量与肌肉总量、体表面积和体重密切相关,不受输液与体液潴留的影响,比氮平衡、血浆白蛋白等指标灵敏。在蛋白质营养不良、消耗性疾病和肌肉消瘦时,肌酐生成量减少,尿中排出量亦随之降低。正常情况下健康成人 24 小时肌酐排出量约为 23mg/kg 体重(男)和 18mg/kg 体重(女)。

测定方法:准确的收集患者 24 小时尿,分析其肌酐排出量,与相同身高的健康人尿肌酐排出量对比,以肌酐 – 身高指数衡量骨骼肌亏损程度。肾衰时肌酐排出量降低。肌酐 – 身高指数 = 被试者 24 小时尿中肌酐排出量(mg)/ 相同身高健康人 24 小时尿中肌酐排出量(mg)。评定标准:患者的肌酐 – 身高指标数与健康成人对比,90%~110% 为营养状况正常,80%~90% 为轻度营养不良,60%~80% 为中度营养不良,低于 60% 为重度营养不良。

3. 住院患者营养风险筛查 NRS-2002 评估表(NRS-2002) 本筛查方法(表 4-12-4)由丹麦肠外肠内营养协会专家制定。表格内容概述:患者营养评分方法根据疾病的严重程度和营养状况分为 2 个部分,每个部分分为四级:正常(0 分)、轻度(1 分)、中度(2 分)、重度(3 分),其中每部分的分值为 0~3 分,两部分合计为 0~6 分,对于总分≥3 的患者需考虑存在营养风险。

表 4-12-4 住院患者营养风险筛查 NRS-2002 评估表

| 评估项目 | 评分指标 | 评估 | 分数 |
| --- | --- | --- | --- |
| 疾病的严重程度评分 | 正常营养需要量 | 没有 | 0 |
| | 需要量轻度提高:髋关节骨折、慢性疾病有急性并发症者(肝硬化、慢性阻塞性肺病、血液透析、糖尿病、一般肿瘤患者) | 轻度 | 1 |
| | 需要量中度增加:腹部大手术、脑卒中、重症肺炎、血液恶性肿瘤 | 中度 | 2 |
| | 需要量明显增加:颅脑损伤、骨髓移植、APACHE>10 的 ICU 患者 | 重度 | 3 |
| 营养状态受损评分(单选) | 正常营养状态 | 没有 | 0 |
| | 3 个月内体重丢失 >5% 或食物摄入比正常需要量低 25%~50% | 轻度 | 1 |
| | 一般情况差或 2 个月内体重丢失 >5%,或食物摄入比正常需要量低 50%~75% | 中度 | 2 |
| | BMI<18.5 且一般情况差,或 1 个月内体重丢失 >5%(或 3 个月体重下降 15%),或者前 1 周食物摄入比正常需要量低 75%~100% | 重度 | 3 |
| 年龄 | 年龄超过 70 岁 | — | 1 |
| 营养风险筛查评估结果 | □总分≥3.0:患者有营养不良的风险,需营养支持治疗<br>□总分 <3.0:若患者将接受重大手术,则每周重新评估其营养状况 | | |

4. 微型营养评定法 20 世纪 90 年代，Guigoz 等创立和发展了专门评价老年人营养状况的微型营养评价法（Mini Nutritional Assessment, MNA）。此法在国外得到广泛应用，既是营养筛选工具，又是评估工具，且不需要进一步的侵袭性检查。

人体测量：BMI、臂肌围、小腿围、近 3 个月体重丢失等 4 项。

饮食评价：食欲、餐次、食物类型及液体摄入量、自主进食情况等 6 项。

整体评定：生活类型、医疗及疾病情况、用药情况、活动能力、神经精神疾病等 6 项。

自我评定：对自身健康及营养状况的评价 2 项。

2001 年 Rubenstein 等为更进一步简化 MNA，将 MNA 量表中 18 条项目与 MNA 结果进行相关分析，得到 6 条相关性很强的条目：①BMI<23；②最近体重下降 >1kg；③急性疾病或应激；④卧床与否；⑤痴呆或抑郁；⑥食欲下降或进食困难。

以上 6 条组成最简便的 MNA-SF（表 4-12-5）。

表 4-12-5 MNA-SF

| 指标 | 项目分值（分） | | | |
|---|---|---|---|---|
| 近 3 个月体重丢失 | >3kg（0） | 不知道（1） | 1~3kg（2） | 无（3） |
| BMI | <19（0） | 19~21（1） | 21~23（2） | >23（3） |
| 近 3 个月有应激 / 急性疾病 | 否（0） | 是（2） | | |
| 活动能力 | 卧床（0） | 能活动但不愿意（1） | 外出活动（2） | |
| 精神疾病 | 严重痴呆抑郁（0） | 轻度痴呆（1） | 没有（2） | |
| 近 3 个月有食欲减退 / 消化不良 / 咀嚼吞咽困难等 | 食欲严重减退（0） | 食欲轻度减退（1） | 无这些症状（2） | |

注：以上总分共计 14 分；分值≥11 分，提示营养状况良好；分值≤11 分，提示营养不良

因其与 MNA 有很好的相关性，有很好的灵敏度、特异度、指标、容易测量，可作为 MNA 的初筛试验，用于人群营养不良的流行病学检查。

5. 营养不良通用筛查工具（Malnutrition Universal Screening Tool, MUST 评定法）（表 4-12-6）。

表 4-12-6 营养风险筛查 MUST 评估表

| 项目 | 测定情况 | 分数（分） |
|---|---|---|
| BMI | BMI≥20.0 | 0 |
| | 18.5<BMI<20.0 | 1 |
| | BMI≤18.5 | 2 |
| 最近体重丢失情况 | 最近 3~6 个月内体重丢失在 5% 或以内 | 0 |
| | 最近 3~6 个月内体重丢失介于 5%~10% | 1 |
| | 最近 3~6 个月内体重丢失在 10% 或以上 | 2 |
| 因急性疾病影响导致禁食或摄入不足超过 5 天 | 否 | 0 |
| | 是 | 2 |

| 项目 | 测定情况 | 分数（分） |
|------|----------|-----------|
| 评估结果 | 以上三项相加,总分为0分则者为"低"营养风险状态,需定期进行重复筛查 | |
| | 以上三项相加,总分为1分者为"中等"营养风险状态,需记录3天膳食摄入状况并重复筛 | |
| | 以上三项相加,总分为2分或以上者为"高"营养风险状态,需接受营养干预 | |

### 五、护理干预

老年人营养状况受到机体生理功能改变、精神心理状态、饮食行为习惯、慢性疾病的影响,因此在护理方面因人而异。

**老年人的饮食护理**

1. 烹饪时的护理

（1）咀嚼、消化吸收功能低下者的护理:蔬菜要细切,肉类最好制成肉末,烹饪方法可以采用煮或炖,尽量使食物变软易于消化。但由于易咀嚼的食物对肠道的刺激作用减少,很容易引起便秘,因此应多选用富含纤维素的蔬菜类,如青菜、根茎类等烹制后食用。

（2）吞咽功能低下者的护理:流质饮食很容易产生误吸,对吞咽功能障碍的老年人更应该引起注意,如酸奶、汤面等。因此,应选择黏稠度高的食物,同时要根据老年人的身体状态合理调节饮食种类。

（3）味觉、嗅觉等感觉功能低下者的护理:饮食的色、香、味能够大大地刺激食欲,因此味觉、嗅觉等感觉功能低下的老年人喜欢吃味道浓重的饮食,特别是盐类和糖类,而盐类和糖类用太多对身体不利,使用时应格外注意。

2. 进餐时的护理

（1）一般护理:进餐时,室内空气要新鲜,必要时进行通风换气,排出异味;老年人单独进餐会影响食欲,如果和他人一起进餐则会有效增加进食量;进食前少量饮水或漱口,以增进食欲;鼓励自行进食,对卧床的老年人要根据其病情采取相应的措施,如帮助其坐在床上并使用特制的餐具(如床上餐桌等)进餐。

（2）上肢障碍者进餐的护理:老年人患有麻痹、挛缩、变形、肌力低下、震颤等上肢功能障碍时,自己摄入食物易出现困难,但是有些老年人还是愿意自行进餐,此时,可以自制或提供各种特殊的餐具。可以选择把柄比较粗易于握持的叉、勺,也可以通过在餐具把柄上缠上布条或纱布;使用筷子的精细动作对大脑是一种良性刺激,因此尽量维持老年人的这种能力,可用弹性绳子将两根筷子连在一起以防脱落。

（3）视力障碍者进餐的护理:对于视力障碍的老年人,做好单独进餐的护理非常重要。照顾者首先要向老年人说明餐桌上食物的种类和位置,并帮助其用手触摸以便确认。要注意保证安全,热汤、茶水等易引起烫伤的食物要提醒注意,鱼刺等要剔除干净。

（4）吞咽能力低下者进餐的护理:由于存在会厌反应能力低下、会厌关闭不全或声门闭锁不全等情况,吞咽能力低下的老年人很容易将食物误咽入气管。尤其是卧床老年人,舌控制食物的能力减弱,更易引起误咽。因此进餐时老年人的体位很重要。一般采取坐位或半坐卧位比较安全,偏瘫的老年人可采取侧卧位,最好是健侧卧位。进餐过程中应有照顾者在旁观察,以防发生事故。

3. 肠内营养支持的护理　肠内营养(enteral nutrition, EN)是通过口服或管饲等方式经胃肠道提供代谢所需要的热量的营养支持方式。对于不能经口进食的患者,肠内营养是临床营养支持的首选途径。随着对胃肠道结构和功能研究的深入,逐步认识到胃肠道在免疫防御中的重要地位。较之肠外营养,肠内营养的优点除体现在营养素的吸收、利用更符合生理外,还有助于维持肠道黏膜结构和屏障功能的完整性。正因如此,"只要胃肠道有功能,就利用它"已成为共识。

随着科技发展,肠内营养剂的种类也逐渐趋向多元化、功能化。肠内营养制剂按氮源分为三类:氨基酸型、短肽型、整蛋白型。按营养素预消化程度分,主要有自制匀浆膳、大分子聚合物制剂、要素膳等;按配方成分分类,主要有平衡型配方制剂,不平衡配方制剂等。肠内营养的给予途径也分为口服和管饲,后者包括经鼻胃管或胃造瘘、经鼻肠管或空肠造瘘等。

适宜的肠内营养治疗可以改善患者的营养状况、减少肠道细菌移位、减少肺部感染并发症、改善疾病的转归。具有营养风险且肠道功能基本正常的患者均可以进行肠内营养。肠内营养的并发症一般包括以下五个方面:胃肠道并发症;机械性并发症;感染性并发症;代谢性并发症;精神心理并发症。

(1)预防误吸

1)妥善固定喂养管:若经鼻胃管喂养时,应将喂养管妥善固定于面颊部,以避免鼻胃管移位至食管而导致误吸。

2)合适的体位:根据喂养管位置及病情,置患者于合适的体位。伴有意识障碍、胃排空迟缓、经鼻胃管或胃造瘘管输注营养液的患者应取半卧位,或床头抬高30°~45°,以防营养液反流或误吸,经鼻肠管或空肠造瘘管滴注者可采取随意卧位。

3)加强观察:若患者突然出现呛咳、呼吸急促或咳出类似营养液的痰液,应疑有喂养管移位并致误吸的可能,应鼓励和刺激患者咳嗽,以排出吸入物和分泌物,必要时经鼻导管或气管镜清除误吸物。

(2)避免黏膜和皮肤损伤:长期留置鼻胃管或鼻肠管者,可因鼻咽部黏膜长时间受压而产生溃疡。应每天用油膏涂拭鼻腔黏膜,起润滑作用;对胃、空肠造瘘者,应保持造瘘口周围皮肤干燥、清洁。

(3)维持患者正常的排便形态:约5%~30%的肠内营养治疗患者可以发生腹泻,患者腹泻与营养液的类型、渗透压、输注速度快、温度过低、伴同用药、营养液污染、低蛋白血症等有关。

1)控制营养液的浓度:从低浓度开始滴注营养液,再根据患者胃肠道适应程度逐步递增,如能量密度从2.09kJ/ml起,渐增至4.18kJ/ml或更高;以避免营养液浓度和渗透压过高引起的胃肠道不适、肠痉挛、腹胀和腹泻。

2)控制输注量和速度:营养液宜从少量开始,250~500ml/d,在5~7天内逐渐达到全量。交错递增量和浓度将更有利于患者对肠内营养的耐受。输注速度以20ml/h起,视适应程度逐步加速并维持滴速为100~200ml,以输液泵控制速度为佳。

3)保持营养液的适宜滴注温度:营养液的滴注速度以接近正常体温为宜,过烫可能灼伤胃肠道黏膜,过冷则刺激胃肠道,引起肠痉挛、腹痛或腹泻。

4）用药护理：某些药物，如含镁的抗酸剂、电解质等可致肠痉挛和渗透性腹泻，须经稀释后再经喂养管注入。对严重低蛋白血症者，遵医嘱先输注人体清蛋白或血浆，以提高血浆胶体渗透压。

5）避免营养液污染、变质：营养液应现配现用；保持调配容器的清洁、无菌；悬挂的营养液在较凉快的室温下放置时间小于6~8小时，若营养液含有牛奶及易腐败成分时，放置时间应更短；每天更换输注管路。

（4）观察和预防感染性并发症：与肠内营养相关的感染性并发症主要是误吸导致的吸入性肺炎和因空肠造瘘管滑入游离腹腔及营养液流入而导致的急性腹膜炎；其次为肠道感染。

1）吸入性肺炎：误吸导致的吸入性肺炎多见于经鼻胃管喂养者。原因有：胃排空障碍迟缓、喂养管移位、体位不当，营养液反流、咳嗽和呕吐反射受损、精神障碍、应用镇静剂及神经肌肉阻滞剂。

2）急性腹膜炎：多见于经空肠造瘘输注营养液者。

3）肠道感染：避免营养液污染变质。在配制营养液时，注意无菌操作；配制的营养液暂时不用的话放在冰箱保存，以免变质引起肠道感染。

（5）定期冲洗喂养管，保持通畅：输注营养液前、后及连续管饲过程中每个4小时及特殊用药前后，都应用30ml温开水或生理盐水冲洗喂养管。药丸经研碎、溶解后直接注入喂养管，避免因加入营养液后与之不相溶而凝结成块黏附于管壁或堵塞管腔。

4. 肠外营养支持的护理　肠外营养（parenteral nutrition，PN）是指通过静脉途径为无法经消化道摄取或摄取营养物不能满足自身代谢需要的患者，提供包括氨基酸、脂肪、碳水化合物、维生素及矿物质等在内的营养素，以期维护器官功能，改善患者结局。当患者被禁食，所需营养素均经静脉途径提供时，称为全胃肠外营养（total parenteral nutrition，TPN）。肠内营养是营养支持治疗的首选，当肠内营养不能满足患者总热量的60%或有肠内营养禁忌和不耐受时应选用肠外营养。

肠外营养剂主要包括能量物质（糖类和脂类）、氨基酸、维生素、微量元素和矿物质等。输注途径主要包括周围静脉和中心静脉，其选择需视病情、营养支持时间、营养液组成、输液量及护理条件等而定。

（1）观察和预防并发症

1）静脉穿刺置管时的并发症：目前静脉穿刺置管时的并发症及其紧急处理包括：①气胸：当患者于深静脉穿刺时或置管后出现胸闷、胸痛、呼吸困难、同侧呼吸音减弱时，怀疑气胸的发生，应立即通知医生并协助处理。包括做胸部 X 线检查，视气胸的严重程度予以观察、胸腔抽气减压或胸腔闭式引流及护理。对依靠机械通气的患者，须加强观察，此类患者即使胸膜损伤很小，也能引起张力性气胸。②血管损伤：在同一部位反复穿刺易损伤血管，表现为局部出血或血肿形成等，应立即退针并压迫局部。③胸导管损伤：多发生于左侧锁骨下静脉穿刺时。穿刺时若见清亮的淋巴液流出，应立即退针或拔出导管；偶可发生乳糜瘘，多数患者可自愈，少数需做引流或手术处理。④空气栓塞：可发生于静脉穿刺置管过程中或因导管塞脱落或连接处脱离所致。大量空气进入可立即致死。故锁骨下静脉穿刺时，应置患者于平卧位、屏气；置管成功后及时连接输液管道。一旦怀疑空气进入，立即置患者于左侧卧位，以防空气栓塞。

2）静脉置管后输液期间的并发症：目前静脉置管后输液期间并发症及其紧急处理包

括：①导管移位：锁骨下或其他深静脉置管后可因导管固定不妥而移位。临床表现为输液不畅或患者感觉颈、胸部酸胀不适，X 线透视可明确导管位置。导管移位所致液体渗漏可使局部组织肿胀；若位于颈部，可压迫气管，导致呼吸困难，甚至并发感染等。因此静脉穿刺置管成功后必须妥善固定导管。一旦发生移位，应立即停止输液、拔管和做局部处理。②感染：长期深静脉置管和禁食、TPN，易引起导管性和肠源性感染，需加强观察和预防。每周一次清洁、消毒静脉穿刺部位、更换敷料、分隔膜，标注置管深度，臂围以及更换时间、日期。观察穿刺部位有无红、肿、热、痛等感染征象。若患者发生不明原因的发热、寒战、反应淡漠或烦躁不安，应疑为导管性感染。一旦发生上述现象，及时通知医生，协助拔除导管并作微生物培养和药物敏感试验。避免经导管抽血或输血；输液结束时，用肝素稀释液封管，以防导管内血栓形成和保持导管通畅。营养液应在层流环境、按无菌操作技术配制；保证配制的营养液在 24 小时内输完；保持输注过程的连续性，期间不宜中断，以防污染；避免营养液长期暴露于阳光和高温下而导致变质。尽早经口饮食或肠内营养 TPN 患者可因长期禁食，胃肠道黏膜缺乏食物刺激和代谢的能量导致肠黏膜结构和屏障功能受损、通透性增加，导致肠内细菌和内毒素易位，并发肠源性的全身性感染。故当患者胃肠功能恢复或允许进食的情况下，鼓励患者经口进食。③代谢紊乱。④血栓性浅静脉炎：多发生于经外周静脉输注营养液时。可见输注部位的静脉呈条索状变硬、红肿、触痛，少有发热现象。一般经局部热敷、更换输液部位或外涂可经皮吸收的具抗凝、消炎作用的软膏之后可逐步消退。

（2）促进患者舒适：肠外营养液输注速度过快并超过机体代谢营养物质的速度时，患者可因发热和恶心等而不耐受，但若慢速输注时，患者又可因长时间卧床而感到不适。

1）体位：在妥善固定静脉穿刺针或深静脉导管的前提下，协助患者取舒适体位。

2）控制输液速度：根据提供的葡萄糖、脂肪和氨基酸量，合理控制输液速度，以免快速输注时导致患者因面部潮红、出汗、高热和心率加快等而感不适。

3）全营养混悬液（TNA）配制后若暂不输注，应以 4℃保存于冰箱内，但为避免输注液体过冷而致患者不舒适，须在输注前 0.5~1 小时取出，复温后再输，为避免常温下长期搁置使 TNA 内产生颗粒沉淀，因此应在配制后 24 小时内输完。

（3）合理输液，维持患者体液平衡

1）合理安排输液种类和顺序：为适应人体代谢能力和使所输入的营养物质被充分利用，应慢速输注。但对已有缺水者，为避免慢速输注营养液导致的体液不足，应先补充部分平衡盐溶液后再输注 TNA 液；已有电解质紊乱者，先予以纠正，在输注 TNA 液。

2）加强观察和记录：观察患者有无发生水肿或皮肤弹性消失，出入量并予以记录，合理补液和控制输液速度。

## 六、延续护理

营养不良的治疗与恢复，不是朝夕之事，老年营养不良患者的营养支持工作，更需要的是专业的以团队管理为导向的营养支持小组来协助，以期通过专业的指导，多学科配合，协助老年患者及其家属完成从医院营养管理到家庭营养支持的过渡，使老年患者及家属能够有意识地进行营养补充与自我评定，从而改善老年患者营养状况并最终降低病死率。

### （一）成立营养支持延续护理小组

在老年患者的多学科营养支持护理团队组成中，老年病学专家发挥协助组建、管理营养支持团队的作用，营养（医）师、临床药师、物理康复师和责任护士作为团队的主要成员。

**（二）确定延续护理方式**

营养支持延续护理小组旨在为老年患者提供合理的营养支持策略,包括识别是否存在营养不良或营养风险等级,制订并完成合理的可评估的营养支持方案,监测及评价营养支持效果等,并随时给予患者及家属指导与宣教工作。

**（三）延续护理主要内容**

1. 个性化营养评估　针对延续护理患者病情、意识、营养状况、文化程度等,选择营养评定方法,并教会患者或其家属独立完成患者的初步营养评估。

2. 建立随访档案　出院后第 1 个月每周回访 1 次,第 2 个月开始每月回访一次,半年后每 3 个月回访 1 次。回访内容主要包括患者身体基本状况、营养评估情况、有无并发症及其他病症出现、生活自理能力等,详细记录并告知患者需要注意的身体症状,尤其是肠内 / 外营养并发症。

3. 纸质宣教材料　向出院患者发放营养支持院外护理指导卡片,其中包括饮食、自我营养监测方法、肠内 / 肠外营养支持相关家庭护理措施等。

4. 饮食指导　根据患者具体情况给予合理的个性化的饮食指导,包括进食方式、食物种类、饮食禁忌、并发症紧急处理及注意事项等。

5. 活动与锻炼指导　指导患者进行适量的活动及锻炼。

## 七、居家护理

家庭营养治疗的实施是医师、营养专职人员（团队）、患者、家属以及社会保障系统共同努力的结果。

**（一）预防老年人营养不良**

1. 平衡膳食　保持营养的平衡,适当限制热量的摄入,保证充足的优质蛋白、低脂肪、低糖、低盐、高维生素和适量的含钙、铁食物。

2. 饮食　易于消化和吸收。

3. 食物温度适宜　食物宜偏热,两餐之间或睡前可加用热饮料,如热牛奶,以缓解疲劳。

4. 养成良好的饮食习惯　根据老年人的生理特点,少量多餐的习惯为好,注意食量分配合理,避免过饥过饱,饮食的内容也不应改变太快,防止因不耐受而引起不必要的意外。再者,由于老年人肝中储存糖原的能力较差,对低血糖的耐受能力不强,容易饥饿,所以两餐之间可以添加适当的点心。

5. 注意饮食卫生。

**（二）肠内肠外营养支持居家护理**

家庭肠内营养支持适用于营养需求无法满足的经口摄入者,肠外营养支持则适用于不能用过进食来维持营养的患者、严重消化功能减退者或是由于缺乏进食而有营养风险的人。

1. 肠内肠外营养配方的施用

（1）肠内营养配方的施用

1）教会家庭护理人员估计检查喂养管的位置、检查营养液残余量的技巧,此外还应掌握冲洗喂养管的时机及技巧。

2）检查营养产品,核实成分及有效期,教会家庭护理人员肠内营养输注泵,熟知开封后的营养液的有效期,在室温中的稳定性。

3）教育家属及家庭护理人员学习"四度"知识,以减少肠内营养并发症的发生。即角度(喂养时患者采取半卧位,呈 30°~45°);温度(保持室温或 35~40℃微温状态);浓度(早期喂养时可适当降低浓度,以避免胃肠道不耐受);速度(早期避免过快输注)。

(2)肠外营养配方的施用:正确储存已调配混合的肠外营养液,输注前评估外观、效期及完整性。在开放静脉输注通路以及配制过程中严格遵循无菌操作原则。若在输注前加入配方药物包括多种维生素制剂、微量元素或者胰岛素时,除了遵循无菌操作、现配现用原则外,还需注意药物之间是否会相互作用。

2. 营养液输注位点的护理　定期维护肠内/外输注设备,护理输注管路。定期冲洗喂养管以保持通畅,对于深静脉置管患者每周维护换药一次。做好输注位点皮肤的观察与保护。

3. 在肠内/外营养输注的过程中,家庭护理人员应评估患者身体情况及耐受程度,评估患者有无腹痛、腹胀、恶心等不适。除此之外,定期监测患者体温、体重变化,记录每日出入量。营养评估应在治疗开始时进行,在第 1 个月每周评一次,接下来每月评一次,到最后每 4 个月评一次,将以上参数制成量表以供医生或其他家庭卫生保健专业人员参考。

4. 家庭营养支持治疗的并发症　肠内外营养并发症观察及预防参考前面第五部分护理干预的内容。

5. 心理护理　除了常规心理辅导外,还需根据老年患者的思维偏差程度,加强心理疏导,从尊老、敬老、爱老各个方面做起。当支持治疗中出现不适症状,除及时采取一些缓解措施外,要多关心患者,增加巡视频率,耐心解除患者疑惑,与家属一起动员患者坚持治疗,减轻他们的心理负担。

(高琳琳)

# 第十三节　老年多重用药评估与护理干预

## 一、基本概念

多重用药(polypharmacy)尚无公认的定义,欧洲研究认为规律使用五种或以上药物,包括处方药和非处方药。美国研究根据药物是否符合临床需要而定,当使用的药物不符合临床需要时,即为多重用药。多重用药可以导致一系列不良后果,如增加药物所致的不良反应、药物相互作用、用药依从性降低和治疗费用增高。

## 二、流行病学资料

慢性病是迄今世界上最主要的公共卫生难题,老年人是慢性病的最主要发病者群。药物是治疗、预防和控制慢性疾病的重要手段,大多数慢性病患者需要长期的药物治疗。WHO统计显示,全球约有 1/7 的老年人是死于不合理用药,而非自然衰老或疾病。2005 年我国老年慢性病现状及发展趋势的报告表明,同时患有两种以上疾病的老年人占有 42%;院内同时患有两种疾病的老年人占有 85%,同时患有三种疾病的老年人约 50%。由此可知,多重用药是一种非常常见的现象,并且严重影响了老年人的健康。

### 三、病因

多重用药的发生是生理因素和疾病因素相互作用的结果,随着年龄的增长,老年人的各器官的生理功能发生了一些变化,对药物的吸收、分布、代谢和排泄等功能均有所下降。另外,老年人多罹患多种慢性病,也导致了多重用药的发生。

#### (一)生理因素

随着年龄的增长,老年人各脏器的组织结构和生理功能出现了退行性改变,机体对药物的吸收、分布、代谢和排泄发生了变化。药物代谢动力学的改变,又直接影响了组织、尤其是靶器官中有效药物浓度维持的时间,从而影响了药物的疗效。

1. 老年人药物代谢特点　药物代谢动力学过程减慢,绝大多数药物的被动吸收不受影响,主动转运吸收减少,机体对药物的代谢能力减弱,机体对药物的排泄能力降低,导致血药浓度增高。

(1)药物的吸收:指药物从给药部位转运至血液的过程。大多药物是通过口服给药,由胃肠道吸收后进入血液,到达靶器官发挥效应。影响老年人胃肠道药物吸收的因素:①老年时胃黏膜逐渐萎缩,胃壁细胞数目逐渐减少,胃酸分泌减少,60岁可下降至正常的40%~50%,胃液 pH 升高,药物崩解延缓;②胃肠道和肝脏血流随年龄的增长逐渐减少,胃肠道血流的减少可影响药物的吸收速率、肝脏血流的减少可降低药物的首过效应;③老年人胃肌萎缩,胃蠕动减慢,胃排空速度减慢,药物到达小肠延迟,药物吸收延迟,速率降低,有效血药浓度时间延迟;④肠道蠕动减少,药物在肠道停留时间延长,与肠道表面的接触时间延长,有利于药物的吸收,可能造成血药浓度的波动。

(2)药物的分布:指药物进入机体后,向不同部位、不同靶器官转移的过程,药物与组织的亲和力影响药物在机体内的分布情况,随着年龄的增长,老年人脂肪增多,细胞内水分减少,因此,脂溶性药物较多的分布于脂肪组织,而水溶性药物,由于细胞内水分减少,血药浓度增高导致中毒。

(3)药物的代谢:指药物在机体内发生的一系列化学变化。肝脏是药物代谢的主要器官。相比于成年人,老年人的干细胞血流量和细胞量降低40%~65%,且肝脏微粒体酶系统的活性也随之降低,肝脏的代谢速度仅为年轻人的65%。老年人肝脏代谢药物的能力改变不能采用一般的肝功能检查来预测。

(4)药物的排泄:指药物在体内吸收、分布、代谢后以药物原形或其代谢物的形式通过排泄或分泌器官排出体外的过程。肾脏是药物排泄的重要器官。随着年龄的增长,肾功能逐渐减退,包括肾小球滤过率降低、肾血流量减少、肾小管主动分泌的功能和重吸收的功能降低,导致药物在体内蓄积、排泄时间延长、清除率降低。此外,老年人出现失水、低血压、心力衰竭或其他病变时,可进一步损害肾功能。

2. 老年人药物效应动力学特点　机体对大多数药物的敏感性增高、作用增强,对少数药物的敏感性降低,药物耐受性降低,药物不良反应发生率增加。

(1)多药合用,药物耐受性明显下降:老年患者单纯服用一种药物或者仅少数药物合用的时候,机体对药物的耐受性较好。如镇静药、催眠药、利尿药单独使用时,老年人一般能够耐受,但如果同时合用,多数老年患者不能耐受,出现直立性低血压等不良反应。

(2)对易引起缺氧的药物耐受性差:老年人呼吸系统和循环系统的生理功能下降,对易导致缺氧的药物耐受性降低,如哌替啶抑制呼吸运动,禁用于慢性阻塞性肺疾病、支气管哮喘、肺源性心脏病等患者,慎用于老年患者。

(3)对排泄慢或易引起电解质失调的药物耐药性降低:老年人肾脏的生理功能降低,调节功能和酸碱代偿能力较差,机体对排泄慢以及易引起电解质失调的药物的耐受性下降。此类药物应小剂量使用,间隔时间应长,同时注意监测肌酐清除率的变化。

(4)对肝脏有损害的药物耐受性下降:老年人肝脏的生理功能降低,对损害肝脏功能的药物耐受性下降,如利血平、异烟肼等,这些药物慎用于老年患者。

(5)对葡萄糖和胰岛素的耐受性降低:老年人大脑耐受低血糖的能力较差,易发生低血糖昏迷。在使用胰岛素的过程中,应密切监测血糖的变化,及时识别低血糖的症状。

### (二)疾病因素

老年人常常同时患有多种疾病,这种状态通常被称为共病。根据 1970 年美国耶鲁大学 Feinstein A 的定义,共病是指"同一患者患有索引疾病之外的其他任何已经存在或发生在索引疾病过程中的疾病"。2008 年,根据中国卫生服务调查研究中第四次家庭健康询问调查分析报告可知,65 岁及以上老年人的两周患病率达 46.6%,并且慢性病占两周患病的比例逐渐升高,由 1998 年的 39.0% 上升至 2008 年的 60.9%。共病可以根据躯体及精神疾病进行分类,可分为以下 3 类:多种躯体疾病共存、多种精神疾病共存、躯体疾病与精神疾病共存。

## 四、评估

### (一)评估对象

同时服用多种药物治疗的老年患者,尤其是达 5 种以上的老年患者。

### (二)评估内容

评估患者用药已被公认为对减少或避免药物不良反应发生是有效和必要的对策。一个完整的用药评估包括一个详细的用药史、药物不良反应评估。

1. 用药情况

(1)一般健康情况:仔细评估老年人各脏器的功能情况,尤其是肝、肾功能的生化指标。

(2)用药史:建立完整的用药记录,全面详细评估既往和现在的用药情况,包括药物名称、用药方式、用药时间等,药物过敏史,出现副作用的药物以及老年人对药物的了解情况。

(3)用药能力和作息时间:用药能力包括老年人视力、听力、记忆力、阅读能力、理解能力、获取药物的能力、吞咽功能,发现不良反应的能力。作息时间,包括入睡时间、晨起时间、午休时间等。

(4)心理–社会状况:评估老年人的文化程度、家庭经济状况、饮食习惯、对当前治疗方案以及护理计划的认识程度和满意度,家庭支持水平,对药物有无依赖、期望以及恐惧等心理。

2. 药物不良反应 药物不良反应(adverse drug reaction, ADL)是指在常规剂量的情况下,药物或药物相互作用发生与防治目的无关的、不利的或有害的反应,包括药物的副作用、毒性作用、继发反应、变态反应和特异性遗传物质有关的反应等。随着年龄的增长,老年人的药物动力学发生改变、对药物敏感性发生了改变,导致药物不良反应的发生率增高。因此,需要密切观察药物不良反应,常见的药物不良反应有如下几类:

(1)精神症状:老年人中枢神经系统对某些药物的敏感性增高,可产生神经系统毒性反应,如常用的降压药、洋地黄类药物可引起老年痴呆;长期持用巴比妥类镇静催眠药物可导致惊厥,且易产生身体及精神依赖性,停药可出现戒断症状等。

（2）直立性低血压:是指突然改变体位而产生头晕。使用降压药、利尿剂、血管扩张剂、三环类抗抑郁药时,特别容易引起直立性低血压,需要特别注意。对于一些体弱的老年人,即使没有药物的影响,也会出现直立性低血压。

（3）耳毒性:老年人内耳毛细胞数目减少,易受药物影响出现前庭和耳蜗受损。前庭受损的主要症状包括眩晕、头痛、恶心和共济失调;耳蜗受损的主要症状为耳鸣、耳聋,甚至产生永久性耳聋。老年人在使用氨基糖苷类抗生素以及多粘菌素可导致听神经损害,因此,最好避免该类药物的使用,必须使用时应减量。

（4）尿潴留:前列腺增生老年患者,使用依他尼酸、呋塞米等强效利尿剂可引起尿潴留。此外,老年人服用三环类抗抑郁药和抗帕金森病相关药物,也可引起尿潴留,尤其是伴有前列腺增生及膀胱颈纤维病变的老年人,在使用这些药物时,注意小剂量分次服用,然后逐渐加量。

（5）药物中毒:老年人各重要器官生理功能逐渐减退,尤其是肾脏、肝脏以及心脏功能,因此,老年人用药容易引起肝毒性反应、肾毒性反应以及心脏毒性反应。

（三）评估工具

潜在不合理用药（potentially inappropriate medication, PIM）是指在使用药物的过程中,药物相关不良事件的风险高于药物带来的临床获益。PIM 是导致老年患者出现药物不良反应（ADR）的主要危险因素,因此,有效地评估出老年患者是否存在潜在不合理用药能在一定程度上减少药物不良反应的发生。2008 年爱尔兰科克大学组织了来自老年医学、临床药理学、临床药学、老年精神病学、社区医疗等专业的 18 位专家,通过德尔菲法达成共识而制定了 2 个工具,用于筛查老年人不适当用药,分别为老年人不适当处方筛查工具（Screening Tool of Older Persons' Prescriptions, STOPP）和老年人处方遗漏筛查工具（Screening Tool to Alert to Right Treatment, START）（以下称 STOPP 和 START 用药审核提示表）,详见表 4-13-1、表 4-13-2。

**表 4-13-1　老年人潜在不适当处方筛查工具（STOPP 用药审核提示表）**

对于年龄≥65 岁的老年人,以下药物处方是潜在不适当处方

**心血管系统**

1. 肾功能损害者长期应用日剂量大于 $125\mu g$ 的地高辛（增加毒性）

2. 使用袢利尿药治疗无心衰临床表现的依赖性踝部水肿（无有效性证据,使用弹力袜通常更有效）

3. 单一使用袢利尿药作为高血压的一线治疗方案（有更加安全有效的供选方案）

4. 有痛风史的患者使用噻嗪类利尿药（可能加重痛风）

5. COPD 患者使用非心脏选择性的 β 受体阻断药（增加支气管痉挛的风险）

6. β 受体阻断药与维拉帕米合用（存在心脏传导阻滞的风险）

7. NYHA 分级Ⅲ级或Ⅳ级心衰者使用地尔硫䓬或维拉帕米治疗（加重心衰）

8. 慢性便秘者使用钙通道阻滞药（加重便秘）

9. 联合使用阿司匹林和华法林,却未同时使用 H2 受体阻断药或质子泵抑制药（西咪替丁除外,因与华法林之间存在相互作用）（消化道出血风险高）

10. 双嘧达莫作为单一疗法用于心血管疾病二级预防（没有有效性证据）

11. 有消化道溃疡史者使用阿司匹林,却未同时使用组胺 H2 受体阻断药或质子泵抑制药（存在出血风险）

12. 使用阿司匹林的日剂量超过 150mg（增加出血风险、且无有效性增加的证据）

13. 没有冠状动脉、脑血管、周围血管病或动脉闭塞事件者使用阿司匹林（没有指征）

14. 未明确诊断为脑血管疾病的头晕患者使用阿司匹林（没有指征）

15. 首次单纯深静脉血栓使用华法林治疗持续 6 个月以上（获益情况未被证明）

16. 首次单纯肺栓塞使用华法林治疗持续 12 个月以上（获益情况未被证明）

17. 伴有出血性疾病者使用阿司匹林、氯吡格雷、双嘧达莫、华法林（出血高风险）

**中枢神经系统和精神药物**

1. 痴呆患者使用三环类抗抑郁药（存在加重认知损伤的风险）

2. 青光眼者使用三环类抗抑郁药（可能加重或恶化青光眼）

3. 心脏传导异常者使用三环类抗抑郁药（有致心律失常作用）

4. 便秘者使用三环类抗抑郁药（可能加重便秘）

5. 三环类抗抑郁药和阿片类药物或钙通道阻滞药联用（有出现严重便秘的风险）

6. 有前列腺疾病或尿潴留病史者使用三环类抗抑郁药（存在尿潴留的风险）

7. 长期（超过 1 个月）使用诸如氯氮䓬、氟西泮、硝西泮、氯胺丁酯等长效苯二氮䓬类药物或地西泮这类具有长效代谢产物的苯二氮䓬类药物（存在延长镇静作用、意识错乱、损伤平衡或摔倒的风险）

8. 长期（超过 1 个月）使用抗精神病药物作为安眠药（存在精神错乱、低血压、锥体外系不良反应、摔倒的风险）

9. 帕金森病患者长期（超过 1 个月）使用抗精神病药物（可能加重锥体外系反应）

10. 癫痫患者使用吩噻嗪类药物（可能降低癫痫发作阈值）

11. 使用抗胆碱药治疗抗精神病药引起的锥体外系不良反应（存在抗胆碱药中毒的风险）

12. 选择性 5- 羟色胺重摄取抑制药用于有显著临床意义的低钠血症（在之前 2 个月内出现血钠 <130mmol/L 的非医源性的低钠血症）

13. 长期（超过 1 周）使用诸如苯海拉明、氯苯那敏、苯甲嗪、异丙嗪等第一代抗组胺药（可能导致镇静或出现抗胆碱药不良反应）

**胃肠道系统**

1. 使用地芬诺酯、洛哌丁胺、磷酸可待因治疗不明原因的腹泻（存在延缓诊断的风险，可能加重伴有腹泻的便秘、可能使炎性肠病发生中毒性巨结肠、可能延缓某些未确诊胃肠炎的痊愈）

2. 使用地芬诺酯、洛哌丁胺、磷酸可待因治疗严重的感染性胃肠炎如血性腹泻、高热或严重的全身中毒（存在加重感染或延长感染病程的风险）

3. 帕金森病患者使用普鲁氯嗪、甲氧氯普胺（存在加重帕金森病的风险）

4. 使用最大治疗剂量的质子泵抑制药治疗消化性溃疡病超过 8 周（应减量或停药）

5. 慢性便秘患者使用抗胆碱类解痉药（存在加重便秘的风险）

**呼吸系统**

1. 单一使用茶碱作为 COPD 的治疗方案（有更加安全、有效的治疗方案可以选择。因茶碱的治疗指数低,可能产生有害效应）

2. 使用全身作用的糖皮质激素而非吸入性糖皮质激素作为中重度 COPD 的维持治疗（这种长期暴露于全身性甾体类激素会产生副作用,且无获益）

3. 青光眼患者使用异丙托溴铵气雾剂（可能加重青光眼）

**肌肉骨骼系统**

1. 有消化性溃疡史或消化道出血史的患者使用非甾体抗炎药,除非同时使用 H2 受体拮抗药、质子泵抑制药或米索前列醇（有消化道溃疡复发风险）

2. 中重度高血压使用非甾体类抗炎药（存在高血压加重的风险）

3. 心衰患者使用非甾体类抗炎药（存在心衰加重的风险）

4. 长期（超过3个月）使用非甾体类抗炎药治疗骨关节炎引起的轻微关节疼痛（选择单纯的镇痛药通常对缓解疼痛更有效,是更好的选择）

5. 同时使用华法林与非甾体类抗炎药（有消化道出血风险）

6. 慢性肾衰竭患者使用非甾体类抗炎药（存在肾功能减退的风险）

7. 长期（超过3个月）使用糖皮质激素类药物作为风湿性关节炎或骨关节炎的单药治疗（有引起糖皮质激素全身不良反应的风险）

8. 非别嘌醇禁忌证的情况下,长期使用非甾体类抗炎药或秋水仙碱治疗慢性痛风（别嘌醇是痛风预防性用药的首选）

### 泌尿生殖系统

1. 痴呆患者使用抗毒蕈碱药物（有增加精神错乱、焦虑的风险）

2. 慢性青光眼患者使用抗毒蕈碱药物（存在急剧加重青光眼的风险）

3. 慢性便秘患者使用抗毒蕈碱药物（存在加重便秘的风险）

4. 慢性前列腺疾病患者使用抗毒蕈碱药物（存在尿潴留的风险）

5. 频繁尿失禁（日尿失禁发作次数≥1次）的男性患者使用α受体阻断药（有尿频或加重尿失禁的风险）

6. 长期（超过2个月）放置尿管者使用α受体阻断药（无用药指征）

### 内分泌系统

1. 2型糖尿病患者使用格列苯脲或氯磺丙脲（存在持续性低血糖的风险）

2. 频繁（≥1次/月）发生低血糖的糖尿病患者使用β受体阻断药（有掩盖低血糖症状的风险）

3. 有乳腺癌或静脉血栓栓塞史者使用雌激素（增加复发风险）

4. 子宫完整的患者在不补充孕激素的情况下使用雌激素（存在子宫内膜癌的风险）

### 可能引起跌倒的药物（在过去3个月有超过1次的跌倒记录）

1. 苯二氮䓬类（镇静作用,引起感觉系统功能降低,损伤平衡力）

2. 抗精神病药（可能引起步态失常、帕金森病）

3. 第一代抗阻胺药（镇静,可能损伤感觉中枢）

4. 持续性直立性低血压（反复出现心脏收缩压下降>20mmHg）使用已知的血管扩张药（存在昏厥、跌倒的风险）

5. 反复发生跌倒的患者长期使用阿片类药物（存在嗜睡、直立性低血压、眩晕的风险）

### 镇痛药

1. 长期使用强阿片类（如吗啡或芬太尼）药物作为轻中度疼痛的一线治疗（WHO镇痛阶梯治疗未推荐）

2. 未同时服用轻泻药的情况下,慢性便秘患者规律使用阿片类药物治疗超过2周（存在加重便秘的风险）

3. 非姑息治疗或中重度慢性疼痛的痴呆患者长期使用阿片类药物（有加重认知损伤的风险）

### 同类药物重复使用

任何定期重复的同类药物处方,如:同时使用两种阿片类、非甾体抗炎药、选择性5-羟色胺再摄取抑制药、袢利尿药、ACEI等（应在观察到某类药物单药治疗最优方案的疗效之后再考虑其他类的药物）这不包括长期医嘱可能需要的药物重复处方,比如同时吸入长效和短效的β受体激动药治疗哮喘或COPD,使用阿片类药物控制爆发性疼痛等

---

注: a. eGFR<50ml/min; b. eGFR 20~50ml/min

**表 4-13-2　老年人处方遗漏筛查工具（START 用药审核提示表）**

对于年龄≥65 岁的老年人,在下列情形之下应考虑予以相关药物治疗（存在禁忌证者除外）

**心血管系统**

1. 慢性房颤者应接受华法林抗凝治疗

2. 对华法林存在禁忌证的慢性房颤者应接受阿司匹林抗凝治疗

3. 有冠状动脉粥样硬化、脑血管或周围血管疾病病史且窦性心律者应接受阿司匹林或氯吡格雷治疗

4. 收缩压 >160mmHg 者应接受抗高血压治疗

5. 有冠状动脉、脑血管或周围血管病病史且日常生活活动能够独立行动、预期寿命 >5 年者应接受他汀类治疗

6. 慢性心力衰竭患者应接受 ACEI 类药物治疗

7. 急性心肌梗死后应接受 ACEI 类药物治疗

8. 稳定型心绞痛应接受 β 受体阻断药治疗

**呼吸系统**

1. 轻中度哮喘或 COPD 患者应规律使用吸入的 $β_2$ 受体激动药或抗胆碱药

2. 中重度哮喘或 COPD 患者（$FEV_1$<50%）应规律吸入糖皮质激素

3. Ⅰ 型呼吸衰竭（$PO_2$<8.0kPa, $PCO_2$<6.5kPa）或 Ⅱ 型呼吸衰竭（$PO_2$<8.0kPa, $PCO_2$>6.5kPa）者应给予家庭持续氧气

**中枢神经系统**

1. 原发性帕金森病并伴有明确的功能障碍和残疾者应接受左旋多巴治疗

2. 持续至少 3 个月的中重度抑郁状态者应接受抗抑郁药治疗

**胃肠道系统**

1. 严重的胃食管反流病或者需要进行扩张手术治疗的消化道狭窄者应接受质子泵抑制药治疗

2. 有症状的慢性大肠憩室病者伴有便秘,应接受纤维素补充治疗

**肌肉骨骼系统**

1. 活动性的中重度风湿病持续超过 12 周,应接受缓解病情的抗风湿药物

2. 对于使用口服糖皮质激素维持治疗的患者同时给予双膦酸盐类

3. 骨质疏松患者（有放射学证据、先前出现脆弱性骨折或后天性驼背）应接受钙和维生素 D 的补充治疗

**内分泌系统**

1. 2 型糖尿病无论有无代谢综合征均应接受二甲双胍治疗（无肾功能损伤 [a]）

2. 糖尿病肾病（有明显尿蛋白或尿微蛋白 >30mg/24h）的患者无论血清生化指标是否提示肾损伤都应接受 ACEI 或 ARB 治疗

3. 糖尿病患者如果同时存在一个或多个主要心血管风险因素（高血压、高胆固醇血症、吸烟史）应接受抗血小板治疗

4. 糖尿病患者如果同时存在一个或多个主要心血管风险因素应接受他汀类药物治疗

注: [a] eGFR<50ml/min

　　老年患者慢性疾病治疗效果不佳,除了病因、发病机制不明确,有效的治疗药物不足,患者用药依从性也是一个非常重要的原因。有效地评估患者的用药依从性是管理老年患者多重用药的重要环节。目前常用 "Morisky 用药依从性评价表"（表 4-13-3）评估患者用药依从性,有效管理老年患者用药的情况。

表 4-13-3　用药依从性的评价

| 项目 | 评分标准 |
|---|---|
| 你是否有忘记用药的经历 | 否；有 |
| 你是否有时不注意用药 | 否；有 |
| 当你自觉症状改善时,是否曾停用药 | 否；有 |
| 当你用药自觉症状更坏时,是否曾停药 | 否；有 |

注:4 个问题的回答均为"否",即为依从性佳;4 个问题只要有 1 个或 1 个以上的回答为"是",即为依从性差

## 五、护理干预

### (一)合理用药

1. 受益原则　要求老年人要有明确的用药指征,同时用药的受益/风险比值 >1。只有在治疗好处 > 风险时,才可用药;有适应证而用药的受益/风险比值 <1 时,不宜用药,可以选择疗效确切且毒副作用小的药物。此外,选择药物时要考虑老年人既往疾病及各器官的功能情况,对有些疾病可以优先非药物治疗,如失眠,可以通过避免引起晚间过度兴奋的因素包括吸烟、饮酒、喝浓茶等来改善。

2. 5 种药物原则　对患有多种疾病的老年人,用药种类尽量简单,最好 5 种之内,不宜盲目使用多种药物,治疗时分轻重缓急,注意药物间的相互作用。在执行 5 种用药原则的时候,需要注意:①了解药物的局限性,许多老年性疾病缺乏相应有效的药物治疗,若用药过多,药物不良反应的危害反而大于疾病本身。②抓住主要的矛盾,选用主要的药物治疗,病情不稳定可适当增加药物种类,但病情稳定后要遵守 5 种药物原则。③选用具有兼顾治疗作用的药物,如高血压合并心绞痛患者,建议使用 β 受体阻滞剂和钙拮抗剂。④重视非药物治疗,如轻度消化不良,只需要注意饮食清洁;失眠多梦,需要避免情绪波动等;糖尿病的管理,强调运动、饮食和自我监测的重要性,避免依赖药物控制血糖。⑤减少和控制服用补药,健康老年人一般不需要服用补药,体弱多病的老年人可在医生的指导下适当服用补药。

3. 小剂量原则　老年人用药遵循从小剂量开始逐步达到适合于个体的最佳剂量。老年人用药量在中国药典规定为承认的 3/4,一般开始剂量为成人量的 1/4~1/3,然后据其临床反应进行调整,直至达到满意疗效且无药物不良反应为最佳。按照剂量个体化原则,根据老年人的年龄、健康状况、治疗反应等进行综合考虑,确定老年人用药的最佳剂量。

4. 择时原则　根据时间生物学以及时间药理学的原则,选择最合适的用药时间,以提高疗效并减少毒副作用。许多疾病的发作、加重和缓解都会随昼夜节律变化,如夜间容易发生哮喘、脑血栓等,类风湿关节炎常在清晨出现关节僵硬等;此外,药代动力学也具有昼夜节律变化。因此,根据疾病的发作、药代动力学以及药效学的昼夜节律变化来确定最佳用药时间。

5. 暂停用药原则　老年人用药期间需要密切观察,一旦出现了新症状,应当考虑是否为药物的不良反应或者是病情进展,前者应停药,后者需加药。对于老年人服药过程中出现新症状,停药受益可能多于加药受益。暂停用药是老年冰雪中最简单有效的干预方式。

6. 个体化给药原则　科学的个体化给药能够最大限度地发挥药物的治疗作用,避免或减少其毒副作用。方案最常见的即是根据药代动学理论,收集和分析适当的临床和化验数

据,测定药物在个体患者体内的血浆半衰期,综合分析各因素并制订出疗效明显优于常规剂量的给药方案。

**(二)提高老年人用药依从性**

随着年龄的增长,老年人的记忆力减退,容易忘记用药或错用药;担心药物副作用;经济收入减少,医疗负担增大;家庭社会支持系统薄弱等原因,导致其用药依从性差。用药依从性差严重影响老年患者慢性病的治疗效果。提高老年患者服药依从性的护理措施如下:

1. 加强药物护理

(1)住院老年患者:严格执行给药操作流程,按时将各时间段的药物分别送到患者床前,并指导其服用。

(2)出院带药的老年患者:以口头和书面的形式,向老年人解释药物名称、剂量、作用、副作用和用药时间。采用清晰、大字体的标签注明用药剂量和时间,以便老年人识别。

(3)空巢、独居的老年患者:可将其每天需要服用的药物放置在专用的服药盒子里,4小格为宜,每个小格外标注服药的时间、剂量,并放置在醒目的位置,帮助老年患者养成按时服用药物的习惯。

(4)吞咽障碍、神志不清的老年患者:通常通过鼻饲给药。对神志清楚但吞咽障碍的老年患者,将药物加工制作成糊状物后再给药。

2. 建立合作性护患关系 鼓励老年人参与治疗方案、护理计划的制订,鼓励老年人谈论对疾病的看法和感受,倾听老年人的而治疗医院,关注老年人对治疗费用的认识。通过建立合作性护患关系,增强老年人对疾病的信心,促进其形成良好的治疗意向,提高其用药依从性。

3. 行为的治疗措施

(1)行为检测:通过记录服药日记、病情自我观察记录等。

(2)刺激与控制:将服药行为和日常生活习惯联系起来,如通过闹钟提醒服药、设置醒目的提醒牌。

(3)强化行为:当老年人用药依从性差时及时指出并批评,依从性好时当即鼓励表扬。

**(三)健康指导**

1. 鼓励老年人首选非药物治疗 很多老年慢性疾病,如便秘、失眠、压力性尿失禁等,可以通过改善饮食,调节生活方式等缓解症状,建议先采用非药物治疗的方法,将药物不良反应的危险性降至最低。其他一些慢性病,如糖尿病、高血压等,一方面需要药物控制,但也必须强调饮食控制、运动锻炼等非药物治疗的重要性,切忌仅依赖于药物。

2. 加强老年人用药的解释工作 一般来说,老年人经济来源少,医疗负担重,生活相对拮据,加之担心药物的副作用,导致其服药依从性差。因此,充分有效的解释在提高老年人服药依从性上发挥着重要的作用。护士应该以老年人能够接受的方式解释药物的名称、剂量、用药方式、药物作用、可能的不良反应、药物有效期、药物种类等信息。鉴于老年人记忆力下降,必要时,在药袋或药盒上用醒目的颜色标明用药的方法以及注意事项,并且反复的强调规律服药重要性和意义。

3. 指导老年人不擅自购买及服用药物 一般健康的老年人,通过调节日常饮食,合理膳食,保证营养,就可保证机体的需要,不需要服用滋补药物、保健药物、抗衰老药物和维生素等。对于体弱多病的老年人,如果需要服用这些药物,也需要在医生的指导下,适当服用。

4. 加强家属的用药知识教育 随着年龄的增加,老年人的记忆力逐渐减退,容易忘记用药或者错误用药。因此,一方面要重视对老年人进行健康教育,另一方面,对老年人的家属进行教育也是非常重要,进行有关安全用药的教育,教会他们正确协助、提醒和督促老年人用药,防止发生用药错误导致的意外。

### (四)监测老年人用药不良反应

1. 密切观察药物不良反应 密切观察老年患者服药后可能出现的不良反应,并及时处理。如服用降压药的老年人,要注意提醒其起床、站立时动作缓慢,避免出现直立性低血压;服用降糖药或者使用胰岛素的老年人,要注意避免长时间空腹、剧烈活动,避免出现低血糖等。

2. 注意观察药物矛盾反应 老年患者在服用某些药物后容易出现药物矛盾反应,也就是服药后出现与服药治疗效果相反的不良反应。如硝苯地平能够治疗心绞痛,但服用后心绞痛反而加重了,并可能导致心律失常。因此,老年患者服用药物后,一定需要密切观察是否出现不良反应,一旦出现,立即停药并协助医生进行处理。

3. 选用适于老年人服用的药物剂型 根据老年人的身体情况,选用合适的药物剂型。如吞咽困难的老年患者不宜服用胶囊制剂、片剂,宜服用口服液、冲剂等,必要时,也可选用注射给药;由于老年人胃肠功能减弱,对缓释剂的吸收不佳,因此胃肠功能不稳定的老年患者不宜使用缓释剂。

4. 规定合适的服药时间及间隔时间 合理的用药时间能够保障药物的疗效,也能提高老年患者的服药依从性。根据老年人的生活习惯、用药能力等选择尽量简单的给药方式,如当注射药物疗效和口服给药疗效相似时,优先选择口服给药。此外,很多食物和药物同时服用会发生相互作用影响药物的吸收,如含碳酸钙的制酸剂不可与富含维生素 D 的食物或牛奶同时服用,以免导致血钙或血磷过高或刺激胃液过度分泌。药物间隔时间不宜过长或过短,过长则不容易达到治疗效果,过短则可能出现药物中毒。因此,合理安排用药时间和用药间隔时间,既要保证药物的血药浓度,也必须考虑老年人的作息时间。

5. 其他预防药物不良反应的措施 各种原因均会导致老年人用药的依从性差,当出现药物没有达到预期的效果时,应当仔细全面地询问患者是否按照医嘱要求服用药物。对于需要长期服用一种药物的老年患者,需要注意监测其血药浓度。并且,对老年患者所用的药物剂量进行认真详细的记录并注意安全保存。

## 六、居家护理

罹患慢性病的老年患者常在疾病急性期住院,病情缓解后便出院;但是,药物治疗仍不可间断。对于院外长期服药的老年患者,药物管理显得尤为重要。一方面,医院的护士在患者出院时以口头和书面的形式,向患者及家属解释药物名称、剂量、作用、副作用和用药时间。另一方面,社区护士需要定期追踪患者服药的情况,并及时予以药物服用指导,以达到有效的治疗效果。

老年患者的记忆力逐渐减退,很容易发生漏服药、错服药。因此,加强对其家属的药物健康教育也非常重要,教会他们正确协助、提醒和督促老年人用药,防止发生用药错误导致的意外。而空巢、独居的老年患者,可以通过闹钟等形式提醒患者按时按量服用药物,推荐使用专用的服药盒,4 小格为宜,每个小格外标注服药的名称、时间、剂量,并放置在醒目的位置,帮助老年患者养成按时服用药物的习惯。

## 七、延续护理

药物重整（medication reconciliation，Med-Rec）服务是指在药物治疗过程中，医务人员要对患者所服用的药物有详细全面的记录，来保证患者用药安全的过程。其最终目的是通过消除故意的和非故意的处方不一致，减少多重用药，预防医疗过程中的药物不良事件。Med-Rec能够提供一个连续的服务模式，让慢性病患者无论在二、三甲级医院，还是在社区医院、康复机构、甚至回到家庭后，仍能得到延续的用药指导。

（金晓燕　沈丽琼）

# 第十四节　少肌症与护理干预

## 一、基本概念

少肌症（sarcopenia）该词起源于希腊语，原意是"poverty of flesh"（缺少肌肉）。国内学者对它的命名不一，有的称之为"骨骼肌衰老"，有的称之为"老年性骨骼肌减少症"，有的则称之为"少肌症"等。1989年，Rosenberg首次提出少肌症一词，其后Evans和Campbell描述它为与年龄相关的身体成分和功能异常的综合征。目前，少肌症已经被国际公认为一种新的老年综合征。少肌症严重危害老年人的健康，主要表现在：①引起功能障碍和失能，造成老年人尊严和自信的缺失以及生活质量的下降；②罹患骨质疏松、骨折以及骨关节炎的风险明显升高；③与跌倒、衰弱等老年综合征密切相关，增加了老年人残疾发生率和疾病死亡率；④通过降低基础代谢率而引起2型糖尿病、胰岛素抵抗、肥胖、血脂异常和高血压等。据调查，美国2000年由于少肌症引起的医疗支出高达18.5亿美元，少肌症的患病率每降低10%，在美国每年就可节约医疗花费11亿美元。

鉴于少肌症对老年人健康和生活质量的重要影响，欧洲少肌症工作组（EWGSOP）建议对所有社区居住的65岁以上的老年人进行少肌症的筛查，国际少肌症工作组（IWGS）则建议对有躯体功能下降（或无力）或正常步速 <1.0m/s（4m路程）的患者当应用双能X线进行身体组分检查，并特别提出对有下列情况的老年人进行少肌症的筛查：①有明显的功能、力量、"健康"情况下降者；自诉有活动困难；②有反复跌倒史；③近年有意外的体重下降（>5%）；④住院后；⑤其他慢性疾病，如2型糖尿病、慢性心力衰竭、慢性阻塞性肺疾病、慢性肾病、类风湿关节炎和癌症。

少肌症的评估方法及诊断标准与其定义密切相关，然而，目前尚无统一的少肌症的定义。1998年Delmonico等利用双能X线吸收仪（DXA）测量四肢肌肉质量，定义骨骼肌质量减少大于健康青年人的2个标准差为少肌症。这一标准仅评估了肌量，未对肌力和肌肉功能进行评估。欧洲少肌症工作组（EWGSOP）、国际少肌症工作组（IWGS）以及亚洲少肌症工作组（AWGS）均发表了少肌症定义的专家共识。各组织的诊断标准都综合了肌量、肌力以及肌肉功能3个方面的评估，但在骨骼肌量、肌力和身体活动能力下降的诊断切点设定上稍有差异（见表1）。综合目前的共识，少肌症是骨骼肌量丢失及骨骼肌质量［肌力和（或）功能］下降的综合征，与年龄增长密切相关。2010年，EWGSOP将少肌症分为3期：

少肌症前期、少肌症期和严重少肌症期。少肌症前期仅有肌量减少,少肌症期不仅有肌量减少,还有肌力或肌功能下降,而严重少肌症期是同时有肌量减少、肌力下降和肌功能下降(表4-14-1)。

表 4-14-1　少肌症诊断标准的比较

| 工作组 | 骨骼肌量 | 肌肉力量 | 肌肉功能 |
|---|---|---|---|
| AWGS | 骨骼肌指数(SMI)<7.0kg/m²(M)<br>骨骼肌指数(SMI)<5.4kg/m²(F) | 握力 <26kg(M)<br>握力 <18kg(F) | 步速 <0.8m/s |
| EWGSOP | 肌量低于健康青年人群2个标准差以上 | 握力 <30kg(M)<br>握力 <29kg(F) | 4m 步速 <0.8m/s 或 6m 步速 <1.0m/s |
| IWGS | 骨骼肌指数(SMI)<7.23kg/m²(M)<br>骨骼肌指数(SMI)<5.67kg/m²(F) | | 步速 <1.0m/s(6m) |

## 二、流行病学资料

一直以来,由于少肌症的诊断标准不明确以及各研究采用的设备、计算方式和数据截点不同,研究人群的年龄结构、性别、种族及生活环境的差异等,根据已发表的数据显示,各地区少肌症发病率有显著差异。整体而言,60~70 岁人群少肌症的患病率为 5%~13%,80 岁以上人群的患病率在 11%~50%。曾有一篇研究报道,在 80 岁以上的老年人中,少肌症的发病率分别是:男性 53%~57%,女性 43%~60%。在超重个体(肌少性肥胖)及正常或体重低下个体中也会出现肌肉量减少合并肌力减弱。目前,全世界少肌症患者约为 50 万,2050 年将达到或超过 200 万。

### (一)欧洲的发病率

1. 比利时　Legrand 等利用 BELFRALL 研究数据按 EWGSOP 诊断标准、采用生物电阻分析方法(BIA)法计算了少肌症发病率,其诊断截点为 4m 步速 <0.8m/s、男性骨骼肌质量指数(SMI)<8.87kg/m²,女性 SMI<6.42kg/m²、男性握力 <30kg、女性握力 <20kg,所获发病率为 12.5%。

2. 英国　Hertfordshire Sarcopenia Study(HSS)是利用 DXA 观察 103 例社区居民中少肌症发病率的一项队列研究,该研究得出少肌症发病率为 6.8%。

3. 意大利　InCHIANTI 研究中少肌症发病率为 7.5%,此外少肌症前期发病率为 16.7%,该项研究共纳入了 730 例受试者,采用的是 EWGSOP 标准。

### (二)亚洲的发病率

1. 中国　陈敏等对上海地区 657 例 ≥60 岁医院体检和社区老年人(男:女为 318 : 339)进行 BIA 检测,结果显示,60 岁 ~、70 岁 ~ 和 ≥80 岁 3 个年龄段男性少肌症的患病率分别为 14.6%、25.0% 和 36.0%,女性分别为 6.8%、12.6% 和 27.9%。老年男性整体患病率为 23.6%,女性为 11.8%。各年龄段男性少肌症患病率均高于女性;男性和女性均表现为随增龄,少肌症患病率明显上升。

2. 泰国　Pongchaiyakul 等将泰国年龄在 20~84 岁的 435 例城镇居民及 397 例农村居民(其中 334 例为男性,498 例为女性)纳入研究,采用 SMI% 低于健康青年人均数的 1 个标准差为少肌症的诊断截点,利用 BIA 测量 SMI,得出泰国男性和女性少肌症患病率分别为

35.3% 和 34.7%。

3. 韩国　Kim 等利用韩国第四次全国健康和营养检查调查结果，采用 EWGSOP 诊断标准，计算出了韩国老年人少肌症发病率，采用 RASM 值男性为 12.4%，女性为 0.1%，采用 SMI% 值男性为 9.7%，女性为 11.8%。

### （三）北美洲的发病率

1. 美国　Janssen 等将 60 岁以上的老年人群纳入研究对象，利用 BIA 测量了骨骼肌质量，根据其严重程度分为少肌症和重度少肌症，少肌症男女发病率为 53.1%、21.9%，重度少肌症男女发病率为 11.2%、9.4%。

2. 加拿大　Bouchard 等利用 DXA 测量 68~82 岁男性 439 例和女性 465 例 ASM，采用低于健康青壮年的 2 个标准差为诊断截点，计算结果显示少肌症发病率男性为 38.9%，女性为 17.8%。

## 三、病因及发病机制

少肌症的病因及发病机制呈复杂重叠性，包括神经肌肉功能减退、肌肉营养不良、肌肉中脂质成分增加与慢性炎症反应、胰岛素抵抗、激素水平变化、活性氧的应用等多种因素。

### （一）神经 – 肌肉功能减退

运动神经元的退化被认为是骨骼肌质量和力量下降的主要原因之一。Hanzlikova 等学者研究认为骨骼肌量减少是失用和功能性失神经所致肌纤维代谢改变和运动神经元营养缺失所引起的失神经样改变。运动单位在衰老过程中循环地去神经支配、轴索生长、神经支配恢复。在这个循环反复的过程中，某些失去运动神经元支配的肌纤维在没有重新获得运动神经元支配时便发生去神经支配性萎缩，从而影响运动单位的数量和功能，并最终可能导致少肌症。

### （二）肌肉营养不良

多种原因可以导致老年人进行性营养不良，如摄入减少、营养成分不均衡、消化系统疾患导致消化吸收功能不良或骨骼肌合成蛋白质能力减弱。蛋白质约占肌肉重量的 20%。Welle 等研究发现，随着衰老进程的发展，机体蛋白合成能力降低而分解能力相对加速，从而使机体蛋白代谢出现负氮平衡，为了维持肌肉质量，就需要不断地有结构蛋白替代丧失功能的蛋白，导致肌肉的减少。Morley 等的研究表明，在老年人体内调控摄食的多个位点存在失衡现象，这直接导致了食物蛋白摄入的减少。但有动物实验发现，在衰老进程中蛋白质的合成水平并不完全降低而是有所升高，但这种升高并不能阻止骨骼肌质量的下降。因此，蛋白摄入不足可能是导致少肌症的另一重要原因。

目前研究还发现，胰岛素样生长因子（IGFs）、睫状神经营养因子（CNTF）、成纤维细胞生长因子（FGFs）、血小板源性生长因子（PDGF）、表皮生长因子（EGF）等具有肌肉营养作用。它们对肌肉的作用是多方面的，主要涉及加强骨骼肌细胞间营养物质的转运，增加骨骼肌血液供应，促进肌蛋白合成，抑制肌蛋白分解。随着机体的衰老，这些因子在体内水平下降，导致肌蛋白合成减少，发生少肌症。

### （三）脂肪增加与慢性炎症反应

随着肌量逐渐减少，体脂成分反而增加，约在 60~75 岁达到高峰。脂肪细胞可分泌前炎性因子和瘦素，它们可以刺激骨骼肌的分解代谢以及加速少肌症的进程。脂肪细胞过度产生诸如白介素 –6、肿瘤坏死因子 –α 及 C 反应蛋白等前炎性因子。过多的细胞因子促进骨骸肌纤维以及蛋白含量的退化,破坏肌力和肌肉对疲劳的耐受力。Schaap 等的一项研究表明,高水平的 C 反应蛋白及白介素 –6 与肌力下降相关,但与肌量无相关性。另一项研究表明,以基因和药物方式抑制炎性反应可以防止饮食和肥胖导致的胰岛素抵抗,还可以减慢随增龄所致的肌量加速丢失。

**（四）胰岛素抵抗**

胰岛素的合成作用可以抑制蛋白分解,促进肌肉合成,而胰岛素抵抗破坏了这一作用,导致骨骼肌逐渐减少。Lee 等的研究也显示胰岛素抵抗是少肌症的发病机制之一,但两者之间的因果关系并不明确,可能存在相互作用。

**（五）激素水平变化**

随着年龄的增加,雌激素和睾酮水平下降。而睾酮可以增加肌肉合成、减少肌肉分解、促进多能间叶细胞转化为肌源性细胞系以及促进运动神经元活性。同时硫酸脱氢表雄酮（DHEA–S）可以被骨骼肌转化为活性雄激素从而刺激胰岛素样生长因子,而后者是肌肉生长和修复的关键。此外,生长激素（GH）通过影响肌肉蛋白质代谢发挥肌肉营养作用,维生素 D 可能影响肌肉质量和功能,促肾上腺皮质激素被证明具有运动神经营养作用,防止神经肌肉功能衰退。

**（六）活性氧的影响**

Fulle 等的研究认为,在骨骼肌衰老过程中不断产生大量活性氧,进而损伤骨骼肌细胞结构和功能,进一步影响 $Ca^{2+}$ 的转运。此外,Domont 等研究表明,大量活性氧使骨骼肌卫星细胞库长期受到氧化损伤。同时,随着年龄的增长,骨骼肌线粒体内蓄积大量的氧化活性有害物质,造成肌肉组织损伤。

**（七）骨骼肌线粒体功能紊乱和骨骼肌自噬性程序性细胞死亡**

线粒体功能紊乱是驱使机体衰老的中心机制。FOXO3 转录因子已被证明是控制肌肉自噬的关键因子,在衰老的骨骼肌细胞中介导萎缩,相关泛素连接酶 atrogin 1 和 MuRF 1 表达增加,肌细胞降解增强,骨骼肌流失。

**（八）相关基因**

有研究发现,*TRHR* 基因及 *Gremlin* 1 基因与少肌症显著关联。肌力具有高遗传性,但机制极其复杂。单个基因对肌力的作用非常小,并且受多种因素的影响。目前,少肌症的遗传基础尚未阐明,为少肌症的发病机制的探讨提供了新的思路。

## 四、评估

少肌症的评估包括骨骼肌质量、骨骼肌力量和骨骼肌功能的评估。

**（一）骨骼肌质量**

最直接的肌量测定方法为 24 小时尿肌酐,目前少用。间接的测量指标包括人体测量学、生物电阻抗（BIA）、双能 X 线吸收测定法（DXA）、影像学技术（CT 或 MRI）、超声、全身钾含量和中子活化法。CT、MRI 和 DXA 是临床及科研常用的方法。CT 和 MRI 均为用于测定身体成分的金标准,但该检测方法昂贵、不方便。更重要的是放射性限制了 CT 的应用范围,如不允许短时间内对同一受试者进行重复测试、不能用于健康儿童和怀孕女性。MRI 在临床中已广泛应用,它既有 CT 的优点,又避免了 CT 的放射性伤害,可用于儿童及同一个体的长期跟踪随访中,已成为评估肌肉质量最准确的方法。但是 MRI 装置比 CT 更为昂贵,测试费用亦更高,目前主要用途是作为标准来校准用于测定骨骼肌质量的其他方法。DXA

是目前评估肌量最常用的方法,可较精确区别全身和局部肌肉、脂肪和骨骼量,测量结果与 MRI 结果非常相近,虽然与 CT、MRI 同属影像学方法,但与 CT、MRI 相比,DXA 的设备费用与测试费用均低廉,且 DXA 技术虽具有放射性,但远比 CT 的放射性低,适用于除怀孕妇女之外的几乎所有人群中。BIA 技术也可用于肌量测定,其利用体表电极记录各组织不同的电阻抗,用图像重建法测量肌量。与其他方法相比较,BIA 方法的优点在于测定快速、安全、无损伤,生物电阻抗仪价廉且便于携带,然而,BIA 测定全身骨骼肌质量的准确性取决于仪器公式的准确度以及测量环境的温度、湿度及皮肤的状况。虽然目前 BIA 用于肌量的评估仍有争议,AWGS 仍推荐其作为社区筛查的主要工具。

（二）肌力

包括上、下肢肌力的测量。①可根据握力判断上肢肌力,握力也被认为是最简单有效的评价肌力的方法。其测量方法为:受试者手持握力手柄,掌心向里,自然站立,两臂下垂,握力计不能触及衣服和身体,用全力紧握手柄,发力至最大,一般测试两次,取最大测量结果。应注意的是,上肢骨关节疾病（如类风湿关节炎）、是否为优势手以及测量姿势等均会影响测量结果,在实际测量时应予以考虑。Lauretani 等研究统计分析 1176 例意大利受试者后所推荐的少肌症握力诊断截点为男性 <30kg,女性 <20kg,该数值目前在少肌症研究中应用较广。②下肢肌力:研究发现老年人下肢肌肉丢失比上肢肌肉明显,导致下肢肌力减退,影响其平衡功能,这是老年人经常跌倒的直接原因,但目前少肌症研究中采用下肢肌力测评的研究较少。下蹲力主要反映下肢骨骼肌力量,可用快速蹲起总时间来表示。在临床上常用坐立试验来评估老年人下肢肌力、平衡和移动能力,其中 5 次坐立试验（FTSST）因简便、快捷而常用于评估老年人的下肢力量和平衡功能,也被用于跌倒危险的筛查。1989 年的一项前瞻性研究中发现完成 1 次坐立动作超过 2 秒的老年人有跌倒的高危险。2012 年瓮长水等在研究中发现预测跌倒危险 FTSST 时间临界值为 9.75 秒,与前瞻性研究结果基本一致。此项指标是否可用于少肌症诊断中有待进一步研究。此外,等距伸膝力量也被广泛用于测量下肢骨骼肌力量,特别在衰弱老年人中有良好的可行性。Hicks 等研究了 934 例年龄 ≥65 岁的老年人,获得下肢肌力下降截点为男性伸膝肌力 <19.2kg,女性伸膝肌力 <18.0kg。

（三）骨骼肌功能的评估

可用于评估骨骼肌功能的试验包括行走能力的测定（如距离限定法——4m 距离的步速测试、时间限定法——6 分钟步行试验等）、平衡试验、楼梯攀爬力量试验等,这些试验可预测残疾风险,有助于临床较早发现少肌症人群。

1. 行走能力的测定 评价行走能力是检测少肌症的手段之一。主观评价由参与者自身评估,即在没有困难、中途不停、不感到疲劳或不出现一些不适症状的前提下的最远步行距离。亦有些学者提出在没有困难和出现其他继发性症状的前提下不能完成 1km 路程,应高度怀疑少肌症的可能,需行进一步检查。客观评价即 4m 距离的步速测试:以平常步速进行 4m 直线距离步行的时间,通常记录两次,可借助拐杖等工具（鼓励不用）,只要步速低于 0.8m/s,可认为机体功能减退,有肌肉减少症的可能。该测试在检测老年人身体变化的敏感性、前瞻性和普遍性被广大流行病学研究所证实。6 分钟步行试验（6MWT）简单易行,测定患者 6 分钟内在平坦、硬地上快速步行的最大距离,评价了运动过程中所有系统全面完整的反应,包括肺、心血管系统、体循环、外周循环、血液、神经肌肉单元和肌肉代谢。目前尚无理想的正常参考值,不同研究的结果不同,建议健康者为 400~700m。患者穿舒适的衣服和合适的鞋子,试验前患者在起点旁坐椅子休息至少 10 分钟,核查有无禁忌证;将计时器设定到

6分钟,请患者站在起步线上,一旦开始行走,立即启动计时器。患者在区间内尽自己体能往返行走。行走中不要说话,不能跑跳,折返处不能犹豫,医务人员不能伴随患者行走。允许患者必要时放慢速度,停下休息,但监测人员要鼓励患者尽量继续行走。监测人员每分钟报时一次,6分钟时试验结束,提前15秒告知患者,结束时标记好停止的地点。如提前终止,则要患者立即休息并记录提前终止的地点、时间和原因。结束后记下计数器记录的圈数,统计患者总步行距离,四舍五入精确到米,认真填写记录表。

　　2. 平衡能力的测定　目前用于评定平衡能力的方法有观察法、量表法和仪器测试法等,其中以量表法最常用。国际上比较成熟和使用较广的测试法有以下几种:

　　(1) Tinetti 步态和平衡测试量表(表4-14-2):包括平衡和步态测试2部分,满分28分。平衡测试部分有10个项目,满分16分;步态测试部分有8个项目,满分12分。得分越高,提示平衡能力越好。得分在19~24分之间则预示有跌倒风险,低于19分提示有高跌倒风险。

**表4-14-2　Tinetti 步态和平衡测试量表**

| Tinetti 步态量表 | |
| --- | --- |
| 1. 起步得分_____ | 0= 没有迟疑,或须尝试多次才能启动<br>1= 正常启动 |
| 2. 抬脚高度得分_____ | |
| 　a 左脚跨步 | 0= 脚拖地或太高大于 1~2 英寸<br>1= 脚完全离地,但不超过 1~2 英寸 |
| 　b 右脚跨步 | 0= 脚拖地或太高大于 1~2 英寸<br>1= 脚完全离地,但不超过 1~2 英寸 |
| 3. 步长得分_____ | |
| 　a 左脚跨步 | 0= 跨步脚未超过站立的对侧脚<br>1= 有超过站立的对侧脚 |
| 　b 右脚跨步 | 0= 跨步脚未超过站立的对侧脚<br>1= 有超过站立的对侧脚 |
| 4. 步态对称性得分_____ | 0= 两脚步长不等<br>1= 两脚步长相等 |
| 5. 步伐的连续性得分_____ | 0= 步伐之间不连续或中断<br>1= 步伐连续 |
| 6. 走路路径得分_____ | 0= 明显偏移到某一方<br>1= 轻度 / 中度偏移或使用步行辅具<br>2= 走直线,且不需要辅具 |
| 7. 躯干稳定性得分_____ | 0= 身体明显摇晃或需使用步行辅具<br>1= 身体不摇晃,但需屈膝或有背痛张开双臂以维持平衡<br>2= 身体不摇晃,无需屈膝、无背痛、不需张开双臂以维持平衡或使用辅具 |
| 8. 步宽(脚跟距离)得分_____ | 0= 脚跟分开<br>1= 走路时两脚几乎靠在一起 |

续表

| Tinetti 平衡量表 |
|---|

患者坐在没有扶手的硬椅子上

1. 坐位平衡得分＿＿＿＿＿　　　0= 斜靠或从椅子上滑下
　　　　　　　　　　　　　　　1= 稳定

2. 起身得分＿＿＿＿＿　　　　　0= 没有帮助就无法完成
　　　　　　　　　　　　　　　1= 用胳膊帮助才能完成
　　　　　　　　　　　　　　　2= 不用胳膊就能完成

3. 试图起身得分＿＿＿＿＿　　　0= 没有帮助就无法完成
　　　　　　　　　　　　　　　1= 需要尝试 1 次以上才能完成
　　　　　　　　　　　　　　　2=1 次尝试就能完成

4. 立即站起来时平衡功能（站起的　0= 不稳（摇晃，移动脚步，明显躯干摆动）
　　头 5 秒）得分＿＿＿＿＿　　1= 稳定，但是需要助行器或手杖，或抓住其他物体支撑
　　　　　　　　　　　　　　　2= 稳定，不需要助行器或手杖，或抓住其他物体支撑

5. 坐下时平衡得分＿＿＿＿＿　　0= 不稳
　　　　　　　　　　　　　　　1= 稳定，但是两脚距离较宽［足跟中点间距离大于 4 英寸
　　　　　　　　　　　　　　　　（1 英寸 =2.54cm）］，或使用手杖、助行器或其他支撑
　　　　　　　　　　　　　　　2= 稳定，两脚距离较窄，且不需要支撑

6. 用肘轻推得分＿＿＿＿＿　　　0= 开始跌倒
　　　　　　　　　　　　　　　1= 摇晃、抓
　　　　　　　　　　　　　　　2= 稳定

7. 闭眼得分＿＿＿＿＿　　　　　0= 不稳定
　　　　　　　　　　　　　　　1= 稳定

8. 转 360° 得分＿＿＿＿＿　　　0= 脚步不连续
　　　　　　　　　　　　　　　1= 脚步连续

9. 转 360° 得分＿＿＿＿＿　　　0= 步态不稳定（抓物、摇晃）
　　　　　　　　　　　　　　　1= 步态稳定

10. 坐下得分＿＿＿＿＿　　　　0= 不安全（距离判断错误，跌坐到椅子上）
　　　　　　　　　　　　　　　1= 借助于上肢的帮助，或动作不连贯
　　　　　　　　　　　　　　　2= 安全且动作连贯

（2）Berg 平衡量表（表 4-14-3）：由 1989 年 Berg 等首先报道，是目前使用最为普遍的平衡量表，共包括站起、坐下、独立站立、闭眼站立、上臂前伸、转身一周、双足交替踏台阶、单腿站立等 14 个项目，每个项目得分为 0~4 分，共 5 个等级，满分为 56 分。得分越高，提示平衡功能越好。0~20 分，平衡功能差，患者需要乘坐轮椅；21~40 分，有一定平衡能力，患者可在辅助下步行；41~56 分，平衡功能较好，患者可独立步行；<40 分提示有跌倒的危险。

表 4-14-3 Berg 平衡量表（Berg Balance Scale, BBS）

1. 从坐位站起（　　）指令：请站起来,尝试不要用手支撑（用有扶手的椅子）
   4 分不用手扶能够独立地站起并保持稳定
   3 分用手扶着能够独立地站起
   2 分几次尝试后自己用手扶着站起
   1 分需要他人小量的帮助才能够站起或保持稳定
   0 分需要他人中等或大量的帮助才能够站起或保持稳定

2. 无支持站立（　　）指令：请在无支撑的情况下站立 2 分钟
   4 分能够安全地站立两分钟
   3 分在监视下能够站立两分钟
   2 分在无支持的条件下能够站立 30 秒
   1 分需要若干次尝试才能无支持地站立 30 秒
   0 分无帮助时不能站立 30 秒

3. 无靠背坐位,但双脚着地或放在一个凳子上（　　）指令：请合拢双上肢坐 2 分钟
   4 分：能够安全地保持坐位 2 分钟
   3 分：在监视下能够保持坐位 2 分钟
   2 分：能坐 30 秒
   1 分：能坐 10 秒
   0 分：没有靠背支持不能坐 10 秒

4. 从站立位坐下（　　）指令：请坐下
   4 分：最小量用手帮助安全地坐下
   3 分：借助于双手能够控制身体的下降
   2 分：用小腿后部顶住椅子来控制身体的下降
   1 分：独立地坐,但不能控制身体的下降
   0 分：需要他人帮助坐下

5. 转移（　　）指令：摆好椅子,让受检者转移到有扶手的椅子上及无扶手的椅子上。可以使用两把椅子（一把有扶手,一把无扶手）或一张床及一把椅子
   4 分：稍用手扶就能够安全地转移
   3 分：绝对需要用手扶着才能够安全地转移
   2 分：需要口头提示或监视才能够转移
   1 分：需要一个人的帮助
   0 分：为了安全,需要两个人的帮助或监视

6. 无支持闭目站立（　　）指令：请闭上眼睛站立 10 秒
   4 分：能够安全地站立 10 秒
   3 分：监视下能够安全地站立 10 秒
   2 分：能站 3 秒
   1 分：闭眼不能达 3 秒钟,但站立稳定
   0 分：为了不摔倒而需要两个人帮助

7. 双脚并拢无支持站立（　　）指令：请你在无帮助下双脚并拢站立
   4 分：能够独立地将双脚并拢并安全地站立 1 分钟
   3 分：能够独立地将双脚并拢并在监视下站立 1 分钟
   2 分：能够独立地将双脚并拢,并不能保持 30 秒
   1 分：需要别人帮助将双脚并拢,但能够双脚并拢站 15 秒
   0 分：需要别人帮助将双脚并拢,双脚并拢站立不能保持 15 秒

8. 站立位时上肢向前伸展并向前移动(　　)指令:将上肢抬高 90 度,将手指伸直并最大可能前伸。上肢上举 90 度后,将尺子放在手末梢。手指不要触及尺子。记录经最大努力前倾时手指前伸的距离。如果可能的话,让受检者双上肢同时前伸以防止躯干旋转

　　4 分:能够向前伸出 >25cm

　　3 分:能够安全地向前伸出 >12cm

　　2 分:能够安全地向前伸出 >5cm

　　1 分:上肢能够向前伸出,但需要监视

　　0 分:在向前伸展时失去平衡或需要外部支持

9. 站立位时从地面捡起物品(　　)指令:捡起置于脚前的鞋子

　　4 分:能够轻易地且安全地将鞋捡起

　　3 分:能够将鞋捡起,但需要监视

　　2 分:伸手向下达 2~5cm,且独立地保持平衡,但不能将鞋捡起

　　1 分:试着做伸手向下捡鞋的动作时需要监视,但仍不能将鞋捡起

　　0 分:不能试着做伸手向下捡鞋的动作,或需要帮助免于失去平衡或摔倒

10. 站立位转身向后看(　　)指令:把头转向你的左边,往你的正后方看。然后向右边重复一次。检查者在受检者正后方举一物供其注视,以鼓励患者转头的动作更流畅

　　4 分从左右侧向后看,体重转移良好

　　3 分仅从一侧向后看,另一侧体重转移较差

　　2 分仅能转向侧面,但身体的平衡可以维持

　　1 分转身时需要监视

　　0 分需要帮助以防身体失去平衡或摔倒

11. 转身 360°(　　)指令:旋转完整 1 周,暂停,然后从另一方向旋转完整 1 周

　　4 分:在 < 或 =4 秒的时间内安全地转身 360°

　　3 分:在 < 或 =4 秒的时间内仅能从一个方向安全地转身 360°

　　2 分:能够安全地转身 360° 但动作缓慢

　　1 分:需要密切监视或口头提示

　　0 分:转身时需要帮助

12. 无支持站立时将一只脚放在台阶或凳子上(　　)指令:请交替用脚踏在台阶上或踏板上,连续做直到每只脚接触台阶 / 踏板 4 次

　　4 分:能够安全且独立地站立,在 20 秒时间内完成 8 次

　　3 分:能够独立地站,完成 8 次时间 >20 秒

　　2 分:无需辅助具在监视下能够完成 4 次

　　1 分:需要少量帮助能够完成 >2 次

　　0 分:需要帮助以防止摔倒或完全不能做

13. 一脚在前无支持站立(　　)指令:将一只脚放在另一只脚的正前方。如果这样不行的话,可扩大步幅,前脚后跟应在后脚脚趾的前面(在评定 3 分时,步幅超过另一只脚的长度,宽度接近正常人走步宽度)

　　4 分:能够独立地将双脚一前一后地排列(无间距)并保持 30 秒

　　3 分:能够独立地将一只脚放在另一只脚的前方(有间距)并保持 30 秒

　　2 分:能够独立地迈一小步并保持 30 秒

　　1 分:向前迈步需要帮助,但能够保持 15 秒

　　0 分:迈步或站立时失去平衡

14. 单腿站立（　　　）指令：不需要帮助情况下尽最大努力单腿站立

　　4 分：能够独立抬腿并保持时间 >10 秒

　　3 分：能够独立抬腿并保持时间 5~10 秒

　　2 分：能够独立抬腿并保持时间 >3 秒

　　1 分：试图抬腿，但不能保持 3 秒，但可以维持独立站立

　　0 分：不能抬腿或需要帮助以防摔倒

（3）计时起立行走：由 Podisadle 和 Richardson 在 Mathias 等人在"起立—行走"测试（get-up and go test）的基础上加以改进而形成。评定时患者着平常穿的鞋，坐在有扶手的靠背椅上，身体靠在椅背上，双手放在扶手上。如果使用助行具（如手杖、助行架），则将助行具握在手中。在离座椅 3m 远的地面上贴一条彩条或划一条可见的粗线或放一个明显的标记物。当测试者发出"开始"的指令后，患者从靠背椅上站起。站稳后，按照平时走路的步态，向前走 3m，过粗线或标记物处后转身，然后走回到椅子前，再转身坐下，靠到椅背上。测试者记录患者背部离开椅背到再次坐下（靠到椅背）所用的时间（以秒为单位）以及在完成测试过程中出现可能会摔倒的危险性。这一连串动作，如果在 12 秒内完成，说明老年人机体活动自由，灵活；如果在 12~20 秒之间完成，说明老年人大部分情况下可独自活动；如果在 20~29 秒之间完成，说明老年人活动能力不稳定；如果超过 30 秒才完成，说明老年人存在活动障碍。

3. 楼梯攀爬能力的测定　楼梯攀爬能力也可反映肌肉的活力以及动力平衡，攀爬能力下降的典型变化为最长步幅变短，还可表现为行进节律低。

## 五、护理干预

少肌症的发生与多种因素有关，其中很多因素是不可逆的，但运动和营养干预是可行的，也是有效的。营养和运动干预是少肌症最主要的干预措施，也被看作是老年人少肌症的基础性干预措施。研究表明，老年人每周 2~3 次的进行性抗阻力训练可改善步速、起立 – 行走测试、爬楼梯和总的肌肉力量，而每天增加 360kcal 的能量摄入加上抗阻力锻炼 10 周可改善腿部肌肉的力量，研究表明富含亮氨酸的必需氨基酸可更好地促进蛋白质合成。

（一）运动

运动有确切的疗效。以抗阻力运动为主，或辅以有氧耐力运动。抗阻力运动对肌肉功能和结构同时起作用，被认为是老年人少肌症最主要的锻炼方法。国外专家推荐：老年人除了坚持每周 5 次有氧运动锻炼，总的运动时间至少为 150 分钟，每周至少还要进行 3 次持续 20~30 分钟的抗阻运动；慢性病老年患者则要根据自身健康情况尽可能多地活动。有氧耐力运动可以增加运动的灵活性，但对少肌症者的肌力改善和肌量增加不明显，只能作为辅助运动方式。Strasser 等通过随机对照研究比较了抗阻力运动和有氧耐力运动，结果显示抗阻力运动可以明显提高肌力，有氧耐力运动可以改善有氧代谢能力而使体脂肪减少。

（二）营养

足够的热能摄入是保证肌肉质量的必需条件，尤其需要足量优质蛋白质。目前一些老年人素食、认为"碱性体质可防癌"，这会造成体重减轻和肌肉质量流失。另外，老年人常常

存在营养问题,有研究表明 40% 的 70 岁以上的老年人的蛋白摄入量不足 0.8g/(kg·d)。临床工作中,我们需要对老年人进行营养风险评估,了解老年人的食欲、咀嚼功能、饮食习惯、食物摄入量和体重的变化,是否存在其他影响进食的疾病,以便尽早干预,避免不良预后。在预防少肌症方面专家推荐:能量供应 25~35kcal/(kg·d),保持体重稳定,避免体重过重或过低;蛋白摄入量为 1.0~1.5g/(kg·d),危重症患者则需要 2g/(kg·d)[EGFR<30ml/(min·1.73m$^2$)]者除外,最好为优质蛋白,分 3 餐均匀摄入(每餐摄入蛋白质 25~30g,含有亮氨酸 2.5~2.8g)。

## 六、延续护理

延续性护理旨在帮助患者合理饮食和运动锻炼,增强患者肌力。对于少肌症患者,护理人员应制订相应的指导方案,为患者及家属提供正确且实用的指导。

### (一)成立延续护理管理小组

包括患者的主治医师、责任护士、营养师等,保证小组成员对延续护理的积极性,并进行规范化培训。

### (二)确定延续护理的方式

建立随访资料档案,准确、详细记录延续护理患者的相关信息,由小组成员采用家庭访视、电话随访、门诊随访、微信、QQ 等多种访视实施,全面了解患者的护理情况,适时调整护理计划。

### (三)延续性护理的主要内容

1. 饮食管理 为患者提供饮食指导,纠正患者存在的错误认知,根据患者的病情、饮食习惯制订合理的饮食食谱。

2. 运动管理 为患者提供运动指导,内容包括有氧运动和抗阻运动的重要性、益处、方法、注意事项、自我监测方法等,纠正患者对运动的错误认识,指导患者根据自身情况循序渐进进行运动;同时要让少肌症患者了解到少肌症引发的骨质疏松、衰弱、跌倒等继发问题以及带来的后果,减轻继发问题带来的影响。鼓励患者定期随访,采用简便易行的方法评估少肌症患者骨骼肌质量、力量和功能,根据评估结果,对运动方案进行个体化调整,促进患者的健康。

## 七、居家护理

### (一)培养良好的饮食习惯

指导患者调整饮食,注意膳食平衡,安排好一日三餐,除必要的鱼、肉、蛋、豆类外,每天要有一定量的乳类摄入,保证充足蛋白质食物的摄入。

### (二)鼓励患者坚持运动

鼓励患者坚持运动,肯定运动给患者带来的益处,分析运动过程中可能出现的障碍和后果,并共同探讨有效的解决方法,克服障碍,坚定信心;鼓励家属陪同患者共同参与运动,以激发患者的积极性;及时记录有氧运动和抗阻运动日记,作为调整运动强度的依据。

### (三)提供安全的运动环境

老年人由于身体功能的退化,常常伴有多种慢性疾病,同时少肌症患者发生骨质疏松、跌倒的风险也相对较高,因此,患者在活动时应尽量选择地面较平坦、光线明亮、视野开阔、无障碍物的环境,以保证运动时的安全。

**（四）心理社会支持**

很多老年人性格较为固执,不愿接受新思想、新事物,加上多种疾病对自身的影响,易出现悲观、挫败感等,应鼓励家庭成员对患者提供亲情支持,鼓励患者表达自身的感受和想法,主动参与到患者饮食、运动管理中,以促进老年人的身心健康。

**（聂圣肖）**

# 第五章

# 老年常见疾病与护理干预

## 第一节　循环系统老年常见疾病与护理干预

### 一、老年冠心病

#### （一）疾病概念

冠状动脉粥样硬化性心脏病（coronary atherosclerotic heart disease）指冠状动脉粥样硬化使管腔狭窄或阻塞，导致心肌缺血、缺氧而引起的心脏病，为动脉粥样硬化导致器官病变的最常见类型。它和冠状动脉功能性改变即冠状动脉痉挛一起，统称冠状动脉性心脏病（coronary heart disease，CHD），简称冠心病，亦称缺血性心脏病。本病可分为五种临床类型：无症状性心肌缺血型、心绞痛型、心肌梗死型、缺血性心肌病型、猝死型。其中以心绞痛及心肌梗死型较常见。

#### （二）流行病学资料

冠状动脉粥样硬化性心脏病在老年人中普遍存在并随着年龄的增长进行性加重。尸解发现，50岁以上的个体半数以上至少存在一支冠状动脉的明显狭窄，狭窄的严重程度和数量随着年龄增加。性别与心血管的关系在65岁以后逆转，65岁以前，男性心血管病发病率高于女性，65岁以后女性超过男性，半数以上的急性心肌梗死发生在65岁以上和女性患者。

#### （三）临床表现与并发症

1. 心绞痛型的临床表现

（1）症状：心绞痛以发作性胸痛为主要临床表现，疼痛的特点为：

1）部位：主要在胸骨体上段或中段之后，可波及心前区，常放射至左肩，或至颈、咽或下颌部。

2）性质：胸痛常为压迫、发闷或紧锁性，也可有烧灼感，但不尖锐，不像针刺或刀扎样痛，偶伴濒死的恐惧感。发作时，患者往往不自觉地停止原来的活动，直至症状缓解。

3）诱因：发作常由体力劳动或情绪激动所激发，饱食、寒冷、吸烟、心动过速、休克等亦可诱发。

4）持续时间：疼痛出现后常逐步加重，然后在3~5分钟内逐渐消失，一般在停止原来诱发症状的活动后缓解。舌下含用硝酸甘油也能在几分钟之内使之缓解。

（2）体征：心绞痛发作时常见心率增快、血压升高，表情焦虑、皮肤冷或出汗，有时出现第四或第三心音奔马律。缺血发作时可有暂时性心尖部收缩期杂音。可有第二心音逆分裂或出现交替脉。部分患者可出现肺部啰音。

2. 心肌梗死型的临床表现

（1）症状和体征：典型的症状为剧烈的、胸骨后压榨性或紧缩性疼痛，可放射至左臂，常伴有濒死感。这种不适类似于心绞痛，但其程度更高，持续时间更长（常大于20分钟），且休息和硝酸甘油不能缓解。疼痛可放射至颈、颌、背、肩、右臂和上腹部。

（2）伴随症状：可包括出汗、呼吸困难、乏力、头昏、心悸、精神错乱、消化不良、恶心或呕吐。

3. 心绞痛并发症　心律失常、心肌梗死、心力衰竭。

4. 心肌梗死的并发症　乳头肌功能失调或断裂、心脏破裂、室壁瘤、栓塞、心肌梗死后综合征。

### （四）治疗原则

1. 心绞痛的治疗　治疗有两个主要目的，一是预防心肌梗死和猝死，改善预后；二是减轻症状和缺血发作，提高生活质量。

（1）一般治疗：发作时立刻休息，一般患者在停止活动后症状即可消除。平时应尽量避免各种确知的诱发因素，如过度的体力活动、情绪激动、饱餐等，冬天注意保暖。调节饮食，特别是一次进食不宜过饱，避免油腻饮食，禁绝烟酒。调整日常生活与工作量；减轻精神负担；保持适当的体力活动，以不致发生疼痛症状为度；治疗高血压、糖尿病、贫血、甲状腺功能亢进等相关疾病。

（2）药物治疗：药物治疗首先考虑预防心肌梗死和死亡，其次是缓解症状、减轻缺血及改善生活质量。

1）抗心绞痛和抗缺血治疗：①硝酸酯类药物：这类药物能降低心肌需氧，同时增加心肌供氧，从而缓解心绞痛；②β肾上腺素受体阻滞剂：机制是阻断拟交感胺类对心率和心收缩力的刺激作用，减慢心率、降低血压，减低心肌收缩力和耗氧量，从而缓解心绞痛的发作；③钙离子拮抗剂：本类药物可抑制心肌收缩，减少心肌氧耗；扩张冠状动脉，解除冠状动脉痉挛，改善心内膜下心肌的供血；扩张周围血管，降低动脉压，减轻心脏负荷；还降低血黏度，抗血小板聚集，改善心肌的微循环。

2）预防心肌梗死和死亡的药物治疗：①抗血小板治疗：抗血小板治疗可抑制血小板在动脉粥样硬化斑块上的聚集，防止血栓形成；②降脂药物：降脂药物在治疗冠状动脉粥样硬化中起重要作用。他汀类药物可以使动脉粥样硬化斑块消退，显著延缓病变进展，减少不良心血管事件；③血管紧张素转换酶抑制剂：ACEI能逆转左室肥厚、血管增厚，延缓动脉粥样硬化进展，能减少斑块破裂和血栓形成，另外有利于心肌供氧/氧耗平衡和心脏血流动力学，并降低交感神经活性。

（3）经皮冠状动脉介入治疗。

（4）冠状动脉旁路手术。

（5）运动锻炼。

2. 心肌梗死的治疗

（1）阿司匹林和口服抗血小板治疗：除非患者有明确的阿司匹林过敏史，所有急性心肌梗死患者都应立即给予阿司匹林治疗。

（2）吸氧：对所有怀疑急性心肌梗死的患者均给予鼻导管吸氧。对有严重肺水肿或心源性休克的患者应给予面罩吸氧或气管插管给氧。

（3）硝酸甘油：在考虑给予再灌注治疗前，应舌下含服硝酸甘油（0.4mg）以判断 ST 段的抬高是否为冠状动脉痉挛所致。

（4）再灌注治疗：急性心肌梗死的首要治疗目标是尽快给予再灌注治疗。所有症状发生 12 小时内就诊、有 ST 段抬高或新发左束支传导阻滞的心肌梗死患者均应考虑给予再灌注治疗。

**（五）护理干预**

1. 心绞痛

（1）活动与休息：心绞痛发作时应立即停止正在进行的活动，休息片刻即可缓解。

（2）心理护理：安慰患者，解除紧张不安情绪，以减少心肌耗氧。

（3）遵医嘱给予吸氧。

（4）疼痛观察：评估患者疼痛的部位、性质、程度、持续时间，给予心电监护，描记疼痛发作时的心电图，严密监测生命体征变化，观察患者有无面色苍白、大汗、恶心、呕吐等。

（5）用药护理：心绞痛发作时给予患者舌下含服硝酸甘油，用药后注意观察患者胸痛变化情况，如服药后 3~5 分钟仍不缓解可重复使用。用药过程中，注意观察药物副作用，避免血压过低。

（6）减少或避免诱因：疼痛缓解后，与患者一起分析引起心绞痛发作的诱因，如过劳、情绪激动、寒冷刺激等。注意调节饮食，禁烟酒。保持排便通畅，切忌用力排便，以免诱发心绞痛。

2. 心肌梗死

（1）饮食与休息：起病后 4~12 小时内给予流质饮食，以减轻胃扩张。随后过渡到低脂、低胆固醇清淡饮食，提倡少食多餐。发病 12 小时内应绝对卧床休息，保持环境安静，限制探视。

（2）给氧：遵医嘱给予氧疗，以增加心肌氧的供应，减轻缺血和疼痛。

（3）心理护理：疼痛发作时应有专人陪伴，允许患者表达内心感受，给予心理支持，鼓励患者战胜疾病的信心。将监护仪的报警声尽量调低，以免影响患者休息。

（4）止痛治疗的护理：遵医嘱给予吗啡或哌替啶止痛，注意有无呼吸抑制等不良反应。

（5）活动：急性期 24 小时内绝对卧床休息，若病情稳定无并发症，24 小时后可允许患者坐床边椅。指导患者进行腹式呼吸、关节被动与主动运动，逐渐过渡到床边活动。

（6）排便：避免屏气用力排便，若出现排便困难，应立即告知医护人员，必要时应用缓泻剂或开塞露。

（7）急性期严密心电监护，及时发现心率及心律的变化。监测电解质和酸碱平衡状况，因电解质紊乱和酸碱失衡时更容易并发心律失常。准备好急救药物和抢救设备，随时准备抢救。

**（六）延续护理**

延续性护理通常是指从医院到家庭的护理延续，包括经由医院制订的出院计划、转诊、患者回归家庭或社区后的持续性随访和指导。

1. 成立延续护理管理小组　老年冠心病患者的延续性护理团队由患者的主治医师、责任护士、临床药师等组成，保证小组成员对延续护理的积极性，并进行规范化培训。

2. 确定延续护理的方式　患者出院前,准确、详细记录患者的相关信息,建立随访资料档案。老年冠心病延续性护理小组旨在为老年患者提供全方面的家庭护理指导,包括用药指导、饮食指导、康复指导、运动指导、病情自我监测指导等。由小组成员在出院后 2 周之内采用电话回访的形式实施。

3. 延续护理的主要内容

（1）心绞痛

1）合理膳食:宜摄入低热量、低脂、低胆固醇、低盐饮食,多食蔬菜、水果和粗纤维食物如芹菜、糙米等,避免暴饮暴食,注意少量多餐。

2）控制体重:在饮食治疗的基础上,结合运动和行为治疗等综合治疗。

3）适当运动:运动方式以有氧运动为主,注意运动的强度和时间因病情和个体差异而不同,必要时在医生指导下进行。

4）戒烟限酒。

5）减轻精神压力:逐渐改变性急易怒的性格,保持平和的心态,可采取放松技术或与他人交流的方式缓解压力。

6）避免诱发因素:告知患者及家属过劳、情绪激动、饱餐、寒冷刺激等都是心绞痛发作的诱因,应注意尽量避免。

7）病情自我监测指导:教会患者及家属心绞痛发作时的缓解方法,胸痛发作时应立即停止活动或舌下含服硝酸甘油。如服用硝酸甘油不缓解或心绞痛发作比以往频繁、程度加重、疼痛时间延长,应立即到医院就诊,警惕心肌梗死的发生。

8）用药指导:指导患者出院后遵医嘱服药,不要擅自增减药量,自我监测药物的不良反应。外出时随身携带硝酸甘油以备急需。

9）定期复查:告知患者应遵医嘱定期到医院复查心电图、血糖、血脂等。

（2）心肌梗死:除心绞痛患者延续护理内容外,还应注意:

1）饮食调节:急性心肌梗死恢复后的所有患者均应采用饮食调节,即低饱和脂肪和低胆固醇饮食。

2）戒烟:戒烟是心肌梗死后的二级预防的重要措施,研究表明急性心肌梗死后继续吸烟再梗死和死亡危险性增高 22%~47%,积极劝导患者戒烟,并实施戒烟计划。

3）心理指导:心肌梗死后患者焦虑情绪多来自于对今后工作能力和生活质量的担心,应予以充分理解并指导患者保持乐观、平和的心情,正确对待自己的病情。

4）康复指导:建议患者出院后进行康复训练,适当运动可以提高患者的心理健康水平和生活质量、延长存活时间。运动中以达到患者最大心率的 60%~65% 的低强度长期锻炼是安全有效的。运动方式包括步行、慢跑、太极拳、骑自行车、游泳、健美操等,每周运动 3~4 天,开始时每次 10~15 分钟,逐渐延长到每天 30 分钟以上,避免剧烈活动、竞技性活动、活动时间过长。个人卫生活动、家务劳动、娱乐活动等也对患者有益。

5）用药指导:指导患者遵医嘱用药,告知药物的作用和不良反应,并教会患者自行监测脉搏,定期门诊随诊。若胸痛发作频繁、程度加重、时间延长、服用硝酸酯类药物疗效下降时,提示急性心血管事件,应及时就医。

6）照顾者指导:心肌梗死是心脏性猝死的高危因素,应教会家属心肺复苏的基本技术以备急用。

## （七）居家护理

1. 心绞痛

（1）按医嘱用药治疗：告知患者药物治疗的重要性，不可随意增减药量，外出随身携带硝酸甘油等药物以备急用。硝酸甘油见光易分解，应避光保存。

（2）植入支架患者，应定时来院复诊。

（3）保持乐观的心态：保持健康的生活方式，开朗乐观的心情，避免情绪激动。

（4）改变不良生活方式：保证充足睡眠、劳逸结合。戒烟限酒。

（5）监测血压：每日监测血压两次，保持收缩压在 120~140mmHg。

（6）饮食指导：养成良好的饮食习惯，细嚼慢咽，避免饱餐。

（7）适当身体锻炼：运动时间选择上午 10 点或下午 2 点，运动方式为步行、慢跑、太极拳等。

（8）身体不适及时就医：因老年患者疼痛反应迟钝，居家出现牙疼、咽部发紧、胃痛、肩痛、上臂发麻等情况，应高度警惕为心绞痛的不典型表现，应及时就医。

（9）避免各种诱发因素：防止受凉和感冒，避免过劳和情绪激动、饱餐、排便用力。积极治疗高血压、高血脂、糖尿病等。

2. 心肌梗死

（1）提高服药依从性：指导患者出院后遵医嘱服药，自我检测药物的不良反应，不要擅自调整药量，随身携带硝酸甘油、速效救心丸等药物以备急用。

（2）病情自我监测，按时随诊：监测血压、心率，不适症状，若出现心绞痛或心肌梗死症状，应及时就医。定期复查，监测心电图、血糖、血脂等结果。

（3）改变生活方式：日常饮食保证低盐低脂，避免饱餐，戒烟限酒，控制体重，根据自身情况适度运动，以慢走、太极拳等有氧运动为主。

（4）避免诱发因素：①不搬过重的物品，避免屏气用力诱发心肌梗死；②保持心情愉悦，避免情绪激动；③不在饱餐或饥饿时洗澡，水温与体温相当，洗澡时间不宜过长；④注意气候变化，随着气温变化增减衣物。

（5）家庭简易急救

1）心肌梗死先兆识别：如患者在家中自觉心前区剧烈、持久疼痛，向手臂或肩部放射，伴随恶心呕吐黑矇等症状，或出现胃部不适、牙痛等症状，可能为心肌梗死先兆，应引起患者及家属重视。

2）简易应急措施：立即停止任何体力活动、平息激动情绪，拨打120，服用硝酸甘油或速效救心丸等急救药物，缓慢坐靠沙发休息，尽量减少不必要的体位变动，以减轻心肌耗氧，在救援到来之前可做深呼吸、用力咳嗽动作，效果类似于胸外按压，是有效的自救方法。

## 二、老年高血压

### （一）疾病概念

《中国高血压指南 2010 年修订版》指出，年龄 ≥ 65 岁、血压持续或 3 次以上非同日坐位血压收缩压 ≥140mmHg（1mmHg=0.133kPa）和（或）舒张压 ≥90mmHg 可定义为老年高血压。若收缩压 ≥140mmHg 及舒张压 <90mmHg，则定义为老年单纯收缩期高血压。

**（二）流行病学资料**

随着年龄增长，高血压的患病率逐渐增加。Framingham 流行病学研究显示，在年龄 <60 岁的人群中，高血压的患病率为 27%，但在 ≥80 岁的老年人群中，高血压的患病率高达 90%。

**（三）临床表现与并发症**

老年人对血压升高可无任何自觉症状，或仅有轻度头晕、头痛、乏力、心悸、记忆力减退等症状，而往往以并发症为首发症状，如心力衰竭、突发的脑血管意外（脑出血或脑血栓形成），或合并冠心病、肾功能不全等。有些老年人在诊断了高血压以后，反而出现了"典型症状"。其特点是：

1. 收缩压增高、脉压增大　随着年龄的增长，主动脉僵硬度增加，因此，收缩压在人的一生中逐渐增高，而舒张压在中年后期达峰并处于平台期，此后轻微下降。

2. 血压波动性大　常见血压昼夜规律异常，表现为夜间血压下降幅度 <10% 或超过 20%，血压"晨风"现象增多，导致心、脑、肾等靶器官损害的危险增加。

3. 体位性低血　直立性低血压在老年高血压中较多见，尤常见于降压治疗过程中。

4. 常见靶器官损害

（1）心脏改变：多可导致心肌肥厚、左心衰竭、心绞痛、心肌梗死、心力衰竭及猝死。

（2）脑部改变：小动脉的微动脉瘤、脑动脉粥样硬化、缺血性脑血管病。

（3）肾功能改变：肾小动脉硬化、肾动脉粥样硬化。

（4）血管：除心、脑、肾、血管病变外，严重高血压可促使形成主动脉夹层并破裂，常可致命。

5. 临床并发症　老年高血压患者随着病情进展，血压持续升高，造成靶器官损害，最终导致各种并发症。冠心病、脑卒中为常见且严重的并发症。

**（四）治疗原则**

1. 治疗策略　检查患者及全面评估其总危险后，判断患者属低危、中危、高危、极高危（表 5-1-1）。高危及极高危患者，无论经济条件如何，必须立即开始对高血压及并存的危险因素和临床情况进行药物治疗；中危患者，先观察患者的血压及其他危险因素数周，进一步了解情况，然后决定是否开始药物治疗；低危患者，观察患者相当一段时间，然后决定是否开始药物治疗。

表 5-1-1　高血压患者心血管风险水平分层（中国高血压指南 2010 年修订版）

| 危险因素<br>和病史 | 血压（mmHg） | | |
| --- | --- | --- | --- |
| | 1 级高血压 SBP 140~159<br>或 DBP 90~99 | 2 级高血压 SBP 160~179<br>或 DBP 100~109 | 3 级高血压 SBP ≥180<br>或 DBP ≥110 |
| 无 | 低危 | 中危 | 高危 |
| 1~2 个其他危险<br>因素 | 中危 | 中危 | 极高危 |
| ≥3 个其他危险<br>因素，或靶器官<br>损害 | 高危 | 高危 | 极高危 |
| 临床并发症或合<br>并糖尿病 | 极高危 | 极高危 | 极高危 |

2. 非药物治疗　非药物治疗包括改善生活方式,消除不利于心理和身体健康的行为和习惯,达到减少高血压以及其他心血管病的发病危险,具体内容包括:减重,建议体重指数(kg/m²)应控制在 24 以下;减少钠盐,WHO 建议每人每日食盐不超过 6g。健康饮食习惯,注意补充钾和钙。多吃蔬菜、水果、鱼类,减少脂肪摄入;限制饮酒;增加体力活动,高血压患者根据自己的身体状况,决定自己的运动种类、强度、频度和持续运动时间;减轻精神压力,保持平衡心理。

3. 药物治疗原则　老年人降压治疗应遵循个体化原则,宜平稳、缓慢,药物起始剂量要小,逐渐增加剂量;坚持长期治疗,需避免不规律服药或突然停药;为减少血压波动,平稳降压,宜选用起效平稳的长效降压药,此类药物能防止从夜间较低血压到清晨血压突然升高而引致的猝死、脑卒中和心脏病发作;多采用联合用药,选用副作用相互抵消或不叠加的降压药物联合使用;需考虑到老年人易出现的不良反应,特别是直立性低血压,故降压治疗同时需监测不同体位尤其是立位血压,同时需观察有无其他的不良反应。老年人由于肝肾功能有不同程度退化,药量可根据患者的具体情况适当减量。

4. 目标血压　对所有患者降压治疗的目的是最大限度地降低远期心血管死亡率及罹患率的总危险。老年患者降压治疗应强调收缩压达标,同时应避免过度降低血压;在能耐受降压治疗的前提下,逐步降压达标,应避免过快降压。2009 年欧洲心脏病学会(European Society Cardiology, ESC)/欧洲高血压学会(European Society Hypertension, ESH)高血压防治指南在评价指出,根据现有的数据,对所有高血压患者,推荐将血压降至 130~139/80~85mmHg 的范围以内,尽可能接近 130/80mmHg。中国高血压指南 2010 年修订版建议,老年高血压患者的血压应降至 150/90mmHg 以下,如能耐受可降至 140~90mmHg 以下。

5. 降压药物选择　治疗老年高血压的理想降压药物应符合以下条件:平稳、有效;安全、不良反应少;服药简便、依从性好。多项临床试验表明,大部分高血压患者的血压都可以控制,但大多需要使用两种或两种以上的抗高血压药物。二药联合应用时,降压作用机制应具有互补性,因此,具有相加的降压,并可相互抵消或减轻不良反应(表 5-1-2)。

表 5-1-2　常用降压药种类的临床选择(中国高血压指南 2010 年修订版)

| 分类 | 适应证 | 禁忌证 | |
| --- | --- | --- | --- |
| | | 绝对禁忌证 | 相对禁忌证 |
| 钙通道阻滞剂(二氢吡啶类) | 老年高血压<br>周围血管病<br>单纯收缩期高血压<br>稳定型心绞痛<br>颈动脉粥样硬化<br>冠状动脉粥样硬化 | 无 | 快速型心律失常,心力衰竭 |
| 钙通道阻滞剂(非二氢吡啶类) | 心绞痛<br>颈动脉粥样硬化<br>室上性心动过速 | 二度、三度房室传导阻滞 | 心力衰竭 |

续表

| 分类 | 适应证 | 禁忌证 | |
|---|---|---|---|
| | | 绝对禁忌证 | 相对禁忌证 |
| 血管紧张素转换酶抑制剂（ACEI） | 心力衰竭<br>心肌梗死后<br>左室肥厚<br>左室功能不全<br>颈动脉粥样硬化<br>非糖尿病肾病，<br>糖尿病肾病<br>蛋白尿/微量白蛋白尿<br>代谢综合征 | 妊娠<br>高钾血症<br>双侧肾动脉狭窄 | |
| 血管紧张素Ⅱ受体阻滞剂（ARB） | 糖尿病肾病<br>蛋白尿/微量白蛋白尿<br>心力衰竭<br>左室肥厚<br>心房纤颤预防<br>ACEI引起的咳嗽<br>代谢综合征 | 妊娠<br>高钾血症<br>双侧肾动脉狭窄 | |
| 噻嗪类利尿剂 | 心力衰竭<br>老年高血压<br>高龄老年高血压<br>单纯收缩期高血压 | 痛风 | 妊娠 |
| 袢利尿剂 | 肾功能不全<br>心力衰竭 | | |
| 利尿剂（醛固酮拮抗剂） | 心力衰竭<br>心肌梗死后 | 肾衰竭<br>高钾血症 | |
| β受体阻滞剂 | 心绞痛<br>心肌梗死后<br>快速性心律失常<br>稳定型充血性心力衰竭 | 二度、三度房室传导<br>阻滞<br>哮喘 | 慢性阻塞性肺病<br>周围血管病<br>糖耐量降低<br>运动员 |
| α受体阻滞剂 | 前列腺增生<br>高血脂 | 直立性低血压 | 心力衰竭 |

### （五）护理干预

1. 一般护理

（1）休息：早期患者宜适当休息，工作过度紧张者，血压较高，症状明显或伴有脏器损害表现者应充分休息。适当的休息和充分的睡眠对降低血压都有好处。要保持病室安静，光线柔和，尽量减少探视，保证充足的睡眠。护理操作亦相对集中，动作轻巧，防止过多干扰加重患者的不适感。当血压通过治疗稳定在理想水平,无明显脏器功能损害时,除了保证足够的休息外,还要注意生活起居有规律,不宜过度劳累,避免看情节恐怖、紧张的电视、电影,注意劳逸结合,运动量不宜太大,可进行适当的体育锻炼,如散步、打太极拳,不宜长期静坐或卧床。

(2)饮食:指导患者坚持低盐、低脂、低胆固醇饮食,限制动物脂肪、内脏、鱼子、软体动物、甲壳类动物,多吃新鲜蔬菜、水果,防止便秘。肥胖者控制体重,养成良好的饮食习惯:细嚼慢咽,避免过饱,少吃零食等。忌烟酒,咖啡和浓茶亦应尽量避免饮用。

(3)排便护理:避免用力排便,并告知患者用力排便的潜在危险,必要时遵医嘱应用缓泻剂。

(4)用药护理:指导患者遵医嘱按时正确降压药物治疗;密切观察患者用药后的效果及副作用;指导患者服药后动作宜缓慢,警惕直立性低血压的发生。

(5)心理护理:鼓励患者表达自身感受;教会患者自我放松的方法;针对个体情况进行针对性心理护理;鼓励患者家属和朋友给予患者关心和支持,鼓励患者增强信心;解释高血压治疗的长期性、依从性的重要性。

2. 观察病情

(1)测量血压应在固定条件下测量:测量前患者须静坐或静卧30分钟,同一血压计,同一侧肢体。

(2)当测量血压高于160/100mmHg,应及时告知医生并给予必要的处理。

(3)如发现患者血压急剧升高,同时伴头痛、呕吐等症状时,应考虑发生高血压危象的可能,应立即通知医生并让患者卧床、吸氧。同时备好快速降压药物、脱水剂等,如患者出现抽搐、躁动,则应注意安全。

(4)对有心、脑、肾并发症患者应严密观察血压波动情况,详细准确记录24小时出入量。

(5)对失眠或精神紧张者,要做好心理护理,同时配以药物治疗。

**(六)延续护理**

对于老年高血压患者,护理人员应根据患者病情制订相应的指导方案,为患者及家属提供正确且实用的指导。

1. 成立延续护理管理小组 老年高血压患者的延续性护理小组包括患者的主治医师、责任护士、药剂师等,保证小组成员对延续护理的积极性,并进行规范化培训。

2. 确定延续护理的方式 患者出院前由专人收集、记录延续护理患者的相关信息,建立随访资料档案。老年高血压患者延续性护理小组旨在为患者提供全方位的家庭护理指导,应包含向患者及家属宣教高血压疾病知识、指导如何在家中准确测量及监测血压、高血压患者饮食原则、高血压用药指导、运动原则等。由小组成员在出院后1个月之内时采用电话回访及家庭访视的形式实施,全面了解患者的护理情况,适时调整护理计划。

3. 延续护理的主要内容

(1)宣教高血压病知识,向患者及家属解释引起高血压的生物、心理、社会因素及高血压对机体的危害,以引起患者足够的重视。

(2)饮食控制,减少钠盐、动物脂肪、刺激性食物的摄入,忌烟酒。

(3)保持大便通畅,必要时用缓泻剂。

(4)指导患者合理安排生活,劳逸结合,定期测量血压。

（5）向患者或家属说明高血压病需坚持长期终身规则治疗和保健护理的重要性,定时服用降压药,自己不随意减量或停药,可在医生指导下加以调整,防止血压反跳。在服用降压药的过程中,要向患者说明坐位或平躺时起立,动作要尽量缓慢,特别是夜间起床小便时更要避免突然起立,以免血压突然降低引起晕厥而发生意外。

（6）提高患者心理调节能力,培养对自然环境和社会的良好适应能力,要改善控制自己的情感生活,不要过度兴奋,激动或发怒。避免情绪激动、过度紧张、焦虑及各种不良刺激。音乐对人的心理和情绪有调节作用,要鼓励患者多听音乐,陶冶情操。树立"坚持长期的饮食,运动,药物治疗,将血压控制在接近正常的水平"的信心。

**（七）居家护理**

1. 饮食调配 饮食合理调配,清淡为主。高血压人的饮食一定要搭配合理,做到均衡,尽量不要偏食,而且,食物以清淡为主,少吃过于油腻的食物,少摄入过多的动物脂肪,建议多吃一些青菜。

2. 保持愉悦的心情 乐观的心态是健康非常重要的要素。高血压患者更是如此,因为不良情绪的刺激和过于紧张都会导致血压升高,甚至出现危险。要尽量安排丰富的生活,让他们开心快乐同时作为子女更要孝顺父母,不要跟他们产生矛盾和争执,多陪伴他们,让他们享受天伦之乐。

3. 适当的运动 高血压的患者最好能够适当的运动,坚持每天散步、打太极,女性朋友可以跳跳广场舞、健美操,这些运动会提升身体的抵抗力,加快血液循环,加速新陈代谢。

4. 预防便秘 高血压的患者一定要预防便秘,因为一旦便秘发生,很容导致血压迅速升高,从而增加心脏和脑血管的负担,一些心脏猝死的人往往是因为便秘而诱发。

5. 保证良好的睡眠 高血压的患者一定要保证睡眠的质量和时间,一旦睡眠不好最容易导致血压升高,因此,高血压患者不能熬夜,睡觉时间也要保证 7 个小时。如果失眠,一定要想办法纠正。

6. 坚持服用药物 一旦诊断为高血压,并且开始服用降压药,就不要随意停止和更换药物,这些要在医生的指导下才可以更换。突然的停药或者换药,都会引起血压不正常的波动,甚至会危及生命。

7. 定期测量血压 建议有高血压患者的家里一定要备一个血压计,现在电子血压计应用的也很广泛,而且非常的简单易操作,可以广为利用。收缩压如果在 150mmHg 以上,建议每天测量一次血压,如果血压稳定,建议每周至少测量一次血压。

8. 发现情况及时就医 平时要注意观察,一旦患者出现一些严重的头痛、头晕、恶心,血压持续升高等情况时,千万不能大意,应立即到附近医院进行诊治,以免耽误病情。

## 三、老年心脏起搏技术

**（一）概念**

起搏器代替心脏起搏点发放微弱的脉冲电流,通过电极导管刺激心脏中仍具有兴奋、传导和收缩功能的心肌,引起心房和心室相应的收缩,维持心脏的泵血功能,称为人工心脏起搏器。起搏器工作原理即由脉冲发生器发放一定的脉冲电流,通过起搏电极传到心肌,局部心肌被兴奋并向周围传导,最终使整个心室与心脏兴奋收缩从而代替心脏自起搏点维持有效心搏。起搏器可分为单腔起搏器、双腔起搏器、三腔起搏器及除颤起搏器。北美起搏电生理协会与英国起搏电生理协会用五个字母来表示起搏器的各种功能,称为 NBG 代码（表 5-1-3）。

表 5-1-3　北美起搏电生理协会与英国起搏电生理协会 NBG 代码

| 第一个字母 | 第二个字母 | 第三个字母 | 第四个字母 | 第五个字母 |
|---|---|---|---|---|
| 起搏腔 | 感知腔 | 反应方式 | 可程控性 | 抗快速型心律失常功能 |
| O= 无 | O= 无 | O= 无 | O= 无 | O= 无 |
| A= 心房 | A= 心房 | T= 触发 | P= 简单程控 | P= 抗心动过速起搏 |
| V= 心室 | V= 心室 | I= 抑制 | M= 多程控功能 | S= 电转复 |
| D=（心房 + 心室） | D=（心房 + 心室） | D=（触发 + 抑制） | C= 遥测通讯 | D=（抗心动过速起搏 + 电转复） |
| | | | R= 频率应答 | |

**（二）流行病学资料**

1932 年，美国胸科医生 Hyman 设计制作一台由发条驱动的电脉冲发生器"人类第一台起搏器"诞生。1995 年首例带有起搏阈值自动夺获功能的起搏器问世，标志着起搏器自动化时代的到来。至今，起搏技术已经挽救了数以百万患者的生命，成为现代医学发展史上的丰碑。2011 年在 *PACE* 杂志发表了由世界心律学会进行的 2009 年度全球心脏起搏和 ICD 应用调查结果。我国有 783 个中心参与了调查，2009 年植入起搏器 40 728 例。其中男性占 52%，平均年龄 69 岁；女性占 48%，平均年龄为 67 岁。

**（三）起搏器植入术后常见并发症**

1. 与植入手术相关的并发症　气胸、误入锁骨下动脉、静脉血栓形成、臂丛神经损伤。
2. 与导线相关的并发症　电极导线脱位、心脏穿孔。
3. 囊袋相关并发症　起搏器囊袋血肿、起搏器囊袋感染。
4. 起搏器综合征。

**（四）治疗原则及适应证**

起搏器作为缓慢型心律失常的有效治疗手段已经有很多年的历史了，近些年起搏器的功能及治疗适应证有了根本性的变化。2008 年欧洲心脏学会 / 美国心脏协会 / 美国心脏病学会颁布了心律失常起搏治疗的新指南，为我们的规范化治疗提供了依据。本段内容重点介绍指南中指出的 I 类适应证，即：是指有大量且明确的循证医学证据证明植入起搏器将对患者有益、有用或有效，并得到专家的一致认同。下面针对各种疾病在哪些情况下需要植入起搏器进行简单的阐述。

1. 缓慢性心律失常

（1）病态窦房结综合征：其 I 类适应证为有严重心动过缓并引起相应临床症状或必须使用某些药物进行治疗，但这些药物可引起或加重心动过缓并引发相关症状。

（2）房室传导阻滞：其 I 类适应证为包括任何阻滞部位的三度和高度房室传导阻滞，同时引起症状性心动过缓或引起心力衰竭；合并有其他心律失常或其他疾病需要药物治疗，而所用药物又可导致症状性心动过缓；高度房室传导阻滞虽无症状，但已证实心室停搏 >3 秒或清醒状态时逸搏心律 <40 次 / 分；射频消融后引起的三度或高度房室传导阻滞；心脏外科手术后发生的不可逆的房室传导阻滞；神经肌源性疾病伴发的房室传导阻滞，无论是否有症状应植入起搏器。

2. 急性心肌梗死伴房室传导组织　急性心肌梗死的患者在早期极易合并不同程度的传导阻滞，若患者有持续性或有症状的二度或三度房室传导阻滞应进行起搏治疗。

3. 颈动脉过敏综合征及神经介导性晕厥　血管迷走神经性晕厥常见于女性患者，发作时可伴有心率减慢、血压下降或两者兼有，其机制尚不完全明确。其 I 类适应证为反复发作的颈动脉窦刺激导致的晕厥；在未使用任何抑制窦房结或房室传导药物的前提下，轻微按压颈动脉即可导致 >3 秒的心室停搏。此部分患者应该考虑起搏器治疗。

4. 儿童、青少年患者和先天性心脏病　低龄患者有二度至三度房室传导阻滞合并有症状的心动过缓、心功能不全或低心排血量；有窦房结功能不良的症状并表现为与年龄不相称的心动过缓；心脏手术后出现二度至三度房室传导阻滞，预计不能回复或持续时间超过一周；婴儿的先天性三度房室传导阻滞，心室率 <50~55 次 / 分，或合并先天性心脏疾病，心室率 <70 次 / 分者。

5. 肥厚型梗阻性心肌病　其 I 类适应证为窦房结功能不良和（或）房室传导阻滞中的一类适应证的各种情况。

6. 长 QT 综合征及心动过速的起搏治疗　其 I 类适应证为心动过缓依赖性持续性室速，伴或不伴有 QT 间期延长。

7. 埋藏式心脏复律除颤器（ICD）植入适应证　非一过性或可逆性原因引起的室颤或室速所致的心脏骤停；与器质性心脏病有关的自发性持续性室速；原因不明的晕厥在心电生理检查时能诱发有血流动力学异常的持续性室速或室颤而药物治疗无效不能耐受或不可取；伴发于冠心病、陈旧性心肌梗死和左室功能障碍的非持续性室速在心电生理检查时可诱发室颤或持续性室速、而不能被 I 类抗心律失常药物所抑制；无器质性心脏病的自发性持续性室速患者不能耐受其他治疗。

8. 双心室起搏治疗心力衰竭　合并窦房结功能不良及房室传导阻滞的起搏器植入 I 类适应证患者，在最佳药物治疗基础上，如果 NYHA 分级 III ~ IV 级，窦性心律。QR 间期 ≥120 毫秒，左室射血分数 ≤35%，应该作为心脏再同步治疗 – 起搏 / 心脏再同步治疗 – 除颤（CRT–P/CRT–D）植入的 I 类适应证。

9. 心脏移植　在心脏移植患者中存在有预计不能恢复的有症状的心动过缓或变时功能不良者应采取起搏治疗（ I 类适应证）。

**（五）护理干预**

1. 术前护理

（1）心理护理：根据患者的年龄、文化程度、心理素质等，采用适当的形式向患者及家属介绍手术的必要性，手术过程、方法和注意事项，以解除思想顾虑和精神紧张。必要时手术前应用地西泮，保证充足的睡眠。

（2）辅助检查：遵医嘱指导患者完成必要的实验室检查。

（3）皮肤准备：永久起搏器备皮范围是双侧腋下及会阴部与双侧腹股沟区域。

（4）遵医嘱术前应用抗炎药物，必要时行过敏试验。

（5）训练患者平卧位床上大小便，以免术后由于卧床体位而出现排便困难。

（6）术前应用抗凝剂患者遵医嘱停用并注意凝血结果。

2. 术中配合

（1）严密监测生命体征变化,发现异常立即通知医生。

（2）关注患者感受,了解患者疼痛情况及不适主诉,并做好安慰及解释工作,必要时遵医嘱用药,帮助患者顺利配合手术。

3. 术后护理

（1）休息与活动:术后将患者平移至床上,嘱患者保持平卧位,如患者平卧极度不适可遵医嘱抬高床头 30°。术侧患肢不宜过度活动,避免用力咳嗽,以防电极脱位,如出现咳嗽症状,尽早应用镇咳药。卧床期间做好生活护理,术后第一次活动动作应缓慢,防止跌倒。

（2）监测:术后描记 12 导心电图,心电监护,监测起搏和感知功能。观察有无腹壁肌肉抽动、心脏穿孔等表现;监测患者生命体征、心电图以及患者自觉症状,及时发现有无电极导线移位或起搏器起搏感知障碍,如有异常立即报告医生并协助处理。

（3）伤口护理与观察:术后伤口局部压沙袋 6 小时,随时观察起搏器囊袋处伤口有无捻发音、皮下血肿情况及出血、感染等情况。换药时注意无菌操作。

（4）并发症的预防及护理

1）囊袋感染:起搏器囊袋感染是永久起搏器植入术后最常见的严重的并发症之一,其发生率在 0.4%~0.6%。术后早期应遵医嘱应用抗生素加以预防,一旦发生感染应积极处理,防止感染扩散。

2）囊袋血肿:填埋起搏器的囊袋内出血,引起局部皮肤瘀斑是其并发症之一,若处理不当极易引起囊袋内感染导致手术失败。术后常规予起搏器处伤口压沙袋 6 小时可预防血肿发生。

3）电极脱位:随着起搏器电极技术的不断更新,电极脱位已极少发生,但患者需要了解电极脱位的症状(如晕厥),一旦发生电极脱位应立即进行手术调整。

**（六）延续护理**

对于老年心脏起搏器治疗的患者,护理人员应根据患者病情制订相应的指导方案,为患者及家属提供正确且实用的指导。

1. 成立延续护理管理小组 老年患者起搏器植入术后延续性护理小组包括患者的主治医师、心脏电生理技师、责任护士、药剂师等,保证小组成员对延续护理的积极性,并进行规范化培训。

2. 确定延续护理的方式 患者出院前由专人负责收集并准确记录延续护理患者的相关信息,建立随访资料档案。老年患者起搏器植入术后延续性护理小组应为患者提供全面的家庭护理指导,包括起搏器相关知识指导、患者家庭自我监测指导、运动指导、植入起搏器后日常生活注意事项指导等。由小组成员在出院后 1 个月之内时采用电话回访及家庭访视的形式实施,全面了解患者的护理情况,适时调整护理计划。

3. 延续护理的主要内容

（1）起搏器知识指导:告知患者起搏器的设置频率及使用年限。指导其妥善保管好起搏器卡(有患者起搏器型号、有关参数、安装日期、品牌等),外出时随身携带,便于出现意外时为诊治提供信息。告知患者应避免强磁场和高电压的场所(如核磁、激光、变电站等),但家庭生活用电一般不影响起搏器正常工作。嘱患者一旦接触某种环境或电器后出现胸闷、头晕等不适,应立即离开现场或不再使用该种电器。随着技术的不断更新,目前移动电话对起搏器的干扰作用很小,推荐平时将移动电话放置在远离起搏器至少15cm的口袋内,拨打或接听电话时用对侧。

（2）病情自我监测指导:教会患者每天自测脉搏两次,出现脉率比设置频率低10%或再次出现安装起搏器前的症状应及时就医。不要随意抚弄起搏器植入部位。但应自行检查该部位有无红、肿、热、痛等炎症反应或出血现象,出现不适立即就医。

（3）活动指导:避免剧烈运动,装有起搏器的一侧上肢应避免做用力过度或幅度过大的动作(如打网球、举重物),以免影响起搏器功能或使电极脱位。

（4）定期随访:出院后半年内每1~3个月随访一次以测试起搏器功能,情况稳定后每半年随访一次,接近起搏器使用年限时,应缩短随访间隔时间,在电池耗尽之前及时更换起搏器。

### （七）居家护理

对起搏器术后患者来说,起搏器将作为保障他们生命的一部分而与之终身相随,所以对起搏器术后患者进行必要的居家护理指导,提供相应的支持和援助是十分必要的。对患者的居家护理指导要从多方面全过程着手,指导的内容应包括运动饮食、自我监测、随访及日常生活中的注意点等。

1. 运动　在出院回家后仍应坚持进行肢体功能锻炼,锻炼应遵循循序渐进的原则,术侧肢体避免重复剧烈的甩手动作及肩部负重,不可操之过急,逐渐加大幅度做抬臂、扩胸等运动,直到手臂可举过头顶,摸到对侧耳垂。尽早恢复正常功能是提高患者生活质量的保证。

2. 饮食　应食用高维生素、高蛋白、粗纤维饮食可预防便秘。营养丰富的饮食可增加患者的抵抗力,粗纤维饮食可预防便秘。若发生排便困难,可服用缓泻药物,必要时使用开塞露。

3. 自我监测　患者应进行起搏器的自我监护,每日自己测脉搏,发现脉搏短绌或脉搏次数比起搏器设定的次数低于10%,并伴有胸闷、心悸、头晕、乏力等不适症状,应立即去医院检查。

4. 随访　起搏器植入后患者应定期随访,植入起搏器只是治疗的开始,绝不是治疗的结束。测定起搏器功能,一般出院后半年内每1~3个月随访一次以测试起搏器功能,情况稳定后每半年随访一次,这是因为早期起搏器阈值不稳定,需要及时调整。当接近担保年限时再适当缩短随访时间。

5. 日常生活中注意事项　所有安置起搏器患者出院后,都会参与社会活动和日常生活,为了保证起搏器的正常功能,防止危及生命的突发事故,应让患者了解某些活动禁区和注意事项,以便事先防患。现有起搏器在设计时都具有抗干扰性能,因此对日常生活经常接触的民用和办公用电器不必担心,可以照常使用,如电视、音响、传真机、复印机和电脑等,手提电话也可以使用,但均要距离起搏器15cm以外,一旦发现异常感觉,只要拉远距离,起搏器就会恢复正常状态。携带者可以乘坐电梯、电车、飞机等交通工具。但有些环境如电焊机、超短波理疗机、磁共振或强的电磁场,应该禁止接近,防止抑制起搏器发放电脉冲而停止工作。携带者外出时首先要携带起搏器识别卡,如就医或通过机场安全门时,将识别卡展示给医生或检查人员,便于进行医源性的预防措施或解除金属警报以通过检查。此外为安全起见,外出时要携带阿托品等口服药物以提高心率,以及写有携带者单位、住址、姓名以及联系人的证明卡,以便发生起搏器失灵这一突发事件时及时联系。

### 四、老年心力衰竭

#### （一）疾病概念

任何原因引起的初始心肌损伤,导致心脏结构或功能的变化,伴有心室充盈或射血能力受损的一组临床综合征称为心力衰竭。慢性心力衰竭是一个逐渐发生发展的过程,包括存在诱发心脏损伤的危险因素;心脏重构;有症状心力衰竭和顽固性心力衰竭四个阶段。

#### （二）流行病学资料

随着人口老龄化进程的加快和高血压、冠心病等常见心血管病发病率的上升,心衰的发病率正逐渐升高。美国 Framingham 研究显示,老年人心力衰竭是主要的中老年疾病,在45~94 岁年龄段,年龄每增加 10 岁,心衰的发病率就升高两倍,50 岁年龄段患病率为 1%,而 65 岁以上人群可达 6% ~10%,到 80 岁增加了 10 倍。

#### （三）临床表现与并发症

1. 心肌收缩力减低　主要表现为压力容积曲线右移,动脉压正常,射血分数下降。

2. 心力衰竭

（1）呼吸困难:是左心衰最突出的症状。根据肺充血程度,可表现为劳力性呼吸困难,夜间阵发性呼吸困难,端坐呼吸,急性肺水肿。

（2）夜间阵发性呼吸困难:是左心衰竭的早期表现,可间断或连续数夜发作,多在夜间熟睡 1~2 小时后,因胸闷、气急而突然惊醒,被迫坐起,可伴镇咳、喘鸣样呼吸或咳泡沫样痰。轻者端坐十几分钟至一小时后呼吸困难自行消失,又可平卧入睡,白天可无不适。

（3）急性肺水肿:是左心衰竭的主要表现,可突然发作,重度气急,端坐呼吸,面色灰白,口唇发绀,大汗淋漓,脉速而强,频频镇咳,咳出大量粉红色泡沫痰,严重时泡沫痰自口鼻涌出。

3. 右心衰竭　主要临床表现有颈静脉充盈,肝大、压痛,肝颈静脉回流征阳性,周围水肿,以下垂部位明显。

4. 老年心力衰竭特点　老年人心力衰竭症状多不典型。常伴有多种疾病并存,互相影响,掩盖或加重心脏病的症状及体征,导致诊断困难,易出现漏诊或误诊。老年人出现如下症状时,应鉴别是否为心衰的表现:

（1）白天尿量减少,夜间尿量增加,体重有明显增加。

（2）血压较平时高。

（3）站立或坐位时不咳,平卧或夜间卧床后出现干咳。

（4）走路稍快或轻微劳动后即感心慌、胸闷、气促、脉搏快且不规则。休息时脉搏增加20 次 / 分以上,或呼吸增加 5 次 / 分以上。

（5）睡觉时需垫高枕头,否则即感胸闷、气促,或睡眠 2 小时后会胸闷,气促而惊醒,坐起或起立片刻后可逐渐好转。

（6）咳嗽痰多呈白色泡沫状,劳累或轻微劳动后尤为明显。

（7）老年人的心肌梗死常疼痛不明显,多数因左心衰竭出现胸闷、气促、咳嗽而就诊。

5. 并发症　可并发上呼吸道感染,严重者可发生昏迷,右心衰竭可致心源性肝硬化等。

#### （四）治疗原则

1. 一般治疗

（1）消除诱因:应防止和积极处理可诱发心衰或引起心衰恶化的各种因素,如感染,心律失常、电解质紊乱、用药不当等。其中感染最为常见,故在季节交替时要引起患者注意。

（2）积极治疗和控制基础心血管病变。

（3）精神和心理治疗:减少各种精神刺激包括对病情恶化与死亡的恐惧,加强心理疏导,培养乐观向上的态度,不仅可改善生活质量,还对长期预后有积极影响。

（4）调整生活方式:应限制钠盐的摄入;限制液体摄入;宜采用低脂饮食,必须戒烟,肥胖者应减重。失代偿期须卧床休息,做一些被动运动,以防深静脉血栓形成,临床状况稳定后可做一些适当的体力活动,以不引起症状为度。

2. 药物治疗

（1）血管紧张素转换酶抑制剂（ACEI）:ACEI 是一种能降低心衰死亡率、改善预后的药物,也是心衰治疗的基石。

（2）β 受体阻滞剂:长期应用则可延缓或逆转心肌重构。β 受体阻滞剂是 ACEI 以外,另一个可降低心衰病死率并改善预后的药物。

（3）利尿剂:这类药物可抑制肾小管重吸收钠和氯,从而控制心衰时的水钠潴留,减少静脉回流,降低心脏的前负荷,达到减轻和消除全身水肿和肺淤血的目的。

（4）血管紧张素 Ⅱ 受体拮抗剂（ARB）:ARB 和 ACEI 一样,也是一种阻断 RAAS 作用的药物。

（5）醛固酮受体拮抗剂:醛固酮加剧了心衰的发生和发展。心衰时醛固酮分泌增加,在体内蓄积。ACEI 和 ARB 的应用均不可能遏制醛固酮的生成发挥作用,这是醛固酮受体拮抗剂应用的依据。

（6）地高辛:洋地黄制剂不仅能发挥正性肌力作用,更重要的是可发挥生物学效应,可使位于心脏、主动脉弓和颈动脉窦压力感受器敏感性提高,亦可使肾小管重吸收钠和肾脏分泌肾素减少。

3. 心衰的非药物治疗

（1）心脏再同步化治疗（CRT）:CRT 不仅使心脏整体活动实现再同步化,且可拮抗神经内分泌系统的作用,逆转心肌重塑,还具有抗心律失常的效果,适用于心脏不同步,左室射血分数降低、标准药物治疗后仍有症状（NYHA Ⅲ、Ⅳ级）的患者。

（2）心脏自动除颤复律器（ICD）:ICD 适应证为心衰伴左室射血分数低下,曾有过心脏停搏、心室颤动或伴血流动力学状态不稳定的室性心动过速的患者,此类患者植入 ICD 是作为二级预防以延长生存。

（3）心脏移植:主要适合于无其他可选择治疗方法的重度心衰患者。

**（五）护理干预**

1. 活动与休息　让患者去半卧位或端坐位,限制活动量,尽量减少活动中的疲劳。

2. 给氧。

3. 保持环境安静,舒适,空气通畅,限制探视;安慰鼓励患者,帮助树立战胜疾病的信心,家属给予积极的支持,以利于患者情绪的稳定。

4. 水肿的评估　注意观察水肿的消长情况,每日测量体重,准确记录 24 小时出入量,并将其重要性告诉患者和家属,取得配合。

5. 饮食护理　给予易咀嚼、易消化、富含维生素的饮食,少量多餐,避免过饱;多食蔬菜、水果,补充维生素,保持大便通畅,防止干燥。如果缺钾可食用含钾高的海带、紫菜、瘦肉、橘子等。适当控制总热量,蛋白质也要适当控制。限制钠盐的摄入,每日食盐摄入量少于 5 克,服利尿剂者可适当放宽。限制含钠量高的食品如发酵面食、腌制品、海产品、罐头、味精、啤酒、碳酸饮料等,可用糖、醋、蒜调味,以增进食欲。

6. 勿用力大便,必要时使用缓泻剂。

7. 输液的护理　控制输液量和速度,并告诉患者及家属此做法的重要性,以防其随意调快滴速,诱发急性肺水肿。

8. 皮肤护理　协助患者经常更换体位;嘱其穿质地柔软、宽松的衣服;保持床褥柔软、平整、洁净,严重水肿者可使用气垫床;保持皮肤清洁,经常按摩骨隆突处,预防压疮的发生。

9. 体力休息原则

Ⅰ级:不限制一般的体力活动,积极参加体育锻炼,但必须避免剧烈运动和重体力劳动。

Ⅱ级:适当限制体力活动,增加午睡时间,强调下午多休息,可不影响轻体力工作和家务劳动。

Ⅲ级:严格限制一般的体力活动,每天有充分的休息时间,但日常生活可以自理或在他人协助下自理。

Ⅳ级:绝对卧床休息,取舒适体位,生活由他人照顾,待病情好转后活动量逐渐增加。

10. 用药护理

(1)洋地黄类药物:应用洋地黄制剂应警惕其毒性反应的发生,包括:胃肠道反应最早出现,有食欲不振、恶心呕吐;神经系统头痛、忧郁、无力、视力模糊、黄绿视;心脏毒性表现为各种类型的心律失常,以室性心律失常尤其是室性早搏最为常见。当出现上述症状应立即停用洋地黄;补充钾盐和停用排钾利尿剂;纠正心律失常。

(2)利尿剂的应用及护理:给药时间尽量选在白天,避免影响患者夜间睡眠。用药后观察 24 小时出入量、有无低血钾、有无高尿酸、体重是否减轻。

(3)血管扩张剂的应用及护理:观察血压和脉搏,严格掌握滴速。硝普钠应现用现配、避光输液,避免长期大剂量使用。

(4)ACEI 的应用及护理:观察血压、血钾、干咳、肾功能。

**(六)延续护理**

对于老年心力衰竭患者,护理人员应根据患者病情制订相应的指导方案,为患者及家属提供正确且实用的指导。

1. 成立延续护理管理小组　老年心衰患者延续性护理小组包括患者的主治医师、责任护士、药剂师等,保证小组成员对延续护理的积极性,并进行规范化培训。

2. 确定延续护理的方式　患者出院前由专人收集并准确记录延续护理患者的相关信息,建立随访资料档案。老年心衰患者延续性护理小组应为患者提供全面的家庭护理指导,包括老年心衰患者的容量管理、体重监测、皮肤护理、饮食指导、用药指导、病情变化的自我监测等。由小组成员在出院后 1 个月之内时采用电话回访及家庭访视的实施,全面了解患者的护理情况,适时调整护理计划。

3. 延续护理的主要内容

(1)慢性心力衰竭患者容易出现水钠潴留的现象,所以在生活中需要严格限制患者对水、盐的摄入量,减少心脏负荷,同时需要告知患者及其家属在饮食方面需要把握低钠、低脂肪、低热量的原则,多食富含纤维素的蔬果食物,保持大便通畅,对于每天的液体出入量进行记录,若发现水钠潴留则需要及时纠正。

(2)教会患者如何自测脉搏:将中指及示指放在桡动脉上,数一分钟,让患者演示步骤。

（3）药物依从性：药物治疗是慢性心力衰竭患者首选的治疗方式，但是需要做好患者在用药期间的指导以及监督工作，告知患者用药治疗的目的，药物的适应证及其不良反应等，让患者有一个充分的心理准备，避免在用药过程中出现不适而放弃治疗，或是出现滥用药物的情况。如需服用强心类药物，指导患者每天在同一特定时间服用，在服用前检查脉搏，如小于 60 次／分或心脏节律不规则时，通知医生。

（4）指导患者识别重要的症状、体征：如头晕、视物模糊、呼吸短促、持续干咳、心悸、疲劳感增加、夜间阵发性呼吸困难、脚踝肿胀、尿量减少。

（5）建议患者每周至少测 3 次体重，若一周体重增加超过 1.4kg 就及时就诊。

（6）指导应用利尿剂的患者适量增加钾的摄入，多吃含钾量高的食物，如香蕉、橘子汁等。

（7）运动干预：在早期治疗时，在患者的身体状况允许前提下，可以鼓励患者进行适当锻炼，最好以慢走为主，告知患者运动期间需要家属在旁陪同，准备好急救的药物，避免过度运动。

（8）心理护理：部分患者情绪波动较大，有可能会诱发心力衰竭，所以在治疗期间需要告知患者及其家属不良的情绪对疾病的危害性，使其能够尽可能保持良好以及平和的情绪，避免情绪出现大起大落，其家属需要为患者创造一个温馨的家庭氛围，使其保持乐观的心态。

**（七）居家护理**

心力衰竭患者的居家护理是一个长期的过程，在患者住院期间强化回家后自我康复意识及家属辅助康复技巧。出院后每月 1 次由负责护士以定期家访或电话访问的形式了解家属及患者的心理状态、饮食习惯、运动康复等进展情况，根据情况提出需要改进的方面，必要时进行门诊康复护理指导。

1. 家庭用药指导 老年心力衰竭患者大多在家休养，应确保其回家后严格按照医嘱服药，切忌自作主张更改或停用，以免发生严重后果，并应熟悉常用药物的不良反应，这样有利于不良反应的早发现、早就医、早处理。自我保健可以减少入院次数，减轻家庭负担，住院的概率会减少一半左右。

2. 避免诱发因素 感染是诱发心力衰竭的常见原因。告知心力衰竭老年患者的家属注意老年人感染特点：症状不典型、体温不是很高、仅表现为食欲缺乏、倦怠等。家属应密切监测病情变化，预防感染。尤其是季节交替时预防感冒，避免过度劳累、情绪激动、用力排便等。

3. 饮食指导 饮食在心功能不全的康复中占重要地位，其原则为低钠、低热量、清淡易消化，足量维生素、无机盐，戒烟限酒，同时限制脂肪的摄入。还应少食多餐，因饱餐可诱发或加重心理衰竭。

4. 改变生活方式 制订活动或锻炼计划，参加适当的体育活动，避免长期卧床。保证充足的睡眠。急性期及重症心力衰竭时应卧床休息，待心功能好转后应逐渐下床，适量活动，当出现脉搏 >110 次／分，或比休息时加快 20 次／分时，伴有气急、心悸、心绞痛发作或异搏感时应停止活动并休息，减少机体耗氧。

5. 皮肤护理 慢性心力衰竭患者常被迫采取右侧卧位，所以应加强右侧骨隆突处皮肤的护理，预防压疮。可为患者定时翻身、按摩，动作需轻柔，防止皮肤擦伤。对于水肿严重患者，更应该加强全身皮肤护理。

6. 家庭监测指导 指导患者家属学会监测意识、呼吸、心率、血压，观察咳嗽、排痰量与性质,准确记录 24 小时出入量,夜间睡眠、起夜、下肢有无水肿及程度。

7. 原发病治疗  积极治疗控制高血压、冠心病、心肌梗死、瓣膜性心脏病、心肌炎、心包炎等。

8. 常用药物指导

(1)血管扩张药:使用血管扩张药的过程中需检测血压,防止血压过低,引起重要器官血液灌注不足,发生晕厥、跌倒等。开始剂量宜小,并逐渐加至治疗量。

(2)利尿药:老年人用利尿药容易发生直立性低血压、低血钾、排痰困难等。应用利尿剂的患者应定期复查电解质,避免电解质紊乱致心律失常。应监测血压,同时关注老年患者痰液情况。

(3)洋地黄制剂:应告知患者及家属,洋地黄制剂的治疗浓度和中毒浓度很接近,应严格按照医嘱服药,并定时监测洋地黄血药浓度。同时在服药前,指导患者或家属自测脉搏,当心率 <60 次 / 分时应停药,就医。患者及家属应能简单识别洋地黄制剂中毒的表现,其常见的毒性反应是胃肠道症状和室性心律失常,也易出现神经系统症状,表现为黄绿视。

(4)ACEI 类药物:老年心衰患者可选用小剂量 ACEI 类药物,但应注意要严密监测血压,避免血压过低影响重要组织器官血液灌注。同时应用中需监测肾功能。对于同时应用 ACEI 类药物及保钾利尿药的患者应监测血电解质变化,避免发生高钾血症。

(5)β 受体阻滞剂:老年人应用此药应从小剂量开始,不能突然停药。用药过程中需自测心率,心率低于 50 次 / 分时应慎用。

(6)镇静药:老年人精神紧张、恐惧、忧虑、失眠等,可用小剂量安定类制剂,但夜间应注意观察呼吸情况,防止发生呼吸衰竭。

9. 居家运动时注意事项

(1)运动前、后测脉搏、血压,整个运动过程有专人陪护,确保安全。患者出现心绞痛、气喘加重、呼吸困难、体重增加或下肢水肿等异常情况时,立即停止运动。

(2)服用血管扩张剂时,应与运动时间错开。运动时避免出汗过多,否则易引起血压下降。

(3)运动前应避免饮酒,因为酒精可降低心肌的收缩性。

(4)制订一个锻炼计划,每周 3 次,每次 20~60 分。决定患者可以开始准备增加运动或开始运动计划的指标包括:可以不间断地说话,静息时心率低于 120 次 / 分,或日常活动时没有中等程度以上的疲劳感出现。

(5)每日监测体重:康复运动是一个长期过程,对很多患者而言,在家庭中的锻炼是更为实际的治疗选择,长期、规律的体育锻炼可以使患者获益。

10. 定期复查与就诊指导

(1)定期复查血,心电图及评价心功能。

(2)每日定时自测体重,若 1~3 天体重增加了 2kg,或出现水肿加重应引起警惕,立即就诊。

(3)当静息时出现咳嗽、咳痰增多,不能平卧,稍活动感觉身体疲乏无力、呼吸困难、胸闷不适、眼前发黑、头晕等,近期血压忽高忽低,体重增加较多,踝部水肿加重、腹胀、食欲减退等情况,应及时到医院就诊。

（王宫明）

# 第二节　呼吸系统老年常见疾病与护理干预

## 一、老年人肺炎

### （一）基本概念

肺炎（pneumonia）指终末气道由病原微生物（细菌、病毒）、免疫损伤、理化因素、过敏及药物等多种原因所致的肺泡和肺间质的炎症。

老年人因机体老化、呼吸系统解剖和功能的改变，导致全身和呼吸道局部的防御和免疫功能降低而发病。随着年龄增长，一方面，老年人呼吸功能减退，吞咽与声门动作常不协调，在吞咽时易将常存菌、分泌物或者食物等误吸入肺而导致吸入性肺炎，加之气管、支气管黏液纤毛功能下降，咳嗽反射差等导致排痰功能降低，从而易使细菌进入下呼吸道产生肺炎。另一方面，老年人免疫功能减退，从而对致病菌的防御功能大为减弱，细菌易在肺内繁殖、生长后引起肺部感染，导致严重肺炎。同时，社区获得性肺炎（CAP）、医院获得性肺炎（HAP）、病毒性肺炎（VP）、呼吸机相关性肺炎（VAP）等较为常见。

### （二）流行病学资料

近年来，随着社会的发展，人口老龄化使得老年人肺炎的发病率和病死率均呈上升趋势。老年人肺炎是指由多种病原体引起老年人肺实质的炎症，病因可以是感染性，也可以是非感染性的，但以前者多见，其中又以细菌性肺炎常见。自从抗生素问世以来，细菌性肺炎的发病率和病死率明显减低，但老年人肺炎的发病率和病死率并未降低。据统计，我国每年患肺炎病例数达 250 万例，死亡 12.5 万例，其中老年人占 70%。因此，本病是老年人的常见疾病，也是老年人死亡的重要原因。降低老年人肺炎的发病率和病死率是老年临床医学的重要课题。

### （三）临床表现与并发症

1. 症状

（1）起病隐匿，临床症状不典型：老年人肺炎起病常较隐匿，临床症状不典型。常无明显高热、咳嗽、咳痰、胸痛等典型肺炎症状。病情进展快，有较高发病率和死亡率。有文献报道老年肺炎，存活者只有 28%，非存活者仅 13% 病程中有发热表现。

（2）多以低热为主：老年人肺炎多以低热为主，较常见的症状为呼吸频率增加，呼吸急促或呼吸困难。全身中毒症状也常见并可早期出现，首发症状多以消化道症状突出，表现为腹痛、食欲不振、恶心呕吐等，或心率增快、心律失常等心血管症状，或精神萎靡、乏力、谵妄、意识模糊等神经精神症状，重者血压下降、昏迷。

（3）高龄者常以典型的老年病五联征（尿失禁、精神恍惚、不想活动、跌倒、丧失生活能力等）之一或多项而表现之。

2. 体征　老年人肺炎极少出现典型肺炎的语颤增强、支气管呼吸音等肺实质体征。国内 576 例老年肺炎资料，有肺炎实变体征者仅 13.8%~22.5%，血白细胞正常或低于正常者达 38.7%。可出现脉速、呼吸快、呼吸音减弱、肺底部可闻及湿啰音，但易于与并存的慢性支气管炎、心衰等相混淆。

3. 并发症　老年人肺炎病情变化快，并发症多。起病不久即可出现脱水、缺氧、休克、严重败血症或脓毒症、脑膜炎、心律失常、电解质紊乱和酸碱失衡等并发症。

**（四）治疗原则**

1. 一般治疗 老年性肺炎一旦确诊,应卧床休息,减少探视人员,保持室内空气新鲜、温、湿度适宜。

2. 药物治疗

（1）抗生素治疗:老年人肺炎抗生素使用原则为早期、足量,针对致病菌使用,重者联合用药。开始时可进行经验性治疗,待致病菌明确后则可有针对性地选药或参考药敏结果选择抗生素。对老年患者,特别是有肝、肾基础疾病者,均需相应地调整用药剂量。如痰培养发现肺部真菌感染,可停用抗生素,给予抗真菌治疗。

（2）抗生素的合理应用:老年人用药后,血药浓度较青年人高,半衰期延长,易发生毒副作用,故用药量应小,为成人用药量的 50% ~70%,并根据肾功能情况选择用药,慎用氨基糖苷类。

一般体温下降,症状消退后 7~14 天停用。特殊情况,军团菌肺炎用药时间为 3~4 周,急性期用药 48~72 小时,无效者考虑换药。

治疗中严密观察不良反应,老年人易发生菌群失调、假膜性肠炎、二重感染等,应及时防治。

3. 辅助治疗

（1）营养支持:老年人的营养供给不能单纯依靠饮食,必要时应给予肠外营养支持,如鼻饲高热量流食及白蛋白等液体的输注。

（2）补液治疗:老年人肺炎常伴有水电解质紊乱、痰液黏稠等症状,在心功能正常的情况下,每日液体保持在 2000~2500ml 为宜。

（3）体位排痰:应定时协助患者翻身,改变体位。同时予患者拍背,指导患者有效的咳嗽、咳痰。

**（五）护理干预**

1. 一般护理

（1）环境方面:保持病房内空气清新,病房内温湿度适宜。限制老年患者活动,减少探视人员,避免交叉感染,避免因交谈过多而引起患者劳累,保证患者充足的休息和睡眠时间,减少耗氧量。

（2）饮食方面:若有发热症状,予患者高热量、高蛋白、高维生素、易消化等营养丰富的流食或半流食,以补充疾病对患者的营养消耗。对不能经口进食的患者,积极与患者及家属沟通,予留置胃管,鼻饲高热量流食,从而保证患者机体需要量。

（3）体位方面:协助患者取舒适体位,病情允许者予半卧位,以增加肺部通气,减少因肺部淤积的分泌物导致的并发症。

2. 保持呼吸道通畅 鼓励和指导患者积极有效的排痰。嘱患者取半坐卧位,先深吸气后屏住,后借助胸腹肌的力量在呼吸时咳嗽,使肺底部的分泌物在震荡下产生痰液运动而将痰液咳出。同时加强翻身叩背,防止痰液坠积,以利于痰液排出。给患者叩背排痰时,将手空心握拳,适度拍打,由下至上,由外侧至中央,振动患者背部,防止痰液坠积,同时也可使附着在肺泡壁周围及支气管壁上的痰液松动脱落,有利于痰液排出。必要时,应用超声雾化、稀释化痰药物等促进排痰。

3. 体温的监测 高热虽然不是老年人肺炎的典型症状,可一旦出现,会导致水电解质紊乱、意识障碍和心力衰竭等严重问题,所以需要时刻关注老年患者的体温变化。关注老年患者的生命体征,包括血压、心率、神志、面色等方面。首选物理降温,避免体温过高。同时鼓励患者多饮水,必要时予静脉补液治疗,维持水电解质平衡及充足的营养支持。输液时严格控制速度和量,避免因输液速度过快和输液量过高引起的心力衰竭及肺水肿的发生。

4. 吸氧 老年肺炎患者随着病变范围的增大,易导致通气／血流比失调,有的患者会出现一些慢性呼吸系统疾病和心脑血管疾病等。据统计,约 50% 的老年患者伴有低氧血症,应及时予患者吸氧。对单纯缺氧的患者,可适当加大氧流量。而对于合并有肺气肿、肺心病等基础疾病,出现Ⅱ型呼吸衰竭者,应给予持续低流量（1~2L/min）吸氧。

5. 用药护理

（1）在应用抗生素前,应正确留取痰培养、痰涂片、痰病理等各种标本,查明病原菌,送检血标本。

（2）按药物说明,做好药物敏感试验,告知患者出现药物不良反应时的症状及做好急救措施。

（3）遵医嘱按时应用抗生素,做到现配现用,合理安排给药时间。

（4）用药期间,观察消炎药物的疗效及不良反应,注意输液速度及药物之间的相互作用。

6. 心理护理 影响老年患者治疗效果的因素有很多,如体质较弱、住院时间长、治疗见效慢、易反复、出现较多并发症、家庭经济条件差等,这些都会导致患者抵触治疗和护理。甚至会有患者拒绝治疗,导致疾病恢复时间增加。所以要积极与患者及家属进行沟通交流,及时、耐心、真诚的对他们的疑虑进行解答,反复交待病情的演变过程及采取的有效诊疗措施,取得他们的信任与理解,积极配合医生的治疗,增强康复信心。

7. 并发症的护理 老年人肺炎的病情变化快,并发症多,因此要密切观察患者生命体征、神志及全身状况的改变,发现异常及时通知医生,及时处理。

**（六）延续护理**

1. 成立延续护理管理小组 包括患者的主治医师,责任护士等,保证小组成员对延续性护理的积极性,并对小组成员进行规范化的培训。

2. 确定延续护理的方式

（1）建立出院患者随访资料档案,准确、详细记录延续护理患者相关信息,根据患者的临床资料确定延续护理方案。

（2）随访时间安排:由小组成员通过电话、QQ、微信、短信等回访方式,在患者出院满两周后进行第 1 次回访,之后每一个月回访 1 次,半年后每三个月回访一次。

3. 延续护理的主要内容

（1）症状管理与识别:询问患者基本身体状况,有无胸痛、发热、咳嗽、咳痰等典型的肺炎症状;有无消化道症状及神志状态的改变;有无脱水、缺氧等并发症的发生。进行详细记录,并告知患者出现上述症状时的应对方法,根据患者的症状体征,叮嘱患者必要时来医院就诊。

（2）用药指导:告知患者及家属不同药物的名称、用量、用法、作用及药物的不良反应。嘱咐患者按时、按量服药。嘱咐家属密切观察患者的病情变化,有问题时及时向小组成员反馈。

（3）饮食指导:指导患者正确饮食,要多喝水、多吃蔬菜水果、食物以清淡易消化的为主,切忌吸烟、饮酒。

（4）咳嗽咳痰指导:教会患者有效咳嗽咳痰的方法,掌握叩背排痰的技巧,及时有效的清除痰液。

（5）呼吸康复训练指导:

1）暗示呼吸法:患者用一手放在上腹部或胸部,呼气下腹部下陷,该手也随之下沉,并稍加压力以增加腹压,使横膈上抬。吸气时上腹部抗此所加的压力,将腹部徐徐隆起。每次历时 3 分钟,如此反复就可促进膈肌收缩,增加活动范围。

2）下胸带呼吸法:患者可用宽布带交叉缠于下胸部,呼气时收缩布带以挤压季肋部,吸气时对抗此部的压力,扩张下胸部和上腹部,同时慢慢放松布带。

（6）病情自我监测:指导患者学会呼吸及脉搏的计算方法,若出现脉搏加快、呼吸急促、呼吸困难等不适症状,应及时就医。

（7）发放健康教育卡片:制作老年人肺炎相关的健康教育卡片,发放给患者,并嘱咐家属监督其严格执行。

（8）心理指导:小组成员对待患者应热情,并多与患者沟通,认真倾听患者的需求。采用心理疏导、心理支持、情绪转移等心理护理方法,及时消除患者的不良情绪;并通过患者家属及朋友了解患者的心理状态,及时进行心理疏导,让患者保持积极、乐观的心态。

**（七）居家护理**

1. 预防呼吸道感染　在寒冷的冬春季,减少外出,预防感冒。出门戴好口罩、帽子、围巾,做好保暖工作。雾霾天尽量少开窗,少出门,出门戴专业防护口罩。少去人多,空气污浊的公共场所。对呼吸道感染,做到早预防,早诊断,早治疗。

2. 保持适宜的生活环境　天气好时,经常开窗通风,每日通风 2~3 次,每次以 15~30 分钟为宜。室内温湿度适宜,温度控制在 18~20℃,相对湿度控制在 55% ~60%。避免过堂风,避免受凉。

3. 良好的心理调适　老年人肺炎具有治疗慢、易反复的特点,易产生紧张、焦虑等负面情绪,鼓励家属陪伴照顾,帮助患者进行呼吸功能锻炼,消除不良情绪,保持乐观心态,嘱患者积极配合治疗。

4. 药物控制　叮嘱患者按时、按量服用药物,每日定时做雾化等祛痰治疗,家属在雾化后协助患者拍背、咳痰。

5. 养成良好的生活习惯　戒烟、戒酒,对于可下床活动的患者,每日有一定的运动量,以能耐受为宜。

6. 协助翻身、拍背　对于长期卧床的患者,家属应定时协助患者翻身、拍背,帮助患者有效的咳嗽咳痰。

7. 老年人吸入性肺炎的预防及护理　吸入性肺炎主要是指口鼻咽部的分泌物和胃、食管的反流物误吸入下呼吸道,达肺泡及终末呼吸道,而引发的肺部炎性病变。老年人由于呼吸系统的老化,呼吸道防御功能的减退,同时常患有慢性疾病,所以老年人是发生吸入性肺炎的高危人群,预防老年人吸入性肺炎的发生变得尤为重要。

（1）加强口腔护理:口咽部细菌聚集是导致吸入性肺炎的原因之一,所以,保持口腔的清洁、抑制细菌滋生尤为重要。另外,及时清除口腔内食物残渣和口腔内分泌物,有助于提高咳嗽反射敏感性。

（2）选择正确的营养方式:对经口进食者饮水易呛咳时,鼓励患者食用黏稠的食物,并养成良好的进食习惯,如吃饭时坐起,下巴内收,缓慢而仔细的咀嚼。对长期卧床并留置胃管的患者,饭后 2 小时内保持半卧位,床头抬高 30°。

(3)对于留置胃管出院的患者,每个月来医院换一次胃管。饭前 1 小时予患者拍背,协助患者有效咳嗽咳痰。饭前检查胃管是否在胃内,予回抽胃液,可抽出清亮胃液可进食。若无胃液,可把胃管前端打开放置在放有清水的小碗里,若无气泡则可鼻饲食物。鼻饲前,对于长期卧床的患者,床头抬高 30°~45°。拔除胃管前,嘱患者进行吞咽动作的锻炼,可以让患者少量进食黏稠食物或进行空吞咽训练,若吞咽较顺利,则 4~5 周可拔除胃管。若不顺利,则胃管可再留置一段时间。

## 二、慢性阻塞性肺疾病

### (一)疾病概念

慢性阻塞性肺疾病(简称慢阻肺,chronic obstructive pulmonary disease,COPD)是一种以气流受限为特征的肺部疾病,气流受限不完全可逆,呈进行性发展。COPD 的定义并非慢性支气管炎和肺气肿的结合,需排除以可逆性气流受限为特征的哮喘。COPD 在全世界当前死因中居第 4 位,预计在未来数十年中其发病率和死亡率将进一步增加。随着中国人口老龄化的出现,慢阻肺的发病率逐年增加。COPD 患者为社会带来了沉重的负担。在欧洲,呼吸系统疾病占总医疗费用的 6%,而其中 56% 的花费用于 COPD 患者。在美国,CODP 患者的直接医疗费用为 295 亿美元,间接费用达到 204 亿美元。COPD 费用与其严重程度高度相关,随患者疾病的进展,费用的比例发生着变化。住院费用、转运用氧费用随疾病进展迅速增加。因此对 COPD 患者的管理显得尤为重要。

### (二)流行病学资料

现有的 COPD 的流行病学资料有很大差异,因各地的诊断标准、调查方法和分析方法的存在差异。全球 COPD 倡议(GOLD2016)资料表明 COPD 的患者病率为低于 6%。荟萃分析的数据表明,吸烟者/既往吸烟者的 COPD 的发病率较非吸烟者高,而 40 岁以上人群的 COPD 的发病率较 40 岁以下人群高,男性发病率高于女性。每个国家的 COPD 的发生率均随着年龄增长而增高,60 岁以上人群的发病率最高,可以从 7.8% 至 19%。我国的发病率为 8%~12%,城镇人口的发生率较农村人口略低。

### (三)临床表现与并发症

1. 呼吸困难 是 COPD 患者最主要的症状,也是导致患者焦虑、生活能力下降的原因。COPD 患者这样描述他们的呼吸困难:呼吸困难是一种感觉,需要持续增加努力去呼吸,沉重,气短和喘息。

2. 咳嗽 慢性咳嗽通常是 COPD 患者最初出现的症状。当患者有吸烟史或粉尘暴露史的时候,咳嗽的症状更加严重。最初 COPD 的患者可能是间断的,继而咳嗽变成每日必有的症状,而且每日很长时间均有咳嗽。慢性咳嗽通常无大量气道分泌物。有些无慢性咳嗽的 COPD 患者也可能发展为严重的气流受限。

3. 咳痰 COPD 患者通常在咳嗽后产生少量黏性较大的痰。慢性支气管炎的患者应为每年 3 个月或以上的咳痰,上述症状连续两年均有。大量痰液的患者通常是存在支气管扩张的患者。刺激性气味的痰液反映了患者的炎症反应的状态,并有可能合并细菌的感染。

4. 哮鸣和胸部紧缩感 这两种症状并不特异,并且变化很大。大气道,如喉部的哮鸣是可闻及的,通常不需要应用听诊器便可获知。吸气相和呼气相均可闻及 COPD 患者的哮鸣音。胸部紧缩感是肌肉的特性之一，通常在活动后出现，定位困难，可能是因为肋间内肌的等长收缩所引起的。不存在这两种症状并不能排除 COPD，而存在这两种症状却也不能支持哮喘的诊断。

5. 提示疾病进展的症状　疲乏，体重减轻和食欲下降是严重的 COPD 患者普遍存在的症状，这与患者的预后相关。若患者存在迁延的咳嗽，则可能出现胸内压力突然增高引起的咳嗽后晕厥。剧烈咳嗽可能引起肋骨骨折。踝部肿胀可能是肺心病的唯一象征。焦虑和抑郁通常伴随 COPD 患者，其反映了患者的不良的健康状态，并且是导致急性加重的诱因之一。

### （四）治疗原则

适宜的药物治疗可以减轻 COPD 患者的症状、降低急性加重的频率和加重的程度，增加活动耐力和改善健康状态。

1. 稳定期的治疗　包括以下内容：

（1）支气管扩张剂：支气管扩张剂是控制 COPD 患者症状的核心。经吸入途径应用支气管扩张剂是首选。支气管扩张剂有 $\beta_2$ 受体激动剂、抗胆碱能药物和茶碱类药物，至于单独应用还是组合应用，取决于当地药物的可及性和患者对药物的反应（药效及副作用）。支气管扩张剂可按需应用，也可以长期、规律应用。这些药物增加了肺内气体的排出，改善了患者在静息和运动时的动态的过度充气的问题，继而改善了患者的活动能力。现有的药物都无法纠正患者肺功能的恶化的进程。每种药物的应用都应是患者个体化的，个性化的方案的制订是根据患者症状的严重程度、急性加重的危险因素、可及性的药物和患者对药物的反应。

（2）其他药物

1）疫苗：流感疫苗可以降低重度患者的住院率和死亡率（A 级证据）。存在活体或灭活的病毒的疫苗对老年患者似乎更有效。疫苗的序列每年都有调整，故老年 COPD 患者建议每年都进行疫苗的注射。

2）肺炎疫苗：对于 65 岁以上的 COPD 患者、尤其合并其他慢性疾病的患者（如心脏疾病），建议进行肺炎球菌疫苗的注射。证据显示，这类疫苗的注射后，$FEV_1$＜预计值 40% 的患者的社区获得性肺炎的发生率有所下降。对于老年患者和存在心脏基础病的患者更有效。

3）α1 抗胰蛋白酶：年轻的、存在先天的抗胰蛋白酶缺乏的患者是应用此类药物的比较适用的人群。然而此类药物费用相当高，在许多国家尚不能应用。

4）抗生素：直至目前，预防用抗生素对于预防 COPD 患者的急性加重的效果仍待验证。故不推荐预防、规律应用抗生素。

5）黏液溶解类（黏液促动药、黏液调节类）和抗氧化剂：部分患者应用乙酰半胱氨酸的患者似乎反复发作的频率低于未应用的患者。在未应用吸入用皮质醇药物的患者，应用乙酰半胱氨酸的患者的急性发作的频率略低。

2. 控制性氧疗　长期低流量氧疗对 COPD 并发呼吸衰竭的患者可以提高生活质量，对血流动力学、运动能力和精神状态均产生有益的影响。氧疗的指征是：$PaO_2 \leqslant 55mHg$，或 $SaO_2 \leqslant 88\%$，有或没有高碳酸血症；$PaO_2$ 55~70mmHg，或 $SaO_2 < 89\%$，并有肺动脉高压、右心衰竭或红细胞增多症。一般用鼻导管吸氧，氧流量为 1.0~2.0L/min，吸氧时间每天大于 15 小时。目标是静息状态下达到 60mmHg 和 $SaO_2$ 升至 90%。

3. 康复治疗　康复治疗可以改善患者呼吸困难症状，改善活动耐力和生活质量。康复治疗是多学科参与的，包括医生、护士、营养师、物理治疗师、心理医生等等。康复治疗的核心是运动,且以下肢运动为核心。

**4. 避免诱发因素**

(1)化学气体:(氯、氧化氮和二氧化硫等)对支气管黏膜有刺激和细胞毒性作用。空气中的烟尘或二氧化硫明显增加时,慢阻肺急性发作显著增多。

(2)其他粉尘:职业性粉尘和化学物质也刺激支气管黏膜。

(3)生物燃料:是指柴草、木头、木炭、庄稼杆和动物粪便等,其烟雾的主要有害成分包括碳氧化物、氮氧化物、硫氧化物和未燃烧完全的碳氢化合物颗粒与多环有机化合物等。

(4)感染:呼吸道感染是慢阻肺发病和加剧的另一个重要因素,病毒和(或)细菌感染是慢阻肺急性加重的常见原因。

**5. 戒烟**　制定全面的烟草控制政策和开展相应的项目,旨在向公众传达清晰、一致和重复宣传不吸烟的信息。与政府官员合作通过法案来建设无烟学校,无烟公共场所和无烟的工作环境,鼓励患者不在家中吸烟。

**(五)护理措施**

**1. 维持通畅的气道**

(1)评估患者的呼吸状态:呼吸速率,咳嗽是否有力,正确;咳痰的颜色、性质气味和量,评估呼吸音;皮肤颜色、口唇、甲床发绀情况;意识状态。

(2)体位:COPD 患者宜采取半坐卧位,坐位来缓解呼吸困难,上身略前倾,指导患者调整呼吸。

(3)气道的湿化:鼓励患者适当多饮水;氧气的湿化(有不能加温的缺点);雾化吸入:蒸汽、超声、电动雾化吸入。

(4)体位引流:利用重力作用,使分泌物沿支气管的走向流到大支气管开口处,进而引流至总支气管内,最终排出。原则是使病变部位处于高处,引流支气管的开口端向下。摆好姿势后保持至少 5 分钟以上。体位引流的原则:①摆各种体位时可用斜板、斜床等;②有支气管痉挛者在体位引流可吸入支气管喷雾剂;③每天做 2~3 次,每个体位维持 5~10 分钟,总治疗时间 30~45 分钟;④因夜间黏液纤毛的廓清减弱,气道分泌物易在睡眠时潴留,故在早晨清醒后进行最有效;⑤进行头低位引流应在饭后 1~2 小时,以预防胃食管反流,恶心呕吐(对用鼻胃管的患者尤为重要);⑥进行体位引流时应严密观察患者反应,若患者诉不能耐受或出现发绀、呼吸困难等情况时应立即停止;⑦引流过程中鼓励患者做深呼吸运动;⑧体位引流后进行有意识的咳嗽和用力呼气,可将体位引流流到大气道的支气管分泌物廓清,也可配合叩击法或机械吸引法来清除痰液(图 5-2-1~ 图 5-2-4)。

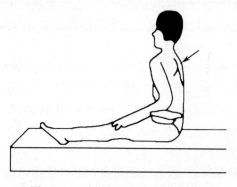

图 5-2-1　右肺上叶前上部引流体位

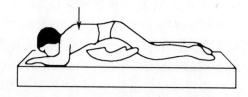

图 5-2-2　右肺下叶引流体位示意图

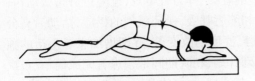

图 5-2-3　左肺下叶上下部引流体位

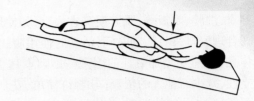

图 5-2-4　左下叶和舌叶引流体位

（5）胸部叩击和震颤

1）叩击：治疗者手指并拢，掌心成杯状；运用腕关节摆动在引流部位胸壁上轮流（由下至上，由外至内）轻叩 30~45 秒（图 5-2-5）。

2）震颤：叩击拍打后用手按在病变部位，嘱患者做深呼吸，在深呼气时作胸壁颤摩振动；连续 3~5 次；再作叩击，如此重复 2~3 次，再嘱患者咳嗽以排痰。

（6）有效的咳嗽：指导和训练—腹式呼吸 2~3 次，调整好呼吸。深吸气，达到必要吸气容量，吸气后短暂憋气，使气体在肺内有效分布、产生足够的咳嗽驱动压，关闭声门，进一步增强气道中的压力，腹肌及胸部

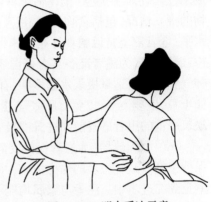

图 5-2-5　叩击手法示意

辅助呼吸肌收缩，增加腹内压来增加胸内压，使呼气时产生高速气流，声门开放，形成由肺内冲出的高速气流。

（7）机械通气。

2. 促进有效的气体交换，改善肺功能

（1）药物治疗：支气管扩张剂：茶碱类，受体激动剂；祛痰类药物；控制感染。

（2）氧疗：遵医嘱应用正确的氧疗工具，如鼻导管、文丘里面罩或其他设备。氧疗时应观察氧疗的效果，如 $SaO_2$、$PaO_2$，或患者呼吸困难、喘憋症状的改善情况。观察患者神志，避免因吸氧不当而致的二氧化碳潴留加重等并发症的发生。

（3）呼吸功能锻炼

1）腹式呼吸（吸气）：患者任何辅助呼吸肌的收缩都不能明显增加肺的通气量。膈肌在呼吸时若能升高 1cm，可以增加肺通气量 250~350ml，且因膈肌相对较薄，耗氧少，因此进行腹式呼吸是经济有效的呼吸。训练时协助患者双手分别放置在胸部和腹部，吸气时经鼻，并在吸气时能感受到腹部隆起，即为腹式呼吸。

2）缩唇式呼气：通过呼气时缩唇（张口幅度减小）使呼气时气道压力增大，以致产生与呼气流向相反的压力，这种压力可以阻止气道的陷闭。每日训练 2~3 次，每次 10~15 分钟，掌握方法后增加锻炼次数和时间，以力求成为患者日常的呼吸型态。腹式呼吸通常与缩唇呼吸，前倾体位等联合应用，以获得呼吸困难的最大改善。

（4）改善活动耐力：COPD 患者无论在运动或执行日常生活时都会产生呼吸短促的情况，这对患者是一个打击，患者可能因为恐惧而使呼吸困难加重，因此患者可能什么都不做，如此恶性循环下去。护士应：①合理安排护理活动以使患者得到充分的休息；②帮助患者逐渐适应日常活动，教给患者节省能量的方法，以便患者完成日常动作，如从地板上捡东西、

穿衣、洗脸、吃饭等,既方便又省力,再如使用长些的鞋拔、弹力鞋带等,避免过分弯腰动作;③合理安排每日活动时间,活动时使用腹式呼吸和缩唇呼吸,保证氧气的供应,活动后充分休息;④避免增加氧耗的因素:如吸烟、压力、肥胖、温度的改变等,逐渐增加患者生活的独立性,减少对他人的依赖;⑤制订简单、安全的运动计划,在院期间带领患者完成简单、每次不超过 15 分钟的运动,并记录患者完成时的参数,如心率、血氧饱和度、呼吸困难程度等;

（5）营养支持:COPD 患者由于病程长、食欲差、慢性缺氧使消化道淤血影响食物的消化和吸收,多数患者有不同程度的营养不良。营养不良反过来影响食物的消化和吸收而形成恶性循环。护士应:①评估患者的营养状态,包括饮食习惯、体重与身高的比例;观察食物的摄入情况,包括食物类型、量及热能;②监测实验室检查结果,包括血清清蛋白、电解质水平;③营养支持以膳食补充营养为主,一般应选易于消化的食物,少量多餐,进食采用半卧位,鼓励家属为患者准备富含蛋白质、维生素和微量元素的食物;④慢性支气管炎和阻塞性肺气肿患者可适量摄入水量多些,有利于痰液的稀释和排出;⑤避免服用引起肠胀气的食品如干豆、生萝卜等,以免胃肠胀气,影响呼吸和进食;⑥保持口腔的清洁以促进患者的食欲。缺氧严重的患者进餐前和进餐中吸氧有助于进食并增进食欲。

（6）心理疏导:为患者提供安静环境,利于患者情绪稳定。当急性发作时,护理人员应保持镇静以减轻患者的焦虑情绪,并鼓励患者。在进行呼吸运动和活动时给予鼓励,让患者感觉到在进步中。患者与家属均能了解疾病的特性,协助他们适应生活,但避免过度保护患者,使患者能依其自身情况做到自我照顾和正常的社交活动。

（7）家庭支持:患者的慢性疾病可能会影响到整个家庭,导致家庭角色和关系的改变,患者家属可能对患者健康问题曲解或否认其存在,他们可能拒绝参与患者的护理,因此可能出现无助感或表现为愤怒、敌意等。护士应评估患者对家庭造成的影响及患者与家属的相互关系,帮助患者家庭识别应对目前情形的能力。鼓励家属参与患者护理,与家属一起制订护理计划。

## （六）延续护理

1. 成立延续护理小组,小组成员包括医生和护士,护士长担任小组组长。

2. 小组护理人员担任责任组长,出院随访工作。

3. 建立 COPD 患者微信群,确保每位患者在患者群中,以便患者之间交流,经验分享。在微信群中定期发布相关知识。条件允许时可建立公众号。

4. 与社区医疗机构沟通,提供患者可接受的帮助。

5. 建立急诊、病房绿色通道,确保急诊患者的及时、安全处理。

## （七）居家护理

COPD 患者因疾病反复加重、肺功能进行性减退、临床治疗效果不理想,易产生自卑、自责、焦虑、抑郁等心理障碍。因此,COPD 患者出院后的延续护理对提高患者的生存质量起着重要的作用。出院前,根据患者具体情况及患者需求,给予患者进行个性化指导,出院后进行随访,及时了解患者的病情及日常活动中的需求,进行针对性地护理。

1. 向患者简单、明了地介绍呼吸系统结构、功能、病理生理变化,呼吸困难的原因,并简要地介绍患者呼吸困难的原因。

2. 教会患者控制呼吸的训练　腹式呼吸加缩唇式呼吸的训练（以促进最有效的通气和最低的能量消耗）。

3. 放松及压力管理——减少不必要的氧耗　患者必须学会对压力的疏解与自我调适。这种调适可以减少不必要的氧气消耗,储存能量和减少不良的心血管事件发生的几率。

4. 活动技巧和个性化的生活方式的建立　对患者进行运动为何对其有益的教育,并使患者认识到并真正将运动纳入患者今后的生活内容中是最终目标。常用的躯体运动协调性恢复运动包括四个相关的部分:

(1)下肢运动训练:研究表明,COPD 患者的下肢功能的减退是非常常见的。而下肢功能减退是导致患者运动耐力下降的最重要的原因。美国胸科协会(ATS)已发布在 COPD 患者,骨骼肌功能下降是普遍存在的。因此下肢运动训练是运动锻炼的最重要的部分,包括床上脚踏车、步行、跑步、爬楼梯、平板运动、功率自行车等。在运动中若患者出现比较明显的呼吸困难,应先进行短暂休息后再继续训练。通常情况下下肢训练应持续三十分钟。可采用固定(可选择强度和重量)自行车或步行的方式进行。

(2)上肢运动训练:COPD 患者上肢的耐力通常下降的也是非常明显的,这也可以解释为何当患者进行运动时采用辅助呼吸肌肉进行呼吸。上肢运动的训练尤其对平时经常进行上举动作的患者有利。上肢肌肉训练还可增强辅助呼吸肌的力量和耐力,可选择握拳、上肢无负荷运动和有负荷运动,例如举重物、掷球等。

(3)6/12 分钟步行训练:步行可以改善整个躯体的协调性。通常建议每日至少一次步行训练(根据患者的情况)。

(4)通气肌肉训练:通气肌肉的训练对巩固上述训练的效果有所帮助。一般是应用流量阻力装置对通气肌肉进行训练。

5. 气道分泌物清除技术　对气道分泌物清除有困难的患者尤为重要。居家时可有下列促进痰液松动、利于咳出的方法。

(1)咳嗽训练:先腹式呼吸 2~3 次,调整好呼吸,然后知道吸气末猛烈呼气;休息 30 秒再进行一次,每次指导做 4~5 次咳嗽训练。

(2)主动控制呼吸技术(active cycle breathing technique):包括控制呼吸训练,胸部扩张训练和用力呼吸技术。为获得理想的效果,患者最好保持坐位。控制呼吸同上介绍。胸部扩张训练是在患者平静呼吸后,做深呼吸,吸气时压迫肋骨,给予一定阻力。用力呼气技术是在患者平静呼吸后,深呼气,屏气 1~2 秒后用力呼气(与用力哈气动作类似),呼气时尽量保持声门开放。

(3)自主引流技术(autogenic drainage):通过改变患者的呼气流速来松动在气道内的分泌物,便于排出。由三种呼吸组成,建议每次训练 20~30 分钟。①第一阶段:一次接近肺总量的呼吸,然后是低于平时潮气量的呼吸 5~6 次;②第二阶段:5~6 次相当于 1/2 肺活量的呼吸;③第三阶段:5~6 次深大呼吸,接近肺活量的呼吸。

6. 家庭氧疗和雾化治疗　对初次经历氧疗、气雾剂等雾化治疗的患者,他们会对新生事物存在恐惧心理,因此对于这类患者要进行详细的讲解。

7. 用药指导　患者对自身药物是存在很多疑问和问题的。本部分内容应包括正确应用、可能出现的不良反应等。通常对 β 受体激动剂、抗胆碱能药物、激素、利尿药应进行指导。对气雾剂的使用也应给予详细的指导。此项内容应安排两次课程。

8. 营养指导　向患者强调高蛋白、低热量食物的重要性问题。另外对进食的习惯,增重、减重的方法、不应选择的食物以及增进食欲和每日菜单的制订等内容也应涉及。

9. 职业咨询　这部分的教育中,应鼓励患者参加娱乐活动,并且根据自己的现有能力,做力所能及的工作。此部分内容应该在患者的活动耐力有所改善后进行。何时恢复工作,何种工作。

### 三、呼吸衰竭

#### （一）基本概念

呼吸衰竭是各种原因引起的肺通气和（或）换气功能的严重障碍，以致在静息条件下也不能维持足够的气体交换，导致缺氧伴（或不伴）二氧化碳潴留，从而引起一系列生理功能和代谢紊乱的临床综合征。临床表现为呼吸困难、发绀等。呼吸衰竭的诊断有赖于动脉血气分析，表现为在海平面正常大气压、呼吸空气、静息条件下，动脉血氧分压（$PaO_2$）低于60mmHg，或伴有二氧化碳分压（$PaCO_2$）高于50mmHg，并排除心内解剖分流和原发于心排血量降低等因素，即为呼吸衰竭（简称呼衰）。

慢性呼吸衰竭以支气管－肺疾病所引起者为常见，如慢性阻塞性肺疾病、重症肺结核、肺间质纤维化、肺尘埃沉着病等。胸廓和神经肌肉病变如胸部手术、外伤、广泛胸膜增厚、胸廓畸形、脊髓侧索硬化症等亦可导致慢性呼吸衰竭。急性呼吸窘迫综合征（ARDS）多见于患者原心肺功能异常，由于肺外或肺内的严重疾病引起肺毛细血管炎症性损伤，通透性增加，继发急性高通透性肺水肿和进行性缺氧性呼吸衰竭。临床表现为急性呼吸窘迫和难治性低氧血症。过去曾称之为"成人呼吸窘迫综合征"，因其临床表现类似新生儿呼吸窘迫综合征。

1992年ARDS联席会议认为：ARDS并非仅发生在成人，儿童亦可发生，其特点在于急性起病，故将ARDS中的"A"由成人（adult）改为急性（acute）；急性肺损伤是感染、创伤后出现的以肺部炎症和通透性增加为主要表现的临床综合征，强调一个从轻到重的连续的病理生理过程，ARDS是急性肺损伤发展到后期的典型表现。随着对严重创伤、休克、感染等疾病的抢救技术水平的提高，很多患者不直接死于原发病，从而导致ARDS的发病率增加。ARDS起病急骤，如不及时治疗，其病死率高达50%以上。

#### （二）发病机制

1. 慢性呼吸衰竭临床常见病因有以下几方面

（1）呼吸道阻塞性病变：如气管－支气管的炎症、痉挛、肿瘤、异物等，引起气道阻塞，导致通气不足，或伴有气体分布不均导致通气/血流比例失调，发生缺氧和二氧化碳潴留。

（2）肺组织的病变：各种累及肺泡和（或）肺间质的病变，如肺炎、肺气肿、肺水肿、肺间质纤维化、重症肺结核、急性呼吸窘迫综合征（ARDS）等，可引起参与呼吸的肺泡减少，有效弥散面积减少，肺顺应性降低，通气/血流比例失调，导致缺氧或合并二氧化碳潴留。

（3）胸廓胸膜病变：如胸廓外伤、手术创伤、畸形、气胸和胸腔积液等，均可能影响胸廓的活动和肺扩张，导致通气减少及影响换气功能。

（4）肺血管疾病：如肺动脉栓塞等引起通气/血流比例失调，或部分静脉血未经过氧合直接流入肺静脉，导致低氧血症。

（5）神经中枢和呼吸肌疾病：脑血管病变、脑炎、脑外伤、药物中毒、电击等直接或间接抑制呼吸中枢；脊髓灰质炎、多发神经炎及重症肌无力等可导致呼吸肌无力和疲劳，呼吸动力降低引起通气不足。

2. 急性呼吸窘迫综合征（ARDS）病因及危险因素　在临床的许多疾病发展过程中，均可发生ARDS，常见于严重感染、休克、创伤、重症胰腺炎、大面积烧伤等。研究显示，ARDS的危险因素依次为全身性感染、创伤、肺炎、休克、输血、误吸和急性胰腺炎。根据肺损伤的机制，可将ARDS的病因及危险因素分为直接性损伤和间接性损伤。

（1）直接性损伤

1）误吸：见于吸入胃内容物、毒气、烟雾等。

2）弥漫性肺部感染：见于细菌、病毒、真菌及肺囊虫感染。

3）肺钝挫伤。

4）溺水。

5）肺栓塞见于脂肪栓塞、羊水栓塞。

6）放射性肺损伤。

（2）间接性损伤

1）严重感染及感染性休克。

2）严重的非肺部创伤。

3）急诊复苏导致高灌注状态。

4）心肺移植术后。

5）大面积烧伤。

6）急性重症胰腺炎。

7）神经源性：见于脑干或下丘脑损伤等。

**（三）疾病分类**

1. 按动脉血气分析　分为两种类型：

（1）Ⅰ型：缺氧而无二氧化碳潴留，表现为 $PaO_2<60mmHg$，$PaCO_2$ 降低或正常，见于换气功能障碍的患者，如重症肺炎、ARDS 等。

（2）Ⅱ型：缺氧伴二氧化碳潴留，表现为 $PaO_2<60mmHg$，$PaCO_2>50mmHg$。由于肺泡通气不足所致，如慢性阻塞性肺疾病。若伴有换气功能损害，则缺氧更为严重。

2. 按病程　可分为急性和慢性：

（1）急性呼吸衰竭是指呼吸功能原来正常，由于上述病因的突发或迅速发展，引起通气或换气功能严重损害，在短时间内引起呼衰。常见的原因包括急性气道阻塞、外伤、ARDS、药物中毒、颅脑病变抑制呼吸中枢、呼吸肌麻痹等。

（2）慢性呼吸衰竭是指一些慢性疾病，包括呼吸和神经肌肉系统疾病等，导致呼吸功能损害逐渐加重，经过较长时间才发展为呼衰。最常见的病因是慢性阻塞性肺疾病等。虽有缺氧，或伴二氧化碳潴留，但通过机体代偿适应，生理功能障碍和代谢紊乱较轻。另一种临床较常见的情况是在慢性呼衰的基础上，因合并有呼吸系统感染或气道痉挛等情况，出现急性加重。在短时间内 $PaCO_2$ 明显上升和 $PaO_2$ 明显下降，称为慢性呼吸衰竭急性加重，其病理生理学改变和临床情况兼有急性呼吸衰竭的特点。

3. 按病理生理分　可将呼吸衰竭分为泵衰竭，如神经肌肉病变引起者；肺衰竭，由于呼吸器官如气道、肺和胸膜病变引起者。

**（四）临床表现与并发症**

1. 慢性呼吸衰竭　主要表现为缺氧和二氧化碳潴留所致的呼吸困难和多脏器功能紊乱的表现。

（1）呼吸困难：患者表现为明显的呼吸困难，表现在节律、频率和深度的改变。可伴有辅助呼吸肌活动加强，呈点头或提肩呼吸。

（2）发绀：是缺氧的典型表现。当动脉血氧饱和度低于90%时，可在皮肤较薄、血流量较大的部位如口唇、甲床、耳垂出现。因发绀的程度与还原血红蛋白含量有关，所以贫血者因血红蛋白降低,表现为发绀不明显或不出现,而红细胞增多者发绀更明显。发绀受皮肤色素的影响,肤色较深者可观察其舌头颜色。严重休克等原因引起末梢循环障碍的患者,即使动脉血氧分压尚正常,也可出现发绀,称为外周性发绀;而真正由于动脉血氧饱和度降低引起的发绀,称为中央性发绀。

(3)血液循环系统:二氧化碳潴留使外周体表静脉充盈、皮肤充血、温暖多汗、血压升高,多数患者表现为心率加快。严重缺氧和酸中毒可引起心肌损害,也可导致周围循环衰竭、血压下降、心律失常和心脏停搏。缺氧和二氧化碳潴留可引起肺动脉高压,导致右心衰竭。

(4)精神神经症状:急性缺氧可出现精神错乱、狂躁、昏迷和抽搐等症状。慢性缺氧表现为智力和定向力障碍。二氧化碳潴留表现为先兴奋后抑制现象。兴奋症状包括失眠、烦躁、躁动、夜间失眠而白天嗜睡现象。肺性脑病表现为神志淡漠、肌肉震颤、间歇抽搐、昏睡甚至昏迷等。

(5)消化和泌尿系统症状:严重呼衰患者可出现肝肾功能异常。因胃肠道黏膜屏障功能损害,导致胃肠道黏膜充血水肿或应激性溃疡。

2. 急性呼吸衰竭临床表现

(1)症状:ARDS起病急,患者主要表现为进行性的呼吸窘迫,特点是呼吸深快,伴明显口唇和指端发绀,且进行性加重,不能用通常的氧疗方法改善。患者常出现烦躁不安,焦虑,出汗等。

(2)体征:早期无阳性体征,中期可闻及干、湿音,有时可闻及哮鸣音,后期出现实变,呼吸音减低,并可闻及水泡音。

**(五)治疗原则**

1. 呼吸衰竭治疗的三个基本原则

(1)控制或解除引起呼吸衰竭的病因和诱因。

(2)改善肺通气和换气功能(包括应用机械通气治疗)。

(3)治疗和改善各重要生命器官功能及病理状态。

2. 慢性呼吸衰竭的治疗原则

(1)保持呼吸道通畅:解除支气管痉挛,止咳、祛痰,病情严重、神志模糊者可行气管插管或切开。

(2)氧疗:对Ⅰ型呼吸衰竭可使用高浓度的氧或高频喷射通气,使$PAO_2$维持在8kPa水平以上,Ⅱ型呼吸衰竭须用持续低流量吸氧,即吸氧浓度为(24%~28%)。

(3)使用呼吸兴奋剂。

(4)人工呼吸机辅助呼吸:对严重缺氧伴二氧化碳潴留患者,意识障碍进行性加重,应及时气管插管或气管切开使用呼吸机辅助呼吸,切勿延误时间。

(5)控制感染。

(6)纠正电解质及酸碱失衡。

(7)利尿、脱水:一般以小剂量、短程使用。

(8)使用强心剂:呼吸衰竭伴心力衰竭时须慎用洋地黄类强心剂,使用小剂量作用快,排泄快者。

(9)肾上腺皮质激素的应用:病情严重者可短期使用。

(10)积极治疗并发症。

（11）其他：补足热量，加强营养，支持疗法。

3. 急性呼吸窘迫综合征（ARDS）治疗原则　ARDS是一种急性危重病，宜在严密监护下治疗。治疗原则是改善肺氧合功能，纠正缺氧，维持组织灌注，保护器官功能，防治并发症。主要治疗方法包括进行特别监护，氧疗，机械通气，体外膜肺氧合等。

**（六）护理干预**

1. 慢性呼衰

（1）密切观察病情变化评估并记录患者的呼吸次数、呼吸频率及其他生命体征。观察患者有无呼吸困难的症状，如鼻翼扇动、发绀、使用辅助呼吸肌呼吸等。注意患者神志的改变。监测动脉血气分析或经皮进行持续血氧饱和度监测。

（2）协助患者半坐卧位以有助于肺的扩张和减少呼吸做功。

（3）保持呼吸道通畅的气道是有效氧疗和改善通气的重要条件。

1）及时清理口咽部分泌物，可经鼻或口腔行导管吸引。

2）在患者心功能允许的情况下适当多饮水

3）对于痰多、黏稠、咳出困难者，应鼓励并帮助患者咳嗽，经常翻身、拍背，协助痰液排出。

4）遵医嘱给予祛痰药以助于痰液稀释。

5）局部或静脉应用支气管扩张剂：雾化吸入β受体激动剂、或选择性M受体阻滞剂，有利于舒张支气管，增加纤毛运动和稀释痰液。病情危重者，做好气管切开的物品和抢救准备。

（4）纠正缺氧：增加患者吸入氧浓度，从而提高肺泡内氧分压、动脉血氧分压和血氧饱和度。合理的氧疗还可以减轻患者的呼吸做功和降低肺动脉高压，减轻右心负荷。

1）缺氧不伴二氧化碳潴留的氧疗：可给予高浓度吸氧（>35％），使$PaO_2$提高到60mmHg或$SaO_2$在90％以上。由于此类患者主要的病变是氧合功能障碍，通气量足够，所以高浓度吸氧后并不会引起$CO_2$潴留。长期吸入高浓度氧会引起氧中毒，在患者氧合情况改善时应及时下调吸氧流量/浓度。

2）缺氧伴明显二氧化碳潴留的氧疗：氧疗原则应避免吸入过高浓度氧气，通常宜调节吸入氧浓度使$PaO_2$在60mmHg以上或$SaO_2$在89％以上为宜。

3）氧疗的方法：常用的氧疗法为双腔鼻管、鼻导管或鼻塞吸氧。吸入氧浓度（$FiO_2$）与吸入氧流量大致呈如下关系：$FiO_2=21+4×$吸入氧流量（L/min）。这只是粗略的估计值。在同样吸氧流量下，$FiO_2$还与潮气量、呼吸频率、分钟通气量和吸呼比等因素有关。对于存在二氧化碳潴留的患者，也可选用文丘里面罩。如持续不改善，可选择应用无创机械通气。

（5）增加通气量，减少$CO_2$潴留：$CO_2$潴留主要是肺泡通气不足引起的，只有增加肺泡通气量才能有效地排出$CO_2$。

1）呼吸兴奋剂的使用：呼吸兴奋剂通过刺激呼吸中枢或周围化学感受增加呼吸频率和潮气量以改善通气。随着机械通气的广泛应用，呼吸兴奋剂的应用有减少的趋势。

2）机械通气：对于严重呼衰患者，机械通气是抢救患者生命的重要措施。机械通气可以维持合适的通气量，改善肺的氧合功能，减轻呼吸做功，维护心血管功能稳定。

（6）营养支持：慢性呼吸衰竭的患者多因长期的慢性病程，摄入的热量不足，呼吸功增加、发热等因素，导致能量消耗增加，往往存在营养不良，造成呼吸肌疲劳，机体免疫力降低等,影响疾病的恢复。应鼓励患者进食或鼻饲高蛋白、高脂肪、低碳水化合物、多种维生素及微量元素的食物,必要时进行胃肠内、外营养。

2. 急性呼吸窘迫综合征(ARDS)

(1)病情观察:ARDS起病急,病情变化快,应注意呼吸状况,包括呼吸频率,深度,有无口唇发绀等。监测心率,血压的变化,注意有无心律失常。

(2)氧疗:一般需要高浓度给氧,使 $PaO_2>60mmHg$ 或 $SaO_2>90\%$。多数患者需要机械通气给氧。

(3)机械通气的护理:早期机械通气是纠正和改善顽固性低氧血症的关键手段,主要应用呼气末气道内正压(PEEP)和持续气道内正压(CPAP),使呼气末肺容量增加,陷闭了的小气道和肺泡再开放;肺泡内的正压亦可减轻肺泡水肿的形成和恶化,从而改善弥散功能和通气/血流比例,减少肺内分流,达到改善氧合功能和肺顺应性的目的。机械通气的护理包括以下几个方面:

1)机械通气期间的病情观察:应观察患者的生命体征,如呼吸、脉搏、血压和体温情况,注意患者的神志。另外注意听诊双肺呼吸音,观察皮肤的颜色、湿度,观察尿量等。有效的机械通气,患者应表现为生命体征平稳,双肺呼吸音清晰。

2)机械通气期间的呼吸功能监测:目的是及时评估机械通气的有效性,并及时发现并发症,以及时调整机械通气模式和参数。

3)保持气道通畅:①保持气道湿化:监测湿化器温度显示,低于 37℃应给予调整。②应用胸部叩击、震颤等方法松动气道内痰液。③及时清除口、鼻腔及气道内分泌物。

4)人工气道管理:包括固定人工气道、保持气道通畅、气囊管理及预防人工气道相关并发症等。

5)维持适当的液体平衡:维持患者有效循环血量,避免出现低血容量状态导致心搏出量降低和全身组织缺氧。监测患者的心率、血压、尿量,听诊双肺呼吸音,在血压稳定的前提下,通过利尿和限制入量,保持出入量负平衡,以利于水肿的消退。

6)营养和代谢支持:早期营养支持非常重要,应根据患者的肠道功能情况决定营养途径。肠道功能正常或部分恢复的患者,应尽早开始肠内营养,有助于恢复肠黏膜屏障,防止毒素及细菌移位引起 ARDS 恶化。

7)监测血气分析。

(4)预防院内感染:严格执行手卫生是预防机械通气患者继发感染的最有效的措施之一。另外,床头抬高、良好的口腔卫生、严格的气囊管理、预防下肢深静脉血栓、合理应用抑酸剂也是目前公认的降低机械通气相关性感染的措施。呼吸机管路的更换间隔应大于7天,以避免断开连接造成的外源性感染。

(5)口腔护理:良好的口腔卫生可以降低口鼻腔分泌物所造成的继发感染问题。目前已证实冲洗的效果优于棉球擦洗的效果。口腔护理时应观察气管插管对黏膜的压迫情况,并定时更换压迫部位,以免长期压迫引起口腔皮肤的局部破损。机械通气患者的口腔护理通常是双人配合操作。

(6)心理护理:危重病会造成患者及家属的焦虑。焦虑的原因可能由于人工气道和机械通气的治疗,多种监测和治疗仪器的使用以及对预后缺乏了解等。护士应注意观察清醒患者的焦虑程度,更多陪伴患者,向他们解释各种治疗程序及治疗仪器、管道的作用。向患者解释气管插管及呼吸机械通气可能只是暂时的,并提供有关疾病及预后的真实信息。提供一些简单的沟通方法,如利用写字板。鼓励家属参与一些生活护理,以安慰患者。

**（七）延续护理**

延续性护理不强调为出院后患者提供直接而长期的护理,而是帮助患者及家属提高自我护理的能力,对于存在慢性呼吸衰竭的老年患者,护理人员应制订相应的指导方案,为患者及家属提供正确且实用的指导。

1. 成立延续护理管理小组　包括患者的主治医师、责任护士、药剂师等,保证小组成员对延续护理的积极性,并进行规范化培训。

2. 确定延续护理的方式　准确、详细记录延续护理患者的相关信息,建立随访资料档案,根据患者的临床资料确定延续护理方案,由小组成员在出院后 3 个月之内时采用电话回访、微信、QQ、上门访视等多种访视实施,全面了解患者的护理情况,适时调整护理计划。

3. 延续护理的具体内容　大量的研究表明肺康复对于多种慢性肺部疾病有改善患者呼吸困难症状、增加活动耐力、提高生活质量的作用。肺康复锻炼包括健康教育、运动锻炼、心理/行为干预和营养支持治疗,其中运动锻炼是肺康复的核心内容,运动锻炼包括全身锻炼和呼吸功能锻炼。

（1）全身锻炼:慢阻肺患者进行全身锻炼时,要选择适合自身条件的运动方式、锻炼强度以及锻炼时间,在医护人员的指导下定制合理的康复锻炼计划。运动量宜从小开始,量力而行,逐渐增强运动耐受能力。在开始锻炼时,以慢步行走为主,以不出现气短为度。每次坚持 5~10 分钟,每日 4~5 次。逐渐适应后,可将锻炼时间延长至每次 20~30 分钟,每日 3~4 次。锻炼方式也可逐渐过渡到慢跑、踏车、太极拳、气功等。在潮湿、大风、雾霾、严寒气候时,应避免室外活动。

（2）呼吸功能锻炼:有效咳嗽锻炼、缩唇呼吸、腹式呼吸、呼吸操锻炼等。

1）有效咳嗽训练方法:①体位:坐位或半坐卧位,屈膝,上身前倾。②吐余气,深呼吸数次。③屏气 3~5 秒。④张口连续咳嗽 2~3 声,短促有力,咳出痰液。⑤咳嗽时收缩腹肌,或用自己的手按压上腹部,帮助咳嗽。

2）缩唇呼吸方法:通过缩唇形成的微弱阻力来延长呼气时间,增加气道内压力,防止气道过早陷闭,使肺内气体更易排出,改善肺通气和换气。①吸气:闭口,经鼻吸气。②呼气:缩唇呈吹口哨或吹笛状,缩唇大小以患者舒适为宜,力度以能将距离 15~20cm 处的蜡烛火焰吹倾斜又不至于熄灭为宜。吸气与呼气时间比为 1:2 或 1:3,尽量做到深吸慢呼,重复以上动作 5~10 分钟,根据患者情况每天可进行 4~5 次（图 5-2-6）。

3）腹式呼吸方法:患者根据自身情况,可取坐位、平卧位、半卧位和立位等。平卧位时,双下肢屈曲,四肢肌肉放松（图 5-2-7、图 5-2-8）。①将左、右手分别放置于前胸部和上腹部,患者能感受到胸腹运动情况。②吸气时,经鼻深慢吸气,使得上腹部最大隆起,手感到腹部向上抬起。可以在腹部放置小枕头、书或杂志,随着吸气物体上升,证明是腹式呼吸。③呼气时,作缩唇呼气,同时收缩腹部,胸廓保持最小活动幅度。④每分钟 7~8 次,每次 10~20 分钟,每日 2 次,熟练后可增加次数。

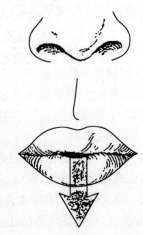

图 5-2-6　呼气时嘴口状,缓慢呼气

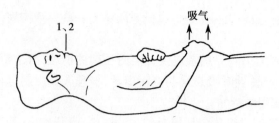

图 5-2-7　吸气（吸气时腹部隆起）

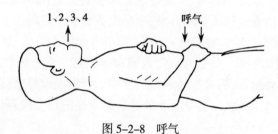

图 5-2-8　呼气

作用：减少功能残气量，增加肺泡通气量，减低呼吸功耗。

**（八）居家护理**

1. 氧疗　吸氧导管必须放置在有效部位，吸氧管一般放置于鼻部较多，如患者以张口呼吸为主时，应将吸氧管放置在口腔内而不是鼻腔内，此时如使用鼻塞式吸氧管，应将鼻塞部分剪去以免其误吸入气管。长期气管切开患者，应将吸氧管置入到插管内并固定，在固定吸氧管时应注意不要堵塞切开管口。氧疗的时间每日不小于 15 小时。

2. 吸入剂的应用　雾化药物的剂量较全身给予的剂量小（通常），吸入药物起效时间较口服短，药物直接到达肺部，因此全身吸收量较少。与全身给药比较，吸入给药的副作用较少发生，且较轻。舒适度较高，无注射等痛苦。正确使用吸入剂是控制患者喘息发作症状的有效方法。临床常用的有单一制剂和混合制剂，应个性化的一对一的给予反复指导，直到患者可正确使用为止。常用雾化类型及应用方法如下：

（1）手压式定量吸入器（metered doses inhaler, MDI）：是一种微型定量雾化器，药液存于含有助动剂（如氟利昂）的贮药罐中，罐内保持恒定的高压。倒置吸入器，用拇指按压口内，以较慢速度深吸气，同时指压喷嘴，吸气末屏气 10 秒，然后缓慢呼气。1~3 分钟后可再重复。

（2）喷射式雾化吸入器：是一种临床最常用的雾化器，利用压缩空气或氧气作动力，气流高速通过毛细孔并在空口产生负压，使药液在负压作用下流经管口上升涌出，经前方阻挡物撞击成雾粒。患者以潮气量平静呼吸即可获得雾化治疗。

（3）干粉吸入器：将药粉置入吸入器中，通过患者吸气负压，使药粉进入气道。

（4）注意事项

1）常用药物副作用：患者有无口腔黏膜破溃、口咽部疼痛、恶心、口干、声音嘶哑、手部震颤、支气管痉挛、过敏反应、尿潴留等症状。

2）每次雾化后用清水将雾化器冲洗干净，晾干，以备下次使用。应用激素类药物后应及时洗脸，以免长期应用后出现局部毛发增生

3）万托林气雾剂，每日应用不超过 8 次。

4）使用压缩空气/氧气驱动雾化吸入治疗时应保持一定的流量（6~8L/min）和管道的通畅。有高碳酸血症风险患者使用压缩空气和氧气流均可雾化。当使用氧气流雾化时,流量不要超过6L/min。雾化治疗结束后,及时调整氧疗参数。

5）雾化时间通常为15~20分钟。

6）呼吸道分泌物较多的患者,鼓励患者有效咳嗽,清理口鼻腔分泌物后再实施雾化吸入。

3. 避免环境中的各种危险因素

（1）空气污染:化学气体（氯、氧化氮和二氧化硫等）对支气管黏膜有刺激和细胞毒性作用。空气中的烟尘或二氧化硫明显增加时,慢阻肺急性发作显著增多。其他粉尘也刺激支气管黏膜,使气道清除功能遭受损害,为细菌入侵创造条件。大气中直径2.5~10μm的颗粒物,即PM（particulate matter）2.5和PM10可能与慢阻肺的发生有一定关系。

（2）职业性粉尘和化学物:当职业性粉尘（二氧化硅、煤尘、棉尘和蔗尘等）及化学物质（烟雾、过敏原、工业废气和室内空气污染等）的浓度过大或接触时间过久,均可导致慢阻肺的发生。接触某些特殊物质、刺激性物质、有机粉尘及过敏原也可使气道反应性增加。

（3）生物燃料烟雾:生物燃料是指柴草、木头、木炭、庄稼杆和动物粪便等,其烟雾的主要有害成分包括碳氧化物、氮氧化物、硫氧化物和未燃烧完全的碳氢化合物颗粒与多环有机化合物等。使用生物燃料烹饪时产生的大量烟雾可能是不吸烟妇女发生慢阻肺的重要原因。生物燃料所产生的室内空气污染与吸烟具有协同作用。

（4）感染:呼吸道感染是慢阻肺发病和加剧的另一个重要因素,病毒和（或）细菌感染是慢阻肺急性加重的常见原因。儿童期重度下呼吸道感染与成年时肺功能降低及呼吸系统症状的发生有关。

## 四、老年肺癌

### （一）疾病概念

原发性支气管肺癌（primary bronchogenic carcinoma）简称肺癌（lung cancer）,肿瘤细胞源于支气管黏膜或腺体,常有区域性淋巴结和血行转移,早期常有刺激性干咳和痰中带血等呼吸道症状,病情进展速度与细胞的生物特性有关。

### （二）流行病学资料

据世界卫生组织国际癌症研究中心统计,2002年全球肺癌新发病例为1 332 132例,占全部新发癌症病例总数的12.3%,居第一位。近年的流行病学调查数据显示,肺癌为我国癌症发病率和死亡率上升最快的肿瘤,英国著名肿瘤学家R. Peto预言:如果不及时控制吸烟和空气污染,到2025年我国每年肺癌将超过100万,成为世界第一肺癌大国。另外,我国现有60岁以上人口1.44亿,预测到2020年老龄人口将达到2.48亿,占当时总人口的4.2%。相关研究显示,58%的肿瘤患者年龄超过65岁,30%以上的肿瘤患者死亡年龄大于或等于80岁。因此,伴随着人口老龄化问题,肺癌也将成为老年肿瘤疾病中的最大威胁。

### （三）临床表现与并发症

肺癌的临床表现与肿瘤发生部位、大小、类型、发展阶段、有无并发症或转移有密切关系。有5%~15%的患者于发现肺癌时无症状。

1. 由原发肿瘤引起的症状和体征

（1）咳嗽:是最常见的症状,以咳嗽为首发症状者占35%~75%。可表现为刺激性干咳或少量黏液痰。肿瘤引起支气管狭窄,咳嗽加重,多为持续性,呈高调金属音,是一种特征性的阻塞性咳嗽。当继发感染时,痰量增多,呈黏液脓性。

（2）咯血:痰中带血或咯血亦是肺癌的常见症状,以此为首发症状者约占30%。多见于中央型肺癌,癌组织血管丰富,局部组织坏死常引起咯血。多为痰中带血或间断血痰。偶因较大血管破裂、大的空洞形成或肿瘤破溃入支气管与肺血管而导致难以控制的大咯血。

（3）胸闷、气短:约有10%的患者以此为首发症状,肿瘤导致支气管狭窄,肺门淋巴结转移时肿大的淋巴结压迫主支气管或隆突,转移至胸膜及心包引起大量胸腔积液和心包积液,或有上腔静脉阻塞、膈麻痹及肺部广泛受累,均可引起胸闷、气短。

（4）体重下降:消瘦为恶性肿瘤的常见症状之一。肿瘤发展到晚期,由于肿瘤毒素、长期消耗、感染及疼痛导致食欲减退,患者消瘦明显,表现为恶病质。

（5）发热:以此首发症状者占20%~30%。肿瘤组织坏死引起发热,多数发热的原因是继发肺炎所致。

2. 肿瘤局部扩展引起的症状和体征

（1）胸痛:以胸痛为首发症状者约占25%。因肿瘤直接侵犯胸膜、肋骨和胸壁,引起不同程度的胸痛。若肿瘤位于胸膜附近,可产生不规则的钝痛或隐痛,于呼吸或咳嗽时加重。如发生肋骨和脊柱的转移,则有压痛点,与呼吸、咳嗽无关。肿瘤压迫肋间神经,胸痛可累及分布区。

（2）呼吸困难:约有10%的患者以此为首发症状,肿瘤压迫大气道引起的呼吸困难。

（3）咽下困难:肿瘤侵犯或压迫食管可引起咽下困难,亦可引起支气管－食管瘘,继发肺部感染。

（4）声音嘶哑:肿瘤直接压迫或转移至纵隔淋巴结压迫喉返神经(多见左侧),可引起声音嘶哑。

（5）上腔静脉阻塞综合征:肿瘤侵犯纵隔压迫上腔静脉,使上腔静脉回流受阻,产生头面部、颈部、上肢水肿以及胸前部淤血和静脉曲张。可引起头痛、头晕或眩晕。

（6）Horner综合征:位于肺尖部的肺癌称肺上沟癌,若压迫颈部交感神经,引起病侧眼睑下垂、瞳孔缩小、眼球内陷、同侧额部与胸壁无汗或少汗。若压迫臂丛神经造成以腋下为主、向上肢内侧放射的火灼样疼痛,在夜间尤甚。

3. 肺外转移引起的症状和体征

（1）中枢神经系统转移:可发生头痛、呕吐、眩晕、复视、共济失调、脑神经麻痹、一侧肢体无力甚至偏瘫等神经系统表现。严重时出现颅内高压的症状。

（2）骨转移:特别是肋骨、脊椎、骨盆转移时,可有局部疼痛和压痛。

（3）肝转移:表现为厌食、肝区疼痛、肝大、黄疸和腹水等。

（4）淋巴结转移:锁骨上淋巴结是肺癌转移的常见部位,可无症状。

4. 癌作用于其他系统引起的肺外表现 包括内分泌、神经肌肉、结缔组织、血管系统和血管的异常改变,又称伴癌综合征(paraneoplastic syndrome)。如肥大性肺性骨关节病。分泌促性腺激素引起男性乳房发育,分泌促肾上腺皮质激素样物引起Cushing综合征,分泌抗利尿激素引起稀释性低钠血症,分泌异生性甲状旁腺样激素导致高钙血症。神经肌肉综合征(小脑变性、周围神经病变、重症肌无力等)。

## （四）治疗原则

1. 临床分期（表 5-2-1、表 5-2-2）

表 5-2-1　肺癌的 TNM 分期

| 原发肿瘤（T） | |
|---|---|
| $T_X$ | 原发肿瘤不能评价：痰、支气管冲洗液发现癌细胞，但影像学及支气管镜无可视肿瘤 |
| $T_0$ | 无原发肿瘤证据 |
| $T_{is}$ | 原位癌 |
| $T_1$ | 肿瘤最大径≤3cm；在支气管或以远；无局部侵犯，被肺、脏胸膜包裹 |
| $T_2$ | 肿瘤最大径>3cm；在主支气管（距隆突≥2cm）；或有肺不张或阻塞性肺炎影响肺门，但未累及一侧全肺；侵及脏胸膜 |
| $T_3$ | 肿瘤可以任何大小；位于主支气管（距隆突≤2cm）；或伴有累及全肺的肺不张或阻塞性肺炎；侵及胸壁（包含肺上沟瘤）、膈肌、纵隔胸膜或壁心包 |
| $T_4$ | 肿瘤可以任何大小；同侧原发肿瘤所在肺叶内出现散在肿瘤结节；侵及纵隔、心脏、大血管、气管、食管、椎体、隆凸或有恶性胸腔积液或恶性心包积液 |
| **淋巴结（N）** | |
| $N_X$ | 不能确定局部淋巴结受累 |
| $N_0$ | 无局部淋巴结转移 |
| $N_1$ | 转移到同侧支气管旁和（或）同侧肺门（包括直接侵入肺内的淋巴结）淋巴结 |
| $N_2$ | 转移到同侧纵隔内和（或）隆突下淋巴结 |
| $N_3$ | 转移到对侧纵隔、对侧肺门、同侧或对侧前斜角肌或锁骨上淋巴结 |
| **远处转移（M）** | |
| $M_X$ | 不能确定有远处转移 |
| $M_0$ | 无远处转移 |
| $M_1$ | 有远处转移（包括同侧非原发肿瘤所在肺叶内出现肺叶结节） |

表 5-2-2　TNM 与临床分期的关系

| 临床分期 | TNM |
|---|---|
| 隐形癌 | $T_X N_0$ |
| 0 期 | $T_{is} N_0 M_0$ |
| $I_a$ 期 | $T_1 N_0 M_0$ |
| $I_b$ 期 | $T_2 N_0 M_0$ |
| $II_a$ 期 | $T_1 N_1 M_0$ |
| $II_b$ 期 | $T_2 N_1 M_0$，$T_3 N_0 M_0$ |
| $III_a$ 期 | $T_3 N_1 M_0$，$T_{1-3} N_2 M_0$ |
| $III_b$ 期 | $T_4$ 任何 $NM_0$，任何 $TN_3 M_0$ |
| IV 期 | 任何 T 任何 $NM_1$ |

2. 治疗要点　肺癌的治疗是根据患者的机体状况、肿瘤的病理类型、侵犯的范围和发展趋向,合理地、有计划地应用现有的治疗手段,以期较大幅度地提高治愈率和患者的生活质量。

肺癌综合治疗的原则如下:①小细胞肺癌:以化学药物治疗(简称化疗)为主,辅以手术和(或)放射治疗(简称放疗);②非小细胞肺癌:早期患者以手术治疗为主,病变局部可切除的晚期患者采取新辅助化疗 + 手术治疗 ± 放疗;病变局部不可切除的晚期患者采取化疗与放疗联合治疗;远处转移的晚期患者以姑息治疗为主。

(1)手术治疗:肺功能是评估患者能够耐受手术治疗的重要因素。若用力肺活量超过 2L 且 $FEV_1$ 占用力肺活量的 50% 以上,可考虑手术治疗。当今手术治疗的新进展是扩大手术治疗适应证、缩小手术切除范围以及支气管隆突成形术。手术的方式取决于病变的部位和肿瘤的大小,常见的手术方式有肺叶切除术、肺段切除术和全肺切除术等。

(2)化学药物治疗:对小细胞肺癌治疗的效果显著,是其主要的治疗方法。常用的化疗药物有:依托泊苷(VP-16,足叶乙苷)、顺铂(DDP)、卡铂(CBP)、环磷酰胺(CTX)、阿霉素(ADM)、长春新碱(VCR)、异环磷酰胺(IFO)、去甲长春碱(NVB)、吉西他滨(GEM)、紫杉醇(TXL)、丝裂霉素(MMC)、长春地辛(VDS)等。为了获得更好的疗效和最低的不良反应,通常选择 2 种或 2 种以上的药物组成联合方案,如 EF(VP-16+DDP)、CAV(CTX+ADM+VCR)、CAVP-16(CTX+ADM+VP-16)、VP-CP(CBP+VP-16)等方案。非小细胞肺癌的治疗应以手术治疗为主,化疗主要作为不能手术及术后复发患者的姑息性治疗或作为手术治疗及放疗的辅助治疗。

(3)放射治疗:放射线对癌细胞有杀伤作用,放疗对小细胞肺癌效果最好,其次为鳞癌和腺癌。放疗对控制骨转移性疼痛、脊髓压迫、上腔静脉阻塞综合征、支气管阻塞及脑转移引起的症状有较好的疗效。放疗分为根治性和姑息性两种,根治性用于病灶局限、因解剖原因不便手术或患者不愿意手术者。姑息性放疗的目的在于抑制肿瘤的发展,延迟肿瘤扩散和缓解症状。常见的放射线有直线加速器产生的高能 X 线及 $^{60}$ 钴产生的 γ 线。

(4)生物反应调节剂(BRM):作为辅助治疗,如干扰素、转移因子、左旋咪唑等。能增加机体对化疗、放疗的耐受性,提高疗效。

(5)其他疗法:如中医治疗、冷冻治疗、支气管动脉灌注及栓塞治疗、经纤支镜电刀切割癌体或行激光治疗,以及经纤支镜引导腔内置入放疗源作近距离照射等,对缓解患者的症状和控制肿瘤的发展有较好效果。

### (五)护理干预

1. 心理护理　评估患者有无血压增高、失眠、紧张、烦躁不安、心悸等恐惧表现。评估患者的心理状态和对诊断及治疗的了解程度。要根据患者的年龄、职业、文化程度及性格等情况,给予不同的沟通和支持。确诊后,可据患者对病情的关心和知晓程度、心理承受能力和家属的意见,以适当的方式和语言与患者讨论病情、检查和治疗方案,引导患者面对现实,积极配合检查及治疗。家属有特别要求时,应协同家属采取保护性措施,合理隐瞒。尽量给患者创造一个清静和谐的环境,建立良好的护患关系,取得患者的信任。

2. 疼痛护理　评估疼痛的部位、性质、程度及止痛效果;评估疼痛加重或减轻的因素:疼痛持续、缓解或再发的时间;评估影响患者表达疼痛的因素:如性别、年龄、文化背景、教育程度和性格等;评估疼痛对睡眠、进食、活动等日常生活的影响程度。避免加重疼痛的因素:预防上呼吸道感染,尽量避免咳嗽,必要时给止咳剂;指导和协助胸痛患者用手或枕头护住胸部,以减轻深呼吸、咳嗽、或变换体位所引起的疼痛。遵医嘱应用止痛药物,观察用药效果。倾听患者的诉说教会患者正确表述疼痛的程度及转移疼痛的注意力和技巧,帮助患者找出适宜的减轻疼痛的方法。

3. **饮食护理** 向患者及家属强调增加营养与促进康复、配合治疗的关系,与患者和家属共同制订既适合患者饮食习惯,又有利于疾病康复的饮食计划。原则是给予高蛋白、高热量、高维生素、易消化的食物,动、植物蛋白应合理搭配,如蛋、鸡头、大豆等。避免产气食物,如地瓜、韭菜等。并注意调配好食物的色、香、味。有吞咽困难者应给予流质饮食,进食宜慢,取半卧位以免发生吸入性肺炎或呛咳,甚至窒息,因化疗而引起严重胃肠道反应而影响进食者,应根据情况做相应处理。病情危重者可采取喂食、鼻饲增加患者的摄入量。对进食不能满足机体需要的患者,给予静脉输注复方氨基酸、全血、血浆或清蛋白等改善营养状况。

4. **呼吸功能锻炼** 对于施行过肺癌切除术的患者应尽早进行呼吸功能锻炼,做扩胸运动,同时深呼吸,通过扩胸动作增加通气功能,做腹式呼吸,挺胸时深吸气,收腹时深呼气,改善胸腔的有效容量和呼吸功能。

5. **化疗药物不良反应的护理**

(1)皮肤毒性:某些化疗药物如阿霉素或长春碱类从血管外渗周围组织时,有可能发生严重的皮肤溃疡或坏死,甚至外渗部位关节僵硬。

(2)局部刺激性:化疗前应先用注射器吸生理盐水做好静脉穿刺,确保药液不外渗后,再接化疗药物注入,最后再用生理盐水冲管,可减轻局部刺激性。

(3)药物外渗:不同药物外渗可引起不同程度的局部损害。在注射过程中,需注意以下事项:

1)注射过程中,注意观察注射部位有无肿胀,当患者诉说注射部位疼痛时应停止注射,检查药液是否发生血管外渗。若怀疑药物外渗,应立即停止输注。

2)若注射刺激性较强的药物外渗,除立即停止注射外,还要将针头保留并接注射器回抽后,从原针头注入解毒剂,然后在渗出的皮下注入解毒剂。

3)化疗药物外渗或疼痛剧烈者,可用冰敷局部,外涂氢化可的松软膏或用 50% 硫酸镁湿敷,药物渗出 24 小时内,切忌热敷,但植物碱类化疗药除外,例如长春新碱、长春碱、依托泊苷等化疗药不宜冰敷,草酸铂也不宜冰敷。要做好交班,密切观察局部变化,根据具体情况进行治疗。

水疱的处理:对多发性小水疱注意保持水疱的完整性,避免摩擦和热敷,保持局部皮肤清洁,待水疱自然吸收;对直径 >2cm 的大水疱,应在严格消毒后用 5 号针头在水疱的边缘穿刺抽吸使皮肤贴附;对皮肤破溃者要做外科换药处理;一旦发生化疗药物外渗,保守疗法失效,溃疡形成,可用生理盐水清洗,无菌纱布浸透庆大霉素或无菌纱布浸透 1:5000 呋喃西林溶液敷于创面,严格无菌操作。严重的经久不愈的溃疡需请整形外科会诊处理;另外,发生外渗所致静脉炎的患肢应抬高并禁止静脉注射,患处勿受压。恢复期要鼓励患者多做肢体活动,以促进血液循环。

(4)静脉炎:化疗引起静脉炎时可外涂多磺酸黏多糖乳膏(喜疗妥),也可做氦氖激光治疗或频谱仪照射。

(5)色素沉着:有局部或全身皮肤色素沉着、甲床色素沉着、指甲变形者,应做好心理护理,减轻患者焦虑。

(6)骨髓抑制:化疗药物均可引起不同程度的骨髓抑制,引起白细胞减少,增加感染的危险性。

1）化疗期间注意观察患者血象变化,对白细胞计数低于 $1.0 \times 10^9/L$ 以下者应进行保护性隔离,入住单间病室并每天用紫外线灯照射消毒病室2次;严格控制探病,预防交叉感染。有条件的医院,患者应安置住层流室。教育患者注意个人卫生的重要性,保持床单干燥,衣服清洁,勤洗澡。操作时严格遵守无菌操作,预防并发症和压疮的发生。

2）按医嘱使用升白细胞、红细胞药物,给予成分输血,并加强支持治疗。贫血患者多有乏力症状,应多休息、少活动。站立时,动作应尽量慢,可减轻头晕等直立性低血压症状,预防跌倒。

3）血小板计数低的患者要防止身体受伤,避免用牙签剔牙,防止齿龈损伤出血。在注射针头拔出后,应局部压迫止血。

4）注意观察患者的变化,如发热、出血等应立即通知医生检查处理。高热者应做血培养和可疑感染部位分泌物的培养,及时按医嘱使用抗生素。

5）避免接触感染源,嘱咐患者不要到人多的公共场所,外出时戴口罩。

（7）消化道反应

1）恶心、呕吐:常在用药后数小时内发生,发生率达 70%~80%,是患者最担心的化疗副作用之一,可严重影响患者的生活质量。饮食上宜给予清淡易消化的食物,少量多餐,鼓励进食。当有恶心感时,嘱患者多做深呼吸,分散注意力,同时保持室内空气清新无异味。恶心、呕吐严重的患者,化疗前按医嘱使用止吐药物,注意休息,并尽可能减少活动。患者发生呕吐时应给予扶助,呕吐后立即漱口,给予舒适体位,注意观察患者呕吐物的颜色、性质和量,并要做好护理记录。

2）口腔黏膜炎:由于化疗药物减轻了口腔黏膜的再生能力导致口腔黏膜炎的发生。随着口腔黏膜炎的加重,口腔黏膜可出现假膜、溃疡,伴有疼痛、感染、出血等,并影响进食。饭前、饭后要漱口,睡前及晨起用软毛牙刷刷牙,避免损伤口腔黏膜,忌使用有蜡、有薄荷味的牙线。有活动性义齿的患者,尽量减少戴义齿的时间,减轻齿龈负荷。有溃疡者可喷双料喉风散等,有疼痛的患者用 0.5% 普鲁卡因溶液或 1% 丁卡因溶液含漱以减轻疼痛,帮助进食。饮食上宜进食温流质或无刺激性软食,注意维生素及蛋白质的摄入。

3）腹泻:有些化疗药物可以引起癌症患者腹泻。腹泻患者应少吃水果、冷饮、多渣食物,减少饮食的纤维含量,及时补充水分。因腹泻频繁,粪便刺激而使肛门周围皮肤受损,每次排便后应用温水洗净,并喷洒赛肤润溶液保护肛周皮肤。护士应密切观察粪便性质、颜色及排便次数并做好记录,按医嘱及时静脉补充水分、电解质等。

（8）脱发:化疗后不一定每个患者都有毛发脱落现象,脱发程度亦不尽相同。做好解释工作,告诉患者脱发只是一种暂时现象,治疗结束后头发会重新长出。化疗前10分钟可给患者戴上冰帽,使头皮冷却,局部血管收缩,减少药物到达毛囊,对减轻脱发有一定的预防作用。但头皮转移癌、白血病、多发性骨髓瘤等禁用冰帽。脱发后,头皮很敏感,不应使用有刺激性的香皂或洗发水,不要染发和烫发,也不要用温度太高的吹风机吹头发。每日晨、晚间护理应注意将床上脱发扫干净,减少对患者的刺激。

**（六）延续护理**

延续护理旨在利用一切可能的资源,纵向延伸护理服务的时间,横向拓宽照护层次,以尽量满足患者自医院回归家庭和社会后的健康需求。对于老年肺癌患者,护理人员应制订相应的护理计划,为患者及家属提供切实有效的指导。

1. 成立延续护理管理小组　包括患者的主治医师、责任护士、药剂师等,保证小组成员对延续护理的积极性,并进行规范化培训。

2. 确定延续护理的方式　建立延续护理患者的随访资料档案，根据患者的临床资料制订延续护理计划，由小组成员在患者出院后的第 1、7、14 天、1 月时通过电话随访、微信、上门访视等途径，全面了解患者的身体适应状况及护理情况，适时调整护理计划，并通过网络平台为患者及家属提供疾病相关的健康指导。

3. 延续护理的主要内容

（1）用药指导：告知患者及家属不同药物的机制、使用方法、不良反应等，嘱患者按时、按量服用，注意观察药物不良反应。

（2）饮食指导：食用质软、易消化的高蛋白、高维生素、高纤维素的食物，避免食用辛辣、刺激、不容易消化的食物。

（3）症状管理与识别：嘱患者家属密切观察患者病情，有无咳嗽、咳痰、咯血情况、活动后呼吸有无气促、化疗后血象有无异常、血管通路（PICC、Port）的自我护理（定期维护、并发症的观察与处理），及时反馈给小组成员。

（4）心理干预：评价患者的角色、认知、情绪和社会功能，结合癌症患者心理分期的特点执行针对性的心理干预路径。

（5）专题讲座：定时由医护人员在医院开展肺癌专题讲座，利用 PPT 或 DVD 光碟等为门诊、在院或出院的患者及家属进行肺癌患者护理知识讲座并详细答疑。

**（七）居家护理**

1. 改善居住环境　保持居室清洁、明亮、空气流通，选择适宜的温湿度，夏季宜在 38~40℃，冬季一般 20℃，湿度在 50%~60%；光线要柔和，避免强光刺激；保持床的清洁干燥，及时更换潮湿、污染的被罩床单等；减少居家环境中的噪声。

2. 心理社会支持　提高家庭人员的心理承受能力，用轻松愉快的心情面对患者，善于理解患者的郁闷，用家里发生的趣事、喜事分散患者的注意力，缓解疼痛与不适，鼓励患者树立战胜疾病的信心。鼓励患者做一些力所能及的活动。

3. 饮食护理　患者用餐的环境应清洁、卫生、整齐、空气新鲜、气氛轻松愉快。由于肺癌患者往往有味觉改变、味觉减退、厌食等现象，家人在饮食上要不厌其烦，细心调整饮食。肺癌的患者宜选用质软、易消化的高蛋白、高维生素、高纤维素的食物，如牛奶、鸡蛋、鸡肉、鱼、瘦肉、动物肝脏、豆制品、新鲜的蔬菜、水果等。可以少吃多餐，三餐中间加点心，使患者营养丰富，增强抵抗力。

4. 发热护理

（1）补充营养和水分：多饮温开水、淡盐水和橘汁之类含维生素 C、钾的饮料。体温较高者，可用温开水或 50% 乙醇擦浴；加强体温观察，随时测量和记录；必要的降温措施有冰块冷敷、乙醇擦拭；告知患者注意休息。

（2）加强皮肤护理：高热患者在退烧时，往往会大汗淋漓，应及时擦干汗液，更换干燥清洁的衣物和床单，防止感冒。

（3）压疮的护理："五勤"：勤翻身，勤擦洗，勤换洗，勤整理，勤检查。使用保护性物品，如海绵圈、气圈、气垫，保持局部皮肤清洁干燥，局部按摩。局部红肿溃破者，可涂红药水收敛或外贴压疮贴。患者卧床日久，易导致肌肉萎缩，应适当活动肢体，家属应为患者按摩肌肉。加强营养，进食富含蛋白质、维生素的食物。

（4）加强口腔护理：患者如果长期发热，由于涎腺的分泌减少，口腔黏膜干燥，加上抵抗力下降，极容易引起口腔炎或口腔黏膜溃疡。应帮助患者早晚及餐后漱口或用生理盐水清洁口腔。

5. 恶心、呕吐护理　保持空气清新,然后多听舒缓的音乐,分散患者的注意力,饮食高营养、清淡、少油腻,避免过甜的食物,少食多餐。及时清理呕吐物,协助患者漱口,清除口腔内异味。呕吐频繁时,在 4~8h 内禁饮食,然后缓慢进流质饮食,避免大量饮水,可选用清淡的肉汤、菜汤等,以保证营养需要。

6. 便秘的护理　指导患者养成定时大便习惯,每日及时督促其定时大便。每天在起床前和睡觉前用双手顺结肠方向按摩,自右向左轻揉腹部数十次。还可用缓泻剂帮助通便,如服用通便灵、液状石蜡、麻仁丸等。对于便秘严重者,用开塞露塞肛、灌肠液润肠通便。调整饮食:适当增加含纤维素的食物,如粗粮、芹菜、韭菜、菠菜、豆芽、水果等。适当增加饮水量,每天饮水量 2000ml 左右,保持胃肠道足量的水分,软化大便。另外,可适当增加脂肪食物,如花生油、芝麻油等。在身体状况允许下,进行适量的体育活动,促进肠蠕动,卧床患者给予被动运动。

7. 疼痛护理　疼痛会引起一系列心理变化,如焦虑、恐惧、悲哀、绝望等,易失去生存的信心。家人要随时观察并与患者沟通思想,重视其心理活动。鼓励患者说出自己的痛苦,以便准确了解病情,消除对止痛药物"成瘾"的思想顾虑,正确用药。营造舒适的入眠环境,避免光、噪声干扰。疼痛困扰常使患者不能良好睡眠,应联系医务人员,调整药物,有效止痛,保证睡眠。注意止痛药物的不良反应,阿片类止痛药是最常用的止痛药物,主要不良反应有便秘、恶心呕吐、呼吸抑制。

8. 咳嗽、咯血、呼吸困难的护理　注意观察咳嗽、咳痰的情况,观察痰的颜色、量、性质,做好祛痰工作使痰液及时排出体外。咳嗽伴有咯血时,应立刻平卧,头偏向一侧,亦可取患侧卧位,减少肺的活动,有利于止血,同时也可避免窒息,防止血流向健侧。家属要沉着、冷静,尽量使患者放松,避免不必要的危险。及时除去血迹,减少刺激。联系医务人员,及时送往医院救治。患者呼吸困难时,家属要协助患者采用合适的体位以减轻呼吸困难,如背部加垫被褥使其身体与床成 45°,有条件者背部垫支架,可使膈肌位置下降,有利于呼吸肌活动,利于气体交换,改善呼吸困难。

（齐晓玖）

# 第三节　消化系统老年常见疾病与护理干预

## 一、胃食管反流

### （一）疾病概念

胃食管反流病是指胃十二指肠内容物反流入食管引起烧灼感等症状,可引起食管、咽喉、气道等食管邻近组织的损害。

### （二）流行病学资料

胃食管反流病在西方国家十分常见,人群中约 7%~15% 有胃食管反流症状,发病率随年龄增加而增加,40~60 岁为高峰发病年龄,男女发病无差异,但反流性食管炎中,男性多于女性(2:1~3:1)。胃食管反流病在北京、上海两地的患病率为 5.77%,反流性食管炎为 1.92%,低于西方国家,病情亦较轻。有相当部分胃食管反流病患者内镜下可无食管炎表现。

**（三）临床表现与并发症**

胃食管反流病的临床表现多样,轻重不一,主要表现有:

1. 食管症状

（1）典型症状:烧灼感和反流是本病最常见的食管症状,而且具有特征性,因此被称为典型症状,常在餐后 1 小时出现,卧位、弯腰或腹压增高时可加重,部分患者烧灼感和反流症状可在夜间入睡时发生。

（2）非典型症状:指除烧灼感和反流之外的食管症状。部分患者出现胸痛和吞咽困难,有严重食管炎或并发食管溃疡者,可伴吞咽疼痛。

2. 食管外症状 由反流物刺激或损伤食管以外的组织或器官引起,如咽喉炎、慢性咳嗽和哮喘。

3. 并发症

（1）消化道出血:反流性食管炎患者,因食管黏膜糜烂及溃疡可以导致上消化道出血,临床表现可有呕血和（或）黑便以及不同程度的缺铁性贫血。

（2）食管狭窄:食管炎反复发作致使纤维组织增生,最终导致瘢痕狭窄。

（3）Barrett 食管:Barrett 食管可发生在反流性食管炎的基础上,亦可不伴有反流性食管炎。Barrett 食管是食管腺癌的癌前病变,其腺癌的发生率较正常人高 30~50 倍。

**（四）治疗**

胃食管反流病的治疗目的是控制症状、治疗食管炎、减少复发和防治并发症。

1. 一般治疗 改变生活方式与饮食习惯,减少一切引起腹压增高的因素,避免进食使食管下括约肌压力降低的食物。应戒烟禁酒,避免应用降低食管下括约肌压力的药物及引起胃排空延迟的药物。

2. 药物治疗

（1）促胃肠动力药:可以通过增加食管下括约肌压力、改善食管蠕动功能、促进胃排空,从而达到减少胃内容物食管反流及减少其在食管的暴露时间。

（2）抑酸药:抑酸治疗是目前治疗本病的主要措施,对初次接受治疗的患者或者食管炎的患者宜以质子泵抑制剂治疗,以求迅速控制症状、治愈食管炎。

3. 维持治疗 胃食管反流病具有慢性复发倾向,为减少症状复发,防止食管炎反复复发引起的并发症,需考虑给予维持治疗。

4. 抗反流手术治疗 抗反流手术治疗是不同术式的胃底折叠术,目的是阻止胃内容物反流入食管。

5. 并发症的治疗

（1）食管狭窄:除极少数严重瘢痕性狭窄需行手术切除外,绝大部分狭窄可行内镜下食管扩张术治疗。扩张术后予以长期质子泵抑制剂维持治疗可防止狭窄复发,对年轻患者亦可考虑抗反流手术。

（2）Barrett 食管:必须使用质子泵抑制剂治疗及长期维持治疗。Barrett 食管发生食管腺癌的危险性大大增高,加强随访是目前预防 Barrett 食管癌变的唯一方法。

**（五）护理干预**

1. 一般护理

（1）向患者及家属介绍胃食管反流病的基本知识,让患者了解疾病的发展过程和预后。加强与患者的沟通,了解患者的情绪变化,避免精神刺激。

（2）夜间平卧时会加重反流症状，睡眠应取左侧斜坡卧位，可将床头抬高 15~20cm，借助重力作用有效防止或减轻反流，减少误吸风险及肺疾病发生，避免双上臂上举或枕于头下，以免膈肌抬高而增加胃内压，可有效防止或减轻胃食管反流。

（3）睡前 3~4 小时不要进食，避免卧位进食，进食后应慢走或端坐 30 分钟，以促进胃排空。进食后不要立即平卧，避免做弯腰、下蹲、举重物等增加腹压的动作和姿势，防止胃食管反流病的发作。

（4）指导患者戒烟戒酒，饮酒会使食管下括约肌压力下降从而增加反流的频率，并可缓解酸的清除，延长酸与消化道上皮的接触时间，对鳞状上皮有直接损害作用。

2. 饮食护理

（1）告知患者选择低脂饮食，高脂肪餐可刺激胰液泌素的分泌，胰液泌素会削弱胃泌素的作用，使食管下括约肌压力下降，导致胃肠内容物反流，所以，饮食应以煮、炖、蒸为主，适量增加蛋白质摄入。

（2）少食多餐，减少胃膨胀及食物残留，忌食酸辣、生冷、油炸、粗硬及多纤维素食物。宜选择柔软、清淡、易消化、营养丰富的半流质饮食。少食含防腐剂重、易产气食物，如豆类、芋头、香蕉、柑橘类水果和添加甜味剂的饮料及甜点。

（3）避免食用过冷、过热、过酸、过甜、辛辣刺激等对胃黏膜有明显刺激的食物，如大葱、大蒜、奶油蛋糕、巧克力等。不可食用延缓胃排空的食物，如粽子、年糕、元宵等质地黏腻的食物。

（4）水果不会引起或加重反流，但每次食用的水果不可过多过杂，不可过冷过甜，如香蕉、甘蔗等最好避免食用。不可饮用浓茶、咖啡、酒等刺激性的饮品。

（5）根据老年患者饮食习惯及消化功能，制订个性的饮食方案，以营养丰富的清淡饮食为主，合理分配三大营养物质。

3. 心理护理　负面情绪会影响患者康复的信心以及康复的速度，采取心理护理可以减轻患者的心理压力，增加患者的信心，提高治疗的效果。通过对患者的宣教提高患者对疾病的认知，从而树立患者战胜疾病的信心，提高患者治疗的依从性。

（六）延续护理

1. 超重者宜减肥，帮助患者制订饮食计划和体重控制目标。避免摄入促进反流的高脂肪食物，建议积极锻炼身体，可选择慢跑、散步、健身操、太极拳等运动，增强体质，减轻体重。

2. 指导患者规律作息，及时纠正不健康的生活方式，注意自我调整生活状态，避免大量食醋、浓茶、咖啡及晚饭过饱、吃宵夜、睡前喝牛奶等，应反复叮嘱患者饭后 30 分钟不要立即平卧，要尽量保持站立体位或躯干直立状态，建议餐后散步，促进食物排空，但要避免剧烈运动。

3. 鼓励患者适当咀嚼口香糖，通过正常吞咽动作改善食管清洁功能，增加唾液分泌量以刺激吞咽功能，协调食管的运动功能。

4. 睡眠时抬高床头 15~20cm，利用重力作用改善食管的排空功能。避免进行诱发胃食管反流的动作，如鞠躬、低头等姿势。睡前 3~4 小时避免进食以减少睡眠期间的胃酸分泌和食管括约肌的短暂松弛使反流加重。

5. 关注患者的情绪变化，鼓励患者积极参与集体活动，从而增强社会适应能力，适量增加活动时间，转移患者的注意力，减少对疾病的过分担忧与注意。

（七）居家护理

1. 指导患者应均衡饮食，多吃新鲜蔬菜水果，保持大便通畅，防止便秘，避免腹压增加诱发反流。戒烟酒，少食多餐，避免摄入过多高脂肪食物及刺激性食物，减少对食管黏膜的损伤。

2. 鼓励患者进行适当的户外运动,调节血液循环,促进新陈代谢、胃肠蠕动,提高胃肠消化功能,减少反流,缓解症状。

3. 保护心情舒畅,避免过喜过悲、急躁情绪,减少不良情绪影响,保持平和心态。

4. 定期复查,如有不适及时就诊。

（田佳宁）

## 二、老年胃癌

### （一）疾病概念

胃癌（gastric carcinoma）是我国最常见的消化道肿瘤,占恶性肿瘤死亡率的第一位。

### （二）流行病学资料

好发年龄在 50 岁以上,男女发病率之比为 2∶1。

危险因素包括:

1. 饮食因素　通过不良饮食习惯和方式摄入某些致癌物质,如亚硝胺、亚硝酸盐、硝酸盐类等。

2. 幽门螺杆菌感染（Helicobacter pylori）　胃癌高发区成人 Hp 感染率明显高于低发区。

3. 癌前病变　是指一些增高胃癌发病危险的良性胃病和病理改变。

4. 遗传和基因　胃癌患者有血缘关系的亲属为癌发病率高于对照组。

### （三）临床表现与并发症

1. 一般表现

（1）早期多数人无明显表现,少数人有恶心、呕吐或是类似溃疡病的上消化道症状。

（2）进展期疼痛与体重减轻是最常见症状。常见有较为明显的上消化道症状,如进食后饱胀感、上腹部不适,逐渐会出现上腹疼痛加剧、食欲下降、乏力、消瘦、恶心呕吐症状加重等表现。

2. 并发症　根据肿瘤位置不同,会出现特别的临床表现:贲门胃底癌可出现胸骨后疼痛和进行性吞咽困难;幽门附近肿瘤会导致幽门梗阻表现;肿瘤破坏血管后会出现呕血、黑便等消化道出血症状;肿瘤扩展超出胃壁会出现腹部持续疼痛。

3. 老年胃癌特点　随着老龄化社会的形成,老年胃癌患者的年龄逐渐增,老年人各脏器储备功能下降,并合并多种基础疾病,因此在术前护理时应对患者营养、皮肤、活动以及安全等情况进行全面评估。据研究显示老年胃癌患者男性居多,比例明显高于非老年组,老年胃癌常见为胃底贲门癌,临床表现上常伴有明显消瘦症状,此症状比例明显高于非老年组,并且起病比较隐匿,这与老年人储备能力及营养情况下降,痛觉减退,自觉症状轻微等特点相关。

### （四）治疗原则

以外科手术为主。

1. 手术治疗

（1）根据术式分类:早期胃癌因病变淋巴结转移较少,行 D2 以下的胃切除术即可治愈。局部进展期胃癌行 D2 淋巴结清扫的胃癌根治术已被认为是标准模式。扩大的胃癌根治术适用于胃癌浸及周围组织脏器。胃癌根治术可分为开腹及腹腔镜辅助两种术式。开腹手术优点在于术野暴露更彻底,便于病灶切除、淋巴结清扫、术中止血等。腹腔镜辅助下胃癌根治术可有效减轻术后疼痛,加快术后肺功能恢复,对于老年患者,明显降低了术后出血、感染等并发症的发生率。不同的手术方式由患者病灶位置、大小、手术范围、患者病情以及术中情况而定。

（2）根据消化道重建方式:

1）Billorth Ⅰ式吻合:为胃剩余部分与十二指肠断端缝合。

2）Billorth Ⅱ式吻合:十二指残端闭合,而将胃的剩余部分与空肠上段吻合。

3）病灶范围较大者行胃全切手术,术后可行食管空肠吻合,或是十二指肠食管间空肠间置手术。

（3）根据淋巴结清扫范围:胃周围淋巴结可分为五站,根据胃癌的分化及转移程度,决定淋巴结清扫范围。第一站未全部清除者为 D0,第一站淋巴结全部清除为 D1 术,第二站淋巴结完全清除称为 D2 术,依次为 D3、D4。

2. 姑息性胃切除术　即原发病灶无法切除,为了减轻各种并发症引起的症状,如梗阻、穿孔、出血等。

3. 化疗　用于根治性手术的术前、术中和术后。晚期胃癌患者采用适量化疗,能减缓肿瘤的发展速度,改善症状。

**（五）护理干预**

1. 胃癌术前护理

（1）评估患者营养状况:老年胃癌患者储备能力下降,且受病变影响,出现食欲不振、呕吐等症状易发生水、电解质紊乱、营养缺乏等,因此术前评估患者营养情况较重要。指导患者进食清淡易消化的高营养食物,遵医嘱给予患者术前肠内或肠外营养支持。

（2）协助完善各项检查:除一般常规检查外,胃癌患者还应进行胃镜、X 线钡餐、腹部超声、腹部增强 CT 等检查,以便更好地了解肿瘤具体情况。

（3）术前胃肠道准备:术前一天患者进食低渣流食,并应用导泻药物进行肠道清理。导泻药物为机械性刺激肠腔使其蠕动排便,目前临床常用口服聚乙二醇电解质散导泻,以减少对患者电解质平衡的影响。但老年胃癌患者术前本身就存在营养不良、乏力等症状,频繁腹泻会增加其跌倒、体力不支等风险,还会增加术前焦虑,甚至影响睡眠质量,因此在临床常适当减少药量或用 110ml 甘油灌肠剂代替。有研究提到也可应用肠内营养乳剂辅助给予肠道准备,效果与聚乙二醇电解质散差异不大。

（4）术前指导:指导患者练习深呼吸、咳嗽,以进行术后肺部护理。协助患者进行床上翻身、活动,并指导患者进行规律的下肢活动,自下向上活动脚趾、脚踝、屈膝,收缩股四头肌等。

（5）皮肤护理:因老年患者皮肤松弛,长期处于营养缺乏状态,会出现消瘦,因此在入院后应评估患者皮肤情况以及影响皮肤受损的因素,避免出现压疮。指导患者注意翻身,保持床单位清洁、干燥。

（6）心理护理:老年癌症患者对于病情及治疗带来的心理困扰中,带有"担心"条目所占比例最高（73.9%）,其次是情绪低落（55.6%）、疼痛（54.2%）、经济问题（52.3%）、害怕（49.7%）。因此术前做好心理护理对于老年癌症患者及其家属十分重要,不仅让患者了解手术大致方案,术后注意事项,还应帮助患者树立自信心,对术后生活抱有希望。可以介绍相同病例的患者相互交流,提高其对"手术"的认知。对于不知病情的患者应遵从其自身及家人的要求,给予充分安慰。

2. 胃癌术后护理

（1）全麻术后护理:麻醉未清醒时取去枕平卧位,协助患者头偏向一侧。麻醉清醒后,可指导患者半坐卧位。若患者主诉恶心,通知医生,及时用药。一旦患者发生呕吐,立即清理口腔等处的呕吐物,避免误吸。严密监测患者生命体征,若发生异常,及时通知医生。老年患者既往基础疾病较复杂,常伴高血压、肺功能下降、心律不齐、带有起搏器等特殊情况,应更加关注血压、心率、血氧饱和度的变化,有条件时应使用输液泵,控制总量和速度。

（2）伤口和引流管的护理

1）伤口护理:术后观察伤口情况,是否包扎完好,敷料表面有无渗血,若有异常及时通知医生给予换药。告知家属购买大小合适的腹带,环绕腹部,以保护伤口,减轻患者活动时对伤口的牵拉,同时可减轻疼痛。护士应及时协助患者整理腹带,保持平整及干净,同时观察伤口敷料变化。

2）胃管护理:术后给予患者持续有效的胃肠减压,减少胃内积气、积液。术中刺激迷走神经和膈神经,术后留置胃管刺激胃壁或胃内积气、积液等因素诱发膈肌痉挛,可导致患者出现顽固性呃逆而感到不适。保持有效胃肠减压,可缓解此症状。但胃术后负压不可过大,最好维持在 $-7 \sim -5kPa$,既能保证有效引流,又能避免引流管堵塞。胃管的有效固定十分重要,脱管或任意改变胃管末端在胃中位置均会影响手术效果。因此在临床中常用特定胶布在鼻翼处蝶形螺旋固定,并在脸颊处再次固定。术后 24 小时后,每日低压脉冲式冲洗胃管 4~5 次,保持胃管通畅。冲洗同时观察患者面色变化,倾听有无不适主诉。患者翻身活动时注意避免管路打折。若胃液为血性,引流速度大于 100ml/h,则提示可能有活动性出血,指导患者卧床休息,通知医生并监测生命体征。如术后经过顺利,一般在术后 3~4 天可拔除胃管,拔管指征是:①肠蠕动恢复正常,肠鸣音恢复,肛门排气后;②胃肠引流液逐渐减少,24 小时少于 300~400ml;③拔管前可行闭管试验,闭管后如无恶心、呕吐或腹胀,方可考虑拔管。

3）引流管护理:胃癌根治术后常见引流管为十二指肠残端、吻合口等腹腔引流管。术后应评估引流管是否妥善固定,固定时采用胶带蝶形螺旋交叉固定法。老年人神志受麻醉影响较大,可能会出现谵妄、躁动等现象,必要时应给予有效约束。每日观察引流管引流情况,定时挤压引流管,避免打折、堵塞,患者下床活动时,协助患者将引流袋固定在腹部伤口以下,并向老年患者及家属或看护人员做好宣教,避免管路滑脱。每日更换引流袋,并准确记录引流量。密切观察引流液颜色及性质,正常情况下在术后第 1 天,腹腔引流管可引出,100~300ml 的血性渗液,以后逐日减少,一般在术后 3~4 天,每日引流量降至 20ml 以下时,可以取下引流管。

4）空肠造瘘术后妥善固定好空肠造口管,并注意固定空肠造瘘管时的管口端向上,防止逆流。翻身前后检查空肠管的位置,防止造瘘管的扭曲、打折或脱出,无菌敷料覆盖,胶布固定。第一次进行空肠灌注时抬高床头,少量慢速滴入,若条件允许,可使用灌注泵,速度少于 30ml/h。再滴入的同时,密切观察患者反应,若出现腹痛腹胀立即停止灌入。早期少量灌入能够起到刺激肠道蠕动的作用。后期营养治疗时根据患者情况调速和逐渐加量,护理原则为,先少后多,先慢后快,每日灌注总量至少于 2000ml。由于肠内营养液黏稠、或粉碎不全的药物碎片黏附于管腔内而堵管,灌注前后以及每 4 小时应冲洗一次管道。老年人理解记忆力会随着年龄增长而减低,因此术后给予不同治疗时,应有醒目标识区分,肠内灌注与静脉滴注或微量泵入等分杆挂置。营养液温度应加热到 30~35℃再使用,加热仪器尽量夹在输注管下端,近患侧的一侧,但要避免烫伤患者。鼓励患者早期下床活动,促进肠道蠕动。

5）三腔喂养管应用:三腔喂养管优势在于同一根管路可分别进行胃肠减压和肠内营

养灌注。共三个腔，"A"为负压吸引腔：96cm长，用于胃肠减压；"B"为小肠喂养腔：150cm长，用于空肠喂养；"C"为压力调节腔：打水、打气，防止减压腔吸附到胃壁上。三腔喂养管有以下禁忌证：①食管静脉曲张；②食管出血；③肠道吸收障碍；④严重肠梗阻；⑤急腹症。留置最长时间不超过8周。其护理与空肠造瘘管相似，每日观察管路情况，避免堵管或管路脱落（图5-3-1）。

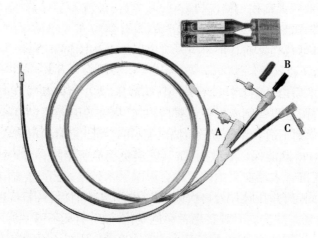

图5-3-1　三腔喂养管

6）尿管护理：术后持续观察患者尿液颜色、性质、量变化，严格计入24小时尿总量，评估患者出入量是否平衡。若8小时内患者尿量少于300ml，则应通知医生，给予对症处理。留置尿管期间每日给予患者会阴擦洗2次，并观察尿道口有无红肿、渗出脓性分泌物以及尿管压疮等。

（3）疼痛护理：评估患者疼痛因素，程度，频率等，及时给予药物支持，向患者及家属宣教术后麻醉泵的使用，或遵医嘱给予止疼药物。进行日常护理时操作动作轻，尽量集中操作。保持病房环境安静，做好晨、午、晚间护理，使床单位平整干净。

（4）术后活动：手术当日协助患者床上翻身，并进行有效下肢活动，如活动脚踝，屈膝，收缩股四头肌等。术后1~2小时后协助患者翻身，避免受压部位皮肤发生压红或破溃。提倡腹部手术后患者次日尽早下床活动，但对于老年人可根据其术前活动情况，手术时长，术中出血等因素适当延缓下床时间。第一次下床活动前，护士应进行跌倒风险评估，下床活动前遵守"起床三部曲"，静卧半分钟，静坐半分钟，在护士搀扶下站立半分钟。首次下床活动时间最好不超过半小时，避免过度劳累或引发疼痛出血等意外。术后活动应遵守循序渐进原则。

（5）下肢血栓的预防：老年患者普遍存在各种血管问题，一部分患者长期服用或注射一些降血脂、抗凝药物，为避免增加术中出血量，术前停止抗凝类药物的服用，并且受到术中麻醉、低温等影响，患者术后出现血栓几率增大。在术前应告知患者诱发血栓的危险因素，指导患者进行平卧时的下肢运动，评估患者掌握程度。手术当天帮助患者使用抗血栓梯度压力带（俗称预防血栓袜），并告知患者术后第三日后开始在夜间休息时脱去血栓袜。术后指导患者及家属下肢运动方法，并密切观察患者下肢皮肤温度、足背动脉搏动情况、是否发生下肢肿胀。若出现下肢麻、胀，并持续加重无缓解，应及时通知医生。术后24~48小时后遵医嘱应用抗凝、预防血栓药物。

（6）营养支持

1）肠外营养：患者长期禁食、持续胃肠减压，可能出现体液丢失，营养缺乏，水电解质失衡等情况。术后应及时给予患者补充水电解质及必需营养素。临床除葡萄糖、葡萄糖氯化钠注射液等晶体补液外，常见脂肪乳氨基酸葡萄糖混合注射液以补充营养。老年人经静脉大量补液时应注意输液速度不可过快。并评估患者心肾功能，准确记录出入量，保证出入量平衡。若患者出现尿少、主诉胸闷憋气、下肢水肿等现象及时通知医生，并减缓或暂停输液。老年胃癌患者外周血管情况较差，尽量选择粗直、弹性好的手臂血管。穿刺时应选择留置针，并给予妥善固定，密切观察穿刺点情况，避免外渗。若有条件，应选择深静脉进行输液。

2）肠内营养：经空肠造瘘或三腔喂养管而进行肠内营养时注意管路的维护，防止脱管。灌注时注意患者有无腹痛腹胀等不适。老年患者本身胃肠蠕动功能较差，经历手术后，更应注意胃肠蠕动是否恢复，避免发生梗阻现象。传统观念认为胃肠术后患者应禁食至肛门排气后方可进食，但研究表明腹部手术后数小时就有肠蠕动，术后胃肠道麻痹仅局限于胃和结肠，术后6~12小时小肠就有消化、吸收功能。因此，早期进行肠内灌注可有效增强患者营养情况及免疫力。

（7）并发症

1）术后胃出血：术后从胃管可引流出暗红色或咖啡色胃液，属手术后正常现象。如果胃管内流出鲜血每小时100ml以上，甚至呕血或黑便，多属吻合口活动性出血，应密切观察出血量及患者生命体征变化，必要时需要再次行手术止血。

2）十二指肠残端破裂：表现为右上腹突发剧痛和局部明显压痛、腹肌紧张等急性弥漫性腹膜炎症状，需立即进行手术治疗，术后妥善固定引流管，持续负压吸引保持通畅，观察记录引流的性状、颜色和量。

3）胃肠吻合口破裂或瘘：临床比较少见，多发生在术后5~7天，多数由于缝合不良，吻合口处张力过大、低蛋白血症、组织水肿等原因所致。一旦发生常引起严重的腹膜炎，必须立即进行手术修补。若周围组织已发生粘连，则形成局部脓肿和外瘘，应给予脓肿外引流，并加强胃肠减压，加强营养和支持疗法，促进吻合口瘘自愈，必要时再次手术。

4）术后梗阻：按照梗阻部位可分为输入段、吻合口及输出段梗阻，表现为大量呕吐，不能进食。

5）倾倒综合征：倾倒综合征一般表现为进食特别是进食甜的流食后，患者出现上腹部不适、心悸、乏力、出汗、头晕、恶心、呕吐，甚至虚脱，并伴有肠鸣音亢进和腹泻等。其原因是胃大部切除后丧失了幽门括约肌的约束作用，食物过快排入上段空肠，未经胃肠液充分混合、稀释而呈现高渗状态，将大量细胞外液吸入肠腔，循环血量骤减所致，也与肠腔突然膨胀，释放5-羟色胺，刺激肠蠕动剧增等因素有关。可通过饮食调节，告知患者进食高蛋白、高脂肪、低碳水化合物的食物，少食多餐，细嚼慢咽，避免饮用过甜过热的流质食物，餐后最好能平卧30分钟，经过调节后，该症状可逐步减轻或不再发作。

6）低血糖综合征：低血糖综合征多发生在进食后2~4小时，表现为心慌、无力、眩晕、出汗、手抖、嗜睡，严重者可导致虚脱。其原因在于食物过快地进入空肠，葡萄糖被过快地吸收，血糖呈一过性增高，刺激胰腺分泌过多的胰岛素，随即引起了反应性低血糖。可通过饮食调节少食多餐，进食高蛋白、高脂肪和低碳水化合物饮食，通常在术后6个月至1年后能逐步自愈。

7）心理护理：胃癌根治术后患者通常有过于敏感、过于关注自我、对生活缺乏乐观自信等表现，需得到医务人员及患者家属的支持与关心。术后要积极疏导患者敏感、焦虑等心理情绪，帮助其恢复对生活的信心和希望，并积极配合护理、治疗，以尽快康复出院。同时可鼓励患者多放松自己、多参加集体活动,通过愉悦自身而调整自己的心态,从而提高免疫力、尽早恢复健康。老年胃癌患者应根据患者的文化程度、对疾病的认识程度,有针对性地做好心理护理与心理疏导。可以介绍相同疾病患者相互讨论,增强患者归属感。老年人性格较易偏激、倔强,对于疾病或家人的照顾存在拒绝感,易逞强,因此在心理护理时首先要着重告知患者"可以做什么",而非"不能做什么"。

**（六）延续护理**

1. 成立延续护理小组　统一规范化培训责任护士有关患者出院指导知识,根据老年人群特点制定完善的健康教育材料。

2. 延续护理的方式　在患者恢复期间,对其进行详细的出院指导,指导后向患者提问简单问题,评估患者对出院后注意事项掌握情况。并准确、详细记录患者相关信息,建立回访档案,根据患者不同手术方式以及出院时健康状况,在出院后 10 天进行回访,并给予相关健康宣教。

3. 延续护理的主要内容

（1）饮食指导:饮食对胃癌术后恢复尤为重要,出院前对患者进行详细的饮食指导。不仅清楚地介绍饮食种类,如清流饮食、流食、半流食等,还要列举出每种饮食大致包含哪类食物。对于一些常食用的食物要详细讲解。强调饮食原则:少食多餐,循序渐进。

（2）回访:告知患者定期复诊,有异常情况随时就诊。对出院后患者,在其出院 10 天后,进行电话回访,询问恢复情况,并对患者提出的疑问进行有效解答,若发现有就诊必要,应指导患者及时就诊。

（3）特殊护理:对未拆线或带有管路出院的患者,在其回科换药、拆线、拔管时,进行相应恢复时间的健康饮食宣教。对带有 PICC 出院的患者,如本地患者,告知他来院换药的流程,以及发生意外事件后首要的处理方式;如外地患者,在电话随访时询问管路情况,有无并发症或意外事件发生,再次给予管路的护理指导。

**（七）居家护理**

胃癌术后患者可能会因为饮食种类及习惯的改变与周围人群产生距离感,因此在进行饮食指导时不仅要详细,还要长远为患者简单制订饮食规划。为患者举例说明正确饮食的重要性,同时指导家属养成良好的家庭饮食环境,加强患者归属感,为其建立信心。出院后若无异常情况发生,则两年内三个月复查一次,二至五年每半年复查一次。

## 三、老年结直肠癌

**（一）疾病概念**

结肠癌（carcinoma of colon）与直肠癌（carcinoma of rectum）是常见的消化道恶性肿瘤。直肠癌是指乙状结肠直肠交界处至齿状线之间的癌。

**（二）流行病学资料**

直肠癌的发生率比结肠癌高,比例约为 1.5:1。结直肠癌发病率随年龄的增加而逐步上升,但目前青中年人患结直肠癌的比例较高,<30 岁者约占 10%~15%。低位直肠癌所占比例高,约占 60%~75% 大多癌肿可在直肠指诊时触及。不同地区大肠癌发生部位存在差异。

**（三）临床表现与并发症**

1. 结肠癌　常为最早出现的症状为排便习惯的改变。多表现为排便次数增加,腹泻,便秘,粪便中带血、脓或黏液等。患者还会出现不确切的持续性隐痛、腹部不适或腹胀感。

若有肠梗阻则腹痛加剧或为阵发性绞痛。瘤体本身或肠腔内的积粪可形成腹部肿块,坚硬、呈结节状。若出现穿透并发感染可有压痛感。疾病发展到中晚期会出现慢性低位不全肠梗阻症状:腹胀、便秘等。由于慢性失血、癌肿溃烂、感染、毒素吸收等,可出现贫血、消瘦、乏力、低热等全身症状。

2. 直肠癌　由于直肠刺激征患者会有便意频繁、排便习惯改变、肛门下坠感、里急后重,排便不尽感等症状。排便的改变主要为起初时大便变形、变细,造成梗阻后有腹痛腹胀、肠鸣音亢进等不全肠梗阻症状。若癌肿破溃、感染则大便表面带血及黏液,甚至脓血便。

3. 老年结直肠癌患者特点　结直肠癌临床常见表现频率较高的为便血、排便增加等。老年人造血能力较低,因受高血压、糖尿病等慢性疾病影响,小血管管壁弹性较差,老年人便血后更容易出现贫血、乏力等症状,因此在老年结直肠癌患者入院时,应做好安全宣教,保证安全。排便次数的增加使老年患者如厕次数增加,跌倒风险加大,同时患者会产生焦虑心理,排便次数过于频繁会影响其睡眠休息。

**（四）治疗原则**

1. 手术治疗

（1）结肠癌根治术

1）右半结肠切除术:适用于盲肠、升结肠、结肠肝曲的癌肿。

2）横结肠切除:适用于横结肠癌。

3）左半结肠切除术:适用于结肠脾曲和降结肠癌。

4）乙状结肠癌切除术:根据乙状结肠的长短和癌肿所在部位,分别采用不同切除范围。

（2）结肠癌并发急性肠梗阻:应尽早施行手术。一期行回肠结肠吻合术,二期行根治性切除。

（3）直肠癌

1）局部切除适用于早期瘤体小,局限于黏膜或黏膜下层,分化度高的直肠癌,经肛局部切除、骶后径路局部切除。

2）腹会阴联合直肠癌根治术（Miles）。

3）经腹直肠癌切除术直肠低位前切除术（Dixon）,适用于齿状线 5cm 以上的直肠癌。

4）经腹直肠癌切除、近端造口、远端封闭术（Hartmann）。

2. 放化疗

（1）直肠癌新辅助放疗:新辅助放疗是进展期直肠癌重要辅助治疗手段,其相对术后放疗最主要区别在于术前放疗可使肿瘤缩小、降期,更有利于手术操作。放射治疗后肿瘤消退明显者,病理标本中可以见到大片的癌细胞坏死和间质纤维化,同时可以发现肿瘤内的血管内膜增厚甚至血管闭塞,这些改变导致了肿瘤的消退,降低了分期。

（2）腹腔热灌注:腹腔热灌注化疗能对局部组织提供大容积高浓度化疗液,提高了化疗药物对游离癌细胞和微小转移灶的杀伤能力,使转移到腹腔的癌细胞受到高浓度抗癌药物攻击,利于防止局部复发和转移,且加热可增强化疗药物的抗癌作用及增加肿瘤细胞对抗癌药的敏感性,是杀灭腹腔游离癌细胞和微小癌栓控制腹膜转移针对性治疗手段。

**（五）护理干预**

1. 结直肠癌术前护理

（1）术前一般护理

1）改善营养:评估和改善患者的营养状态,纠正液体和电解质的平衡。由于肿瘤的消耗和肠道梗阻等情况,患者往往出现营养不良、水电解质紊乱、体重下降等表现,应鼓励患者进食高营养、易消化的半流食或流质食物。对于严重营养不良和水电解质紊乱者,应给予肠外营养治疗。

2)指导患者完善各项检查:行肠镜前指导患者前一日进食清淡流食,下午或肠镜检查当天晨起服用泻药,行肠道准备,并于检查前4~6小时禁食禁水。对于下午检查者或体质较虚弱的老年患者在检查前应当遵医嘱给予补液,避免发生低血糖、低血压等现象。行直肠B超前1小时给予患者甘油灌肠剂灌肠,并指导患者排便。

3)术前指导:指导患者练习深呼吸、咳嗽,以进行术后肺部护理。协助患者进行床上翻身、活动,并指导患者进行规律的下肢活动,自下向上活动脚趾、脚踝,屈膝,收缩股四头肌等。

4)皮肤护理:如果不涉及手术区,毛发可以不去除。如果要去除毛发,最好使用剪毛发的去毛方式。原卫生部《外科手术部位感染预防和控制技术指南(试行)》要求"术前备皮应当在手术当日进行,确需去除手术切口部位毛发时,应当使用不损伤皮肤的方法,避免使用刀片刮除毛发"。而研究显示剃刀剃除毛发后伤口感染率约为5.6%,而不剃除毛发伤口感染率约为0.6%。老年人毛发稀疏,皮肤松弛,易造成刮伤,除毛发过于浓密者,应当避免剃刀备皮。

(2)术前并发症护理

1)便血:关注患者血压变化,倾听主诉,评估患者有无贫血症状,给予安全宣教,遵医嘱给予输血。

2)梗阻:观察患者大便频率,若患者主诉腹痛,立即通知医生,遵医嘱给予对症处理。及时开放静脉通路,以保障患者水电解质平衡。给予有效胃肠减压,缓解梗阻症状。

(3)肠道准备:结肠癌手术一般均需充分的肠道准备,临床目前应用复方聚乙二醇电解质散3000ml给予患者口服。对于伴有肠梗阻患者,则应遵医嘱给予清洁灌肠,以保证肠道清洁。给予老年人灌肠或服用泻药时最好要求家人陪同,以保证其安全。若患者有不适主诉应立即停止灌肠或泻药的服用,及时通知医生,并协助处理。

(4)术前饮食指导:入院后评估患者排便情况,遵医嘱给予半流质或流质饮食,若伴有严重肠梗阻症状,应指导患者禁食禁水,并给予胃肠减压。对于老年患者,尽量食用易消化高蛋白、高营养食品,以改善营养状况。术前一天进食流食,避免影响肠道准备效果。

(5)新辅助放化疗护理

1)放疗的护理:放疗时可出现恶心、食欲下降,高峰时可有呕吐。放疗后期可出现腹痛及腹泻、血象下降、免疫功能下降等,这时必须给予充足的营养和丰富的维生素以补气升血。平日均应多食蔬菜水果、蘑菇类食物、豆类食物,含硒、钼等微量元素及大蒜素丰富的食物,不吃霉变、熏制、腌制食物。

2)化疗期护理:化疗常常引起恶心、呕吐、食欲不振、腹胀腹泻等消化道症状。为保证化疗的顺利进行,应注意:①处理好饮食与化疗药物作用高峰时间的关系,避免在药物作用的高峰期进食,如采用静脉给药,最好在空腹时进行,因空腹可使恶心和呕吐症状减轻。如采用口服给药以饭后服用为好,因为药物经2~3小时吸收入血液,其浓度达到最高时,即使有消化道反应也是空腹状态,症状会因此减轻。②在化疗期间,进餐次数要比平时多一些,食物性状要稀软易消化,含有丰富的蛋白质、维生素和充足的热能。即使有呕吐,也要坚持进食,必要时可通过输液补充能量。

2. 结直肠癌术后护理

（1）全麻术后护理：给予患者去枕平卧头偏向一侧体位，对于有呼吸系统病史的老年人，可遵医嘱给予床头适当摇高体位。密切观察患者生命体征变化，若有异常及时通知医生，给予处理。

（2）伤口、引流管、尿管、造口护理

1）伤口护理：观察伤口情况，若有异常及时通知医生给予换药。给予患者腹带保护，每日整理腹带至少4~6次，保持平整及干净，同时观察伤口敷料变化。

2）引流管护理：除日常观察引流液颜色、性质、量外，还应注意引流袋内有无胀气。若出现明显胀气，并持续不减少，护士应及时通知医生，怀疑为肠道吻合口瘘。此时患者可有腹胀腹痛感，并持续加重。直肠癌术后患者常见骶前引流管，甚至肛管，由于引流管出口处于会阴部，难以固定，易脱管，应在每次交班时重点观察，并在医生换药后及时固定，并向患者及家属进行宣教。患者坐位时应垫软圈。

3）尿管护理：观察患者尿液颜色、性质、量变化，结肠术后24~48小时拔除尿管；直肠手术患者，因会阴部创面大，损伤会阴部神经，需术后7天拔出尿管。术后4天夹闭尿管，每4小时开放进行膀胱训练。拔出尿管后注意观察患者有无排尿困难、尿潴留。

4）造口护理：直肠癌根治术后患者会形成结肠造口，作为肛门的替代。术后2~5天内，医生会将造口处纱布或引流管拆掉，此时需要护士为患者佩戴造口袋。由于术后造口在成型期需要"玻璃管"的支撑，因此术后首次佩戴时应选择直径较大的造口底盘，方便将"玻璃管"容纳进造口袋。在粘贴造口底盘时，应注意将造口周围缝线避开粘贴处。并且在清理造口周围皮肤时保证缝线处干净、干燥。

（3）疼痛护理：评估患者疼痛因素，程度，频率等，及时给予药物支持，进行日常护理时操作动作轻，尽量集中操作。直肠癌术后患者在拔除尿管后排尿时会有伤口疼痛的现象，此时护士应当加强巡视，满足患者基本生活需求，若患者主诉疼痛，应及时为患者对症处理。

（4）活动指导：结肠癌术后患者应尽早下地活动，以避免肠粘连的发生。直肠癌术后患者应首先习惯床上活动，做好宣教，保护好引流管及伤口。

（5）预防下肢血栓的护理：术前协助患者使用抗血栓梯度压力带（俗称预防血栓袜），并对下肢血栓及预防进行详细健康教育，术后指导患者及家属下肢运动方法，并密切观察患者下肢皮肤温度、足背动脉搏动情况，遵医嘱应用抗凝、预防血栓药物。

（6）腹腔热灌注护理：患者术后会进行数次腹腔热灌注，以控制腹腔转移情况。

1）给予热灌注前应进行心理护理，防止患者的焦虑和恐惧，保障患者睡眠充足，减轻心理应激反应。灌注前应详细向患者介绍腹腔灌注的必要性、可行性、优点、步骤、注意事项以及可能出现的不良反应。使其心理有所准备，消除患者紧张、恐惧心理。使患者积极配合治疗，以保证治疗的顺利进行。

2）灌注前应协助患者行腹部B超检查。给予腹腔积液定位定量，了解患者全面情况，如全血细胞、肝肾功能等。若白细胞低于$4 \times 10^9/L$则不宜行此治疗。灌注前嘱患者排空膀胱。告知操作过程中勿翻动身体、咳嗽。以免穿刺针刺伤膀胱、肠管。测量心率、血压，有腹水者测腹围，填写灌注记录单。

3）灌注中护理：在灌注化疗药物的同时，观察患者的反应，紧张时给予安慰。灌注时严格执行无菌操作，行腹腔穿刺灌注化疗者，穿刺前应先排空膀胱。灌注过程中应密切观察灌注是否通畅，有无渗漏，保持局部皮肤清洁干燥，预防感染。指导患者勤变换体位，使化疗药液充分浸润腹腔,达到最好的治疗效果。

4)为使化疗药物在整个腹腔均匀分布,便于吸收,提高疗效,避免高浓度的化疗药物在局部刺激致粘连后发生肠梗阻,灌注后协助患者更换体位。顺序为:平卧、左右侧卧、俯卧、坐位,可根据病情每个体位保持 10~15 分钟左右同时要注意不良反应的观察和处理。

5)化疗药物毒副作用护理:①胃肠反应:在灌注前应常规予止吐药,并且建议患者在化疗当天减少进食量,饮食宜清淡、易消化、少量多餐,还可采取听音乐、聊天等方法分散注意力,减轻症状。呕吐严重的患者及时静脉补充营养,维持酸碱平衡。腹痛、腹泻的患者,注意观察腹痛的性质,大便的性状、次数。及时汇报医师给予处理。②肾脏毒副作用:应密切观察尿液颜色,准确记录 24 小时尿量。灌注化疗当日充分水化同时使用利尿剂,每天液体总量不得少于 3000ml。输液量大于 2000ml,鼓励患者大量饮水,保持尿量大于 2000ml/d,以稀释尿液,水化过程中注意观察液体是否超负荷并及时处理。定期检测血清电解质、肾功能情况,同时观察 24 小时尿量及颜色,大量饮水可促进毒物排泄,以防尿酸结晶形成,造成肾功能损害,避免泌尿系统毒副反应。

6)患者灌注后可出现腹胀、腹痛现象,因此灌注时尽量选择空腹进行,可减轻呕吐症状的发生。如出现患者可耐受的腹部热胀感,告诉患者属正常现象。腹腔内由于局部短时间内大量热及化疗药物的刺激,是引起腹胀腹痛的原因,在热灌注化疗中可加入利多卡因 10ml 以减轻腹痛症状。如腹胀明显,经利尿等对症处理后,一般 2 天可缓解。护理人员应消除患者恐惧焦虑情绪,指导其卧床休息,可加床档,防止坠床,鼓励并帮助患者勤翻身,防止压疮的发生。指导患者待疼痛消失后方可下床活动。

(7)并发症护理

1)大出血:术后应密切观察生命体征的变化,警惕大出血的可能。术后早期如患者出现心率加快、脉搏细数、血压下降、面色苍白、四肢湿冷等情况,提示出血可能。如出现大量呕血或便血,从引流管引出大量血性液体,或每小时尿量小于 25ml,中心静脉压小于 0.49kPa,则提示大出血的可能。应密切观察积极进行输血、补液等抗休克治疗。如出血量持续增加或休克症状不能改善,则须再次探查止血,腹腔引流管是观察有无出血的重要渠道,要妥善保护,防止脱落。

2)输尿管损伤:是直肠癌手术中最容易损伤的器官,治疗原则是重建排尿通路,保护肾功能。护士应做好尿管的护理,妥善固定,避免翻身时牵拉引起尿道黏膜的损伤出血。

3)吻合口瘘:是结肠癌术后严重的并发症之一,常发生于术后 4~9 天,一旦确诊应积极治疗,联合使用抗生素,加强营养支持,严格控制血糖,禁止使用各种影响患者免疫功能的抗癌药物。

4)术后切口感染、裂开:术前纠正贫血、低蛋白血症,妥善处理并发症,术后保持通畅的胃肠减压,腹带妥善包扎,减少诱发腹腔内压力骤然升高的因素可降低切口感染的发生。

5)肠梗阻:有效的处理措施是术中仔细操作,术后鼓励和督促患者适当翻身和早期下床。

(8)心理护理:老年患者常对术后恢复及生活质量的恢复产生担忧心理,因此应建立患者对恢复的信心。为患者分享成功病例。对于造口患者,可向患者介绍造口讲座或相类似活动,让患者看到带有造口依然可以进行正常社交活动。

(六)延续护理

1. 成立延续护理小组 成立造口延续护理小组,由国际造口治疗师、胃肠外科护师等通过培训考核,负责造口患者住院期间的造口护理、评估、指导,以及出院后的随访工作。

2. 确定延续护理的方式

(1)建立个人信息档案:为结直肠癌术后佩戴造口患者建立"病房造口患者随访登记本",登记患者基本信息、入院诊断、手术时间、手术名称、造口类型及造口还纳时间。综合评估患者出院情况,能够使责任护士了解出院患者的护理问题,有利于延续护理计划的制订和实施。

(2)发放造口护理包及出院指导手册:当患者第一次佩戴造口袋时,由责任护士指导并发放肠造口护理袋,协助患者理解并记忆。

(3)电话回访:是患者出院后延续护理干预方式中最常用的方法。在患者出院后7天进行第一次电话回访,在三个月内每半个月回访1次,后三个月每月1次,随着患者基本知识的掌握,改为每三个月回访1次。若患者出现造口相关问题,应适当增加电话回访次数。

(4)微信平台:随着微信的普遍应用,建立造口护理群对于出院患者造口护理有很大帮助。由造口师定期在微信平台上进行造口护理相关宣教,并及时解答患者提出的问题,此方法得到了患者一致认可。

3. 延续护理内容

(1)一般出院指导:①保持心情舒畅,加强营养,根据自己体力逐渐增加活动量,提高身体素质。注意天气变化增减衣物,避免感冒。②伤口的护理:拆线后三天可以洗澡,注意不要过于擦洗伤口。会阴部伤口未愈合的患者,每日以高锰酸钾稀释溶液坐浴。③复查:定期复诊,有异常情况随时就诊。无异常定期随访:一般术后两年内三个月复查一次,二至五年每半年复查一次。鉴于术后可发生第二处原发大肠癌(异位癌),术中可能漏掉同时存在的第二处癌,故主张在手术后3~6个月即行首次结肠镜检查。

(2)造口护理:在患者出院前指导患者及家属学会更换造口袋过程,并能辨认出异常的造口及周围皮肤情况,如皮肤起丘疹、发红、造口胀痛、水肿等。

1)饮食指导:均衡饮食,做到少食多餐、循序渐进原则。注意饮食卫生,尽量避免进食易产气、生冷、辛辣刺激等饮食,如洋葱、豆类、啤酒等。注意饮食卫生,避免发生腹泻。

2)活动指导:根据自己体力逐渐增加活动量,活动中注意保护伤口及造口避免增加腹压增加的活动,如提重物、用力排便等,避免发生造口旁疝或造口黏膜脱垂。

3)日常生活指导:①淋浴:可佩戴造口用品淋浴,沐浴时选用无香精的中性沐浴液;②服饰:避免穿着紧身服饰以及皮带等;③工作与社交:一般造口人士术后半年可恢复原有工作,避免重体力劳动,注意检查造口底盘及造口袋是否粘贴牢固,身边应备有造口用品。

4)造口还纳:患者再次入院时进行评估,并做好关于还纳手术健康宣教。

**(七)居家护理**

结直肠癌术后患者出院恢复时除了伤口、造口的护理,应学会自我饮食调节。饮食的变化应根据进餐后是否有腹胀腹痛等表现以及日常排便频次及大便性状进行调节。对于永久佩戴造口袋患者,应做好患者本人及家属的心理护理,适当组织佩戴造口袋人士座谈会,使患者之间互相交流、学习,减轻被孤立感。

（刘 畅）

## 第四节　内分泌代谢系统老年常见疾病与护理干预

### 一、老年糖尿病

#### （一）疾病概念

糖尿病（diabetes mellitus, DM）是指由于机体的胰岛素分泌不足或胰岛素作用障碍，而引起的一组以慢性高血糖为共同特征的代谢异常综合征。胰岛素分泌不足或胰岛素作用障碍会引起碳水化合物、蛋白质、脂肪、水和电解质等代谢紊乱。糖尿病可分为 1 型糖尿病、2 型糖尿病、妊娠糖尿病及特殊类型糖尿病。

老年糖尿病既包括 60 岁以后才发病的老年人，也包括 60 岁以前发病并延续至 60 岁以后的糖尿病患者。老年糖尿病绝大多数为 2 型糖尿病，也就是非胰岛素依赖型糖尿病。

#### （二）流行病学资料

糖尿病的发病率随年龄增加而上升，我国 2008 年流行病学调查显示，65 岁及以上城乡老年人糖尿病患病率为 38.8%，65 岁及以上农村老年人糖尿病的患病率为 12.1%。远远高于 45 岁以下人群糖尿病的患病率。在我国全面进入老龄化社会的同时，糖尿病将成为威胁老年人的主要健康问题。

#### （三）临床表现与并发症

1. 临床表现　老年糖尿病会伴随多种并发症的症状，而且老年患者的智力和记忆力会慢慢减退，老年糖尿病常常表现为无症状或者不典型症状。

（1）起病隐匿且症状不典型：老年糖尿病患者中，仅少数有多饮、多食、多尿及体重减轻的"三多一少"症状，大多数患者是在查体或是在治疗其他疾病时发现有糖尿病。

（2）皮肤瘙痒：由于高血糖及神经末梢神经病变导致皮肤干燥和感觉异常，患者常有口干、皮肤瘙痒的症状。女性患者可因尿糖刺激局部皮肤，出现外阴瘙痒。

（3）其他症状：四肢酸麻、腰痛、便秘等。

2. 并发症

（1）急性并发症：糖尿病急性并发症又称糖尿病急症，糖尿病急症包括糖尿病酮症酸中毒（diabetic ketoacidosis, DKA）、高渗性非酮症糖尿病昏迷、乳酸性酸中毒及低血糖。

1）糖尿病酮症酸中毒：感染、胰岛素治疗不适当减量或中断、饮食不当、创伤、麻醉、手术、严重刺激引起应激状态等是 DKA 常见诱因。发生 DKA 时，多数患者会感到疲乏、四肢无力、极度口渴、多饮多尿，随后出现食欲减退、恶心、呕吐，常伴头痛、嗜睡、烦躁、呼吸深快有烂苹果味（丙酮味）。随着病情进一步发展，出现严重失水、尿量减少、皮肤弹性差、眼球下陷、脉细数、血压下降。晚期各种反射迟钝，甚至消失、昏迷。

2）高渗性非酮症糖尿病昏迷：简称高渗性昏迷，多见于 50~70 岁的老年人，男女发病率相似。常见诱因有感染、急性胃肠炎、胰腺炎、脑卒中、严重肾疾患、血液或腹膜透析、静脉内高营养、不合理限制水分，以及某些药物如糖皮质激素、免疫抑制剂、噻嗪类利尿药物等的应用等。少数因病程早期漏诊而输入葡萄糖液，或因口渴而大量饮用含糖饮料等诱发。起病时常有多尿、多饮，但多食不明显，或反而食欲减退，失水随病程进展逐渐加重，出现神经 - 精神症状，表现为失水、幻觉、定向力障碍、偏盲、偏瘫等，最后陷入昏迷。

3）乳酸性酸中毒：此类患者起病急，多有过量服用双胍类药物后病情加重，合并心、肺、肝等疾病的高龄糖尿病患者更易发生乳酸性酸中毒。糖尿病患者出现各种原因休克，又出现代谢性酸中毒，而酮体无明显增高者，可伴有血糖正常或升高，但其血乳酸 >5mmol/L，血 pH<7.35，$HCO_3^-$ <10mmol/L，阴离子间隙 >18mmol/L，提示存在乳酸性酸中毒。其临床表现特异性不强。症状轻者可仅有恶心、腹痛、食欲下降、头昏、嗜睡、呼吸稍深快。病情较重或严重患者可有恶心、呕吐、头痛、头昏、全身酸软、口唇发绀、低血压、低体温、脉弱、心率快、脱水、呼吸深大、意识障碍、四肢反射减弱、瞳孔扩大、深度昏迷或休克。

4）低血糖：患者曾有进食过少的情况，或过量注射胰岛素或过量服用降血糖药史。临床表现为乏力、心慌、出汗、意识混乱、行为异常、颤动、无力等，严重者可出现意识障碍、昏迷等。部分老年糖尿病患者发生低血糖时没有明显的症状，未被察觉的反复的低血糖会引起大脑供养不足，从而导致老年糖尿病患者记忆力及行动力的退步。

（2）慢性并发症

1）大血管病变：老年糖尿病患者发生动脉粥样硬化的发病率比非糖尿病患者群高。大、中动脉粥样硬化主要侵犯主动脉、冠状动脉、大脑动脉、肾动脉和肢体动脉等，从而引起冠心病、缺血缺氧性脑血管病、肾动脉硬化、肢体动脉硬化等。肢体外周动脉粥样硬化常以下肢动脉病变为主，表现为下肢疼痛、感觉异常和间歇性跛行，严重供血不足可致肢体坏疽。

2）微血管病变：病变主要表现在视网膜、肾、神经、心肌组织。尤以糖尿病肾病和视网膜病变最为重要。

3）神经病变：以周围神经病变最常见，通常为对称性，下肢较上肢严重，病情进展缓慢。患者常先出现肢端感觉异常，如袜子或手套状分布，伴麻木、烧灼、针刺感或踏棉垫感，有时伴痛觉过敏。随后有肢体疼痛，呈隐痛、刺痛，夜间及寒冷季节加重。后期累及运动神经，可有肌力减弱以致肌萎缩和瘫痪。自主神经损害也较常见，并可较早出现，临床表现为瞳孔改变、排汗异常、胃排空延迟、腹泻或便秘等胃肠功能紊乱，以及尿潴留、尿失禁、阳痿等。

4）糖尿病足：趾间或足部皮肤瘙痒而搔抓至皮肤破溃、水疱破裂、烫伤、碰撞伤、修脚损伤及新鞋磨破伤等是糖尿病足的常见诱因。主要临床表现为足部溃疡与坏疽，糖尿病足是糖尿病患者致残的主要原因之一。自觉症状有：冷感、酸麻、疼痛、间歇性跛行。由于神经营养不良和外伤的共同作用，可引起营养不良性关节炎，好发于足部和下肢各关节，受累关节会出现骨质破坏和畸形。

5）感染：疖、痈等皮肤化脓性感染多见，可致败血症或脓毒血症。足癣、甲癣、体癣等皮肤真菌感染也较常见，女性患者常并发真菌性阴道炎。肾盂肾炎和膀胱炎为泌尿系最常见感染，尤其多见于女性，常反复发作，可转为慢性肾盂肾炎。

**（四）治疗原则**

老年糖尿病的治疗强调早期、长期、综合治疗及治疗方法个体化原则。其治疗目标应该根据老年糖尿病患者的具体情况确定。对于病程短，存活期长且无糖尿病相关并发症的患者，应该在严密监测血糖的前提下，尽可能将血糖控制在理想水平；反之，对于病程长，有并发症的老年糖尿病患者，应该通过改善生活方式及纠正代谢紊乱，使血糖水平控制在安全范围内，防止急性并发症的再次发生，减低慢性并发症的风险和程度，从而提高患者的生活质量。

1. 健康教育 健康教育是老年糖尿病的治疗手段之一，良好的健康教育能充分调动患者的主观能动性，使其积极配合治疗，有利于疾病控制达标，从而很好地防止或减轻各种并发症的发生和发展，提高生活质量。

（1）增加对疾病的认识：利用讲解、录像、发放宣传资料等方式，加强患者及家属对疾病的认识，提高对治疗的依从性。

（2）掌握自我监测的方法：指导患者学习并掌握监测血糖、血压、体重指数的方法，了解老年糖尿病的控制目标。老年糖尿病患者血糖控制目标为空腹血糖≤7.0mmol/L，餐后 2 小时血糖 ≤ 10.0mmol/L；糖化血红蛋白（HbA1c）应≤7.5%，对于身体条件良好的老年糖尿病患者可适当提高其控制目标，反之应放宽血糖控制目标。

（3）提高自我护理能力：老年糖尿病是慢性疾病，自我护理能力的提高对疾病的控制起着关键的作用。

1）向患者讲解降糖药物的名称、剂量、用药时间和方法。教会其自我观察疗效和药物的不良反应。教会患者及家属正确注射胰岛素的方法。

2）强调饮食治疗和运动治疗的必要性和方法，生活规律，戒烟戒酒，注意个人卫生。

3）学会自我心理调节，避免情绪及精神压力，指导患者正确处理疾病所致的生活压力，强调糖尿病的可控性，减轻患者及家属的心理负担。

4）教会患者及家属识别糖尿病急性并发症，并能够及时采取措施。

5）指导患者预防糖尿病足。

（4）指导患者定期复诊：一般每 3 个月复查糖化血红蛋白（HbA1c），如原有血脂异常，每 1~2 个月监测一次，如原无异常，每 6~12 个月监测 1 次即可。每年全身检查 1 次，以及时防治慢性并发症。

2. 饮食治疗　饮食治疗是所有糖尿病治疗的基础，是糖尿病病程任何阶段预防和控制糖尿病必不可少的措施。老年糖尿病患者饮食治疗的目的在于维持适宜的体重，纠正已发生的代谢紊乱，使血糖、血脂达到或接近正常水平。

3. 运动疗法　适当的运动有利于减轻体重，提高胰岛素的敏感性，改善血糖和血脂代谢紊乱，还可以减轻患者的压力和紧张情绪，使人心情舒畅。运动治疗的原则是适量、经常性和个体化。

4. 药物治疗

（1）口服药物治疗：糖尿病的医学营养治疗和运动治疗是控制 2 型糖尿病高血糖的基本措施。在饮食和运动不能使血糖控制达标时，应及时采用包括口服降糖药治疗在内的药物治疗。

根据作用效果的不同，口服降糖药可分为主要以促胰岛素分泌为主要作用的药物［磺脲类、格列奈类、二肽基肽酶 -4（DDP-4）抑制剂］和通过其他机制降低血糖的药物［双胍类、噻唑烷二酮类（TZDs）、α 糖苷酶抑制剂］。磺脲类和格列奈类直接刺激胰岛 β 细胞分泌胰岛素；DDP-4 抑制剂通过减少体内胰高血糖素样肽 -1（GLP-1）的分解，从而增加 GLP-1 的浓度并进而促进 β 细胞分泌胰岛素。双胍类的主要药理作用是减少肝脏葡萄糖的输出；TZDs 的主要药理作用为改善胰岛素抵抗；α 糖苷酶抑制剂的主要药理作用为延缓碳水化合物在肠道内的吸收。

1）双胍类：目前临床上使用的双胍类药物主要是盐酸二甲双胍。二甲双胍可以使血糖下降，并可减轻体重。二甲双胍还可减少肥胖的 2 型糖尿病患者心血管事件和死亡率。单独使用二甲双胍不会导致低血糖，但二甲双胍与胰岛素或胰岛素促泌剂联合使用时可增加低血糖发生的风险。二甲双胍的主要副作用是胃肠道反应，从小剂量开始并逐渐加量是减少其不良反应的有效方法。双胍类药物禁用于肾功能严重不全、肝功能不全、严重感染、缺氧或接受大手术的糖尿病患者，在造影检查使用碘化造影剂时，应暂时停用二甲双胍。

2）磺脲类药物：目前我国上市的磺脲类药物主要为格列苯脲、格列美脲、格列齐特、格列吡嗪和格列喹酮。磺脲类药物的使用与糖尿病微血管病变和大血管病变发生的风险下降有关，但若使用不当可导致低血糖，特别是在老年糖尿病患者和肝、肾功能不全者宜选择格列喹酮。此外，磺脲类药物还可导致体重增加。

3）TZDs：目前在我国上市的 TZDs 主要有罗格列酮和吡格列酮。TZDs 单独使用时不导致低血糖，但与胰岛素或胰岛素促泌剂联合使用时可增加低血糖发生的风险。体重增加和水肿是 TZDs 常见的副作用，这些副作用在与胰岛素联合使用时表现更加明显。TZDs 的使用与骨折和心力衰竭风险增加相关。

4）格列奈类：我国上市的有瑞格列奈、那格列奈和米格列奈。瑞格列奈与二甲双胍联合治疗较单用瑞格列奈可更显著地降低血糖，但低血糖的风险显著增加。

5）α糖苷酶抑制剂：国内上市的α糖苷酶抑制剂有阿卡波糖、伏格列波糖和米格列醇。α糖苷酶抑制剂可降低血糖，并能使体重下降。α糖苷酶抑制剂常见的不良反应为胃肠道反应如腹胀、排气增多等。从小剂量开始，逐渐加量是减少不良反应的有效方法。单独服用本类药物通常不会发生低血糖，并可减少餐前反应性低血糖的风险。使用α糖苷酶抑制剂的患者若出现低血糖时，需使用葡萄糖或蜂蜜，而使用蔗糖或淀粉类食物纠正低血糖的效果差。

6）DDP-4 抑制剂：目前在我国上市的 DDP-4 抑制剂有西格列汀、沙格列汀、维格列汀、利格列汀和阿格列汀。单独使用 DDP-4 抑制剂对体重的作用为中性或增加。沙格列汀、阿格列汀不增加心血管病变、胰腺炎及胰腺癌发生的风险。

（2）GLP-1 受体激动剂：GLP-1 受体激动剂通过激动 GLP-1 受体而发挥降低血糖的作用。GLP-1 受体激动剂以葡萄糖浓度依赖的方式增强胰岛素分泌、抑制胰高血糖素分泌，并能延缓胃排空，通过中枢性的食欲抑制来减少进食量。目前国内上市的 GLP-1 受体激动剂有艾塞那肽和利拉鲁肽，其可有效降低血糖，并有显著降低体重和改善甘油三酯、血压和体重的作用。单独使用 GLP-1 受体激动剂不明显增加低血糖发生的风险。GLP-1 受体激动剂常见副作用为胃肠道症状（如恶心、呕吐等），主要见于初始治疗时，副作用可随治疗时间延长逐渐减轻。

（3）胰岛素：胰岛素治疗是控制高血糖的重要手段，1 型糖尿病患者需依赖胰岛素维持生命，也必须使用胰岛素控制高血糖并降低糖尿病并发症的发生风险。2 型糖尿病患者虽不需要胰岛素来维持生命，但当口服降糖药效果不佳或存在口服药使用禁忌时，仍需使用胰岛素，以控制高血糖并减少糖尿病并发症的发生危险。

糖尿病患者可根据个人需要和经济状况选择胰岛素注射装置（胰岛素注射笔、胰岛素注射器或胰岛素泵）。胰岛素注射装置的合理选择和正确的胰岛素注射技术是保证胰岛素治疗效果的重要环节。接受胰岛素治疗的患者应接受与胰岛素注射相关的教育以掌握正确的胰岛素注射技术。

5. 糖尿病相关并发症的治疗原则

（1）糖尿病酮症酸中毒：发生糖尿病酮症酸中毒时，要立即采取急救措施。其治疗原则为及时充分补液、胰岛素治疗、纠正电解质及酸碱平衡失调及防止诱因和处理并发症。

（2）高渗性非酮症糖尿病昏迷：严重失水时，应积极补液。补液的同时应给予小剂量胰岛素治疗。及时根据尿量补钾。积极消除诱因和治疗各种并发症。病情稳定后根据患者血糖、尿糖及进食情况给予皮下注射胰岛素，然后转为常规治疗。

（3）乳酸性酸中毒：予以吸氧，保持呼吸通畅，记录出入量。补充生理盐水。给予小剂量短效胰岛素静脉滴注。纠正酸中毒，及时补充碱性液体。消除病因。

（4）低血糖：发生低血糖时应及时口服或静脉使用葡萄糖制剂，低血糖昏迷的老年糖尿病患者，应严密观察生命体征，保持呼吸道通畅。

（5）糖尿病足：首先要严格控制血糖、血压、血脂。加强自我预防及自我观察。其次，对于出现溃疡的糖尿病足，要根据溃疡的大小、深度、渗出量及是否并发感染决定溃疡换药的次数和用药。缺血性足坏死的患者，若血管阻塞不是非常严重或没有手术指征者，应先采取保守治疗，静滴扩血管药和改善血液循环的药物；对于有严重血管病变者，应尽可能行血管重建手术。坏疽患者在休息时有广泛疼痛及广泛的病变不能通过手术改变者，才考虑截肢。

（6）其他并发症：老年糖尿病患者合并其他并发症者，应在控制血糖的基础上，积极进行相关治疗。

### （五）护理干预

老年糖尿病患者的护理干预主要从糖尿病的健康教育、饮食疗法、运动疗法、药物治疗以及自我监测进行。通过对老年糖尿病患者的护理干预，部分患者可能在短期内不需要应用药物治疗，或者在合理的生活方式的基础上，更加科学地使用药物治疗。

1. 饮食干预　老年人随着年龄的增加，肌肉会逐渐减少，同时伴有脂肪的增加。如果没有适度的能量及蛋白质营养支持，容易发生少肌症。《中国糖尿病医学营养指南（2013）》指出，维持一定体重对老年患者的重要性，而不再强调老年超重者过度减重饮食，以避免少肌症发生。合理的饮食能够使人体达到并维持最好的代谢状态，使血糖尽可能接近正常，降低糖尿病并发症的风险。

（1）饮食原则：强调在控制总热量摄入的基础上，合理均衡各种营养物质，养成良好的进餐习惯，具体来说应把握以下原则。

1）合理控制总热量，老年人总能量摄入应为 30kcal/（kg·d）。

2）平衡膳食，选择多样化、营养合理的食物。

3）主食减少单糖和双糖类食物的摄入。

4）限制脂肪的摄入量，适当选择优质蛋白质。

5）增加膳食纤维、维生素、矿物质的摄入。

6）少食多餐，定时定量进餐。

（2）多种营养素搭配

1）碳水化合物：碳水化合物在老年糖尿病患者营养支持中起重要作用，应占总能量摄入的 45%~60%，碳水化合物不仅能保证能量供给的需求，也可以降低在药物治疗中发生低血糖的风险。

日常生活中有些食物会使血糖迅速升高，这些食物多为软的、烂的、稠的、黏的、易吸收的食物，如粥类、面食类、油炸食物、各种煲汤等。还有一些影响血糖较少的食物，这些食物多为干的、硬的、含热量较低不易吸收的食物。此类食物糖尿病患者可根据病情适当选择，如米饭、馒头、大饼、窝头、带叶子的青菜、黄瓜、苦瓜、冬瓜、苹果、梨、桃、橘子、柚子、木瓜等。

膳食纤维是一种不能直接被人体吸收的碳水化合物，有降低血糖和改善糖耐量的功效，并有降血脂、降血压、降胆固醇的作用，能减轻饥饿感、防止便秘、促进有毒物质的排泄等。美国糖尿病协会建议糖尿病患者的膳食纤维摄入量为 14g/（kal·d）。由于膳食纤维可以增加饱腹感，延缓胃排空，对于有自主神经病变累及胃肠功能的老年糖尿病患者不建议过多食用，以避免低血糖的发生及影响营养物质和药物的吸收。建议富含膳食纤维的主食摄入不超过每日总主食摄入的 1/3。

2）蛋白质：蛋白质的摄入量应为 1.0~1.3g/（kg·d），蛋白质是生命和机体的物质基础，蛋白质的主要食物来源为蛋、鱼、虾、瘦肉等动物食品及大豆等豆类食品。动物蛋白质常称为优质蛋白质，含有丰富的必需氨基酸，而植物蛋白质所含必需氨基酸较少，因此，应注意食物品种的多样化，最好荤素搭配，才能使各种食物蛋白质的氨基酸在体内相互补充。对有合并症的糖尿病患者，如有消化吸收不良，结核病等疾病时，蛋白质的供给量应适当提高可按每日 1.2~1.5g/（kg·d）计算。尿毒症、肝性脑病等合并症要合理限制蛋白质的摄入量。

3）脂肪：脂肪来源有动物性脂肪（如猪油和肉、蛋、乳类食品中所含的脂肪）和植物性脂肪（如豆油、菜籽油、花生油、芝麻油等）。老年糖尿病患者大多伴随有脂代谢紊乱，应减少花生、瓜子、核桃等坚果的摄入。糖尿病患者还应限制饮食中胆固醇的摄入，如心、肝、肺、肾、脑等动物内脏和蛋黄等。

4）维生素和矿物质元素：维生素与糖尿病关系密切，尤其是维生素 $B_1$、维生素 C、维生素 $B_{12}$ 和维生素 A 等，B 族维生素在粗粮、干豆、蛋类、绿叶蔬菜含量较多，维生素 C 在新鲜蔬菜、水果含量较多，应注意补充。钠盐限制在 6g/d，如并发高血压者钠盐应低于 3g/d。适当增加钾、镁、铬、锌、钙等元素的补充，钙质在牛奶、豆制品、海产品中含量较多；锌与胰岛素活性有关，常见于粗粮、豆制品、海产品、红肉中；铬参与葡萄糖耐量因子的组成，在菌菇类、牛肉、粗粮中含量较多。

（3）平衡膳食：平衡膳食是老年糖尿病饮食的基础，并且通过多种食物的组合，可使食物多样化，营养具有多样性。

图 5-4-1 是 2016 年 5 月 13 日国家卫生计生委发布的新的中国居民膳食指南，该膳食指南对旧版的指南进行改进，更能满足中国居民的饮食需求。膳食指南中，谷物占的比例最大，是提供热量的基础；蔬菜、水果、肉蛋鱼虾类居中；豆类、奶制品、油脂类最少。

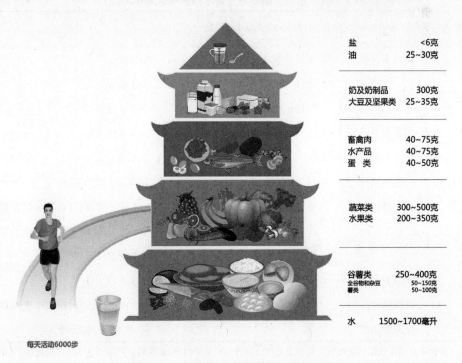

| | |
|---|---|
| 盐 | <6克 |
| 油 | 25~30克 |
| 奶及奶制品 | 300克 |
| 大豆及坚果类 | 25~35克 |
| 畜禽肉 | 40~75克 |
| 水产品 | 40~75克 |
| 蛋　类 | 40~50克 |
| 蔬菜类 | 300~500克 |
| 水果类 | 200~350克 |
| 谷薯类 | 250~400克 |
| 全谷物和杂豆 | 50~150克 |
| 薯类 | 50~100克 |
| 水 | 1500~1700毫升 |

每天活动6000步

图 5-4-1　中国居民平衡膳食宝塔（2016）

2. 运动干预

（1）评估：老年糖尿病患者运动前，应由医生及护士对其进行运动安全性评估，以免运动时心肌缺血等意外的发生。

（2）方式：老年糖尿病患者一般在餐后 1 小时运动最佳（从第一口饭算起），每次坚持 30~60 分钟，时间不宜过长。消瘦者运动 20~30 分钟，肥胖者运动 30~60 分钟，70 岁以上的患者运动 20~30 分钟。老年糖尿病患者的运动要循序渐进，持之以恒。运动以强度小，节奏慢，运动后心跳不快、呼吸平缓的有氧运动为主，如慢跑、快走、健身操等。

对于心肺功能不佳的老年糖尿病患者可选择一些简单的抗阻运动，如推举运动、直立提拉等。抗阻力运动主要以四肢骨骼肌参与为主，它可以增加肌肉合成，或延缓肌肉衰减的速度。抗阻力运动带来的有益效应会持续 48~72 小时，因此每周进行约 3 次抗阻运动可以基本满足老年糖尿病患者的需求。

（3）注意事项：当血糖过低或过高时，不适宜进行运动；运动时应选择宽松吸汗的棉制衣服，大小适中的鞋子和宽口的棉袜；选择环境好且安全的运动场地；天气不好时要选择在室内运动。其次，运动时应随身携带急救卡及糖块、饼干等，以备意外和低血糖时能够及时处理；运动之前需要热身 5~10 分钟；天气炎热时，应及时补充水分，但不能一次性饮水过多；天气寒冷时要注意保暖。运动后应立即更换衣物，以防感冒。

3. 糖尿病自我监测　糖尿病患者的自我监测包括代谢指标的监测如血糖监测、糖化血红蛋白监测、尿糖监测、血脂监测等。还包括并发症的监测如尿微量蛋白监测、眼底监测、膀胱功能监测、足部监测，其他如血压、体重的监测等。

（1）血糖监测：老年糖尿病患者血糖控制目标为空腹血糖 ≤7.0mmol/L，餐后 2 小时血糖 ≤10.0mmol/L。血糖监测方案在不同老年人中的频率是不同的，具体可参照表 5-4-1。

表 5-4-1　血糖监测在不同老年糖尿病患者中的推荐

| 血糖控制 | 治疗 | 治疗方法 | 监测频率 |
|---|---|---|---|
| 达标 | 胰岛素注射 | 每日注射 1 次 | ≥2 次 / 日 |
| | | 每日 1 次胰岛素 + 口服药 | ≥2 次 / 日 |
| | | 每日多次注射 | ≥3~4 次 / 日 |
| | 胰岛素泵 | | ≥3~4 次 / 日 |
| | 口服药物 | | ≥2 次 / 日 |
| | 非药物治疗 | | 每周 ≥1 次血糖谱 |
| 未达标 | 胰岛素注射 | 每日 1 次注射 | ≥1 次 / 日，同时每周 1 次血糖谱 |
| | | 每日 1 次胰岛素 + 口服药 | ≥1 次 / 日，同时每周 1 次血糖谱 |
| | | 每日多次注射 | ≥3~4 次 / 日 |
| | 胰岛素泵 | | ≥3~4 次 / 日 |
| | 口服药物 | | ≥1 次 / 日，同时每周 1 次血糖谱 |
| | 非药物治疗 | | 每周 ≥1 次血糖谱 |

注：1. 血糖未达标或频发低血糖者应监测更多次，包括餐前、餐后血糖，必要时监测夜间 2~3 点时的血糖（有利于防止夜间低血糖和判断早晨空腹高血糖产生的原因）。2. 血糖谱指三餐前及三餐后 2 小时及睡前血糖，一天 7 次

（2）糖化血红蛋白（HbA1c）监测：糖化血红蛋白是血液中红细胞内的血红蛋白与血糖结合的产物。血糖和血红蛋白结合生成糖化血红蛋白是不可逆反应，它能够反映最近三个月内血糖的平均水平，因此糖化血红蛋白应每三个月复查一次。老年糖尿病患者糖化血红蛋白水平应≤7.5%。糖化血红蛋白与平均血糖关系对照表见表5-4-2，糖化血红蛋白与血糖控制效果之间的关系可参考表5-4-3。

表 5-4-2　糖化血红蛋白与平均血糖关系对照表

| HbA1c（%） | 平均血糖（mmol/L） |
| --- | --- |
| 6 | 7.0 |
| 7 | 8.6 |
| 8 | 10.2 |
| 9 | 11.8 |
| 10 | 13.4 |
| 11 | 14.9 |
| 12 | 16.5 |

表 5-4-3　糖化血红蛋白与血糖控制效果之间的关系

| HbA1c（%） | 血糖控制效果 |
| --- | --- |
| 4~6 | 血糖正常 |
| 6~7 | 比较理想 |
| 7~8 | 一般 |
| 8~9 | 控制不理想，需调整治疗方案 |
| >9 | 很差，易发生慢性并发症及痛症酸中毒等急性并发症 |

（3）尿糖监测：尿糖检查不会带来痛苦，所以检查尿糖是最简单的方法。很多情况下尿糖不能很好地反映血糖水平，当血糖水平超过肾糖阈（血糖 8.9~10.0mmol/L）时，尿糖会是阳性，但对于老年糖尿病患者，特别是伴有动脉硬化的老年糖尿病患者，其肾糖阈会更高。所以尿糖仅可作为一个评估血糖水平的参考值来看。

（4）血脂监测：如原有血脂异常，每 1~2 个月监测一次，如原无异常，每 6~12 个月监测1 次即可。

（5）血压监测：老年糖尿病患者应定时监测血压情况。有条件的患者应每天监测血压变化。测量血压时，应遵循：定时间、定体位、定部位、定血压计的"四定"原则。

（6）糖尿病并发症的监测：血糖控制不佳的老年糖尿病患者应至少每半年住院检查一次糖尿病慢性并发症，血糖控制尚可的老年糖尿病患者应每年住院检查一次糖尿病慢性并发症，从而能够及时发现异常，采取相应措施。

4. 并发症护理

（1）酮症酸中毒

1）遵医嘱进行补液治疗。

2）静脉使用胰岛素治疗的患者，护士应每小时予监测血糖，当静脉使用胰岛素的老年糖尿病患者血糖接近或低于 13.9mmol/L 时,应及时报告医生,调整胰岛素用量。

3）关注患者电解质情况,及时纠正电解质紊乱及酸碱平衡失调。

（2）高渗性非酮症糖尿病昏迷

1）遵医嘱及时给予补液补钾。补液的同时应给予小剂量胰岛素治疗。

2）积极消除诱因和治疗各种并发症。

3）对症支持,如给予呼吸支持,营养支持等。

（3）乳酸性酸中毒

1）吸氧,保持呼吸通畅。

2）补充生理盐水,准确记录出入量。

3）给予小剂量短效胰岛素静脉滴注。

4）遵医嘱及时补充碱性液体。

（4）低血糖

1）及时给予口服葡萄糖或静脉输入葡萄糖。静脉使用高渗性葡萄糖时,应注意防止外渗。

2）低血糖昏迷的老年糖尿病患者,应严密观察生命体征。

（5）糖尿病足

1）积极控制糖尿病及高血压、高血脂等疾病。

2）避免各种诱因,如烫伤、脚外伤、挤压及足癣感染,保持局部干燥清洁,早期治疗脚的胼胝、鸡眼等。对轻微的外伤也应及时治疗,预防感染,一旦发生感染,应采取有效的抗菌药物治疗。

3）每天检查足和下肢、足趾间和足底。

4）洗脚时注意水温,脚干后涂润滑剂,避免皮肤裂开。

5）趾甲前端应剪平、锉平,防止其向肉内生长。

6）穿着整洁、干燥的袜子,袜子上不要有破洞或补丁。穿合适的鞋,不要紧束足部、小腿及脚踝。

**（六）延续护理**

老年糖尿病是一种慢性综合性的疾病,医院治疗只是缓解当前的病情,长期的治疗与护理需要在生活中进行。老年糖尿病患者对知识的接收能力有所下降,故而遵医行为及自我管理的能力也较差。延续护理是为老年糖尿病患者提供的一种延伸式的健康教育形式,健康指导从医院走到家庭,能够为患者及家庭成员提供康复知识,培养患者养成良好的生活习惯,指导用药和自我病情的监测,从而更好地预防和控制疾病。

1. 成立老年糖尿病延续护理小组　老年糖尿病延续护理小组成员应该包括主治医生、糖尿病专科护士、药剂师、营养师、老年糖尿病患者等。医生主要负责糖尿病患者病情的监测,与药剂师共同制订安全的用药方案,并教会老年糖尿病患者自我监测及药物的使用方法,督促他们定时随访。糖尿病护士和营养师应根据老年糖尿病患者的饮食习惯及身体成分,为他们制订合理的饮食计划,教会患者及家属免糖、低盐、低脂饮食的方法及注意事项,确保老年糖尿病患者能够合理的控制饮食。此外,还应教会老年糖尿病患者科学的运动的方法,对于身体条件尚可的老年糖尿病患者,应鼓励他们进行适当的有氧运动,对于卧床的老年糖尿病患者应教会他们进行主动或被动的抗阻力运动。

2. 针对不同老年糖尿病患者的自身情况确定延续护理的方式　通过宣教、集体授课、发放宣传资料及自我监测工具等方式,向老年糖尿病患者讲解相关知识;通过实践操作教会他们监测血压、血糖,注射胰岛素等必要的操作。在患者出院前应评估老年糖尿病患者对疾病知识的了解情况和运用能力。准确记录患者的相关信息,建立随访资料,制订随访方案,针对个体差异,确定随访的方法和内容。通过建立公众账号、网络交流群、电话回访、家庭访谈等方式,对老年糖尿病患者定时进行回访,及时解答他们的疑问。

3. 延续护理的主要内容　老年糖尿病患者需要掌握的糖尿病相关知识很多,合理控制血糖是提高生活质量、减少糖尿病相关并发症的主要手段。为了控制血糖,老年糖尿病患者对用药、饮食、运动、自我检测等方面有所掌握。

（1）药物指导:药剂师应根据患者的治疗方案,向患者详细解释所用药物的相关机制、使用方法、不良反应等,嘱患者及家属观察药物治疗效果及反应。讲解降糖药物治疗的必要性,注意对不良反应的观察。护士应在患者出院前督促患者养成良好的用药习惯。

（2）饮食指导:营养科医师应根据患者的情况,为患者制订详细的饮食计划,嘱患者少食多餐,免糖、低盐、低脂饮食,合理控制体重。

（3）运动指导:针对患者的情况,制订适宜的运动方案。根据运动的方案,向患者展示锻炼的方法,确保老年糖尿病患者能够很好地掌握相关要点和注意事项。

（4）自我监测指导:告知患者及家属血糖监测的方法和监测频率,教会患者自我监测血压,督促其定时门诊复查。

（5）识别并发症:向患者及家属解释糖尿病并发症的特征性症状和体征,教会他们自我急救的方法,指导他们在出现异常情况时及时寻求帮助。

（6）心理指导:热情对待老年糖尿病患者,倾听患者主诉,多与其进行沟通与宣教,告之糖尿病并不可怕,但亦不可掉以轻心,只有坚持控制血糖,才能获得更好的生活质量。同时,提倡家属支持老年糖尿病患者,增强老年糖尿病患者对治疗的信心。

**（七）居家护理**

1. 改变不良饮食习惯　改变偏食、喜好甜食的习惯,不过度饮酒,避免饮浓茶。进餐时不宜吃过饱,不适宜在餐后立刻进食水果。不可贪食高脂、高油类食物,如动物内脏或干果等。老年人应少时多餐,适当补充营养素,在血糖控制情况尚可的情况下,适当进食水果等。

2. 选择正确的运动方式　一些老年糖尿病患者为了快速降低血糖,而进行剧烈的运动,这样很容易引起低血糖,导致危险事件的发生。同样,有一些老年糖尿病患者因为自身的基础疾病,选择以静养的方式生活,这样也不被提倡。如上文所说,运动应循序渐进,在保障安全的前提下进行运动。家属应该逐渐帮助老年人进行一定量的抗阻力锻炼,从而在控制好血糖的同时预防少肌症的发生。

3. 按时、准确用药　药物对糖尿病的治疗不可或缺,老年糖尿病患者在家中应按时、准确的用药。出现不适时应监测血糖,适当调整用药剂量。

4. 心理支持　家庭和社会的支持对老年糖尿病患者至关重要,应鼓励家庭成员主动参与到糖尿病控制当中去,让老年糖尿病患者了解糖尿病的可控性。

## 二、老年骨质疏松症

**（一）基本概念**

骨质疏松症（osteoporosis, OP）是一种以低骨量和骨组织微结构破坏为特征,导致骨脆性增加或骨折的全身性代谢性疾病。OP 是一种由多因素所致的慢性疾病,分为原发性和继发性,其中老年人骨质疏松主要是原发性骨质疏松。原发性骨质疏松又分为两种亚型:Ⅰ型由于雌激素缺乏导致;Ⅱ型多见于 60 岁以上的老年人,主要累及的部位是脊柱和髋骨。继发性骨质疏松症多继发于其他疾病,如性腺功能减退、甲亢、1 型糖尿病、尿毒症等。

**（二）流行病学**

随着年龄的增长,骨质疏松患病率增加,女性多于男性,60 岁以上人群的患病率约为 50%,75 岁以上人群患病率可达到 80%,患病后致残率高达 53%,其中原发Ⅰ型骨质疏松女性的发病率是男性的 6 倍以上,以绝经后发病为主;Ⅱ型多见于 60 岁以上的老年人,女性的发病率是男性的 2 倍以上。

**（三）临床表现与并发症**

1. 骨痛和肌无力　早期无症状,多数患者在严重的骨痛或者是骨折之后才确诊骨质疏松。较重者常诉腰背疼痛或全身骨痛。骨痛通常为弥漫性,无固定的部位,劳累或活动后加重,不能负重或负重能力下降。

2. 身高变矮　椎体骨折可引起驼背和身高变矮。腰椎压缩性骨折常导致胸廓畸形,可出现胸闷、气短、呼吸困难等,严重的畸形可引起心排出量下降,心血管功能障碍。

3. 骨折　当骨量丢失严重时会发生骨折。老年骨质疏松患者常常因轻微活动或创伤诱发骨折。骨折部位多见于脊柱、髋部和前臂。其中髋骨骨折最常见,危害也最大。

**（四）治疗原则**

1. 一般治疗

（1）适当运动:适当的运动可以增加和保持骨量,老年人的躯体和四肢的协调性和应变力会在运动中得以加强,从而减少意外的发生。

（2）合理膳食:老年人的饮食中应适当增加含钙丰富的食物,减少饮酒和咖啡等刺激性饮料,少吸烟。

（3）补充钙剂和维生素 D:老年骨质疏松患者应适当补充钙剂,并同时补充维生素 D,以利于钙的吸收。

2. 对症治疗　对于疼痛的老年骨质疏松患者,应给予对症治疗,给予适当的非甾体类镇痛药,如阿司匹林或吲哚美辛,随后也可考虑短期应用降钙素制剂。出现骨骼畸形者应局部固定或用矫形器矫形。有骨折时给予牵引、固定、复位或者是手术治疗。

3. 药物治疗

（1）性激素补充疗法:雌激素是女性绝经后骨质疏松的首选药物。妇女绝经后如无禁忌证可应用激素替代治疗。雄激素则可用于老年男性患者。按患者的具体情况选择性激素的种类、用药剂量和途径。

（2）抑制骨吸收药物:二膦酸盐能抑制破骨细胞的生成和骨吸收,增加骨密度,缓解骨痛。服药期间不加钙剂,停药期间则可给予钙剂和维生素 D。

（3）其他:降钙素对骨质疏松患者有镇痛作用,能抑制骨吸收,促进钙在骨中的沉着。对继发性 OP 应针对病因治疗。

**（五）护理干预**

老年骨质疏松患者的护理干预以减轻疼痛和保障安全为主。老年骨质疏松患者同时也会存在一定的心理负担,护理人员要及时发现老年骨质疏松患者的心理问题,并采取有效措施,增强老年骨质疏松患者战胜疾病的信心。

1. 疼痛的护理

（1）卧床休息：使用硬板床或者是加薄垫的木板床,取仰卧或者是侧卧位,可以缓解腰部和脊柱肌肉的紧张。

（2）对症护理：合理使用骨科的辅助用物,必要时使用背架、紧身衣等,以限制脊椎的活动度和给予脊椎支持,从而减轻疼痛。此外,还可以进行物理疗法,对疼痛部位进行热湿敷,或者给予局部按摩,以减少肌肉僵直所引发的疼痛。也可以采取超短波、微波或分米波疗法,电频疗法等理疗。

（3）用药：药物的使用包括止疼药、肌肉松弛剂和抗炎药物,要正确评估患者疼痛的程度,遵医嘱用药。

2. 安全护理　保证生活环境的安全,在楼梯、卫生间设置扶手；保持地面干燥,生活环境的灯光明暗适宜。家具简单,且不可经常变换位置。指导患者合理变换体位,改变姿势宜缓慢。衣服鞋子大小适宜,且有利于活动。加强巡视、照顾。当患者使用利尿剂、降糖药、镇静剂或扩血管药物时,注意宣教,保障活动的安全。

3. 饮食　饮食中宜增加富含钙质和维生素 D 的食物,补充足够的维生素 A、维生素 C 及含铁的食物,以利于钙质的吸收。适度摄取蛋白质及脂肪。戒烟酒,避免咖啡因摄入过多。

4. 用药护理

（1）钙剂：服用钙剂时应增加饮水量,以增加尿量,减少泌尿系统结石形成的危险。因空腹时钙剂的吸收效果最好,故服用钙剂最好与用餐时间分开。钙剂应避免和绿叶蔬菜一起服用,以免形成钙螯合物而减少钙的吸收。

（2）激素：激素必须在医生指导下使用,剂量要准确,不可自行停药。激素与钙剂、维生素 D 同时服用时,效果更好。服用雌激素应定期进行妇科检查和乳腺检查,若出现反复阴道出血应及时就诊,在医生指导下减少用药或停药。使用雄激素的患者应定期检测肝功能。

（3）二膦酸盐：护士应指导患者空腹服用,同时饮清水 200~300ml,服药结束保持站位或坐位至少半小时,且不能进食或喝饮料,以减轻药物对食管的刺激。同时,应嘱患者不可咀嚼或吸吮药片,以防止发生口咽部溃疡。此外,服用该药物还易引起发热、呕吐、皮疹、腹泻、头晕、腹痛、肌肉骨骼痛、头痛、过敏样反应,应及时给予对症处理。

（4）降钙素：观察是否出现不良反应,如食欲减退、恶心、颜面潮红等。

5. 运动干预　老年骨质疏松患者应减少不合理的运动,适量活动,避免不良的姿势及长时间跑、跳、蹲,减少或避免爬楼梯。每周进行 4~5 次负重运动,比如快步走、哑铃操等。每周进行 2~3 次抗阻力运动,比如划船、蹬踏运动等。每次运动时间以 30 分钟左右为宜。同时要接受适量阳光照射,促进体内维生素 D 的生成,每天下午 4 时以后到傍晚时分,是晒太阳的最佳时段,每天晒太阳 20~30 分钟,并要根据天气进行合理的调节。

6. 心理干预　老年骨质疏松患者常因疼痛或活动不便而不敢运动或影响日常生活。护士应和老年人倾心交谈,鼓励其表达内心感受,并对其进行疏导,增强面对疾病的信心。

**（六）延续护理**

延续护理是为老年骨质疏松患者提供一种延伸式的健康教育形式,护士的健康教育从医院走到家庭,为老年骨质疏松患者及家庭成员提供康复知识,培养患者养成良好的生活习惯,指导用药和日常护理,从而帮助患者和家属更好地进行护理。

1. 建立老年骨质疏松延续护理管理小组 小组成员包括主治医生、护士、药剂师、营养师、老年骨质疏松患者及家属等,延续护理小组的医生、护士、药师、营养师应对患者进行分组负责,对患者进行培训。医生及护士应向患者讲解骨质疏松相关知识,确保老年骨质疏松患者对疾病有正确的认识,并鼓励患者积极配合治疗与康复。药剂师与医生根据老年骨质疏松患者的具体情况,为其制订用药方案,并与患者进行沟通。确保其能够正确使用药物。营养师应根据老年骨质疏松患者的具体情况,为其制订可行性的饮食方案。

2. 根据老年骨质疏松患者情况,确定延续护理开展的方式 在患者出院前应评估老年骨质疏松患者对疾病知识的了解情况,建立随访资料方案,针对个体差异,确定延续护理的方法及内容。小组成员在患者出院后定时对患者进行回访。

3. 延续护理的主要内容

(1)药物指导:根据患者的治疗方案,向患者详细解释所用药物的相关机制、使用方法、不良反应等,嘱患者及家属观察药物治疗效果及反应。注意对不良反应的观察。骨质疏松的用药比较特殊,护士应重点强调用药的事项,确保老年骨质疏松患者能够掌握用药方法。

(2)饮食指导:营养科医师应根据患者的情况,为患者制订详细的饮食计划,饮食中注意进食含钙高的食物。护士应向患者介绍饮食方案,并对患者的遵医情况进行的评估。

(3)运动指导:针对患者的情况,制订适宜的运动方案。必要时对患者进行运动示范。

(4)心理指导:倾听患者主诉,多与患者进行沟通与宣教。加强与患者及家属的沟通,增强患者战胜疾病的信心。

**(七)居家护理**

老年骨质疏松患者的居家护理至关重要,家庭的环境、饮食等对老年骨质疏松患者的影响是极大的。

1. 改善居家环境 老年人生活的环境需以安全、方便为首要条件。患者及家属应在日常生活中,特别关注安全。老年骨质疏松患者的生活环境需要注意保持地面干燥,及时清理过道上的杂物。老年人的座椅不能软,太低、太软的椅子或沙发均不适合老年人。浴室及厕所应有防滑地垫,应加装稳固的扶手。且老年人应选择合脚的鞋子和合适的衣物,必要时外出使用手杖。

2. 合理饮食 老年骨质疏松患者的饮食应首选含钙量高的食物,如奶制品、豆类、海产品、芝麻酱等。此外,还应摄入足够的维生素 C 和维生素 D,保证每日蛋白质的摄入。少食用含磷高的食物和饮料,如可乐、汽水等。老年人应养成良好的生活方式和习惯,戒烟、限制饮酒、少喝咖啡。

3. 药物指导 老年骨质疏松患者应按照医生指导服药,不可过量服用钙剂,避免高钙血症出现,增加肾结石和心血管疾病的风险。

4. 生活方式调整 老年骨质疏松患者应坚持锻炼及日光浴,从而增强骨骼和肌肉力量。

5. 心理支持 家属及社会支持对患者的疾病治疗起着关键的作用,老年骨质疏松患者作为社会的弱势群体,需要家人及社会的支持,从而帮助老年人妥善处理各种不良情绪,减轻精神压力。

(封艳超)

# 第五节 神经系统老年常见疾病及护理干预

## 一、缺血性脑卒中

### (一)疾病概念

缺血性脑卒中也称脑梗死,由于脑动脉狭窄或阻塞致局部血流量减少或中断,引起该动脉供应区内的脑组织缺血、缺氧,组织坏死软化,进而产生临床上对应的神经功能缺失表现。

### (二)流行病学资料

我国是世界上脑卒中死亡率及发病率较高的国家之一。1990—1992 年我国居民死因调查显示,脑血管病占居民死因的第 3 位,构成比为 16.89%,到了 2004—2005 年,脑血管病已升至居民死因第 1 位,构成比为 22.45%。世界范围内社区人群首次发病脑卒中,均以缺血性卒中(脑梗死)占多数,占总数的 55%~80%。从 1984—2004 年开始,北京地区缺血性卒中的发病率每年以 8.7% 的速度增加。缺血性脑卒中患者再次发生卒中的风险比普通人高 9 倍,5 年内复发率高达 50%。

世界各国的统计资料显示,脑卒中发病率与死亡率绝大多数为男性高于女性。中国 6 个城市调查发病率男女之比为 1.5∶1,死亡率为 1.1∶1。21 省农村调查发病率为 1.03∶1,死亡率为 1∶1.1。

脑卒中发病或死亡都与年龄有着十分密切的关系,随着年龄的增大,发病率和死亡率呈明显升高。35 岁以上年龄者,每增加 5 岁,卒中发病率、死亡率增加近一倍。我国居民脑卒中约三分之二是在 60 岁以上发病。

我国脑卒中的地理分布差异较为明显。无论城市或农村,脑卒中的发病率、死亡率、患病率均呈现由北向南的递减趋势。城乡比较结果显示,农村居民脑卒中患病率显著低于城市居民,发病率、死亡率则与城市接近。

### (三)临床表现与并发症

1. 临床表现 缺血性脑血管病的临床表现经常不同,反映了不同的病因和病理解剖学基础,不同的病理过程、不同的病变时间。

(1)完全性前循环卒中(total anterior circulation stroke,TACS)

1)高级脑功能缺损:如:意识障碍、失语、计算力障碍、视空间障碍等。

2)同向偏盲。

3)面部、上肢、下肢这三个部位至少两个部位有运动和(或)感觉缺陷。

(2)部分性前循环卒中(partial anterior circulation stroke,PACS):具有高级脑的功能障碍或感觉运动障碍中的一种。有面部、上肢或下肢三个部位中的一个部位受累。

(3)后循环卒中(posterior circulation stroke,POCS):具有脑神经麻痹、交叉性瘫痪、四肢瘫痪、共济失调等小脑症状。

（4）腔隙性卒中（lacunar stroke，LACS）：表现为单纯运动、感觉或感觉运动性的障碍以及共济失调性轻偏瘫。面部、一侧上肢或下肢中两个部位受累。没有意识障碍。

2. 并发症　缺血性脑卒中后并发症发病率很高，卒中引起的功能缺损越重，并发症越多。56%~96%卒中恢复期患者在住院期间发生神经科或者内科并发症，而且并发症可反复发生；62%的患者至少发生1个以上的并发症，显著影响卒中结局。

（1）神经科并发症：可能是由于不可逆脑损害造成的，对治疗反应差。

1）急性期神经科并发症包括：脑水肿及颅内压增高、癫痫及出血转换。

2）恢复期神经科并发症包括：痉挛状态、肩手综合征、肩痛、跌倒、卒中后抑郁及卒中后吞咽困难。

（2）内科并发症包括：深静脉血栓形成、肺栓塞、卒中后尿失禁、卒中后便秘及卒中后胃肠道出血。

### （四）治疗原则

1. 一般治疗

（1）调整血压：准备溶栓者，血压应控制在180/100mmHg以下。不建议急性卒中后常规降压，当血压过高（>220/120mmHg）或伴有严重心脏功能衰竭、主动脉夹层或高血压脑病的患者，谨慎降压，反复测量，避免快速降压。

（2）控制血糖：血清葡萄糖>10mmol/L时滴注胰岛素治疗。出现严重低血糖（<2.8mmol/L）时，应用静脉葡萄糖或10%~20%葡萄糖输注。

（3）控制体温：出现发热时（体温>37.5℃），可应用对乙酰氨基酚并积极寻找合并感染。

（4）吸氧：当氧饱和度低于95%时给予吸氧。

（5）营养支持：应对每位患者进行吞咽评价，口服饮食补充剂仅用于营养不良的无吞咽障碍的卒中患者，有吞咽障碍的卒中患者早期开始鼻饲（48小时内）。

2. 缺血性脑卒中的特殊治疗

（1）溶栓治疗：对于早期的缺血性卒中患者，如果符合某些条件，可以考虑溶栓治疗。

（2）抗血小板聚集治疗：不能进行溶栓治疗者，在排除脑出血性疾病的前提下，应尽快给予阿司匹林（150~300mg/d）。急性期后改为预防剂量的阿司匹林（50~150mg/d）。

（3）抗凝治疗：抗凝治疗虽然理论上有阻止血栓进一步发展的作用，但是由于其出血副作用，不建议急性缺血性卒中患者早期应用普通肝素、低分子量肝素或类肝素进行抗凝治疗。

（4）降纤治疗：对不适合溶栓并经过严格筛选的脑梗死患者，特别是高纤维蛋白血症者可选用降纤治疗。

（5）神经保护剂：所有神经保护剂均处于实验阶段，目前尚无一个独立的神经保护剂表明影响卒中的预后。可考虑的用药为：胞磷胆碱、钙拮抗剂、银杏制剂等。

（6）扩容治疗：卒中后继发于低血容量或伴随神经功能恶化出现的低血压，应用扩容药物治疗。

（7）中药治疗：中医的活血化瘀常用于治疗缺血性卒中，然而有效性和副作用尚待进一步研究。

3. 急性并发症的处理

（1）颅内压升高：应用脱水药物降低颅内压，必要时采用手术减压的方法。

（2）感染：应用适当的抗生素治疗卒中后感染，但不建议预防性应用抗生素，左氧氟沙星可能对急性卒中患者有害。

（3）深静脉血栓形成或肺栓塞：应考虑给予低剂量皮下肝素或低分子肝素。

（4）癫痫：可应用抗癫痫治疗。对新发缺血性脑卒中无需预防性应用抗癫痫药物。

4. 早期康复治疗　如果患者病情稳定，应及早开始康复，在卒中发病第一年内应持续进行康复治疗，并适当增加每次康复治疗的时程和强度。康复治疗包括肢体康复、语言训练、心理康复等。

**（五）护理干预**

1. 病情观察　包括患者意识状态、瞳孔、生命体征、四肢的肌力、感觉及语言状况的观察。若出现意识程度的加深、瞳孔大小变化、生命体征的异常波动、四肢肌力肌张力变化、不同程度和类型的失语出现或加重等均提示患者可能存在病情的加重，此时需立即通知医生，给予及时恰当的处理。

2. 保持呼吸道通畅　意识障碍的患者应给予侧卧位，并将头部抬高，及时吸出呼吸道分泌物，避免误吸、窒息的发生。当呼吸障碍、血氧下降、发绀等现象发生时，及时协助医生行气管插管，使用呼吸机来辅助患者呼吸。可应用口咽通气道放于口腔喉部预防舌后坠阻塞呼吸道。

3. 良肢位的正确摆放　患者入院开始就应注意良肢位的摆放与保持，以抑制异常运动和对抗痉挛的发生。脑卒中后患者的异常姿势为：上肢肩关节内收、肘屈曲、前臂旋前、屈腕；下肢外旋。所以摆放体位要考虑对抗患者的异常姿势。不要将患手放于胸前，以防止上肢屈肌痉挛。

（1）仰卧位：在患侧肩胛下和手臂下放一个枕头，使上肢外展，并使肘部伸直，腕关节背伸，患侧臀部及大腿下放一个枕头，防止患腿外旋。

（2）健侧位：患侧上肢由枕头在前面垫起，上举约100°，患侧下肢向前屈髋屈膝，并完全由枕头垫起，脚不能悬在枕头边缘。

（3）患侧位：患侧上肢前伸，手心向上；患侧下肢伸展，膝关节稍屈曲；健侧下肢可踏步在一个软枕上；后背垫一个三角垫，躯干稍向后倾。

4. 安全护理　告知患者不可擅自离开床单位，如存在意识障碍、躁动、谵妄等精神症状，或躯体活动能力下降，以及可以任意自行变换体位的患者，警惕发生坠床。同时加强对患者陪护人员的陪护安全要点宣教。加强对患者的巡视，及时发现患者的安全隐患及生活、活动需求并给予满足。对于存在意识障碍或谵妄等症状的患者，在征得家属知情同意后，可适当给予保护性约束，防止非计划性拔管、自伤/伤他、坠床等意外发生。意识清楚患者可下地活动，但存在跌倒风险的患者，要给予患者防跌倒的相关指导和照护，详见第四章第一节。

5. 溶栓治疗护理　溶栓时遵医嘱给药，定时对患者进行神经功能评估，监测血压，观察出血情况。若患者在治疗后24小时内出现头痛、意识障碍、两侧瞳孔不等大等症状，应考虑脑出血的可能，立即报告医生，及时采取抢救措施。

6. 饮食护理

（1）暂禁食：患者在发病24小时内，脑血液循环障碍，致使消化功能减退，食后会引起胃扩张、食物潴留，压迫腹腔静脉使回心血量减少。加上患者常伴有呕吐，易引起吸入性肺炎。所以要评估患者胃肠功能，如是否有呕吐、腹胀、排便、排气及肠鸣音，必要时应暂禁食。

（2）观察脱水状态：可通过观察颈静脉搏动的强弱、周围静脉的充盈度和末梢体温，来判断患者是否出现脱水状态。

（3）营养支持：在补充营养时尽量避免静脉内输液，以免增加缺血性脑水肿的蓄积作用，最好的方法是肠内营养。多数吞咽困难患者需要 2 周左右的营养支持。有误吸风险的患者，可将管道末端置于十二指肠。消化道出血的患者应暂停鼻饲，改用胃肠外营养。经口进食的患者，应给予高蛋白、高维生素、低盐、低脂、富含纤维素的饮食。

（4）鼻饲护理：鼻饲每天总量 2000~2500ml 为宜，天气炎热或患者体温升高和出汗多时可适当增加。药品要研成粉末。鼻饲前后及注药前后应用温开水冲洗管道，以防管道堵塞。鼻饲管要妥善固定。

7. 并发症的护理

（1）脑疝：及时发现脑疝，采取积极适宜的措施挽救患者生命。保持呼吸道通畅，及时吸出气道分泌物，给予吸氧。遵医嘱应用甘露醇时，需严格控制滴入速度保持其药效。用药后，及时观察脱水程度、水电解质及肾脏功能，给予及时处置。由于甘露醇属于高渗性药物，需做好静脉通路的维护，预防静脉炎的发生，必要时留置中心静脉导管。

（2）感染：避免患者受凉，保持病室清洁和空气流通，限制探视，预防交叉感染。保持呼吸道通畅，及时吸出呼吸道分泌物，定时翻身、拍背、有效吸痰。进食时抬高床头，进食后保持半卧位 30~60 分钟后再恢复体位。每餐进食量在 300~400ml 为宜，速度不宜过快，温度在 40℃左右合适。做好口腔护理，防止口腔的细菌被吸入呼吸道，造成支气管或肺部感染。

（3）应激性溃疡：注意患者呕吐物和大便的性状，鼻饲患者每次喂食前回抽胃液观察，同时定期检查胃液潜血情况。

（4）压疮：详见第四章第二节。

（5）深静脉血栓：对长期卧床者，护理中应减少形成静脉血栓的因素，可以抬高下肢 20°~30°，尽量避免膝下垫枕，过度屈髋，影响静脉回流。鼓励患者早期下床活动，督促患者在床上主动屈伸下肢，进行踝部和足趾的活动。下肢应用弹力长袜等。

（6）癫痫：当患者癫痫大发作时切记不要离开患者，应边采取保护措施边大声呼叫他人赶来共同急救。保持呼吸道通畅，并立即给患者垫牙垫，或将筷子、纱布等随手拿到的用品置于患者口腔一侧上下臼齿之间。适度扶住患者的手脚以防自伤或碰伤，切忌紧握患者肢体及按压胸部，防止造成人为外伤或骨折。遵医嘱给药对症处理。

8. 康复护理

（1）早期进行康复治疗护理，对脑梗死患者的预后极为重要：主动康复训练应在患者神志清醒、生命体征稳定且精神症状不再进展后 48 小时开始。脑梗死的急性期早期进行偏瘫肢体维持关节活动度训练，可有效地预防关节挛缩，维持关节正常，还可以防止肌肉失用性萎缩，促进全身功能恢复。脑梗死恢复期应根据患者肌力的恢复情况，逐渐增加训练强度，循序渐进，进行主动运动、抗阻运动、平衡练习、步行练习。

（2）吞咽障碍的康复护理：详见第四章第三节。

（3）失语的康复护理：失语恢复最好的时间为发病后 2 周内，因此宜在发病早期对患者的语言康复进行护理干预。对于运动性失语，康复训练应以语音训练为主。对于感觉性失语，应以提高理解能力训练为主。完全性失语患者对眼神、表情、语调、手势比较敏感，因此，应以非语言交流训练形式为主，训练以听、理解为主，辅以语音训练。与失语患者沟通时，要评估患者失语的性质和其理解能力，记录患者能表达的基本语言，观察患者的手势、表情等，及时满足患者的需要。

（4）尿失禁康复护理：尿失禁是脑卒中后常见的症状，对于尿失禁患者，应及时更换尿垫、保持局部皮肤清洁干燥、定时变更体位、失禁后给予温水擦洗会阴部。女患者遵医嘱留置尿管，男患者可采用阴茎系保鲜袋方法来收集尿液。给患者制订饮水计划和排尿时间。进行排尿的指导和训练，通过屏气法训练、挤压法训练等，提高患者控制排尿能力。

9. 心理护理　脑梗死后患者处于急性心理应激状态，心理特点有无用感、孤独感、失落感、死亡恐惧，应针对患者心理特点对其实施心理护理。

10. 健康宣教　针对疾病的危险因素、危险因素干预措施、用药、疾病后康复等，给予患者及家属进行健康宣教。

**（六）延续护理**

对缺血性脑卒中出院患者进行出院后积极干预，在患者病情稳定后继续进行管理，可以使脑卒中的复发风险降低 90%。

1. 成立延续护理管理小组　包括患者的主治医师、责任护士、康复医师、药剂师等，保证小组成员对延续护理的积极性，并进行规范化培训。

2. 干预内容

（1）危险因素控制：控制高血压、糖尿病、高脂血症、房颤、动脉粥样硬化等疾病。

（2）生活方式干预：指导患者改变不良的生活方式，培养良好的生活习惯，如合理膳食、适量参加运动，戒烟限酒，保持心理平衡等。

（3）指导患者按时、按量服药。

（4）督促患者复诊，指导病情有变化的患者及时就诊。

（5）需要住院治疗的，通过绿色通道，安排住院及时给予治疗。

3. 具体干预形式　在出院前 1 周进行相应的院外康复教育，并评估患者的心理生理健康以及制订后续护理目标。出院前 3 天建立患者家庭护理档案，根据患者的临床资料以及对家庭护理的需求情况，制订延续护理方案，以便给患者进行持续性、专业化的家庭护理与指导。患者出院后：

（1）定期对患者进行电话回访或家庭访问，详细了解患者家庭自我护理的情况，如是否遵医嘱用药，饮食、运动及生活习惯的改善与调整情况，是否定期自测血压、血糖、血脂等。

（2）详细解答患者疑问，并征询家属的意见与想法。指导并敦促患者及家属提高自我护理能力，包括药物指导、饮食指导、康复指导、辅助器械使用、社区资源利用、心理帮助等。通过家属了解患者日常自我护理的情况与意识，向家属强调护理方法，指导家属在日常生活中督促患者。

（3）每个月开展专题讲座，针对疾病、家庭护理等问题进行探讨，邀请患者和家属参与，提高其认知度。

（4）提出家庭护理可能存在的问题或误区，并针对这些问题进行宣传教育，提高患者对家庭自我保健意识并规范其行为。

**（七）居家护理**

1. 心理护理　脑梗死病程长，预后差，患者多情绪消沉，影响疾病的康复。居家护理时，多与患者及照顾者交谈，解释脑血管病的病情规律，指出患者的点滴进步并给予鼓励，增强患者及家属的自信心。询问患者及照顾者的顾虑及需求，对焦虑原因做解释说明，并力所能及的满足其合理要求，适当安排一些娱乐活动，增强康复动机。

2. 环境与物品准备 包括房间的温度、湿度,空气的流通,患者的常规用品,特殊训练使用的简单器材等。通常情况下,温度在 20~22℃,湿度在 50%~60% 左右,阳光充足,通风良好,常用物品放在容易取到的地方。

3. 预防并发症 主要是呼吸系统、泌尿系统和消化系统的感染,以及压疮、外伤、关节挛缩等。对于并发症要及时发现和处理,如果发生压疮,定时换药。

4. 功能锻炼 根据患者的自身情况,制订相应的锻炼计划。

5. 饮食护理 低盐低脂饮食。脑梗死患者经常伴有咽下障碍,容易呛咳。居家护理时,要对患者的饮食进行评估,指导其食用易下咽的食物。不能经口进食的患者,尽量留置胃瘘,通过胃瘘注入营养食品。

6. 患者的自我护理 鼓励患者进行生活处理基本活动,如洗脸、刷牙、穿衣等。提高其主观能动性,促进患者向康复角色转换,尽可能做到自我护理。

7. 日常用药 指导照顾者让其监督并协助患者正确用药。

8. 谨防复发 脑梗死复发率很高,要识别可能的前兆,如头痛、半侧面部麻木、手指不灵活、走路不稳等,一旦发生及时到医院明确诊断。

(孙 倩)

## 二、高血压脑出血

### (一)疾病概念

脑出血为出血性脑卒中的一种,占急性脑血管病的 20%~30%。是指非外伤性脑实质内血管破裂引起的出血,最常见的病因有高血压、脑动脉硬化、颅内血管畸形、颅内动脉瘤等,而在我国最常见的病因是高血压。高血压脑出血(hypertensive intracerebral hemorrhage,HICH)是指由高血压引起的脑实质内出血,是长期动脉硬化和高血压导致的颅内小动脉破裂出血。HICH 既可表现为意识障碍、肢体偏瘫、失语等神经系统的损害,也可在短时间内影响患者呼吸、心跳等,造成患者的死亡。

### (二)流行病学资料

HICH 的致残率、病死率、发病率、复发率高、并发症多。常发生于 50~70 岁,男性多于女性。

### (三)临床表现与并发症

1. 危险因素 高血压并发动脉硬化是导致 HICH 的重要危险因素,然而在我国高血压患者总体知晓率、治疗率和控制率明显较低,分别低于 50%、40% 和 10%。未经治疗的高血压或血压控制不佳,同时也不注重相关因素的预防,是高血压患者导致 HICH 的重要原因。同时心脏病、年龄 >60 岁、高胆固醇血症、吸烟、糖尿病等也是 HICH 的危险因素,而情绪变化、外界气候突变等是 HICH 的重要诱因。

(1)气候:HICH 易发生于春夏、秋冬交界等季节变化时,主要是由于短时间内颅内血管不能适应季节变动所出现的血压大幅度波动,最终导致 HICH 的发生。也有文献指出,HICH 在冬季的发病率显著高于其他季节,主要是由于冬季气温较低,寒冷空气的刺激使人体交感神经兴奋,外周血液循环阻力增加,引起血压升高所致。

(2)情绪:情绪改变是 HICH 的又一重要诱因,有研究证实临床上近 30% 的患者是因生气、情绪激动导致 HICH,这主要是由于短时间情绪变化时出现交感神经兴奋、心跳加快、血压突然升高,使原本脆弱的血管破裂导致。

（3）生活习惯:长期吸烟可以增加血管脆性,使其对血压波动的承受能力下降,从而容易发生脑血管破裂。吸烟可使出血性卒中的风险增加 2~4 倍。长期过量饮酒可引起血管调节障碍,血管内皮损伤等,使得血管条件变差,从而易发生 HICH。

2. 临床表现　HICH 发病前少数会有前驱症状,如头晕、头痛、肢体麻木等,但大多并无明显预感。多在情绪紧张、兴奋、排便、用力时发病,发病突然,数分钟至数小时内便可达高峰。发病时血压明显升高,并伴有头痛、呕吐、偏瘫、失语、意识障碍等症状。由于出血部位和出血量的不同,临床表现轻重不同、表现各异。出血量小可仅表现为出血部位所对应的神经功能损害,而出血量大或部位特殊,则可立即昏迷,出现脑水肿及死亡。

（1）基底节区是最常见的脑出血部位,又可分为:壳核出血、丘脑出血、尾状核头出血。壳核出血约占脑出血的 50%~60%,临床症状与出血量大小和部位有关。当出血量较小时,仅引起肢体症状,临床多见;当出血量中量累及内囊时,可出现对侧“三偏”症状即偏瘫、偏身感觉障碍及偏盲,优势半球出血还可引起失语。大量出血时,可引起脑疝,短时间之内就可影响呼吸心跳等导致死亡。丘脑出血约占脑出血的 20%。表现为丘脑性感觉障碍、失语、痴呆及眼球运动障碍。波及一侧时症状较轻,出血量大波及对侧时,会出现频繁喷射性呕吐,同时伴有多尿、尿糖、四肢瘫痪等,预后差。尾状核头出血:较为少见,出血量一般不大,多破入脑室,出现急性脑积水症状,但一般不出现典型的肢体偏瘫症状。

（2）脑桥出血:约占脑出血的 10%,是一种危重的脑出血,治疗率及治愈率均极低。出血大于 5ml 便可出现昏迷、四肢瘫痪、呼吸困难等症状,多数患者在发病后不久就会出现多器官功能衰竭,48 小时内即可死亡。

（3）小脑出血:约占脑出血的 10%,出血大于 10ml 便有手术指征。出血后可出现如眩晕、共济失调等小脑功能受损表现,也可出现频繁呕吐、后枕部剧烈疼痛等,但一般不会出现肢体偏瘫症状。

（4）脑室出血:多见于周围部位出血破入脑室的继发性脑室出血。大量出血时可使患者很快进入昏迷症状。

（5）脑叶出血:其中最为常见的是顶叶部位的出血。表现为头痛、呕吐、脑膜刺激征,并伴有出血所在脑叶的局灶性症状和体征。

**（四）治疗原则**

HICH 的治疗原则在于:脱水降颅压、减轻脑水肿;调整血压、防止再出血;防止并发症;减轻继发性损害,促进神经功能恢复。

1. 脱水降颅压、减轻脑水肿　HICH 最大的威胁便是出血后脑水肿引起的颅内压改变,急剧增高的颅内压容易导致脑疝的发生,极易导致患者死亡。因此,首要任务便是降低颅内压。除去特殊部位的 HICH 外,当出血量在 30ml 以下时可采取保守治疗。一般采用甘露醇及呋塞米等脱水药物,帮助患者降低颅内压,治疗过程中需特别关注有无药物外渗、脱水效果及可能引起的水电解质失衡、肾功能损害等。30ml 以上时需给予患者外科手术治疗,缓解压力,如脑室外穿刺引流术,或水肿严重时也可行开颅去骨瓣减压术。术后需特别注意观察引流管内引流液的量和性质,注意严格预防感染,避免发生颅内感染而增加患者痛苦、就医成本,甚至威胁生命。

2. 调整血压、防止再出血　对于病情危重的患者,应给予生命体征监护,尤其是对于患者血压的监测。HICH 患者急性期不宜将血压控制得过低,避免影响脑组织的供血。

3. **防止并发症** 急性期需告知患者绝对卧床 2~4 周。对于昏迷或存在呼吸功能障碍的患者,尤其需要保持呼吸道通畅,可应用口咽通气道等防止舌后坠,必要时给予气管插管或气管切开,预防肺炎的发生。HICH 的患者大多可由于疾病打击,导致应激性消化道溃疡的发生,此时可预防或治疗性的给予抑制胃酸分泌类的药物,也可留置胃管进行持续的胃肠减压,减压的同时也可动态观察胃液的变化情况。一来判断出血的恢复情况,二来减轻胃肠道压力,预防吸入性肺炎的发生。有文献报道,老年患者脑出血后,除了脑疝是主要死亡原因外,多器官功能衰竭也是其重要的死亡原因,因此在脑出血后,治疗原发疾病,预防肺炎、呼吸衰竭、肾衰竭等并发症也极其重要。

4. **减轻继发性损害,促进神经功能恢复** 脑出血后,患者大多遗留不同程度的躯体、言语等功能损害,在治疗过程中,给予患者神经调节及保护剂预防继发性神经功能损害,并在急性期后配合给予患者康复训练,尽量减少肌肉挛缩引起的肢体失用综合征,提高患者后期生存质量。

**(五)护理干预**

1. **体位护理** 急性期应叮嘱患者保持绝对卧床,无特殊原因可抬高床头 15°~30°,以利静脉回流,降低颅压。同时避免一切可能使颅内压和血压增高的因素,包括移动头部、用力大便、情绪激动、环境嘈杂等,以防出血加重。当患者躁动或谵妄时,可在加用床档的基础上对患者进行保护性约束,同时可在必要时应用镇静剂,避免患者过于活动引起血压的波动,导致再次出血。

2. **病情观察** HICH 的患者需重点观察其生命体征、神志及瞳孔变化,并同时监测出入量和血电解质的变化。在血压控制方面,急性期需维持血压在患者平日基础血压水平或稍高,注意避免血压过高或骤降的急剧波动。当收缩压超过 200mmHg 或舒张压超过 110mmHg 时,可适当给予作用温和的降压药。急性期后,若血压仍持续过高,可适当应用降压药。如患者出现突然间的血压升高、心率减慢,同时伴有意识障碍加重或躁动不安,双侧瞳孔不等大,对光反射迟钝等,说明已有脑疝发生,应立即通知医生并配合抢救。

3. **呼吸道护理** 保持呼吸道通畅,防止舌根后坠和窒息。昏迷患者应取下义齿,放置口咽通气道,头偏向一侧。同时给予氧气吸入,改善脑缺氧,减少脑水肿。做好口腔护理,预防口腔发生感染并下行,并给予患者定时翻身拍背,预防吸入性肺炎和肺不张。

4. **高热护理** 若患者的高热是由于 HICH 所致中枢性高热时,应给予患者物理降温,如在头部使用冰枕、冰帽进行局部降温,增加脑组织对缺氧的耐受力,有利于脑细胞恢复。也可应用冰毯进行全身范围的降温,减少耗氧量,协助患者恢复。若患者高热是由于 HICH 术后留置引流管路、尿管、深静脉置管等多种管路引起的感染所致,则应遵医嘱监测患者血常规变化、体温变化,同时应用抗感染药物对抗感染。

5. **用药护理** 临床主要以甘露醇、呋塞米等脱水药物降低颅内压,护理过程中,需根据医嘱治疗和观察药物疗效,防止药物外渗,观察尿量,监测电解质及肾功能等。

6. **饮食护理** 对于 HICH 所致昏迷患者,急性期 24~48 小时内应禁食,以防呕吐物反流至气管导致窒息及吸入性肺炎。待恢复期时可给予鼻饲饮食,以清淡、低盐、低脂、适当粗纤维食物、丰富维生素及易消化饮食为宜,避免便秘的发生。HICH 合并消化道出血的患者直至消化道出血好转后方可进食。

7. **皮肤护理** 主要是预防压疮的相关护理。依照患者一般状况及皮肤情况,给予其按需翻身,在翻身过程中避免拖拉动作,观察骨隆突处部位皮肤的受压情况,使用有效及适当的保护性措施,如气垫床、泡沫敷料、翻身垫、三角枕等器具给予辅助。除此之外,要保持床单位的整洁干燥,遵医嘱给予营养支持以增强整体免疫力。

8. 心理护理　此病发病急,大多患者存在恐惧、紧张等严重的心理障碍。在护理工作中,护士需耐心解释病情并指导患者调整心态,控制抑郁悲观等负面情绪,以免诱发再出血;需告知家属应给予患者充分的理解和宽容,并鼓励安慰患者配合治疗。

9. 康复护理　急性期需卧床休息 4~6 周,此时需保持肢体功能位。尽早进行功能锻炼是减少致残率的关键措施,在生命体征平稳后即可开始对瘫痪肢体进行被动活动、肢体功能锻炼和语言的康复训练等。在肢体康复方面,需从被动到主动运动,同时配合针灸、理疗等措施,循序渐进,持之以恒。包括有床上训练、站立训练、行走训练、日常生活活动训练等。

### (六)延续护理

HICH 患者后期的治疗及康复主要以家庭为主。但由于患者及其家属对于出院时护士给予的健康指导收效不高,有文献证明,仅可接受 60% 的内容。因此,患者出院后延续跟踪了解患者的情况,给予适当指导显得尤为重要。

1. 成立延续护理管理小组　由患者主管医生、责任护士、康复师等组成,并有标准化培训,保证小组的延续护理服务高质量完成。

2. 确定延续护理的方式　在网络信息化高速发展的今天,除了采取电话随访或家庭访视等方式进行指导外,还可利用微信群等社交方式进行信息交流,包括邀请相关疾病专家进行准点网上答疑解惑、现场疾病相关咨询沙龙、线下主题讲座等方式,完成对患者的院外延续性护理。

3. 延续护理的主要内容　HICH 患者致残率极高且康复时限长,出院时大多仍携带尿管、胃管等管路,需教会其家属日常护理的注意事项,如尿管相关防感染的措施、鼻饲食物的注意事项等,帮助患者及其家庭早日适应生病后的规律生活常态。再有告知患者控制血压、监测血压的重要性和方法,遵医嘱按时按量服药、饮食运动上遵循健康的生活方式。如若病情变化随时就诊,无病情变化也需定期复诊。

### (七)居家护理

1. 居家环境的改造　对于遗留有脑出血后遗症的患者和家属而言,回归家庭难度很大。为了帮助患者早日回归家庭,最大限度地加大自我照顾能力或减轻照顾者的看护难度,应尽可能地改造家庭居住设施及环境,便于患者的日常生活。如在洗手间便池边加装扶手,便于患者自行如厕。改变家居的陈设格局等,便于患者行走。购买协助进食的手部支具、便于固定的碗筷等。对于行动能力进一步下降的患者,可添设轮椅、助步器、拐杖等,增加患者的活动半径。若为长期卧床的患者,则需考虑为患者购买气褥子、翻身垫等,协助患者床上变换体位及减轻皮肤的受压程度,预防压疮的发生。

2. 家庭照顾者的指导　HICH 后的患者均遗留不同程度的生活自理能力缺陷,病情越重的患者,照顾者的压力和困难越大。除了可能存在的经济压力外,对于照顾患者的知识缺乏、能力不足所导致的焦虑和紧张,也尤为突出。有研究表明,在影响脑卒中患者的康复和复发的因素中,照顾者的干预是首位。此时,需提供照顾者专业的照护指导,减少因知识不足导致的手足无措。告知照顾者,要让患者参与力所能及的自我照顾及家庭活动,避免失用综合征和误用综合征的产生。

3. 患者的指导　在患者的指导中,对于危险因素的控制很重要。包括有血压的监测和控制、良好情绪的保持、不良生活方式及嗜好的摒弃、健康生活方式的建立等。控制血压是预防

HICH 的关键,长期坚持服用降压药,将血压控制在适宜范围。调节情绪,避免情绪波动,避免血压的大幅度波动。戒烟限酒可以有效降低 HICH 的几率。最后在饮食、日常活动等各方面建立健康的生活方式。饮食应以低脂、低糖、低盐、高纤维、高蛋白、高维生素饮食为宜。日常活动时,需注意劳逸结合,保证充足睡眠,避免过劳过累,且在锻炼时有意多活动左手,以减轻大脑左半球负担,锻炼血管相对比较脆弱易发生脑出血的右脑半球。在活动时也要注意预防跌倒的发生,避免头部受伤。对于意识状态良好,但肢体活动能力部分受限或全部受限的患者,给予专业生活护理的同时,还要关注患者的心理状态变化。给予患者宽慰,逐步建立康复锻炼的信心,重燃对生活的热情等。避免由于意识淡漠,心情低落所致的康复进程受阻,降低了患者的生存质量。同时需特别注意,如若毫无诱因的出现剧烈头痛、头晕、晕厥,或突然肢体麻木乏力、一时性失视、语言交流困难等症状时,应及时就医警惕脑出血的再次发生。

（蔡丹萍）

### 三、帕金森

#### （一）疾病概念

帕金森病又称震颤麻痹,是一种常见的中老年人脑部组织进行性变性疾病。本病起病隐匿,且缓慢进展,不能自行缓解。主要是由于脑内黑质－纹状体环路的多巴胺能神经元严重退变,导致基底节神经环路的平衡失调。退变的黑质神经元中出现嗜伊红包涵体,称为 Lewy 小体。患者的临床特征是震颤、肌强直、运动缓慢。多数病例于发病后尚能继续工作,到疾病晚期,由于全身僵硬而不能起床,最后死于肺炎、骨折等各种并发症。

#### （二）流行病学资料

帕金森病的分布有种族差异,白种人患病率最高,为 1‰~3‰,黄种人和黑种人依次降低,分别为 0.4‰~0.8‰和 0.3‰~0.6‰。该病是一种与年龄相关的疾病,50 岁以前少见,随着年龄的增加,发病率和患病率均急剧增加,65 岁以上老年人患病率约 1.7%,70 岁以上则高达 5%~8%。它已成为中老年人继肿瘤和心脑血管疾病的"第三杀手"。在男女比例上,男性患病率多于女性,并有家族遗传,家族性帕金森约占 15%。在帕金森从发病到死亡大致 15 年的病程进展中,前 5 年称为蜜月期,5 到 12 年之间为运动并发症期,而最后的 3 年则是进入疾病的认知障碍期,最终死亡。

#### （三）临床表现

帕金森多于 60 岁以后发病,偶有 20 岁以上发病。初发症状以震颤最多( 60%~70% ),其次为姿势障碍( 12% ),肌强直( 10% )和运动迟缓( 10% )。

（1）运动症状:症状常自一侧上肢开始,逐渐波及同侧下肢、对侧上肢和下肢,常呈"N"字形进展( 65%~70% ),有的病例症状先从一侧下肢开始( 25%~30% )。

1）静止性震颤:常为首发症状,约 75% 患者首先出现该症状。随意运动时减轻或停止,紧张或激动时加剧,入睡后消失。多始于一侧上肢远端,典型的表现是拇指与屈曲的示指间呈"搓丸样"震颤。令患者一侧肢体运动如握拳或松拳,可使另一侧肢体震颤更明显,有助于发现早期轻微震颤。

2）肌强直:当关节做被动运动时,各方面增高的肌张力始终保持一致,使检查者感到有均匀的阻力,类似弯曲软铅管的感觉,故称"铅管样强直";合并有静止性震颤的患者中,检查者可感到在均匀的阻力中出现断续停顿,如同转动齿轮,称为"齿轮样强直"。僵直可累及四肢、躯干、颈部和头面部肌肉,使患者出现特殊的屈曲体姿,表现为头部前倾,躯干俯屈,肘关节屈曲,腕关节伸直,前臂内收,髋及膝关节略为弯曲。

3）运动迟缓:随意运动启动障碍,动作缓慢、笨拙。病变早期,上肢精细动作变慢,运动范围变窄,突出表现为写字歪歪扭扭,越写越小,呈现"小字征";解或扣纽扣、系鞋带等手指精细动作缓慢,逐渐发展成全面性随意运动减少、迟钝,晚期因合并肌张力增高,导致起床、翻身均有困难。体检可见面容呆板,双眼凝视、瞬目减少,形成"面具脸";口、咽、腭肌运动徐缓时,语速变慢,语音低调。

4）姿势障碍:疾病早期表现为走路时患侧上肢摆臂幅度减小或消失,下肢拖曳。病情发展后,步伐逐渐变小变慢,启动、转弯时步态障碍尤其明显,自坐位、卧位起立时困难。有时行走中全身僵住,不能动弹,称为"冻结"现象。有时一旦迈步,即以极小的步伐向前冲去,越走越快,不能及时停住或拐弯困难,称为"慌张步态"。

（2）非运动症状:也是常见的临床征象,而且有的可先于运动症状发生。

1）感觉障碍:很多早期帕金森患者嗅觉减退或缺乏,中、晚期患者常有肢体麻木、疼痛,有些患者可伴有不安腿综合征。

2）自主神经功能障碍:临床比较常见,患者可出现便秘、脂溢性皮炎、多汗、尿急尿频、排尿不畅等症状,吞咽活动减少可导致流涎,超过一半的患者存在性功能障碍。

3）精神障碍:近半数帕金森患者伴有抑郁,并常伴有焦虑。约 15%~30% 的患者在晚期可发生认知功能障碍甚至痴呆,以及幻觉症状,其中视幻觉多见。

**（四）治疗原则**

一般认为,在帕金森病不同的病情进展阶段,治疗目标有所不同。年轻的、早期患者以保持或恢复工作能力为目标,中晚期患者以保持或恢复生活自理能力为目标,晚期患者以减轻痛苦、延长生命为目标。对帕金森的运动和非运动症状应采取综合治疗,包括药物、手术、康复、心理治疗和中医治疗。药物治疗是首选,是整个治疗过程中的主要治疗方式。手术治疗是药物治疗的有效补充手段。目前的治疗手段只能改善症状,不能有效阻止病情的进展,更无法治愈。

1. 药物治疗 目前抗帕金森病的药物都是治疗症状,多数药物在应用初期就有副作用,以消化道症状（恶心、呕吐等）最常见。所以应用每一种抗帕金森的药物都要从很小剂量开始,缓慢加量,在无药物副作用或可耐受范围内,达到最佳效果时,便以该剂量维持治疗。

（1）保护性治疗:帕金森患者一旦被诊断就应及早给予保护性治疗。目前临床上作为保护剂的药物主要是单胺氧化酶 B 型抑制剂和维生素 E。

（2）症状性治疗:疾病早期若病情未影响患者的生活和工作能力,应鼓励患者坚持工作,参与社会活动。若有影响,则应予以症状性治疗。常用药物有抗胆碱能药、金刚烷胺、复方左旋多巴、多巴胺受体激动剂等。

2. 手术及干细胞治疗 早期药物治疗显效,而长期药物治疗疗效明显减退,同时出现异动症者可考虑手术治疗。手术方法有脑深部电刺激术和神经核毁损术手术仅是改善症状,不能根治疾病。干细胞治疗帕金森病在我国目前处于临床试验中,有效率较低。

3. 中医、康复及心理治疗 中药或针灸,康复及心理治疗作为辅助手段对改善症状也可起到一定作用。

**（五）护理干预**

1. 安全护理 患者负责运动的锥体外系发生功能障碍,运动的随意肌失去协调和控制，产生震颤、关节僵硬、动作迟缓等运动障碍，使患者容易发生跌倒等意外伤害。

（1）安全设施：在病房楼道、门把附近等增设扶手或座椅；配备牢固且高度适中的坐厕，便于患者坐下或站起；在厕所、浴室增设可供扶持之物；让患者配备助行设备；将呼叫器及患者生活用品放在患者伸手可及之处；病床加用防护栏，以防坠床。

（2）定时巡视：主动了解患者的需要，指导和鼓励患者自我照顾的前提下，适当协助患者洗漱、进食、沐浴、如厕等。

（3）防跌倒的指导和照护：详见第四章第一节。

2. 饮食护理　患者常因手、头不自主震颤，进食时动作慢，吞咽困难，以致不能足够摄取日常所需热量，约 70% 的患者有体重减轻的现象。应少食多餐，增加饮食中热量、蛋白质的含量。多吃富含酪氨酸和硒的食物，如瓜子、杏仁、黑芝麻、鱼虾、蘑菇等，能促进多巴胺合成，降低帕金森病综合征的危险。进食时安排愉快的气氛，多数患者喜欢单独进食。进食时保持坐位或半坐位，集中注意力。给予患者充分的时间进食，若进食中食物冷却，给予温热再继续进食。吞咽困难严重者，可适当应用增稠剂，调制食物的形态。必要时鼻饲喂养。

3. 保持大小便通畅　由于药物副作用、运动缺乏、胃肠道中唾液量减少（因吞咽能力丧失，唾液由口角流出）、肛门括约肌无力等，大多数患者有便秘现象；由于吞咽障碍致水分摄取不足，贮存在膀胱的尿液不足 200~300ml，则不会有排尿的冲动感，加上排尿括约肌无力，很多患者有尿潴留。饮食中增加纤维质与液体的摄取。多食新鲜蔬菜和水果。排便与排尿时教导患者吸气后屏气，利用增加腹压的方法解便与排尿。依患者的习惯，进食后半小时试着坐在马桶上排便。按摩腹部，鼓励多作腹部运动，必要时予以缓泻剂。

4. 运动功能护理　运动锻炼的目的是防止和推迟关节僵直和肢体挛缩。

（1）步态练习：护士应训练患者原地站立，高抬腿踏步。行走时身体直立，双眼平视，上下肢体保持协调，动作合拍。转弯时不要碎步移动，否则会失去平衡。迈步时足尖先抬起，脚跟先着地，加大步伐。如是小碎步步态时，可穿鞋底摩擦力大的鞋，如橡胶底鞋。如是前冲步态时，不应穿有跟或坡跟的鞋，手杖可帮助患者限制前冲步态，维持平衡。如是步行时突然僵住不能动时，可告诉患者先向后退一步，再往前走，这样会比直接向前容易。

（2）面部训练：鼓腮、噘嘴、龇牙、伸舌、吹气等训练，可改善面部表情和吞咽困难现象，协调发音，保持呼吸平稳顺畅。

（3）基本动作及运动功能训练：协助患者坐下、起立、卧床、起床、床上翻身等，同时注意关节训练，如颈前屈、后伸、左右侧屈、左右回旋、肩内旋内收、外旋外展，站立时双手向上举、伸指、伸肘，下蹲时手握拳屈肘，上臂内收等被动及主动活动，要循序渐进，动静结合。

（4）语言障碍训练语言沟通障碍者，指导患者发音、大声朗读。

5. 心理护理　抑郁在帕金森患者中常见。患者对疾病会产生较大的心理压力，为自己躯体的康复、功能的恢复、病后给家庭造成的负担和社会生活能力等问题而担忧。护士应配合家属密切注意其思想动向，及时解除心中郁闷，与患者交流，分散注意力，并针对不同年龄、职业文化水平和心理需求，因人施教。护士应细心解释患者的病因，发病过程、转归，让患者了解病情，并让患者明白该如何康复。尊重患者，称呼患者不要用床号代替，鼓励患者维持过去的兴趣和爱好，帮助培养和寻找新的简单易做的嗜好。向患者传递社会信息，帮助患者与其他患者交流，激励战胜疾病的信心。

6. 用药护理　需严格按医嘱服药，同时要观察药物的疗效和不良反应。督促患者按时、按量服药,亲视患者服药,防止漏服。

（1）左旋多巴在肠道内与食物蛋白发生竞争性抑制,两者同时服用会降低药物疗效,因此服用左旋多巴类药物应在餐前半小时,以便药物能更好地吸收,减少胃肠道反应。服药期间要密切观察患者有无幻觉、幻听、失明、谵妄等精神症状,以及有无尿潴留、便秘等情况,及时发现及时汇报医生停药或减量,重点交班,加强巡视,保证患者的安全。

（2）抗胆碱能药物阻滞了副交感神经,因此会有肠鸣音的减弱、排尿困难、口干、汗液分泌减少等,有闭角型青光眼或前列腺肥大者禁用。

7. 脑深部电刺激术　术后护理脑深部电刺激术是治疗帕金森的首选外科治疗方法,能够全面有效地控制患者的临床症状,且神经生理损伤、并发症少、还能明显减少术后药物用量及不良反应,但由于手术费用昂贵或适应证的限制,许多患者不能得到手术治疗。术后最重要是给予患者病情观察,包括神志、瞳孔、生命体征、颅内压,以发现颅内压增高或术后脑出血等异常情况。同时需要预防感染,注意局部切口有无出血及分泌物,并监测体温和血常规。观察有无偏盲、视野变窄及感知觉异常。对于肢体障碍严重影响患者卧床翻身时,需给予患者定时翻身、皮肤护理,预防压疮的发生。

8. 预防并发症　注意保持病室的整洁、通风,温度适度。天气变化时,嘱患者增减衣服,以免受凉、感冒,加重病情。对于晚期的卧床患者,要按时翻身,做好皮肤护理,防止尿便浸渍和压疮的发生。被动活动肢体,加强肌肉、关节按摩,对防止和延缓骨关节的并发症有意义。坠积性肺炎、泌尿系感染是最常见的并发症,因此要做好口腔护理,注意饮食安全,经常帮助患者变换体位,拍背排痰等预防肺部感染;鼓励患者多饮水,以稀释尿液,预防尿路感染,一旦发现尿液浑浊,应立即行膀胱冲洗。

**（六）延续护理**

帕金森病是一种长期、慢性、进展性疾病,帕金森患者的护理应在出院以后得以延续,全程干预的效果尤其明显。长时间、多方位通过生理–心理–社会支持系统的照护,才能提升患者对疾病的正确认知,使患者信心重建,减轻或消除焦虑、恐惧、自卑甚至悲观等负面情绪,积极主动地参与康复训练,提高治疗护理的依从性,延缓疾病进展,增强其生活自理能力,从而提高其生活质量。

延续护理管理小组成员包括患者的主治医师、责任护士、药剂师等,保证小组成员对延续护理的积极性,并进行规范化培训。

对于帕金森患者,出院前3天建立患者家庭护理档案,根据患者的临床资料以及对家庭护理的需求情况,制订延续护理方案。出院后定期家庭访视或电话回访,出院1个月、6个月提供平台让患者互相交流,邀约患者及家属参加,对功能锻炼、用药指导、心理护理、饮食指导、如何提高生活质量等方面的问题进行答疑解惑。

**（七）居家护理**

1. 疾病早期,患者具有独立生活的能力,其居家护理主要在于指导和帮助解决生活中的困难;晚期卧床的居家患者,正确良好的护理是保证患者生活质量的前提。

2. 帕金森病有自主神经障碍,体温调节困难,因此对温度变化比较敏感,容易出现忽冷忽热的感觉。在居家护理过程中,要注意观察患者的每个细节,尽量给帕金森患者提供温度及湿度能够调节的单人房间,并注意居室的温度、湿度、通风及采光等情况,根据季节、气候、天气等情况增减衣服,决定室外活动的方式、强度。

3. 生活中的指导和帮助　本病早期,患者运动功能无障碍,能坚持一定的劳动,应指导患者尽量参与各种形式的活动。随着病情的发展,患者运动功能发生一定程度的障碍,生活自理能力显著降低。此时注意患者活动中的安全问题,走路时持拐杖助行。若患者入厕下蹲及起立困难时,可置高凳坐位排便。无法进食者,需有人照料喂食。一些生活细节动作如穿脱衣服,扣纽扣,解腰带、鞋带有困难者,均需给予帮助。

4. 加强肢体功能锻炼 早期主动进行肢体功能锻炼,四肢各关节做最大范围的屈伸、旋转等活动,以预防肢体挛缩、关节僵直的发生。晚期患者作被动肢体活动和肌肉、关节的按摩,以促进肢体的血液循环。

5. 注意膳食和营养 膳食中注意满足糖、蛋白质的供应,以植物油为主,少进动物脂肪。蛋白质摄入量限制在每日每千克体质量 0.8g 以下,全日总量约 40~50g。在限制范围内多选用乳、蛋、肉、豆制品等优质蛋白质。多吃新鲜蔬菜和水果,能够提供多种维生素,并能促进肠蠕动,防治大便干结。患者出汗多,应注意补充水分。食物应细软、易消化,便于咀嚼和吞咽,按半流质或软食供给。饮食宜清淡、少盐;禁烟酒及刺激性食品。

6. 药物的日内变动 对于长期服药的患者,药物发挥作用时与失去作用时,功能的波动很大。帕金森患者在一天的药物剂量不变的情况下,可以调整用药时间。如果在日间中心情愉快地进午餐,可以将服药时间进行调整,使药物在午间发挥作用,也可以与医师商谈服药方法。让药物在本人最想快乐的时间段和最想自立的时间段发挥作用。

7. 适当给患者私人空间 帕金森患者常常出现肌强直。因此,比普通人容易疲劳。疲劳出现更强的肌强直,旁边有人在时动不了,无人在时行走自如。被人看着的紧张感,破坏了动作的进行。所以要适当给患者私人空间。

8. 充分理解帕金森患者 理解患者是由于表情肌僵硬导致表情呆板;理解患者可以向前直行,但向左右转向困难;理解患者自理功能水平有很大的变动,刚才还能做到的事情突然做不到,相反,一直步行困难的患者突然能够行走;理解帕金森患者容易撒娇、依赖心理;理解其明明自己能够处理还要他人协助,只要有人在身边就要求协助,没有人在身边时自己也能够移动等。理解患者,加强心理护理,这是良好护理的前提。

9. 用技巧帮助患者行走 能够上下楼梯,平行地行走却突然停步,但是又能顺利越过障碍物的人很多,因为帕金森患者擅长越过障碍物。可以从卧室到厕所,从起居室到屋门口,用彩色胶带在家中的走廊上按楼梯的宽度粘上,做成"模拟楼梯",利用这种帕金森道路,半数以上的人可以恢复行走。起步困难时,行走时如果停下脚步,照护者可以把自己的脚当作障碍物放在患者的脚前,患者有越过障碍物的思想准备,向前迈步能够顺利行走。另外,为了行走速度变慢,一边说着"一、二、三"一边迈步;在鞋底钉上鞋掌,按一定节奏发出"铠铠"声音调整步伐。

10. 家居及生活用品的调整

(1)家居的调整:使用高功率灯泡从而提高居室亮度。将灯具改装成触摸启动模式,转换工具可以在五金店买到。调整家具摆放位置从而为起居室留出足够的通道空间。过低、过软的座椅会使得坐下和站立不那么方便,可以通过在常用的沙发或座椅上设置较硬的坐垫来增加高度。将常规的旋转式门把手换成杠杆式的门把手,这样患者就可以用手、手臂或者肘部来开门。弃置那些会导致绊倒或跌倒的小块地毯。床垫旁设置低矮的护栏。卧床紧贴墙壁,这样上床下床更加方便。选用后背较为挺直、座垫坚实平整、带有扶手的座椅。可以在浴室中安装自动式水龙头,仅需简单的触摸就可开启或关闭,这样也比较省力。如果需要坐着淋浴,可以使用坚固的室内室外均可使用的树脂材料的座椅,这样可以降低洗澡时滑倒的风险。淋浴房外的地板上放置一块塑胶底的淋浴垫,防止滑倒。轻便的浴帘比厚重的玻璃门使用起来方便。在淋浴房 / 浴缸的墙上装上扶手,可以更容易进出。为安全起见,将热水器温度设定在 39℃以下。

（2）生活用品的调整:选用穿脱便利的衣服,例如带有松紧带的裤子或开领式针织衫。选用带有撕拉式搭链的鞋子,这样穿鞋拖鞋更加方便。在关门之后,还可以把鞋子挂在门把手上,避免弯腰取鞋。保留备用钥匙以防丢失或遗忘原配钥匙。按键较大的手机使用更加方便。如果端大水杯有困难,用吸管可以让喝水更方便。粗大把手的叉子或汤匙使进餐更容易。用一个可以存放一周药片的药盒来装需要服用的药,每周一把一周需要服用的药片装到药盒里。带有厚重把柄的厨具更易于握紧。如果觉得夜里翻身不太舒服,可以使用缎子床单,这种床单更加平滑,翻身也更加容易。

11. 交流方法　病情进展,而药物又无效时,患者一句话也说不出来。需要重新决定交流的方法,例如,能用喉咙呻吟发出声音的人,一声定为"是",两声定为"不是"。由照护者进行提问。

12. 发现问题时迅速处理　随着帕金森病的进展,会出现步行困难,坐在轮椅上需全部协助,交流困难等。很多情况下这些问题同时发生,预示帕金森患者陷入了较大的危机,甚至出现"自我封闭综合征",出现这种状态后可以说离卧床不起和痴呆已经不远了。步行困难时,请立刻安排轮椅,坐轮椅可以扩大生活空间,可以积极地利用日间服务;不能用语言交流时,创造与人交流的机会,尽可能多些外出。如能预防自我封闭综合征的话,有再次恢复功能的可能性,为紧急事情发生做准备。

（孙　倩）

# 第六节　泌尿系统老年常见疾病与护理干预

## 一、泌尿系统感染

### （一）基本概念

泌尿系统感染又称尿路感染,是肾、输尿管、膀胱和尿道等泌尿系统各个部位的感染,好发于老年人,在老年人感染性疾病中居第 2 位,其排名仅次于第一位的呼吸道感染。发生率随年龄而明显增加,尤其以女性及住院患者最为多见。

### （二）流行病学

尿路感染是老年人最常见的细菌感染之一,更年期后妇女由于雌激素减少易患尿路感染,65~75 岁老年女性患病率为 20%, 80 岁以上则增加至 20% ~50% ;健康的男性,很少发生尿路感染,50 岁以后逐渐增多,从 65~70 岁的 2% ~4%增加到 81 岁以上时的 22%,75 岁以后男女尿路感染的发病率无明显差异。

### （三）病因

1. 大肠埃希菌感染　临床常见感染性疾病的致病病原微生物包括病毒、细菌、真菌和寄生虫四种,其中细菌为原核细胞微生物,按革兰染色分为革兰阳性细菌和革兰阴性细菌,再按细菌的球状和杆状形态分为革兰阳性球菌、革兰阳性杆菌、革兰阴性球菌和革兰阴性杆菌四大类。在细菌性尿路感染中，大肠埃希菌是老年人尿路感染最常见的致病菌，75%~90% 的是由大肠埃希菌引起。

2. 饮食习惯　饮水减少以及肾小管尿浓缩、稀释功能的改变也是造成泌尿系统感染的原因之一。

3. 雌激素水平下降　老年女性相对男性发病率更高，原因是女性绝经后卵巢功能下降，雌激素水平低下，泌尿生殖道萎缩，盆底松弛，尿道短缩，黏膜变薄，括约肌松弛常有尿失禁，排尿困难，致尿路感染反复发作；还有一些尿路感染由于阴道黏膜乳酸杆菌缺失，使阴道 pH 升高、肠道细菌寄居，增加了老年女性尿路感染的发生率。

4. 免疫能力下降　相对于年轻人，老年人更易发生泌尿系感染。这是因为老年人全身及局部的免疫反应能力下降，全身疾病如糖尿病、高血压、慢性肾疾病、慢性腹泻、长期使用肾上腺皮质激素等使机体抵抗力下降，尿路感染的发生率明显增高。

5. 尿路梗阻　各种原因引起的尿路梗阻，如肾、输尿管结石、尿道狭窄、泌尿系肿瘤、前列腺增生等均可引起尿液潴留，细菌容易繁殖而产生感染。

**（四）临床表现及并发症**

1. 急性肾盂肾炎

（1）全身感染症状：多起病急，常伴有寒战、高热，体温可达 39~40℃，全身不适、疲乏无力、食欲减退、恶心、呕吐，甚至腹胀、腹痛或腹泻。

（2）肾脏和尿路的局部表现：存在尿频、尿急、尿痛等尿路刺激症状。大多伴腰痛或肾区不适，肾区有压痛或叩击痛，腹部上、中输尿管点和耻骨上膀胱区有压痛。

（3）尿液的变化：尿液浑浊，可见脓尿或血尿。

2. 慢性肾盂肾炎　慢性肾盂肾炎是细菌感染肾脏引起的慢性炎症，病变主要侵犯肾间质和肾盂、肾盏组织。由于炎症的持续进行或反复发生导致肾间质、肾盂、肾盏的损害，形成瘢痕，以致肾发生萎缩和出现功能障碍。平时患者可能仅有腰酸和（或）低热，可没有明显的尿路感染的尿痛、尿频和尿急症状，其主要表现是夜尿增多及尿中有少量白细胞和蛋白等。患者有长期或反复发作的尿路感染病史，在晚期可出现尿毒症。

3. 膀胱炎　膀胱炎患者的症状通常局限在泌尿系统。

（1）疼痛：排尿时有烧灼感、疼痛、尿频、尿急和会阴部及耻骨上疼痛感。

（2）血尿：尤其是排尿终末段。

（3）其他症状：尿液浑浊、全身不适、寒战、发热（不超过 38.5℃）、恶心、呕吐以及腰痛等现象。

（4）无症状细菌尿：又称隐匿型尿路感染，即患者有真性细菌尿但无尿路感染症状，其发生随年龄增长而增加，超过 60 岁的妇女发生率可达 10% ~12%。此外，孕妇中约 7% 有无症状细菌尿，部分会发生急性肾盂肾炎。

4. 并发症

（1）肾乳头坏死：常发生于严重的肾盂肾炎伴有糖尿病或尿路梗阻时，可出现败血症、急性肾衰竭等，表现为高热、剧烈腰痛、血尿，可有坏死组织脱落从尿中排出，发生肾绞痛。

（2）肾周围脓肿：常由严重的肾盂肾炎直接扩散而来，患者多有尿路梗阻等易感因素。患者原有临床表现加重，出现明显的单侧腰痛，向健侧弯腰时疼痛加剧。宜使用强抗感染治疗，必要时脓肿切开引流。

（3）败血症：老年人极易并发菌血症、败血症及感染中毒性休克，是老年人败血症的主要原因。

**（五）治疗原则**

1. 一般治疗 包括对症治疗、多饮水及生活方式的调整等。

2. 观察病情 一些特殊情况下的无症状菌尿患者不需要常规抗菌药物治疗，需要密切观察病情。

3. 抗菌药物治疗 抗菌药物治疗是尿路感染的主要治疗方法，推荐根据细菌培养结果合理用药。

**（六）护理干预**

1. 缓解患者焦虑

（1）评估：对患者的焦虑程度及躯体情况做全面细致的评估。

（2）心理护理

1）护理人员在与患者接触和进行语言与非语言情感交流中，取得患者的信任，鼓励患者表达内心感受；向患者解释病因及预后，减轻患者的紧张、焦虑等不良心理反应。

2）告知患者情绪与症状之间的关系，教会患者自我放松的方法，以减轻焦虑对生理的影响。

3）对于慢性患者焦虑严重者，可适当应用抗焦虑药物或进行心理咨询，采取倾诉或暗示疗法减轻患者的焦虑。鼓励患者家属和朋友给予患者关心和支持。还可通过听音乐、看小说、看电视、聊天等减轻焦虑症状。

4）增强患者信心：鼓励同病室患者相互了解，找到共同话题，介绍成功案例，增加患者信心。

（3）保证休息：保持环境清洁、安静、光线柔和，维持病室适合的温度和湿度，各项治疗、护理操作宜集中进行，尽量少干扰患者休息。

2. 降温

（1）物理降温：高热患者可采取冰敷额头、腋下、腹股沟、腘窝等物理降温措施，并注意观察和记录物理降温的效果。

（2）应用药物：遵医嘱输注抗菌药物前，应询问患者过敏史，给予患者进行药敏试验，按时输注抗菌药物，观察患者在输注抗菌药物前后，药物效果及是否存在不良反应，若发生不良反应，应立即处理并通知医生。口服抗生素的患者，应亲视服药，给予患者解释用药目的及重要性，关注患者服用药物后有无其他不适。

3. 缓解疼痛

（1）评估：使用 VAS 疼痛评估量表对患者进行疼痛评分。

（2）应用药物：对高热、头痛及腰痛患者可遵医嘱应用退热、解痉镇痛剂。

4. 排除感染因素

（1）皮肤、会阴护理：护士应随时巡视病房，患者出汗后要及时更换衣物，保证床单位干净整洁。内衣裤应选择吸汗且透气性好的棉制材料，每日清洁，以防泌尿系感染。注意保持会阴部的清洁，告知患者有分泌物时应随时用清水清洁会阴，女患者月经期应增加外阴清洁次数，防止感染。患者排便后应清洗肛门，防止肠道细菌对尿路的感染机会。留置尿管患者，每日行会阴擦洗。洗澡尽量选用淋浴的方式。

（2）积极治疗和消除各种诱因：男性尿路感染往往是尿路梗阻所致，最常见的原因是前列腺炎、前列腺增生，应积极治疗。

5. 预防反复感染

（1）饮食：患者应食用高营养、易吸收、清淡食物。避免刺激性食物、饮酒、浓茶、咖啡等。

（2）饮水：指导患者尽量多饮水，每天 2000ml 以上，减少细菌在尿路的停留时间。

（3）增强体质：加强体育锻炼，增强体质，是预防发生泌尿系感染的重要方面。在发热、尿检异常的急性期，应卧床休息。恢复期参加适度的体力活动如散步、慢跑、打太极拳等运动。活动方式可因人而异，但不能过度疲劳。

（4）养成良好的生活习惯：清洗外阴，外阴清洗用温开水即可，尽量不要长期使用消毒剂冲洗外阴；排便后最好冲洗肛门，应从前向后冲洗或擦拭；已婚女性注意房事清洁，事后排尿以冲洗尿道；妇女月经期和妊娠期应注意勤排尿，不要憋尿。

（5）抗菌药物应用：对于复发性尿路感染的女性患者，推荐使用抗菌药物预防治疗。

6. 特殊检查宣教　尿细菌学检查：向患者解释检查的目的、意义和方法，做尿细菌定量培养时，应取清晨第 1 次（尿液停留膀胱 6~8 小时以上）的清洁、新鲜中段尿液送检。应注意：①在应用抗菌药之前或停用抗菌药 5 天之后留取尿标本，留取标本前避免大量喝水；②留取标本时要严格无菌操作，先充分清洁外阴、男性包皮，消毒尿道口，再用无菌试管留取中段尿后及时送检（在 1 小时内送检或冷藏保存）；③尿标本中勿混入消毒药液，女性患者留尿时注意勿混入白带。

**（七）老年特异性护理**

1. 心理　老年人尤其是老年女性，情绪不稳定，心理较脆弱，易因病程时间长，病情反复导致焦虑发生，甚至抑郁，护士应多关心患者，语气温和，不要给患者带来距离感，满足患者的合理要求，患者家属对于老年人护理不要产生厌烦的心理，要多关心患者平时生活。沟通时要有耐心，取得老年患者的配合。

2. 皮肤清洁　给予老年患者必要的皮肤清洁，在患者便溺前后要给予患者清洁会阴及肛门，以减少感染几率。同时关注患者皮肤状态，防止破溃感染。

3. 环境　保证环境干净整洁。

4. 增强免疫力　适当活动，合理增减衣物，保证饮食营养丰富易消化，增强体质，避免呼吸道感染，防止血性转移至泌尿系统。

**（八）居家护理**

协助患者在住院期间养成良好的卫生习惯注意个人清洁卫生，尤其注意保持会阴部及肛周皮肤的清洁，便后应用清水清洁会阴，每日应更换内裤，如有潮湿或分泌物应随时更换。患者行动不便者，应有家属协助完成。

1. 环境　家庭环境干净整洁，每日开窗通风，定期进行扫除，每日倾倒垃圾。

2. 注意休息　适当休息，不要过度劳累，适当运动增强体质，避免剧烈活动。

3. 饮食及生活习惯　适宜清淡饮食，不宜食用辛辣刺激等食物，拒绝浓茶、烈酒、咖啡等；多饮水，每日饮水量需达到 2000ml 以上，以冲洗下尿路，防止细菌停留，不憋尿，养成定时排尿的好习惯。

4. 及时治疗　局部炎症如女性尿道旁腺炎、阴道炎、男性前列腺炎等。如炎症反复发作与性生活有关，要避免不洁性交，注意性生活后即排尿和清洁外阴，并口服抗菌药物或高锰酸钾坐浴预防尿路感染的发生。

5. 定期到门诊复查，不适时应及时就诊。

**（九）延续护理**

1. 相关知识介绍　患者可通过多种渠道（网络、媒体、医院讲座、社区宣教等），了解更多泌尿系感染相关知识，关注自身症状，及时来院治疗，按时服用抗感染药物，定期复诊。对于认知障碍的老年患者应给予图册指导或进行家属培训。

2. 尿管护理　携带尿管回家的患者为防止发生泌尿系感染，尿袋应放置于耻骨联合下；女患者每日行会阴擦洗，男患者每日做好尿道口清洁，每周更换尿袋；避免剧烈活动引起尿道口出血。

3. 预防感染　不要用公共浴池、浴盆洗浴，不要坐未经消毒的马桶，尽量使用蹲便或者携带一次性马桶纸；多饮水，洗热水澡，经期清洗会阴，防止女性泌尿系感染；补充营养素，服用维生素 C，增加机体抵抗力。

4. 定期随访　关注患者情绪变化，病情有无反复，督促患者保持良好生活习惯，解答患者疑虑。

5. 关注　频繁尿路感染再发的患者应要求详细检查其泌尿系统有无解剖畸形、基础病变（如结石、多囊肾、髓质海绵肾等）及整体免疫系统异常。

## 二、前列腺增生

### （一）基本概念

前列腺位于男性膀胱出口，围绕着尿道。前列腺增生主要表现为组织学上的前列腺间质和腺体成分的增生、解剖学上的前列腺体积增大、以下尿路症状为主的临床表现以及尿流动力学上的膀胱出口梗阻。

### （二）流行病学

前列腺增生是老年男性的常见病之一，男性 40 岁以后，前列腺均有不同程度的增生，但 50 岁以后才出现症状。患病率随着年龄增高而增加，90 岁后达到顶峰，患病率高达 88%。不同人种或不同地区间年龄特异的尸检组织学前列腺增生的患病率非常相似。

### （三）临床表现和并发症

1. 临床表现

（1）尿频尿急：前列腺增生最早出现的症状，起初为夜间排尿次数增加，随之日间也会出现尿频的症状。当梗阻加重，膀胱残余尿量增多时，尿频的症状则会更加严重，其原因是因为膀胱处于持续半充盈状态，而使有效容量缩小。

（2）排尿困难：前列腺增生的部分是向尿道内生长的，后尿道延长、弯曲、变窄，尿道阻力增加，会使患者出现排尿起始的延缓。排尿时间延长，尿线细而无力，尿流射程缩短，尿末淋漓，尿不尽感，有时需屏气增加腹压才能排空尿液，在深呼吸时尿流随腹压降低而中断，出现间歇性排尿现象。

（3）血尿：前列腺黏膜毛细血管充血及小血管扩张并受到增大腺体的牵拉，当膀胱收缩时，可引起血尿。

2. 并发症

（1）膀胱结石：形成下尿路梗阻后，尿液中的结晶在膀胱内停留时间的延长，会逐渐凝集形成结石。

（2）肾功能损害：对长期排尿异常未察觉，下尿路梗阻未得到合理治疗以至于尿液长期无法排空所致，更有甚者可能会造成肾脏积水。

（3）其他症状：前列腺增生合并感染时，亦可有尿频、尿急、尿痛等膀胱炎的表现，长期排尿困难导致腹压增高，可发生腹股沟疝、脱肛或内痔等。

### （四）治疗原则

1. 等待观察　等待观察是通过改变生活习惯、定期就诊等措施来治疗良性前列腺增生，包括患者宣教、生活方式指导、随访等。对于多数患者来说，等待观察是一种合适的处理方式，特别是有轻度下尿路症状且无明显生活质量影响的患者。

2. 药物治疗　前列腺增生患者药物治疗的短期目标是缓解患者的下尿路症状，长期目标是延缓疾病的临床进展，预防合并症的发生。药物治疗常用的药物有缓解排尿困难的α受体阻滞剂和抑制前列腺组织增生、使前列腺缩小、进而减轻排尿症状的5α还原酶抑制剂。

3. 手术治疗　尽管药物的应用使得一部分良性前列腺增生患者可以采用非手术治疗，但仍有部分患者最终需要进行手术来解除下尿路症状和改善生活质量。手术治疗方法主要分为开放手术、经尿道电切手术、经尿道激光手术以及其他一些以微波、冷冻、射频为能量方式的微创治疗方法。最终治疗方案应根据医生个人经验、患者的意见、前列腺的大小以及患者的伴发疾病及全身状况合理选择。

### （五）评估

1. 评估对象　患有前列腺增生，有尿频、尿急、尿痛、尿不尽等症状或症状之一的患者。

2. 健康史评估

（1）一般病史：是否合并高血压，糖尿病，心脑血管疾病。

（2）用药史：是否应用过治疗前列腺增生药物。

3. 症状、体征评估

（1）下尿路症状：评估患者尿频、尿急、尿不尽的程度。

（2）膀胱：叩诊膀胱判断是否处于充盈状态，是否存在尿潴留的情况，是否需要留置尿管。

（3）排尿形态：患者是否存在排尿形态的改变，是否存在尿潴留，尿失禁。

（4）泌尿系结石：通过患者主诉和泌尿系统B超检查，评估患者是否因为前列腺增生存在结石的可能性。

4. 辅助检查评估

（1）体格检查：常用方法为直肠指检，可触及增大的前列腺，表面光滑，富于弹性，中央沟变浅或消失。可按照腺体增大的程度把前列腺增生分成三度：①Ⅰ度肿大：前列腺较正常增大1.5~2倍，中央沟变浅，突入直肠的距离约为1~2cm；②Ⅱ度肿大：腺体呈中度肿大，大于正常2~3倍，中央沟消失或略突出，突入直肠距离约为2~3cm；③Ⅲ度肿大：腺体肿大严重，突入直肠距离超过3cm，中央沟明显突出，检查时手指不能触及上缘。

（2）残余尿测定：通过残余尿测量可大致评估膀胱逼尿肌的收缩功能，指导确定治疗方案、评价手术效果。

（3）超声检查：前列腺超声可以了解前列腺形态、大小、有无异常回声、突入膀胱的程度。经直肠超声还可以精确测定前列腺体积。另外，经腹部超声检查可以了解，肾、输尿管有无积水、扩张、结石或占位性病变等。

（4）尿流率检查：最大尿流率和平均尿流率降低，最大尿流率存在着很大的个体差异和容量依赖性，因此，测定尿流率时50岁以上男性应大于15ml/s，尿量至少应该在150~200ml。

（5）尿流动力学检查：此项检查是通过膀胱压力和尿流率的对应关系来分析是否存在膀胱出口梗阻以及评估膀胱逼尿肌功能。对引起膀胱出口梗阻的原因不明确或需要对膀胱逼尿肌功能进行评估时可进行此项检查，结合其他相关检查以除外神经系统病变或糖尿病所致神经源性膀胱的可能。

5. 并发症

（1）皮肤：因前列腺增生存在的下尿路症状导致会阴部皮肤长期处于潮湿状态，应评估皮肤是否存在破溃或有无破溃的风险。

（2）泌尿系感染：通过对患者体温的监测和血、尿化验结果，评估患者是否存在泌尿系感染。

（3）跌倒与坠床：应用 Morse 跌倒风险评估表，评估患者跌倒风险，做好安全宣教，预防患者因尿频、尿急等症状发生跌倒。

6. 评估工具

（1）国际前列腺症状评分（IPSS）：询问患者有关排尿的 7 个问题，根据症状严重程度对每个问题进行评分，每个问题得分为 0~5 分，问卷总分为 0~35 分（无症状至非常严重的症状）。其中 0~7 分为轻度症状；8~19 分为中度症状；20~35 分为重度症状。尽管 IPSS 分析力图使症状改变程度得以量化，但仍会受到主观因素的影响（表 5-6-1）。

表 5-6-1 国际前列腺症状评分表（IPSS）

| 在过去一个月,您是否有以下症状? | 没有 | 在 5 次中少于 1 次 | 少于半数 | 大约半数 | 多余半数 | 几乎每次 |
|---|---|---|---|---|---|---|
| 1. 是否经常有尿不尽感? | 0 | 1 | 2 | 3 | 4 | 5 |
| 2. 两次排尿时间是否经常小于 2 小时? | 0 | 1 | 2 | 3 | 4 | 5 |
| 3. 是否经常有间断性排尿? | 0 | 1 | 2 | 3 | 4 | 5 |
| 4. 是否经常有憋尿困难? | 0 | 1 | 2 | 3 | 4 | 5 |
| 5. 是否经常有尿线变细现象? | 0 | 1 | 2 | 3 | 4 | 5 |
| 6. 是否经常需要用力及使劲才能开始排尿? | 0 | 1 | 2 | 3 | 4 | 5 |
| 7. 从入睡到早晨一般需要起来排尿几次? | 无 | 1 次 | 2 次 | 3 次 | 4 次 | ≥5 次 |
|  | 0 | 1 | 2 | 3 | 4 | 5 |

（2）Morse 跌倒风险评估表：前列腺增生患者平均年龄较大，且患者多服用 α 受体阻滞剂药物时应用 Morse 跌倒风险评估表评估患者跌倒风险，存在风险患者应悬挂提示卡，引起护士、患者及家属注意，以免因患者尿急、尿频等症状发生跌倒（Morse 跌倒评估量表相关内容详见第四章第一节）。

（3）Braden 压疮评分表：前列腺增生患者常伴卧床、不能活动以及尿失禁的情况，存在皮肤长期潮湿状态；前列腺增生患者还可能伴有肾积水，使双下肢皮肤水肿，出现以上情况，护士应及时使用 Braden 压疮评估表对患者皮肤进行评分（Braden 压疮评分表详见第四章第二节）。

### （六）护理干预

1. 预防出血 术后出血原因一般为术中电凝止血不佳或术后电凝焦痂脱落造成。

（1）病情观察：遵医嘱给予患者心电监护，定时观察生命体征，注意血压及心率的变化。询问和记录患者是否存在下尿路症状。

（2）冲洗液的观察：观察冲洗液的色、质、量，有无血性增加，出血可分为动脉性和静脉性，动脉性出血往往呈现为引流液颜色有节律性间断改变，从清亮到鲜红；而静脉性出血往往呈现为引流液持续暗红色，应即通知医生予以处理。

（3）用药观察：根据患者急查血常规及凝血功能化验结果，遵医嘱应用静脉或口服止血药物。向患者解释用药目的，评估患者用药效果，观察患者用药后不良反应或不适症状。

（4）膀胱冲洗：遵医嘱根据患者情况给予持续膀胱冲洗，调节膀胱冲洗的温度以及速度，保持引流管通畅。

2. 膀胱冲洗 管路维护膀胱冲洗是利用导尿管、膀胱冲洗管以及重力的原理将冲洗溶液灌入膀胱内，再借助虹吸原理将灌入的液体通过尿管或其他导管引流出来的方法，是实施下尿路手术患者围术期最重要的护理措施之一。正确的膀胱冲洗，可有效地预防尿路感染的发生，防止发生膀胱痉挛、膀胱填塞，抑制前列腺出血，防止血液凝集堵塞管路等并发症。

（1）管路固定：妥善固定冲洗管路，防止因患者活动使冲洗管与尿管脱开。

（2）保持管路通畅：冲洗期间定时挤捏引流管，出血不严重患者4~6小时挤压一次，出血严重者，每小时进行积压冲洗管，以排出血块和组织碎块，保持各引流管引流通畅。准确记录冲洗液的颜色、性质、及冲洗过程中患者的主诉症状，关注出入量是否平衡，如有异常及时通知医生予以处理。

（3）冲洗液速度：根据膀胱冲洗的颜色，判断出血情况；根据冲洗液的出入是否平衡判断膀胱内是否存在残余血块，遵医嘱调节膀胱冲洗速度。

（4）冲洗液温度：遵医嘱选择合适的冲洗液温度（34~37℃），既不会因为冲洗液的温度过低带走体内的热量而造成低体温，又不会因为冲洗液温度过高造成手术区域血管扩张而增加出血，同时适当的温度对受伤的尿道及膀胱黏膜有促进血液循环、促进炎症消散、减轻局部水肿及减轻疼痛的作用，使患者感到舒适。

（5）更换冲洗位置：告知患者定时翻身，预防压疮发生的同时，翻身也可使冲洗液均匀冲洗到膀胱各个角落，减少残留血液的几率，防止膀胱持续冲洗一个部位对于膀胱冲击造成不必要的损伤。

（6）宣教与指导：应告知患者及家属冲洗管路的重要性，避免管路受压或打折防止血块和分泌物堵塞。

（7）评估管路是否堵塞：当患者主诉膀胱憋胀，应排除患者膀胱痉挛的症状，观察膀胱是否充盈，考虑冲洗管路不畅或堵塞引发的冲洗液和尿液的潴留，一旦发生应给予患者膀胱叩诊，确定膀胱是否积存大量冲洗液和尿液，挤压冲洗管路，尝试将血块或残余组织挤出，若无法改善，应及时通知医生给予患者膀胱冲洗器低压膀胱冲洗，以将残留在患者膀胱内的大量血块或残余组织冲出，冲出后患者症状可减轻。

（8）膀胱冲洗管路更换：膀胱冲洗上下管路至少24小时进行更换一次，更换管路时动作要轻柔，做到有效沟通，避免言语生硬。

3. 疼痛护理

（1）评估：应用VAS疼痛评估量表评估患者疼痛程度，判断疼痛性质，通知医生尽早干预,做好疼痛观察与记录。

（2）安抚:理解患者,以患者角度,用温柔体贴的语言安抚患者。

（3）转移注意力:根据患者的兴趣爱好使患者保持乐观情绪,避免忧思恼怒,分散患者注意力(如听音乐、读小说等)。

（4）应用药物:当疼痛无法缓解时,通知医生予以处理,应用解痉药或止痛药,缓解患者疼痛。

4. 安全护理

（1）管路安全:术后向患者及家属做好宣教工作,告知管路重要性,妥善固定,避免牵拉或打折。

（2）皮肤安全:应用 Braden 压疮评估表对患者皮肤进行评估。告知患者床上活动方法,协助并督促患者床上活动,定时观察并记录患者皮肤状态,预防骶尾部、骨隆突处等敏感部位皮肤压疮的发生。

（3）跌倒或坠床:告知患者服用 α 受体阻滞剂会引起直立性低血压,增加患者跌倒风险,向患者讲解安全知识及注意事项;卧床患者告知患者正确床上活动方法,幅度不宜过大,家属做好陪护工作,避免坠床的发生。

5. 膀胱痉挛的预防及护理　膀胱痉挛是由于自发的或诱发的膀胱逼尿肌痉挛性收缩而导致的膀胱区和后尿道痉挛性疼痛,同时伴有继发性出血、引流不畅、膀胱冲洗液反流、导尿管周围溢尿、切口血尿外渗等称为膀胱痉挛。

（1）保持冲洗管路通畅:防止管路受压、打折等情况出现;定时挤捏膀胱冲洗管,保持引流管通畅,防止膀胱因高压引发膀胱痉挛。

（2）调节温度和速度:按医嘱调节膀胱冲洗液的温度、速度,减轻患者膀胱痉挛症状。

（3）应用药物:遵医嘱输注抗炎药物,控制患者前列腺炎症,减少因膀胱敏感而导致痉挛的发生;对症用药,遵医嘱应用解痉镇痛药物。

（4）缓解焦虑:心理护理,主动倾听,及时发现患者情绪变化,缓解焦虑情绪,以免因不良情绪引起的交感神经紧张而导致膀胱痉挛。

（5）病情观察:询问患者有无不适症状,认真倾听患者主诉,通知医生对症处理。

6. 经尿道电切术(TUR)综合征的预防和护理　TUR 综合征常见于行经尿道前列腺切除术,患者因术中大量的冲洗液被手术创面开放的毛细血管吸收入血,导致血容量急剧增加,出现稀释性低钠血症、容量负荷增加。患者可在几小时内出现烦躁、恶心、呕吐、抽搐甚至昏迷。严重者甚至会出现脑水肿、肺水肿、心力衰竭等相应的临床表现。一旦出现上述情况,应立即遵医嘱给予利尿剂、脱水剂等,根据患者的病情对症处理。

但是随着手术的发展,绿激光和 2μm 激光应运而生,激光凭借着出血少和可以用生理盐水替代甘露醇作为介质,有效地降低了术中、术后 TUR 综合征的发生率,但是激光手术由于缺乏长期的多中心的临床对照研究,还不能取代 TURP 金标准的地位,所以我们仍旧要关注患者 TUR 综合征的发生。

（1）病情观察:定时巡视患者,观察患者的生命体征,关注患者的精神状态,倾听患者的不适主诉,及时发现病情变化,通知医生及时处理。

（2）应用药物:遵医嘱及时、准确应用利尿脱水药物或补充 10%氯化钠注射液,提高血钠浓度,提升血浆渗透压,减轻组织水肿。

（3）安全管理:加强安全护理,防止因患者烦躁而发生意外事件。

7. **尿失禁症状的预防和护理**　前列腺增生术后,尿失禁有多种病因,但主要有以下几点:术中操作不当,损伤尿道外括约肌和远端尿道平滑肌纤维;盆底肌松弛加上增生腺体长期压迫使括约肌处于过度伸长的状态,括约肌和远端尿道阻力不足;前列腺术后局部刺激,包括炎症瓣膜残留组织等造成不稳性膀胱。

（1）病情观察:患者拔除尿管后,关注患者第一次排尿及日常的排尿情况,是否存在尿急、尿频等症状。

（2）心理护理:向患者进行病情及相关知识解释,缓解患者疑虑,取得信任及配合。

（3）功能训练:指导患者进行盆底肌功能训练,增加括约肌收缩能力。

（4）休息:指导患者适当活动,不要久坐久站,避免骑跨动作造成尿道括约肌和远端平滑肌的损伤。

（5）预防感染:鼓励患者多饮水,留置尿管患者每日给予患者会阴擦洗,预防感染的发生。

（6）治疗:遵医嘱应用松弛平滑肌药物或α受体阻滞剂改善排尿症状。必要时留置导尿管。

（7）预防尿失禁的发生

1）心理护理:缓解患者紧张焦虑及恐惧情绪,增强患者信心,使其积极配合治疗。

2）尿管护理:妥善固定尿管,给予患者会阴擦洗时,动作要轻柔,避免因护士的用力过度导致患者的尿道损伤。根据患者病情早期拔除尿管。

3）宣教与指导:告知患者留置导尿管的重要性,避免打折和牵拉,携带尿管时要妥善固定在耻骨联合之下。

4）膀胱功能训练:患者拔除尿管前,给予患者定时夹闭及开放尿管进行膀胱功能训练,预防拔除尿管后出现的短暂性尿失禁。

8. **尿道狭窄的预防和护理**　一般前列腺增生患者大多数会伴有慢性炎症,在电切手术过程中如果操作不当很容易引发膀胱肌肉损伤,导致尿道狭窄症状发生。其次在使用电切手术时如果电流强度过高、局部组织电切时间过长、电切组织范围过大等情况都会对尿道健康组织造成灼伤,进而造成尿道术后狭窄。

长期尿管压迫尿道壁,造成局部黏膜水肿、缺血坏死致瘢痕形成是 TURP 术后尿道狭窄的主要影响因素。

（1）病情观察:关注患者排尿情况,若有尿线变细,排尿困难等症状发生时应通知医生,给予患者进行尿路造影等相关检查,以确定是否存在尿道狭窄,狭窄部位及程度,及时选择适宜的方法治疗。

（2）宣教与指导:指导患者术后不憋尿,不饮酒、浓茶和咖啡。少食用刺激性物。每日可洗温水澡或行温水坐浴以缓解肌肉紧张。向患者进行疾病相关知识宣教,建立信心,提高依从性,能够早日治愈。

（3）预防:术前控制炎症及感染;根据术后患者情况尽早拔除尿管。

**（七）居家护理**

1. 饮食与饮水

（1）饮食:以清淡、高纤维、高营养、无刺激为原则,多食蔬菜、水果,防止便秘;忌食辛辣、刺激食物,绝对忌酒(辛辣、刺激性食品,既可导致性器官充血,又会使痔疮、便秘症状加重,压迫前列腺,加重排尿困难)。

（2）饮水：根据患者肾功能情况，指导患者每日饮水量需在1500~2000ml，以达冲洗尿道的目的。

2. 应用药物　遵医嘱服抗生素，防止感染。

3. 生活习惯

（1）保持会阴部清洁，每天更换贴身衣裤。

（2）禁止久坐，减少劳累，避免过度活动。

（3）注意防寒保暖，随时增减衣物，防止感冒及上呼吸道感染。

4. 定期门诊　随诊复查肾功能及排尿改善情况。尿道狭窄的患者应注意观察自己的排尿状态，定期到门诊进行尿道扩张，若长久不愈者，应考虑入院行尿道内切开术或瘢痕切除术。

**（八）延续护理**

1. 相关知识介绍

（1）应用药物：针对服用α受体阻滞剂的患者，告知其服用药物后应预防直立性低血压发生的注意事项。发生便秘时可应用缓泻剂或开塞露灌肠。

（2）多种渠道宣教：患者可通过多种宣教途径（网络、媒体、医院讲座、社区宣教等），了解更多前列腺增生相关知识，关注自身症状，及时来院治疗，并能够按时服用前列腺增生药物，定期复诊。

2. 建立良好生活习惯

（1）卫生习惯：保持患者会阴部清洁，每日使用温水清洁，皮肤干燥可局部涂抹凡士林软膏；携带纸尿裤的患者需定时更换，避免潮湿。

（2）适当运动：适当户外活动，增强体质，避免骑跨动作如骑自行车或骑马。

（3）饮食：多食用粗纤维饮食，不要用力解大小便，不要做用力咳嗽、打喷嚏等会引起腹压增高等动作，避免因腹压增高导致继发性出血。

（4）饮水：建议患者每日多饮水，每日饮水量需在1500~2000ml，防止尿液中的结晶在膀胱内停留时间的延长，逐渐凝集造成泌尿系结石。

3. 尿管护理

（1）护理：携带尿管回家的患者为防止发生泌尿系感染，尿袋应放置低于耻骨联合下；女患者每日行会阴擦洗，男患者每日做好尿道口清洁，每周更换尿袋；避免剧烈活动引起尿道口出血。

（2）宣教：导尿管拔除前，应指导患者定时夹闭尿管，一般每4小时开放一次，使膀胱定时充盈或排空，促进膀胱功能的恢复，拔除尿管后可有暂时性尿失禁现象，告知患者可能与手术或炎症有关；指导患者按时服用抗生素，同时进行肛门括约肌收缩锻炼，尽快恢复排尿功能。

4. 盆底肌功能训练　主要有两种方法：①快速、有力地收缩盆底肌2秒，并快速放松；②收缩盆底肌并维持5~10秒，然后彻底放松同样的时间。患者每日在三种不同体位（仰卧位、坐位、双膝并拢体位）最少锻炼2次，每次15~30分钟，循序渐进地增加盆底肌锻炼的次数。

5. 定期随访　关注患者尿急、尿频、尿不尽等不适症状有无缓解。

（张　磊）

# 第七节 骨骼、关节老年常见疾病与护理干预

## 一、老年性骨关节炎

### （一）概念

骨关节炎（osteoarthritis，以下简称为 OA）是一种慢性、渐进性、退行性关节病变，常累及一个或多个关节，系由于衰老、肥胖、炎症、创伤、关节过度使用、代谢障碍及遗传等诸多因素引起的关节软骨的变性、破坏及骨质增生为特征的慢性关节病。又称骨关节病、退行性关节炎等。临床表现为缓慢发展的关节疼痛、压痛、僵硬、关节肿大、活动受限和关节畸形等（图 5-7-1）。

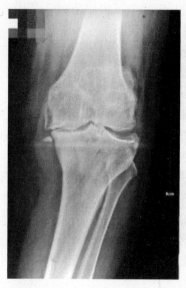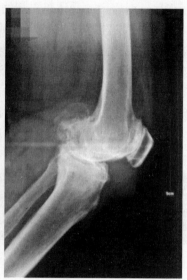

图 5-7-1 骨关节炎 X 线影像图

### （二）流行病学资料

随着我国人口老龄化，骨关节炎越来越受到人们的重视。该病对健康的影响越来越大，造成的医疗费用也逐步增加，已渐渐成为影响人们生活质量的主要困扰。

65 岁以上人群中骨关节炎患病率可达 50% 以上，而在 75 岁以上人群中，这一数值可达到 80% 左右。该病有一定的致残率。

目前导致骨关节炎的明确原因还不清楚，其发生与年龄、性别、体重、关节创伤及遗传因素等有关。衰老是导致骨关节炎的最重要原因，尤其是在 50 岁以上人群中，发病率逐年增加。肥胖也是导致发生骨关节炎的重要因素。

### （三）临床表现与并发症

1. 常见症状和体征 本病好发于膝、髋、手、足等负重或活动较多的关节。膝关节为最常见受累关节。

（1）关节疼痛及压痛：负重关节最易受累。一般早期为轻度隐痛，休息时好转，活动后

加重。随病情进展可出现疼痛加重或者导致活动受限。阴冷、潮湿环境会加重病情。

（2）关节肿大：早期为关节周围的局限性肿胀，随病情进展可有关节弥漫性肿胀、滑囊增厚或伴关节积液。后期可在关节部位触及骨赘。

（3）晨僵：晨起或长时间关节制动后会有关节僵直的表现，活动后可缓解。为一过性的表现，一般不超过 30 分钟。

（4）关节摩擦音（感）：由于软骨破坏、关节表面粗糙等原因，出现关节活动时骨摩擦音（感）。膝关节常出现。

（5）关节活动受限：由于关节疼痛、肌肉萎缩等原因造成关节活动范围减小。

2. 不同部位的表现特点（表 5-7-1）。

表 5-7-1　不同部位的临床表现

| 部位 | 视诊 | 一般表现 |
| --- | --- | --- |
| 手 | 远端指间关节受累最为常见，关节伸侧面的两侧骨性膨大称赫伯登（Heberden）结节<br>可出现方手畸形和蛇手畸形 | 伴有结节局部的轻度红肿、疼痛和压痛 |
| 膝 | 膝关节内翻或外翻畸形<br>异常步态 | 关节疼痛、活动后加重，下楼明显<br>关节肿胀、压痛、活动受限，有骨擦音 |
| 髋 | 内收、外旋、伸展受限<br>异常步态 | 间断钝痛可发展为持续疼痛<br>疼痛可放射至腹股沟、大腿内侧及臀部 |
| 足 | 骨性肥大<br>行走困难 | 局部疼痛、压痛 |
| 脊柱 | 颈椎及腰椎较常见<br>关节增生及骨赘<br>可出现间歇性跛行以及马尾综合征 | 疼痛、僵硬<br>压迫神经可出现放射痛和神经症状 |

### （四）治疗原则

治疗目的在于缓解疼痛、阻止和延缓疾病的进展、保护关节功能、改善生活质量。治疗方案应个体化，充分考虑患者患病的危险因素、受累关节的部位、关节结构改变、炎症情况、疼痛程度、并发症等具体情况及病情。治疗原则应以非药物治疗联合药物治疗为主，必要时行手术治疗。

1. 非药物治疗占有重要地位。包括体育锻炼及物理治疗等。

（1）体育锻炼：主要目的为增强肌肉的力量和增加关节的稳定性。根据患者病情及健康状况制订个性化锻炼方案，循序渐进，量力而为，避免锻炼禁忌。

（2）行动支持：主要减少受累关节负重，可采用拐杖，助步器等。

（3）物理治疗：急性期物理治疗的主要目的是止痛、消肿和改善关节功能；慢性期物理治疗的目的是以增强局部血液循环和改善关节功能为主。物理治疗可以减轻疼痛症状和缓解关节僵直，包括针灸、按摩、推拿、热疗、经皮电刺激等。

2. 药物治疗

（1）口服药：①非甾体类消炎药（NSAIDs）：NSAIDs 既有止痛作用又有抗炎作用，是最常用的一类控制老年性骨关节炎症状的药物。主要发挥减轻关节炎症所致的疼痛及肿胀、改善关节活动的作用。其主要不良反应有胃肠道症状、肾或肝功能损害、影响血小板功能、可增加心血管不良事件发生的风险。②对乙酰氨基酚：轻症患者可短期使用一般镇痛剂作为首选药物，如对乙酰氨基酚，主要不良反应有胃肠道症状和肝毒性。③阿片类药物：尽量避免使用，但对于急性疼痛发作的患者，当对乙酰氨基酚及 NSAIDs 不能充分缓解疼痛或有用药禁忌时，可考虑用弱阿片类药物，如口服可待因或曲马多等，应注意服药后的不良反应。

（2）外用药：可短期缓解关节疼痛，使用时应注意避开眼睛和其他黏膜部位，以免损伤。

（3）注射药：关节腔注射糖皮质激素或透明质酸等药物可缓解疼痛、减少渗出、改善关节功能，对轻中度的 OA 具有良好的疗效。但关节内注射药物存在引起出血及感染性关节炎的风险，因此在选择治疗时，应评估操作风险慎重选择。

3. **手术治疗**　手术治疗对于经内科治疗无明显疗效，病变严重及关节功能明显障碍的患者应行外科治疗，以校正畸形和改善关节功能。外科治疗手段有很多种，应充分评估患者病情后选择。主要的外科治疗有关节镜手术、截骨术和人工关节置换术。

（1）关节镜手术：近些年广泛开展的微创手术，减轻关节疼痛，改善关节功能，延缓关节退变，具有创伤小、瘢痕少、康复快的优点。有手术适应证，不能完全替代关节切开手术。

（2）截骨术：可恢复下肢正常力线，重新将承重压力分布到关节各部位，减轻关节疼痛，从而改善关节功能。

（3）人工关节置换术：人工关节置换手术可以快速减轻退行性骨关节病患者关节疼痛等症状，长期疗效明显，但患者也会有发生并发症的风险，如关节假体感染、假体松动等，因此应慎重选择。

**（五）护理干预**

1. 预防

（1）控制体重或减肥：肥胖是本病发生的重要原因，故应控制体重，防止肥胖。体重下降后能够防止或减轻关节的损害，并能减轻患病关节所承受的压力，有助于本病的治疗。

（2）及时和妥善治疗关节外伤、感染、代谢异常、骨质疏松等原发病。

（3）避免长时间站立及长距离行走。

（4）饮食护理：指导患者多食用高钙、高维生素、高蛋白、低脂肪的食物。由于骨关节病与肥胖、缺钙、缺乏维生素 A 和 D 有关，因此在饮食上注意以下几点：

1）多进食高钙食品，以确保老年人骨质代谢的正常需要。老年人钙的摄取量一般较成年人增加 50% 左右，故宜多食乳制品、蛋、豆制品、蔬菜水果和海产品。

含钙量较多的食品有：乳制品（如鲜奶、酸奶、奶酪）、蛋类、豆制品（如豆浆、豆粉、豆腐、腐竹等）、蔬菜水果（如金针菜、胡萝卜、小白菜、小油菜等）及海产品（紫菜、海带、鱼、虾等）。

2）要增加多种维生素的摄入，如维生素 A、$B_1$、$B_{12}$、C 和 D 等，比如奶制品、绿叶青菜、水果、豆类、蛋类、粗粮等，注意营养均衡。

3）禁食辛辣刺激的食物如辣椒、咖啡、浓茶等。

4）肥胖患者应适当减重，应多食用低脂肪、富含膳食纤维的食物。

（5）坚持适量体育锻炼，防止骨质疏松。有规律的运动能够通过加强肌肉，肌腱和韧带的支持作用而有助于保护关节，预防骨关节病的发生。

（6）应多见阳光及补充维生素 D,以促进钙吸收。

（7）注意关节保暖。关节受凉常诱发本病的发生。

2. 护理干预措施

（1）心理护理:大多数患者对本病认识不够完全,易产生焦虑、恐惧情绪,例如对于疾病恢复期望值较高的患者来说,想到不一定能完全治愈,容易产生沮丧情绪;或者劳动能力的下降造成家庭收入的减少,也给患者造成巨大的思想负担,在护理过程中,应对患者正确实施心理护理。

患者出现心理问题时,护士应为患者营造一个舒适的环境,采用缓慢的呼吸锻炼方法,减缓焦虑,音乐疗法或者芳香疗法也可使患者调适心情和转换情绪。护士应多与患者沟通,耐心倾听患者产生焦虑的原因,并有针对性的进行排解指导,对患者提出的问题给予耐心解答。热情鼓励患者,增强患者的自信心,在进行护理操作前向患者耐心解释,取得患者的配合。

（2）预防跌倒:跌倒危险性评估:护士及时对患者进行跌倒危险性评估,以确定是否为高危人群;且根据患者的病情发展进行动态评估,随时调整患者的安全风险程度,对高危患者及照顾者进行防跌倒宣教并加强巡视。

1）环境设置:环境布局应合理、安全。病室要有充足的照明,夜间地灯开启,地面保持干燥、无水迹,物品放置有序且放置在易取用的地方。走道、楼梯、厕所需设有扶手。

2）健康教育:及时向患者及照顾者宣教跌倒可能导致的不良后果,使患者及照顾者认识到跌倒的危害性,教会患者及照顾者识别跌倒危险因素及如何采取预防措施。告知对于步态不稳、软弱无力的患者,应随时有人陪伴与搀扶,并指导正确使用手杖或助步器等辅助用具;服用镇静、止痛、降压等药物后,需平卧半小时再起床活动,不要猛起猛站,下地活动前,应站稳后再移步;患者应穿着大小合适的衣裤及鞋子。鞋底应平稳、底厚、齿痕深、低跟,不穿薄底的拖鞋,鞋号大小适中,避免滑倒。

3）保护视力。

（3）疼痛护理:患者入院、外科手术当天、术后三天内、主诉疼痛时及服用镇痛剂后均应评估疼痛(疼痛评估方法及护理措施详见本书第四章第十节),告知患者镇痛泵及镇痛药的作用及副作用,观察镇痛效果。出现持续加重的疼痛,应及时通知医生。

（4）生活护理:加强基础护理,保持患者头发、口腔、皮肤、会阴、指(趾)甲及床单位的清洁。

（5）外科手术患者的护理要点

1）伤口及引流管的保护和处理:保持伤口的清洁干燥,有渗血或者渗出液时及时通知医生。如有引流管,应适时挤压,保持引流管通畅,妥善固定,做好标识,观察引流量颜色、性质、量,准确记录,若引流量每小时大于 100ml,持续 2 小时应及时通知医生处理。

2）术后应保持患肢功能位,观察患肢皮色、皮温,患肢动脉搏动,运动感觉有无受损,观察肿胀程度。

3）冷疗时观察皮肤有无苍白、感觉有无麻木、刺痛等主诉,如有异常立即停止治疗。

4）术后第一次下地,评估患者病情,倾听患者有无头晕、心慌、乏力、疼痛等主诉,避免跌倒,进行安全宣教。

（6）功能锻炼:功能锻炼是通过患者主动活动或被动活动,促进肌肉、关节活动,防止肌肉萎缩、关节僵硬,促进血液循环,改善关节活动范围,增强肌力,提高关节稳定性,改善关节功能,预防畸形,最大程度的降低致残率。

进行功能锻炼的原则应为:量力而行、动作轻柔,由易到难,循序渐进。

对不同受累关节进行不同的锻炼,如手关节可做抓、握锻炼,膝关节在非负重情况下做屈伸活动等。疾病恢复早期,不同关节可采取的床上锻炼方式(表5-7-2)。

表5-7-2 不同关节可采取的床上锻炼方式

| 部位 | 锻炼方式 |
| --- | --- |
| 肩关节 | 划圈、上举、外展、内收、内旋、屈肘等 |
| 髋关节 | 外展、内收、踝泵、屈膝、直腿抬高等 |
| 膝关节 | 屈膝、伸膝、踝泵、直腿抬高等 |
| 踝关节 | 背伸、跖屈等 |

1)踝泵运动:通过简单的屈伸脚踝,可以有效促进整个下肢的血液循环。

做法:患者躺或坐在床上,下肢伸展,大腿放松,缓缓勾起脚尖,尽力使脚尖朝向自己,至最大限度时保持5~10秒钟,然后脚尖缓缓下压,至最大限度时保持5~10秒钟,然后放松,这样一组动作完成。稍休息后可再次进行下一组动作。反复地屈伸踝关节,每1~2小时练习5分钟,每天练习5~6次(图5-7-2、图5-7-3)。

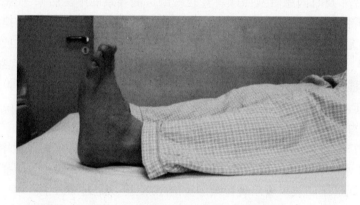

图5-7-2 背伸

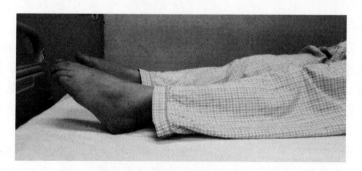

图5-7-3 跖屈

2)股四头肌收缩 做法:在膝关节伸直的时候(坐、立、躺时都可以)主动收缩股四头肌,使其绷紧,保持5秒钟,然后放松2秒钟,如此反复。

3）直腿抬高　做法：大腿、小腿均保持完全伸直,下肢抬高至足跟离开床面约 10~25cm 处,保持此姿势 3~5 秒钟,然后慢慢放下。此方法可防止坐骨神经粘连,加强股四头肌的锻炼（图 5-7-4）。

4）屈膝练习：仰卧位,尽量屈髋、屈膝,保持 5~10 秒钟。

被动膝关节屈伸练习：CPM 机辅助锻炼,从 0°~30° 开始,逐渐增加到 0°~120°。

（7）助行设施的使用：可使用拐杖、助步器等辅助用具来支撑体重、保持平衡和助行。使用时请确保地面清洁干燥,无水迹油腻,无障碍物,拐杖或助步器的支架脚底垫无磨损老化,防止跌倒。

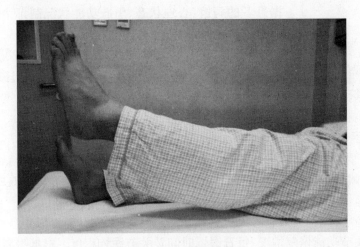

图 5-7-4　直腿抬高

1）拐杖：①站立时支脚着地点为脚尖向前 10cm、向外 10cm 的位置,拐杖顶端与腋窝间留有 5~10cm 的空隙,不能靠腋窝支撑身体,上肢用力,避免因腋窝受压造成臂丛神经的麻痹；②拐杖长度应为身高减去 40cm；③手柄高度应为肘关节向内屈曲 25°~30°；④单拐及双拐使用方法（表 5-7-3）。

表 5-7-3　单、双拐杖使用方法

| 种类 | 使用方法 |
| --- | --- |
| 单拐 | 将拐置于健侧,将拐杖由健侧向前跨出一步；身体前倾,重心前移,将身体力量集中于健侧上肢,使前臂有力支撑拐杖；患侧下肢先向前迈一步,但不负重；健侧下肢再向前迈一步,使健侧足迈至患侧足平行处站稳,如此交替 |
| 双拐 | 将拐置于两侧,将两侧拐杖同时向前跨出一步；身体前倾,重心前移,将身体力量集中于双上肢,使前臂有力支撑拐杖；患侧下肢先向前迈一步,但不负重；健侧下肢再向前迈一步,使健侧足迈至患侧足平行处站稳,如此交替 |

2）助步器：①调整高度：双臂自然下垂,双肘向内屈曲 25°~30° 时助步器扶手与手腕高度平齐,或平齐患者股骨大转子的高度。助步器（图 5-7-5）的四个支架处于同样的高度,平稳放置。②使用方法：护士协助患者站在助步器中心位置,左右扶手置于身体两侧；患者双手握紧扶手向前移动助步器一步后将其放置平稳；患肢先向前迈出一步,身体前倾,重心前移,双上肢有力支撑握住扶手,健肢再向前迈一步,使健侧足迈至患侧足平行处站稳,

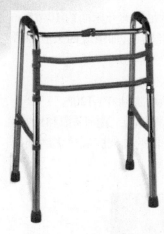

图 5-7-5 助步器

如此交替。

（8）皮肤护理：老年患者皮肤皱褶多且皮肤干燥，皮下脂肪减少，血供较差，由于疾病活动受限，长时间卧床易导致受压部位出现压疮，应加强皮肤护理，预防压疮。

**（六）延续护理**

1. 建立延续照护团队，主要由患者的医师、护士、康复师、营养师构成，并进行规范化培训。

2. 患者出院前一天对其进行全面评估，建立随访档案，根据患者的病情、心理状态、患肢功能状况制订个性化的延续性护理计划。

3. 定期进行电话回访，通过患者的恢复情况适当增加或减少患者的随访次数，给予延续性指导，也可通过微信或 QQ 等软件对患者实行移动医疗延续护理，采用文字、图片、视频等资料，有侧重的针对患者病情进行强化宣教。

4. 随访内容

（1）心理护理：患者出院后往往因为患肢疼痛不愿意实施初期康复锻炼，护士应理解患者情绪及态度，耐心解说康复锻炼重要性、消除患者恐惧心理，保持积极乐观的心态，建立战胜疾病的信心。

（2）饮食指导：见骨关节病的预防。

（3）了解关节功能恢复情况、每日锻炼时间及关节锻炼程度。根据患者需求进行个性化锻炼指导。随着训练时间的延长可以进行阻力锻炼，如可在足背上放沙袋，将腿伸直抬高训练腿部力量等。

（4）了解患者使用助行设施的效果，并强调使用注意事项，纠正使用错误。

（5）了解病情恢复的情况，如有症状加重、手术后伤口疼痛、患肢肿胀、体温升高等现象，进行综合评估，如有异常通知患者及时就医。

（6）药物护理

1）镇痛药物：患者出院后，医生常根据患者病情开具适量镇痛药物，服用镇痛药物后，指导患者自我观察有无恶心、呕吐、头晕等不适症状，因镇痛药物有镇静效果，服用后不宜进行活动，避免跌倒及其他不良反应发生。

2）预防骨质疏松药物：应遵医嘱坚持服用，不要自行停止，增强骨质密度，避免骨折。

（7）评估患者是否有良好的健康行为，是否按时服药，是否听从建议进行康复锻炼，是否养成良好的生活习惯，保证睡眠充足。

（8）安全防范：在家中保持地面干燥，在公共场所注意地面是否湿滑，提醒上、下楼抓稳扶手，有条件的家庭可于卫生间安装扶手避免如厕后跌倒。

（9）复查：如行手术治疗，术后一个月进行复查，或遵医嘱复查。

**（七）居家护理**

1. 保持心情愉快、戒烟、戒酒，养成良好的生活习惯。

2. 饮食护理 见骨关节病的预防。

3. 关节保暖 注意关节保暖防寒，在天气变化、气温下降时应注意添加衣物，必要时戴护膝、护踝等护具保护关节。

4. 正确的锻炼方法

（1）有氧训练：有氧训练的运动特点是负荷轻、有节律感、持续时间长，常用的训练方法有步行、慢跑、游泳、自行车、打太极拳等。有研究表明有氧运动在预防骨性关节炎的发展和症状控制方面，可以减轻疼痛，改善功能，促进关节健康，并可能在一定程度上减缓关节炎的进程。

（2）避免进行对关节不利的负重锻炼，具体包括：

1）爬山、爬楼：爬山、爬楼会对膝盖前方的髌骨产生很大的压力，特别是下山或下楼梯的压力又比向上爬的压力高。因此，应当尽量避免爬山、爬楼运动。

2）蹲起：因会加速髌骨软骨的磨损和损伤，加重患者的病情。

3）拎重物：拎或背重物会加重关节的负荷。

（3）活动时应穿合适的鞋，避免滑倒。女士不要穿高跟鞋。

（4）老年患者每日散步的时间宜在 30 分钟左右，每日早晚两次，每周安排 2 日左右的休息。或依据患者自身情况适当增减活动时间及强度。

（5）如果老年患者心肺功能和四肢关节功能允许，在室内进行娱乐性的体育活动，与同伴协同进行，既能保持心情愉快，又能提高对周围环境的顺应性。

5. 预防骨质疏松，适当补充钙剂及多种维生素。

6. 定期复诊，不适随诊。

## 二、脊柱退化性疾病

### （一）疾病概念

脊柱退化性疾病泛指因椎间盘及小关节的退行性改变所导致的病理状态，影像学上表现为椎间盘的变性狭窄、小关节的磨损和增生以及椎体边缘的增生骨赘，常伴有不同程度的颈肩腰腿痛。常见疾病有如下三种：

1. 颈椎病　颈椎椎间盘退行性改变及其继发病理改变累及周围组织结构（神经根、脊髓、椎动脉、交感神经等），出现相应的临床表现。

2. 腰椎间盘突出症　是因椎间盘变性、纤维环破裂、髓核等结构突出刺激和压迫腰骶神经根和马尾神经所表现出的一种综合征（图 5-7-6）。

3. 腰椎管狭窄症　由于腰椎椎管或椎间孔狭窄，引起腰椎神经组织受压、血液循环障碍、出现以臀部或下肢疼痛、神经源性跛行、伴或不伴腰痛症状的一组综合征。

### （二）流行病学资料

脊柱退化性疾病是一种生理性的过程，也可以由多种环境因素的影响所造成，椎间盘退变所引起的腰背痛是全球范围内最常见的疾病之一，并且是一个重大的公共卫生问题。职业、体育运动、遗传与本病的发生相关，肥胖、吸烟等是易发因素。

### （三）临床表现与并发症

1. 颈椎退化性疾病

（1）神经根型颈椎病：由于椎间盘退变、突出、骨质增生等原因在椎管内或椎间孔处刺激和压迫颈神经根所致。各型中发病率最高，表现为颈项痛和上肢疼痛、麻木。患肢感觉沉重、握力减退。

（2）脊髓型颈椎病：由于颈椎退变压迫脊髓，为颈椎病诸型中症状最严重的类型。表现为上肢或下肢麻木无力、僵硬、双足踩棉花感，步态不稳、行走困难，精细动作难以完成。严重者可出现尿频或排尿、排便困难等大小便功能障碍。

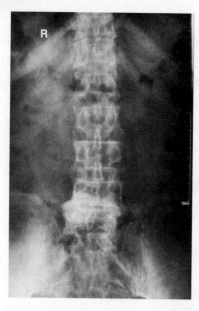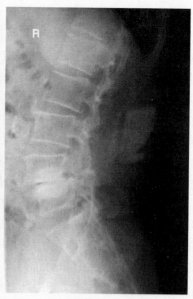

图 5-7-6　腰椎间盘突出 X 线影像图

（3）混合型颈椎病：是指颈椎间盘及椎间关节退变及其继发改变，压迫或刺激了相邻的脊髓、神经根、椎动脉、交感神经等两种或两种以上相关结构，引起了一系列相应的临床表现。

2. **腰椎退化性疾病**

（1）腰痛和坐骨神经痛：腰痛为大多数患者最先出现的症状，疼痛常为放射性神经根性痛。典型坐骨神经痛部位为腰骶部、臀部、大腿后外侧、小腿外侧至跟部或足背部。

（2）麻木：麻木感觉区按受累神经区域皮节分布。

（3）间歇性跛行：患者行走时，随着距离的增多而出现腰背痛或患侧下肢放射痛或麻木加重。

（4）马尾综合征：患者可有左右交替出现的坐骨神经痛和会阴区的麻木感。严重的马尾综合征可出现双下肢不全瘫，括约肌功能障碍，大小便困难等症状。

**（四）治疗原则**

治疗目的在于消除或缓解疼痛，增加活动幅度，恢复功能。针对患者个体情况，配合药物治疗，建立相适应的康复程序，病情严重者，选择手术治疗。

1. **非手术治疗**　适用于病程较轻以及休息后症状明显缓解者。

（1）休息：卧床休息可以减少椎间盘承受的压力，缓解椎间盘组织对神经根局限性的压迫。

（2）牵引：可使椎间隙增大及后纵韧带紧张，有利于突出的髓核部分还纳。

（3）推拿、按摩：可缓解肌痉挛、松解神经根粘连，减少对神经根的压迫，近期疗效肯定，远期疗效尚不明确。

（4）颈围、腰围等支具：增加脊椎稳定性。

（5）运动治疗。

2. **手术治疗**　适用于保守治疗效果不好，下肢疼痛、症状严重影响生活；存在客观神经损害体征，如下肢肌力下降等；影像学检查证实椎间盘对神经等有明显严重压迫；椎间盘突出症并有椎管狭窄等患者。

常见手术方式有：椎间孔镜髓核摘除术、椎间盘切除术、椎管减压术、腰椎内固定植骨融合术、颈椎前路减压椎间盘切除椎间融合术、颈椎后路椎管扩大椎板成形术等。

**（五）护理干预**

1. 预防

（1）避免长时间工作、看书、上网、开车等，保持良好的坐姿，使用提供适当背部支撑的椅子或使用背部靠枕。

（2）乘车外出应系好安全带并避免在车上睡觉，以免急刹车因颈部肌肉松弛损伤颈椎。

（3）保证充足的睡眠，调整合适的睡眠姿势，可消除脊柱疲劳，床垫首选中等硬度的床垫。

（4）可适当通过运动减轻脊柱的劳累程度，避免长期做重复的动作。

（5）避免进行增加脊柱应力的高冲击性运动，如篮球、跳高、跳远等。避免反复旋转和扭脖、弯腰的运动。

（6）夏天避免风扇、空调直接吹向脊椎，尽量避免睡凉席及凉枕。

（7）身体质量指数（BMI指数）超标的患者进行减肥，吸烟者戒烟。

2. 护理干预措施

（1）心理护理：消除患者顾虑、增加信心，保持良好的心态。

（2）观察肌力：依照肌力评级标准评估患者肢体肌力（表5-7-4）。

**表5-7-4 肌力评级标准**

| 级别 | 标　　准 |
| --- | --- |
| 0级 | 肌肉完全无收缩，无活动（完全瘫痪） |
| 1级 | 肌肉有收缩，但关节无活动 |
| 2级 | 肌肉收缩可使关节活动，但不能对抗重力 |
| 3级 | 能对抗重力使关节活动，但不能对抗阻力 |
| 4级 | 能对抗重力和较弱阻力使关节活动 |
| 5级 | 能对抗强阻力（正常） |

（3）疼痛护理：详见第五章第七节老年性骨关节炎。

（4）外科手术患者的护理要点

1）伤口及引流管的保护和处理：保持伤口的清洁干燥，有渗血或者渗出液时及时通知医生。如有引流管，应适时挤压，保持引流管通畅，妥善固定，做好标识，观察引流量颜色、性质、量，准确记录，若引流量每小时大于100ml，持续2小时应及时通知医生处理。

2）评估病情：颈椎术后观察患者呼吸有无困难，声音有无嘶哑，饮水有无呛咳，四肢感觉活动及肌力，有无肢体麻木、大小便功能；腰椎术后患者观察双下肢及双足感觉活动，足背动脉搏动情况，有无肢体麻木、酸胀等症状。并注意观察术后1~3天有无引流量增多、颜色变浅或转清，患者出现头痛、头晕、呕吐等症状，预防脑脊液漏。

3）术后第一次下地，评估患者病情、倾听患者有无头晕、心慌、乏力、疼痛等主诉，预防跌倒，进行安全宣教。

（5）翻身护理：指导并协助患者每2~4小时翻身一次，翻身时，保持头、颈、肩、臀、双下肢在一条直线上，轴线翻身，避免扭曲，防止脊髓神经损伤。

（6）饮食指导：详见老年性骨关节炎。

（7）加强基础护理及皮肤护理。

（8）功能锻炼：

目的：增强肌力，保持脊椎稳定，改善功能，增加脊椎活动范围，减少神经刺激，减轻肌肉痉挛，消除疼痛。

在发病最初的1~2周内应避免进行功能锻炼，症状不再随时间加重时，应遵医嘱进行锻炼，以适合患者、强度适度为原则，制订个性化训练方案，部分动作应在医务人员指导下进行，避免盲目追求锻炼效果导致脊髓神经损伤。

颈椎退化性疾病功能锻炼：

1）上肢主动训练：可用握力器、拉力器等辅助锻炼。多做捏、握、夹、持等动作，增强手的灵活性。

2）下肢锻炼：直腿抬高。

腰椎退化性疾病功能锻炼：

1）直腿抬高：每日3组，每组10~20个。

2）平躺拉伸：平趴于床上，手放于身体两侧，慢慢用双手撑起躯干，头微微向后仰，腹部肌肉收缩（图5-7-7）。

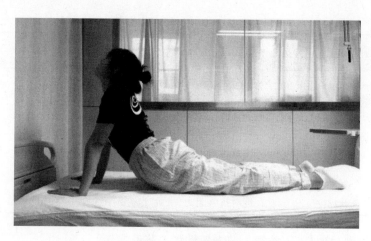

图5-7-7 平躺拉伸

3）飞燕式：患者俯卧于床上，双上肢向背后伸，抬起头、胸及双上肢离开床面，双腿伸直向上抬起，离开床面，可交替进行抬起，同时后伸抬高；患者头、颈、胸及双下肢同时抬起，双上肢后伸，腹部着床，身体呈弓形（图5-7-8）。

4）四点爬姿：爬行姿势立于床上，双手、双膝支撑躯干，双手与双膝与肩同宽，慢慢抬起一侧下肢，与躯干平行，再抬起对侧上肢，与躯干平行，头微微向后仰（图5-7-9）。

**（六）延续护理**

1. 建立延续照护团队，主要由患者的医师、护士、康复师、营养师构成，并进行规范化培训。

2. 患者出院前一天对其进行全面评估，建立随访档案，根据患者的病情、心理状态、患肢功能状况制订个性化的延续性护理计划。

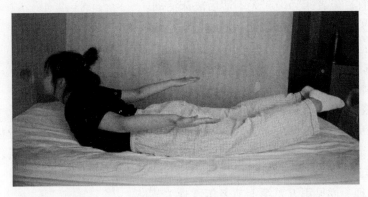

图 5-7-8　飞燕式

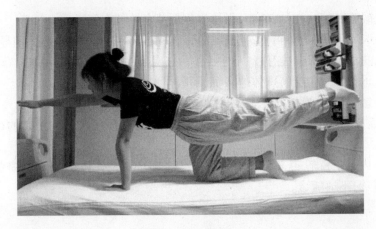

图 5-7-9　四点爬姿

3. 定期进行电话回访　通过患者的恢复情况适当增加或减少患者的随访次数,给予延续性指导,也可通过微信或 QQ 等软件对患者实行移动医疗延续护理,采用文字、图片、视频等资料,有侧重的针对患者病情进行强化宣教。

4. 随访内容

（1）日常生活:患者生活有规律,保证充足睡眠,修养环境应舒适、温度适宜,空气新鲜,保持心情愉快。

（2）饮食护理:详见第五章第七节老年性骨关节炎。

（3）功能锻炼:详见前文护理干预。

（4）注意事项:患者旋转运动时注意避免脊椎扭曲。腰椎患者术后 3~6 个月内避免做弯腰、扭腰和搬、提重物等运动。

（5）支具的使用

1）颈托:一般颈椎术后佩戴颈托不超过三个月或遵医嘱,佩戴及摘除颈托时应保持卧位,轴向翻身至侧卧位,先佩戴颈托后片,取平卧位,再佩戴颈托前片,前片压住后片,粘好尼龙贴。调节松紧度,以可伸入一指为宜。床旁坐起无不适后离床活动。

2）腰围:腰围佩戴不宜超过三个月或遵医嘱,佩戴及摘除时应保持卧位,患者轴线翻身至侧卧位,将腰围卷成筒状,放入患者身下,使腰围正中线与患者脊柱对齐,腰围的上缘平齐肋下缘,下缘平齐臀裂,轴向翻身至平卧位,先后将腰围的内、外固定片粘牢,调节松紧度,以可伸入一指为宜。患者床旁坐起无不适后离床活动。

（6）服药护理：见第五章第七节老年性骨关节炎。

（7）复查：如行手术治疗，术后一个月进行复查，或遵医嘱复查。

**（七）居家护理**

1. 保持心情愉快。

2. 戒烟、戒酒，养成良好的生活习惯。

3. 颈部避免长时间低头姿势，不偏头耸肩，谈话看书时正面注视，保持脊柱的直立。

4. 枕头的适宜高度为 10cm，避免高枕睡眠的不良习惯，高枕使头部前屈，增大颈椎的压力，有加速颈椎退变的可能。

5. 饮食护理 详见第五章第七节老年性骨关节炎。

6. 运动疗法

（1）有氧锻炼：散步、游泳、骑车、做体操等低冲击性的有氧运动。

（2）身心锻炼：身心锻炼可促进患者肌力、柔韧性及平衡能力的改善，引导肢体放松，促进康复。常见的身心训练方法有：

1）瑜伽：瑜伽训练包括特殊体位训练、呼吸技术以及精神集中训练。

2）太极：缓慢动作、呼吸技术。

3）普拉提：强调对核心肌群的控制、加强大脑对肢体及骨骼肌肉组织的神经感应及支配，呼吸技术。

7. 三个月内避免骑车、开车等活动。进行家务劳动时，工作台高度适宜，避免过度弯腰。

8. 定期复诊，不适随诊。

（陈 婧）

# 第八节 皮肤老年常见疾病与护理干预

## 老年瘙痒症

**（一）基本概念**

瘙痒（pruritus）是许多皮肤病的主要症状之一，可以伴或不伴明显的皮肤改变。1660年德国内科医师 Samuel Hafenreffer 给瘙痒下了一个定义：瘙痒是一种引起搔抓欲望的皮肤感觉。

老年人因皮脂腺功能退化、表皮和真皮萎缩、Th2 免疫应答增强以及伴发其他系统疾病等原因，更易出现瘙痒症状，因此，临床上把发生于老年人（>65 岁个体）的，无原发皮肤损害，又无明确瘙痒性系统性疾患的瘙痒统称为老年瘙痒症（pruritus in the elderly）。

按照最新的瘙痒分类，老年瘙痒症可分为以下几个主要类型。

1. 皮肤病引起的瘙痒 指湿疹、皮肤干燥症、脂溢性皮炎、神经性皮炎、荨麻疹、药疹、疥疮、瘢痕疙瘩、皮肤 T 细胞淋巴瘤等皮肤病引起的瘙痒。

2. 药物引起的瘙痒 指阿司匹林、阿片类药物、多黏菌素 B 等药物直接诱导炎症介质释放而引起，或如青霉素、磺胺、红霉素、氯丙嗪、雌激素等药物直接引起的瘙痒。

3. 尿毒症性瘙痒 指慢性肾衰竭患者出现慢性全身性或局限性瘙痒,又称肾性瘙痒。

4. 胆汁淤积性瘙痒 指严重的肝脏疾病如原发性胆汁肝硬化、风阻性胆总管结石、胆管癌等引起的瘙痒。

5. 恶性肿瘤相关性瘙痒 指如皮肤 T 细胞淋巴瘤、霍奇金病、非霍奇金病、慢性淋巴细胞性白血病等患者出现的瘙痒,且顽固瘙痒患者提示预后不良。

6. 精神性瘙痒 指因精神因素,如精神紧张、情绪激动、抑郁焦虑、条件反射等引起或加重的瘙痒。

7. 不明原因的瘙痒 指有些老年人经询问病史、体检、实验室检查及影像学检查均不能找到原因的慢性瘙痒,称为不明原因的瘙痒( pruritus undetermined origin, PUO )。

### (二)流行病学资料

关于老年人瘙痒的研究很少,研究的病例数和目的各异,尚无全面的流行病学调查,目前只有少数小样本或有显著选择偏倚人群的研究。

国外研究显示,65 岁以上老年住院患者中,瘙痒占住院病因的 11.5%,占住院病因排名第三位。我国相关研究显示,65 岁以上老年住院患者中瘙痒性皮肤病占 63.9%,其中女性( 12% )比男性( 11.2% )更为多见;根据季节性变化,老年性瘙痒发病率冬季为 12.8%,秋季为 12.7%;全身皮肤瘙痒的患者中,25.7% 合并系统性疾病,其中糖尿病最常见,占 11.4%,其他常见合并症有脑血管意外、短暂性脑缺血、肾炎、贫血及甲状腺功能低下等。

老年瘙痒症是老年人最常见的瘙痒性疾病,发病率显著高于年轻人,占 40.7%。长期反复瘙痒会影响老年人的生活质量,可导致睡眠障碍和注意力下降。

### (三)临床表现与并发症

老年瘙痒症表现为皮肤干燥、瘙痒,瘙痒呈阵发性加重,疾病发生随年龄、季节而不同,常影响睡眠而导致情绪烦躁不安,给患者及其家庭带来极大痛苦和精神压力。临床上一般将老年瘙痒症分为全身性瘙痒症和局限性瘙痒症。主要表现为:

1. 全身性瘙痒症 瘙痒一开始可局限于一处,后逐渐扩展至全身。患者瘙痒可为阵发性,也可为持续性,通常夜间显著。饮酒、情绪变化、接触物质、甚至某些暗示都可引起瘙痒发作或加重。瘙痒程度不同,部分老年患者自觉直至抓破流血方可缓解症状。查体时常会看到皮肤增厚、抓痕、血痂、色素沉着、湿疹样变化和苔藓化,并可出现继发感染而形成毛囊炎、脓疱疮、淋巴管炎等。瘙痒可严重影响睡眠、饮食,故会出现头晕、精神抑郁及食欲不振等神经衰弱表现。

2. 局限性瘙痒症 临床上根据瘙痒部位不同分为肛门瘙痒、阴囊瘙痒、女阴瘙痒、头部瘙痒、小腿瘙痒等。表现为皮肤粗糙肥厚、抓痕、血痂。

### (四)治疗原则

老年瘙痒症的病因繁多而复杂,常伴发严重的系统性疾病,所以目前仍缺乏有关瘙痒治疗的标准方案。对于老年瘙痒一定要全面分析,特别是无原发皮肤损伤的慢性患者,应积极排查肝肾疾病、肿瘤等慢性病。老年人因皮肤老化、干燥、神经系统退行性变、药物耐受等原因,对止痒药物敏感性较低,故常需多种方案联合治疗,且疗程较长。瘙痒治疗方案必须依据年龄、原发疾病、服用药物、过敏史、瘙痒严重程度和对生活质量的影响程度而定,分为一般治疗、局部治疗、系统治疗、光疗和中医治疗。

1. 一般治疗原则和指南

(1)病因学治疗病理因素如某系统疾病、药物等引起的老年性皮肤瘙痒症应给予相应的病因学治疗,如避免接触过敏原、停止应用可疑药物等。

(2)缓解瘙痒非病理因素引起的老年瘙痒症,镇静止痒和润泽皮肤是基本治疗原则,建议患者采取一般的缓解瘙痒的措施(表5-8-1)。

**表5-8-1　缓解瘙痒的一般治疗措施**

- 避免增加皮肤干燥的因素,如干燥的环境、热(如桑拿)、酒精敷布、冰袋、过度频繁的洗浴
- 避免接触刺激性物质(如用乳酸依沙丫啶、洋甘菊、茶树精油的敷布)
- 避免食用过热及辛辣食物、大量热饮和酒精
- 避免过度兴奋和压力
- 使用温和的、非碱性肥皂,保湿洗浴剂和浴油(表面活性剂含量低的油)。使用微温的水,洗浴时间不超过20min,洗浴后立刻根据个人肤质使用护肤品
- 如果存在原发皮肤疾病:擦干皮肤时勿用力揉搓,因为这样会使本来就损坏的皮肤剥离并造成进一步损害
- 根据个人皮肤情况使用补水护肤品来进行日常保湿
- 穿足够、柔软、宽松的衣服,比如棉质(不含羊毛、不含化纤物)
- 如果是特应性体质:避免房屋内有灰尘或尘螨,会加重瘙痒
- 短期缓解瘙痒(如夜间瘙痒):使用含尿素乳液、樟脑、薄荷脑、聚多卡醇、鞣酸,保湿剂或浓缩清凉剂、清凉雨夜,红茶布敷
- 教育患者如何通过使用阻断瘙痒-搔抓-循环的适当方法来对抗瘙痒,比如使用冷水湿敷、光照治疗。告诉患者搔抓并无益处
- 放松运动(自我训练),放松疗法,避免压力,了解并营造良好的社会心理环境

(3)联合治疗如果瘙痒仍存在,则应实施联合或连续、分步骤的对症治疗(表5-8-2)。

**表5-8-2　慢性瘙痒的分步治疗法**

| 步骤 | 治　疗 |
| --- | --- |
| 第1步 | - 一般治疗措施(表5-8-1) |
| | - 原发疾病的诊断和病因学治疗 |
| | - 初始症状治疗:口服抗组胺药(单独或联合应用)、清凉乳液、聚多卡醇、薄荷醇、尿素、鞣酸、外用糖皮质激素 |
| 第2步 | - 对症和病因学治疗 |
| 第3步 | - 对症局部和(或)系统治疗:如辣椒素、钙调磷酸酶抑制剂、大麻素受体激动剂、孟鲁司特、纳曲酮、加巴喷丁、紫外线治疗 |
| | - 严重病例:系统应用糖皮质激素、免疫抑制剂(环孢素A) |
| | - 如有睡眠障碍:镇静抗组胺药、镇静剂、三环类抗抑郁药或抗精神病药 |
| 每步的伴随治疗 | - 身心护理,行为治疗法 |
| | - 对人工侵蚀性抓痕:消毒物质(比如夫西地酸),局部外用糖皮质激素 |

2. 局部治疗　老年人皮肤干燥,表皮和真皮均有不同程度退化,皮肤神经末梢更加敏感,可加重各种类型的瘙痒,因此,外用保湿剂是必需的基础用药。在止痒药物的选择上,应避免刺激性和易致敏的药物,如薄荷脑、辣椒素等。常用局部治疗药物有如下几种:

（1）各种止痒剂：炉甘石洗剂、5% 多塞平霜、医学类皮肤保湿及修复剂、皮质类固醇软膏或霜剂外涂可缓解瘙痒，其中 0.025% 辣椒素霜对长期血透患者瘙痒症有较好的疗效，且无严重不良反应。除此之外，糠浴、硫磺浴或淀粉浴都有止痒效果。

（2）抗组胺药：5% 多塞平对于治疗过敏性、接触性及微生物性皮炎有效。应用最大面积是皮肤总面积的 10%，每日总剂量不得超过 3g，止痒效果 15 分钟起效。

（3）糖皮质激素：糖皮质激素有促进出汗、增加皮肤毛细血管血流、促进风团消退等作用。适用于各种湿疹、接触性皮炎、药疹、虫咬皮炎、局限性神经性皮炎、局限性瘙痒症、局限性银屑病等。短期使用糖皮质激素有效，长期使用可出现皮肤萎缩。常见副作用有皮肤变薄萎缩、毛细血管扩张、皮肤干燥、皮肤机械性变脆、感染和感染扩散等。

（4）钙调磷酸酶抑制剂：对于过敏性皮炎是强有力的止痒剂。

（5）内源性大麻素：如大麻素或 N-软脂酰乙醇胺，能活化皮肤中大麻受体，研究显示可用于治疗过敏性皮炎、慢性肾衰竭、结节性痒疹和肛门的瘙痒。

（6）麻醉药：局麻药物利多卡因和丙胺卡因的混合物在 30~60 分钟内能渗透入皮肤，从而发挥止痒作用，增强其疗效。

3. 系统治疗　老年瘙痒一般较为顽固且原因复杂，单纯外用药物往往不能控制症状，因此系统治疗非常必要。常用药物如下：

（1）抗组胺药：是使用最广泛的止痒剂，能和组胺竞争平滑肌、血管内皮细胞及神经组织等处组胺受体，是组胺依赖性瘙痒的首选疗法，如荨麻疹、血管性水肿、过敏性休克等。副作用有口干、心动过速、视力模糊等。第一代抗组胺药 $H_1$ 受体拮抗剂如多塞平、酮替芬、去氯羟嗪和氯苯那敏等，对老年瘙痒更为适合。

（2）免疫抑制剂：环孢素 A 可有效治疗以 T 细胞浸润为主的疾病，如扁平苔藓、药物、AD 及部分自身免疫性疾病引起的瘙痒。沙利度胺可治疗各种难治性瘙痒，如结节性痒疹、光化性痒疹、扁平苔藓、移植物抗宿主病、肾源性瘙痒、硬皮病。

（3）阿片受体拮抗剂/激动剂：μ-受体激动剂参与瘙痒的中枢调节，可治疗各类顽固性瘙痒，如尿毒症瘙痒、胆汁淤积性瘙痒、结节性痒疹和阿片类诱导的瘙痒；也可激活其他阿片受体，即 K-受体，可以减轻瘙痒。

（4）抗抑郁药：三环类抗抑郁药盐酸多塞平同时具有抗组胺及抗毒蕈碱型乙酰胆碱受体的效果，低剂量的盐酸多塞平对于肾源性瘙痒、AD、各种非炎症性皮肤病性瘙痒及 HIV 介导的瘙痒均有效，亦可减轻真性红细胞增多症、癌旁瘙痒、胆汁淤积性瘙痒和结节性痒疹的瘙痒，抗抑郁药通常建议作为二线或三线止痒疗法。

（5）抗癫痫药：加巴喷丁止痒作用基于调节钙通道、抑制谷氨酸合成及释放和抑制中枢神经系统 GABA 能通路，可用于治疗老年瘙痒、结节性痒疹、肱桡瘙痒、疱疹后瘙痒、胆汁淤积、烧伤后瘙痒、吗啡诱导的瘙痒、皮肤 T 细胞淋巴瘤、特发性瘙痒、肝源性及肾源性瘙痒。

（6）非特异性止痒剂：常用药有普鲁卡因、10% 葡萄糖酸钙、5% 溴化钙或 10% 硫代硫酸钠。

（7）糖皮质激素：剂量为 1.0~1.5mg/kg，症状缓解后逐渐减量，适用于严重瘙痒或瘙痒急性发作期。

（8）性激素：男性用丙酸睾酮 25mg 肌内注射，或口服甲睾酮 5mg；女性用黄体酮 10mg，肌内注射，或口服己烯雌酚 0.5mg。生殖系统肿瘤或肝肾功能不全者应忌用或慎用。

（9）5-脂氧合酶抑制剂：齐留通、咪唑斯汀抑制白三烯 B4 的合成，明显减轻皮肤瘙痒。

（10）考来烯胺：对于胆汁淤积性瘙痒有效，最佳剂量 12g，然而长期使用会导致脂溶性维生素缺乏、恶心、胃胀气和便秘。

（11）其他：有报道称自体输血疗法可缓解老年瘙痒。此外，常规药物治疗联合心理干预明显优于单纯的药物治疗，可显著改善患者生活质量。

4. 紫外线（UV）光疗　UV 光疗通过免疫调节、免疫抑制、抗炎作用及抑制炎症介质（如 IL-1、TNF-α，或释放抗炎神经肽），可有效辅助治疗多种慢性瘙痒，如炎症性皮肤病、CTCL（PUVA）、日光性荨麻疹、AD、结节性痒疹（PUVA）、水源性瘙痒、霍奇金氏淋巴瘤、肾源性瘙痒（UVB）、HIV 感染、妊娠期毛囊炎。窄谱 UVB 照射可以抑制真皮肥大细胞脱颗粒释放组胺，从而减轻瘙痒症状。对老年性瘙痒建议采用光疗法。国外已用 NB-UVB 成功治疗数例老年瘙痒症的患者。

5. 中医治疗

（1）中医内治

1）病因：老年瘙痒症属于中医的"痒风""风瘙痒"等范畴。中医认为本病的内因多与脏腑气血有关，外因常与风、湿、热、虫有关。总结古今病因病机的研究，老年瘙痒症或由老年人气血虚弱，精血不足，血虚生风而致痒；或年老体衰，肝风内动而致痒；或久病及络，脉络瘀阻，气血津液不布，肌肤失于濡养而致痒；或因气血不足，营卫失和而致痒等。

2）辨证：老年瘙痒症辨证不外虚实两端，虚证可分为血虚风燥、阴虚阳亢、脾虚湿盛等型，实证可分为血热、湿热、血瘀、外邪侵袭等型。血虚风燥型，治以养血润燥止痒，可选当归饮子加减，药用当归、熟地、白芍、何首乌、阿胶等；阴虚阳亢型，治以滋阴潜阳、熄风止痒，可选潜阳熄风汤加减，药用生龙牡、代赭石、灵磁石、地黄、麦冬、枸杞子等药；脾虚湿盛型，治以健脾利湿止痒，可选除湿胃苓汤加减，药用茯苓、白术、厚朴、陈皮、泽泻等；血热型，治以清热凉血止痒，可选止痒熄风饮加减，药用生地、丹皮、丹参、赤芍、羚羊角、水牛角等；湿热型，治以清热利湿止痒，可选龙胆泻肝汤加减，药用龙胆草、苦参、栀子、黄芩、川木通、泽泻等；血瘀型，治以活血化瘀通络，可选桃红四物汤加减，药用桃仁、红花、当归、赤芍、川芎等；风寒湿热等外邪侵袭者，治以祛风散寒除湿清热止痒，可选消风散加减，药用荆芥、防风、刺蒺藜、蝉衣等，寒重加麻黄、桂枝，热重加银花、连翘，湿重加羌活、秦艽。

（2）中医外治：中医外治法主要包括药物外治法与非药物外治法。

1）药物外治法：包括中药外洗、中药酊剂外擦、中药膏剂外涂、中药敷脐等。多选用具有祛风除湿、解毒杀虫、养血活血、凉血润燥作用的中药，如褚桃叶、苦参、黄柏、地肤子、蛇床子、白鲜皮、苍耳子、防风、当归、土槿皮、百部等。

2）非药物疗法：包括针刺疗法、耳穴疗法、梅花针疗法、埋线疗法、拔罐疗法、刮痧疗法等。有文献报道，维生素 $B_1$、维生素 $B_{12}$ 穴位注射三阴交和咪唑斯汀加耳针疗法对治疗老年瘙痒症有一定疗效。

**（五）护理干预**

1. 对症护理　减少皮肤机械性的损伤，老年人的皮肤变脆、变薄，当受到外力或锐器的刮拉时易造成损伤，且损伤后愈合较慢易造成感染。护士应指导老年人在日常生活中勤洗手、勤剪指甲，保持皮肤完整性，预防皮肤抓破感染，尽量避免搔抓，瘙痒难忍时用指腹按摩代替抓痒。要加强人员陪护巡查，对于患者的不适症应做到及时发现与处理。同时，老年人一般伴有高血压、心脏病、糖尿病等，在选择治疗药物，特别是在联合用药时，要坚持科学、合理的原则,护士应密切观察患者,防止出现各种并发症。

2. 皮肤护理 防止皮肤过分干燥是护理老年性皮肤瘙痒症的重要环节。合理沐浴,注意4忌:忌太勤、忌水过烫、忌搓揉过频、忌肥皂碱性太强。夜间瘙痒严重者可在睡前用温水淋浴,每次沐浴10~20分钟,水温30~40℃,室温22~24℃,沐浴后可用甘油水或润肤油脂。以保持皮肤湿润。内衣要宽松,最好选择本色的纯棉、麻、丝织物,布质要柔软,光滑,吸湿性强,以防摩擦皮肤,避免穿化纤、混纺织品内衣。鉴于皮肤温热时痒感往往加重,而皮肤凉快有助于消除瘙痒。因此要适当增减衣着和被褥。居室温度适宜,必要时使用空调,冬天室内空气干燥可适当加湿。另外,指导患者加强皮肤耐寒锻炼,可进行冷水浴。坚持冷水洗脸,冷水擦身,用冰块或冰袋敷皮肤瘙痒处,夏天尽量减少太阳照射及处在高温环境,以减轻瘙痒强迫感和减少诱发因素。指导患者勤洗手、及时修剪指甲,勿搔抓、摩擦皮肤,避免皮肤抓破而引起感染。皮肤瘙痒时搔抓不仅会使皮肤破损,还会继发皮炎、湿疹,而且搔抓可使局部的感觉因反复刺激而更加兴奋、敏感,使瘙痒进一步加重,越痒越抓,形成恶性循环。可选择含有薄荷、冰片的止痒药膏来止痒,同时可多用护肤霜。

3. 饮食护理

（1）补充维生素及微量元素:注意增加膳食中部分维生素（如维生素A、维生素B$_6$）及锰的含量,以减轻和避免皮肤瘙痒的发生。富含维生素A的食物有动物肝脏、香蕉、胡萝卜、油菜、花菜等;富含维生素B$_6$的食物有麦麸、马铃薯、豌豆、牛肝、肾、香蕉等;富含维生素B的食物有黄豆、酵母、香菇等;富含锰的食物有大豆、红薯、菜花、大白菜、萝卜、西红柿、橘子、杏、瘦肉等。

（2）忌辛辣:少吃辛辣刺激性食物,如烟、酒、辣椒、胡椒、大蒜、葱、芥末、生姜、咖啡等;避免食用鱼、虾、蟹等海产品,以免加重皮肤瘙痒。多食养血润燥食物,如芝麻、花生等,因气血充足才能营养肌肤,减少皮肤瘙痒的发生。

（3）补充水分:应养成定时、定量喝水的习惯,每天不少于1500ml,及时为身体补充水分,保持皮肤滋润,多食粗纤维食物,保持大便通畅,以减轻瘙痒。冬季多食富含维生素A的食物。

（4）特殊饮食:尿毒症皮肤瘙痒患者应选择低盐优质低蛋白饮食,蛋白质每天限制在20~40g,减少植物蛋白的摄入,限制米、面摄入量,禁食豆类及豆类制品、坚果类等植物蛋白含量高的食物,限制磷的摄入量,一般每天不超过10mg/kg;避免过多食用奶制品、动物内脏、花生、杏仁、巧克力和葡萄干、海产品、豆类等高磷食物。

4. 药物熏蒸或沐浴的护理 在施行中医外治法过程中,应严格掌握禁忌证,尤其是利用中药熏蒸、全身药浴等方法时,对有严重心肺疾患的患者应禁用,高血压、糖尿病、有出血倾向、体质虚弱者慎用。治疗前,护士应详细向患者介绍目的、方法、注意事项及浴室信息指示灯的使用方法,使患者充分了解治疗的全过程及注意事项,根据患者体质、病情调节药浴水温、时间,保持室温在20~25℃;治疗中加强巡视,注意观察患者有无不适症状,以防意外（年老体弱者,浴温不宜过高,一般为30~35℃,入浴时应有专人协助）,并对暴露部位做好保暖工作;治疗后避免吹风受凉,夏季让其自然晾干,秋冬季用柔软干毛巾擦拭,注意观察患者的药物疗效及不良反应等,并及时补充水分。

5. 心理学干预 瘙痒引起了搔抓,搔抓又反过来刺激了炎性因子的合成和释放,进一步促进炎症反应和瘙痒,严重的瘙痒使人烦躁、焦虑,增加了心理患病的几率。由于瘙痒具有很强可主观性,不可避免的有心理成分,从而建立了首先定位于心因起源的皮肤病诊断。因此,首先治疗患者的皮肤病,然后根据其心理特点给予心理支持治疗。

现代心理学认为,心理或精神因素,如焦虑、抑郁、精神严重变态等,均可引起皮肤瘙痒,并随情绪好坏加重或减轻。国外研究显示有瘙痒性皮肤病的患者社会心理障碍患病率高。国内研究显示,病程越长对患者的心理影响越明显,女性焦虑心理患病率明显高于男性。这可能与女性敏感、多疑、依赖、年老无助等性情有关,这也提示临床上对老年女性皮肤瘙痒症患者更要注重心理干预。

护士要多与患者沟通,建立良好的护患关系,及时了解患者的思想动态、情绪变化,同时给予开导劝解。也可让患者多参加娱乐活动,如下棋、听音乐、聊天、看电视等,以减少对瘙痒的关注,不看刺激性强的影视节目,并养成早起、早睡的良好生活习惯。同时应积极采用心理分析、生物反馈疗法、催眠疗法、音乐疗法等心理治疗方法,帮助患者消除顾虑,减轻精神压力,保持良好心态,从而减轻患者瘙痒的程度。

**（六）延续护理**

1. 成立延续护理管理小组　包括患者的主治医师、责任护士、药剂师等,保证小组成员对延续护理的积极性,并进行规范化培训。

2. 确定延续护理的方式

（1）系统出院指导:出院前1周对老年瘙痒症康复出院患者发放出院患者指导卡,卡上注明老年瘙痒症的健康教育内容,护士应针对老年人的特点,采用多样的方法如图文宣教、图文相册等形式,组织患者进行讲座,并请取得良好效果的患者现身说法。在生活方面,教育老年人合理休息,劳逸结合,保证睡眠,避免过度焦虑和运动。

（2）家庭随访:科室建立出院患者延续护理登记本,内容包括:姓名、性别、年龄、入院诊断、出院诊断、入院日期、出院日期、家庭地址、电话号码、E-mail地址、最希望联系方式、联系时间段、皮肤瘙痒重点问题、患者对医疗护理工作满意度以及患者出院后情况反馈栏等。情况反馈栏包括:出院患者精神、睡眠、皮肤瘙痒恢复情况、饮食、大小便、活动情况、是否按时用药、对随访质量的满意度及患者意见、相关医学知识普及、特殊要求(包括邮寄账单、购药、联系兄弟科室住院等)。根据患者的临床资料确定延续护理方案,由小组成员在出院后3个月之内时采用电话回访、微信、QQ、上门访视等多种访视实施,通过各种形式全面了解并指导老年患者皮肤瘙痒改善情况、用药情况和治疗依从性,适时调整护理计划。

（3）举办培训班:提高老年瘙痒症患者的自护能力。培训前根据患者各自的需求进行登记,在了解患者需求的基础上,举办各种皮肤病、各种相关专科疾病如糖尿病等专题讲座。

（4）建立患者俱乐部:患者俱乐部是由皮肤科专科医务人员组织的患者互助小组,由医护人员、患者、家属、社会志愿者共同参与,在相关医护人员的组织下,组织患者定期活动,对老年瘙痒症疾病的诊治、康复、自我护理组织小组讨论,或开展知识竞赛,同时进行经验交流,使患者可以相互支持,共同分享成功或分担苦恼,体会到社会的关心和支持,对疾病的恢复具有积极的作用。

3. 延续护理的主要内容

（1）药物指导:告知患者及家属不同止痒药物的名称、机制、使用方法、不良反应等,嘱咐家属认真观察患者病情,及时全面发现可能诱发瘙痒的躯体不适,及时反馈给小组成员,注意观察药物的不良反应。

（2）饮食指导：避免睡前摄入大量辛辣、不易消化的食物,睡前不饮用咖啡、浓茶及含酒精的刺激性饮料。

（3）症状管理与识别：加强患者及家属对于老年瘙痒症的知识宣教,使其正确识别瘙痒症状并采用正确的措施进行缓解。做到"六忌"：

1）忌摩擦：因患者不断搔抓摩擦而使皮损浸润、肥厚、苔藓样变,形成愈抓愈痒、愈痒愈抓的恶性循环。

2）忌热水烫：热水烫皮肤促使病情恶化,特别是一些急性湿疹、皮炎,烫后皮肤毛细血管扩张,红肿、糜烂及渗出等更为严重。

3）忌肥皂洗：应尽量避免使用肥皂等碱性洗涤剂,以免加剧瘙痒。

4）忌搽化妆品：各种化妆品中都含有香精、色素、防腐剂等成分,这些成分中又有重金属铅、汞、铁以及甲醛,会刺激皮肤,增加刺痒感。

5）忌饮食不适宜：食用海鲜、鱼、虾、羊肉、春笋、浓茶、咖啡、酒类及辛辣刺激性食物等可使病情反复或加重,常吃新鲜绿色蔬菜、水果、肉皮等富含维生素 C、E 以及人体必需氨基酸的食物,以促进血液循环,改善表皮细胞代谢功能,减轻皮肤刺激程度。

6）忌乱搽药物：根据病因和皮肤损害性质进行有针对性的治疗,不宜自行乱搽药。

（4）居家环境：告知家属或患者家中存在的可诱发老年人瘙痒的环境因素,适当提供改善措施,如保持老年人卧室的整洁、安静、舒适,被褥清洁干燥,经常通风换气。

（5）心理指导：小组人员对待患者应热情,多与患者沟通,并认真倾听,采用疏导、心理支持、情绪转移等心理护理方法,最大程度消除其不良情绪；小组成员帮助患者家属、朋友了解患者心理状态,积极参与患者的心理疏导,充分发挥家庭－社会支持系统的作用,消除影响患者瘙痒发作的心理因素。

**（七）居家护理**

1. 病情指导

（1）积极治疗原发病,身体不适及时就医。

（2）避免各种诱发因素局部皮肤病变、全身性疾病和心理因素。

2. 用药指导　用药方法、周期要严格遵循医师建议,不可随意增加或自行停止用药,按时到医院复查。

3. 饮食指导

（1）注重增加膳食中的维生素：如维生素 A、B 族维生素及锰的含量,以减轻和避免皮肤瘙痒的发生。冬季多食富含维生素 A 的食物。富含维生素 A 的食物有动物肝脏、香蕉、胡萝卜、油菜、花菜等；富含维生素 $B_6$ 的食物有麦麸、马铃薯、豌豆、牛肝、肾、香蕉等；富含维生素 B 的食物有黄豆、酵母、香菇等；富含锰的食物有大豆、红薯、菜花、大白菜、萝卜、番茄、橘子、杏、瘦肉等。多食养血润燥食物,如芝麻、花生等,因气血充足才能营养肌肤,减少皮肤瘙痒的发生。少食甜食,少吃辛辣刺激性食物,如烟、酒、辣椒、胡椒、大蒜、葱、芥末、生姜、咖啡等；避免食用鱼、虾、蟹等海产品,以免加重皮肤瘙痒。

（2）应养成定时定量喝水的习惯：每天不少于 1500ml,及时为身体补充水分,保持皮肤滋润,粗纤维食物,保持大便通畅,以减轻瘙痒。

（3）低蛋白饮食：尿毒症皮肤瘙痒患者应选择低盐、优质低蛋白饮食,蛋白质每天限制在 20~40g,减少植物蛋白的摄入,限制米、面摄入量,禁食豆类及豆类制品、坚果类等植物蛋白含量高的食物,限制磷的摄入量,一般每天不超过 10mg/kg;避免过多食用奶制品、动物内脏、花生、杏仁、巧克力和葡萄干、海产品、豆类等高磷食物;勿饮用酒类、浓茶、咖啡等,勿食用辛辣、油腻之品;避免过冷或过热食物的刺激。

4. 改变不良生活方式指导　老年人保持生活规律,心情愉快,避免发怒和急躁,保持充足的睡眠,避免过度疲劳;注意居室环境明亮、卫生、简洁、通风良好,温度、湿度适宜;控制血糖是减轻糖尿病患者皮肤瘙痒的关键,对糖尿病患者要进行有关糖尿病知识的教育,指导定期监测血糖的变化情况,根据血糖值调整降糖药物,加强饮食的调理,坚持运动及心理疏导,可改善机体的代谢,降低血糖,从而减轻皮肤瘙痒症状。

5. 适当的身体锻炼　可促进皮肤的新陈代谢,提高皮肤对营养的吸收,还可促进汗液的分泌,减轻皮肤干燥,缓解瘙痒症状。

6. 局部护理　防止皮肤过分干燥是护理老年性皮肤瘙痒症的重要环节。合理沐浴,除炎热的夏季外每周洗澡 1~2 次即可,夜间瘙痒严重者可在睡前用温水淋浴。指导老年人在日常生活中勤洗手、勤剪指甲,保持皮肤完整性,预防皮肤抓破感染,尽量避免搔抓,瘙痒难忍时用指腹按摩代替抓痒。

7. 穿衣指导　老年人的内衣裤、毛巾、袜子等要宽松,不要选择毛纺或混纺的。这种质地的衣物对皮肤有刺激作用,又会使人体皮肤的水分减少,皮屑增多。另外,一些质量低劣的衣物中还含有过多的甲醛,引起皮肤瘙痒。最好选择本色的纯棉、麻、丝织物,布质要柔软,光滑,吸湿性强,以防摩擦皮肤,避免穿化纤、混纺织品内衣。鉴于皮肤温热时痒感往往加重,而皮肤凉快有助于消除瘙痒,增减衣着和被褥。居室温度适宜,必要时使用空调,冬天室内空气干燥可适当加湿。另外,指导用冰块或冰袋敷皮肤瘙痒处,夏天尽量减少太阳照射及处在高温环境,以减轻瘙痒强迫感和减少诱发因素;勤洗手、及时修剪指甲,勿搔抓、摩擦皮肤,避免皮肤抓破而引起感染。皮肤瘙痒时搔抓不仅会使皮肤破损,还会继发皮炎、湿疹,而且搔抓可使局部的感觉因反复刺激而更加兴奋、敏感,使瘙痒进一步加重,越痒越抓,形成恶性循环。

8. 心理护理　10% 以上全身性皮肤瘙痒是由心理性因素引起的。心理或精神因素,如焦虑、抑郁、精神严重变态等,均可引起皮肤瘙痒,并随情绪好坏加重或减轻。鼓励患者积极参加老年人健身操或者看电视、听音乐、聊天等,转移对痒的注意力,防止精神因素加重瘙痒。教会患者一些转移瘙痒的技巧,如呼吸松弛法、皮肤拍打法等,以减少对皮肤的搔抓。找出可能的心理原因加以疏导,或针对瘙痒而引起的心理异常进行开解。家属多了解老年人的思想动态、情绪变化,同时给予开导劝解,让患者多参加娱乐活动,如下棋、听音乐、聊天、看电视等,以减少对瘙痒的关注,不看刺激性强的影视节目,并养成早起、早睡的良好生活习惯。同时应积极采用心理分析、生物反馈疗法、催眠疗法、音乐疗法等心理治疗方法,帮助患者消除顾虑,减轻精神压力。保持良好心态,从而减轻患者瘙痒的程度。

（王紫馨）

# 第九节　感觉器官老年常见疾病与护理

## 一、老年性白内障

### （一）基本概念

老年性白内障（senile cataract）是占全球第一位的致盲性眼病，其发病率及致盲率与年龄的增长密切相关，又称为年龄相关性白内障（age-related cataract）。50 岁以上人群多发，多为双眼发病，但发病可有先有后。主要表现为无痛性、进行性视力减退。世界卫生组织（WTO）从群体防盲治盲的角度出发，将晶状体混浊且矫正视力不足 0.5 以下称为临床有意义的白内障。

### （二）流行病学资料

老年性白内障在各类白内障中所占比例最大，世界各国均在 50% 左右。我国目前白内障的流行病学调查主要参照 1982 年 WHO 与美国国家眼科研究所制定的标准，视力 <0.7，晶状体混浊并且无其他导致视力下降的眼病是我国白内障的诊断标准。据调查显示，我国白内障患病率 50~59 岁为 5.23%~18.79%，60~69 岁为 43.2%~51.6%，70 岁以上可达 63.20%~86.91%，随着年龄的增加，白内障的患病率明显增高。男性患病率为 40.40%，女性患病率为 51.20%，女性白内障患病率明显高于男性。还有调查研究显示，白内障发生存在明显的地区差异，低纬度地区、高原地区、日照时间长地区的白内障患者患病率明显高于其他地区。

### （三）临床表现与并发症

1. 临床表现

（1）症状：视力呈渐进性无痛性减退，严重者仅存光感，眼前出现固定不动的黑点，亦可有单眼复视或多视、屈光改变等症状。

（2）体征：根据晶状体开始出现的部位，老年性白内障分为 3 种类型：皮质性、核性以及后囊下性，以皮质性白内障为最常见。

1）皮质性白内障：根据病程可分为四期：①初发期：仅有晶状体周边部皮质混浊，呈楔状，尖端指向中央，瞳孔区透明不易看到混浊，无视力障碍。散瞳后检查，可见到楔状混浊或辐射状混浊；②未成熟期或称膨胀期：混浊逐渐向中央发展，并伸入瞳孔区，瞳孔区的晶状体也可见辐射状或弥漫性皮质混浊，视力明显减退。由于晶状体纤维水肿，将虹膜推向前，使前房变浅，可诱发闭角型青光眼急性发作。因晶状体皮质层尚未完全混浊，前皮质下仍有透明皮质，所以当裂隙光斜照到晶状体时，可看到虹膜的新月形投影现象，称虹膜投影，为此期特点；③成熟期：晶状体几乎全部混浊，视力仅剩光感或手动，前房深度恢复正常，虹膜投影消失；④过熟期：成熟期持续时间过长，晶状体皮质溶解液化，晶状体核下沉，躲开了瞳孔区，视力有所提高；由于核下沉，上方前房变深，虹膜失去支撑而出现虹膜震颤。液化的皮质漏到囊外时，可引起晶状体过敏性葡萄膜炎和晶状体溶解性青光眼。同时由于悬韧带的退行性变化，也可发生晶状体脱位。

2）核性白内障：自晶状体的核发生混浊，逐渐向成年核进展。早期晶状体核呈黄白色混浊，由于周边部透明，因此视力不受影响，散瞳后眼底检查，瞳孔中央可见盘状黑影，可由周边部看清眼底。由于屈光指数的增加,可发生近视。当晶状体核逐渐呈深棕色或棕黑色,患者视力极度减退。

3)后囊下白内障:自晶状体后囊膜下浅层皮质出现金黄色细小颗粒状的混浊,随着混浊的加重,散瞳后可见呈盘状混浊,患者出现明显的视力障碍。

2. 并发症

(1)急性闭角型青光眼:眼压急剧升高,眼部混合性充血,极浅的前房,有散大而固定的瞳孔。

(2)晶状体过敏性葡萄膜炎:有眼痛、发红及视力减退史,眼压急剧升高,角膜水肿,房角开放,可能出现前房积脓,持续一段时间后,可形成周边虹膜前粘连及虹膜后粘连。

(3)晶状体溶解性青光眼:是一种继发性开角型青光眼,多见于 60~70 岁老年人。均有视力减弱的长期白内障病史,突然发病,眼痛、结膜充血、视力锐减,伴同侧头痛,同时伴有全身症状,如恶心、呕吐、眼压急剧升高,常为 30~50mmHg,有些患者可达 80mmHg 以上。角膜常为弥漫性水肿,房角始终保持开放。

**(四)治疗原则**

目前药物治疗效果不肯定,手术为治疗本病的主要方法。

1. 手术治疗

(1)手术时机:过去认为白内障成熟期为最佳手术时机。目前,由于白内障患者视力下降是一个缓慢的过程,某些要求精细视力的职业,在工作中将遇到很大困难,因此,只要患者的白内障足以影响他们的生活和工作即可行手术。

(2)手术方式

1)白内障囊外摘除及后房型人工晶状体植入术(extracapsular cataract extraction and posterior chamber intraocular lens implantation):手术将晶状体取出,保留完整的后囊膜,再植入后房型人工晶状体的术式。适用于成熟期白内障或角膜内皮不佳者,因术后可迅速恢复视力,具有物象放大倍率小、周边视野正常、并发症少等优点,但后发性白内障的发生率高。

2)超声乳化白内障吸出术(phacoemulsification):使晶状体核在囊袋内乳化后吸出,保留完整的后囊膜。是目前被公认的最安全的白内障手术方法之一,其优点是手术切口小,术后炎症反应轻,术后角膜散光小,视力恢复更快,手术时间短,并且可同时进行人工晶状体植入。

3)白内障囊内摘除术(intracapsular cataract extraction):是将晶状体连同晶状体囊一起摘出。手术切口大,术后并发症多,不常用术式。

2. 药物治疗

(1)局部用药:白内停、消白灵、法可灵、视明露、谷胱甘肽等。

(2)口服用药:口服维生素 C、维生素 E 等抗氧化剂,补充锌等微量元素,以及应用中药:石斛夜光丸、杞菊地黄丸等。

**(五)护理干预**

1. 预防

(1)定期检查:教育中老年人要定期进行眼部检查,通过多种形式进行白内障知识宣传和教育,比如老年俱乐部、微信平台、社区服务站等。

(2)戴深色眼镜:长时间的太阳光照射,可使晶状体蛋白质变性、变混,加大患白内障的可能性。外出时可戴深色眼镜或遮阳帽来减少太阳对眼睛的照射。

（3）摄入足够的维生素 C 和蛋白质：维生素 C 能减弱光线对晶状体的损害，含维生素 C 丰富的食物有：大枣、雪里红、西红柿、菠菜、油菜、山楂、柑橘、草莓等；在眼球角膜或视网膜、晶状体的日常代谢过程中需要消耗大量的蛋白质，应适当补充蛋白质，可多吃瘦肉、鱼类、蛋类、乳类和大豆制品等。

（4）戒烟：有研究显示核性白内障与吸烟有关，戒烟能减低患白内障的风险。

（5）健康的生活方式：生活有规律，注意劳逸结合，保持心情舒畅，避免过度情绪激动。

（6）积极治疗糖尿病、高血压、高血脂等全身性疾病。

2. 围手术期护理

（1）术前护理

1）入院评估：①评估患者全身情况：是否有既往手术史、外伤史或有无青光眼、高血压、糖尿病、冠心病等病史；②评估患者视力下降时间、程度，发展的速度和治疗经过等；③评估患者生活自理能力：依据日常生活能力量表（ADL）评定；评估患者是否有跌倒坠床发生的风险，依据跌倒危险评估量表（Morse）评定；④测量生命体征：高血压患者注意患者血压控制水平，高血压容易引起手术中出血，如果患者过于紧张，术前可予镇静药以减少紧张焦虑的情绪，而且术中也要严密观测血压情况；糖尿病患者术前最好血糖能控制在正常水平，有些病史长患者很难控制在正常水平的患者，最好空腹血糖控制在 8.3mmol/L（150mg/dl）以下；冠心病患者要了解其心功能状况，必要时需由专科医生进行风险评估；⑤做好环境宣教、安全宣教：责任护士向患者及家属介绍病房环境和安全措施，指导其使用呼叫器；走廊活动时扶着两侧的扶手；穿防滑拖鞋；避免裤脚过长；对于有跌倒、坠床风险的高危人群，在床头悬挂警示标识，提醒每班护士重点观察和护理，患者需要的物品放在方便取用的地方，嘱患者不能坐在床上去拿远处床头桌里的物品，坐在椅子上会更为安全；需要夜间使用尿壶的患者，为其在床边放置椅子，尿壶放其上面；指导患者掌握"三个 30 秒"：醒来睁开眼躺 30 秒，坐起 30 秒后再下床，下床站立 30 秒再开始走路。

2）术前准备：①用通俗易懂的语言向患者介绍手术注意事项，消除患者对手术的恐惧感：嘱咐患者术中保持头部固定，不要左右移动，双手放在身体两侧；手术时消毒巾会覆盖口鼻，若出现呼吸不顺畅现象，请在手术开始前通知医生，给予持续吸氧治疗；术中如果出现身体不适时，如咳嗽、打喷嚏，可举手示意通知医生；术中也会出现牵拉情况，嘱患者不必过度紧张；患者应摘除手表、义齿、饰物、不化妆，穿开身的衣服，以应对术中意外的发生。交流的过程中应注意与患者的态度及语速，让年龄大的患者有时间接受并理解。②术前 3 天予抗生素眼药水滴眼，术前 1 天剪睫毛，生理盐水冲洗泪道及结膜囊，术晨再次冲洗结膜囊，术前 1 小时用复方托吡卡胺眼药水散瞳至瞳孔保持最大。术前核查医生用皮肤记号笔标记的术眼标识是否正确。③术前晚淋浴，男患者应刮胡须，更换干净的病号服。

3）心理护理：由于长期的视力下降和随之而来的手术刺激，患者会出现烦躁不安、焦虑恐惧的心理，这种心理状态会影响患者的手术治疗效果，因此，做好老年性白内障患者全程的心理护理是手术成功的一项重要内容。术前护理人员应该多与患者交流，了解患者的心理状态，采用个性化的心理护理干预，不断鼓励患者积极接受并配合治疗。向患者介绍手术的方法、手术的成功率、手术的先进性；找手术治疗成功的患者现身说法，传授亲身手术治疗的体验；指导患者采用放松疗法，听音乐、深呼吸、转移注意力等；给患者营造一个整洁、安静、舒心的病房环境同样可以减缓患者的焦虑情绪。

4）饮食指导：嘱患者忌暴饮暴食，多食富含高纤维食物，宜清淡、低盐、低糖低脂、蛋白质丰富的食物及水果，保持大便通畅，必要时通知医生予通便药物。

（2）术中护理

1）核对患者资料及术眼和人工晶状体的度数，护理人员要认真协助医生仔细检查超声乳化仪器的运转情况。

2）搀扶患者至手术台上，摆好体位，尽可能地提高患者的舒适度。

3）严密观测患者的生命体征，防止手术的刺激带来的应激反应，以防血压、血糖及心血管相关疾病的发作。

4）护理人员应用亲切、温馨的语言和患者交流，以分散患者的注意力，消除患者的恐惧感。

（3）术后护理

1）术眼观察：①伤口敷料的观察，如观察敷料有无松动、渗血、渗液，保持伤口敷料清洁干燥；②眼痛的护理，主动询问患者是否有眼部不适，以免有些老年患者因怕麻烦而隐瞒，错过了及时治疗的最佳时期；如患者出现眼部疼痛时，评估疼痛的性质及程度，及时通知医生，遵医嘱采取相应的护理措施。

2）药物治疗：术后用药为局部使用抗生素眼药水及糖皮质激素眼药水滴眼为主。滴眼药水前洗手，用无菌棉签轻拉患者的下眼睑，在距眼 2cm 处将眼药水滴入下穹隆处，每次 1 滴或 2 滴，嘱患者轻轻闭眼 2 分钟以上，每种眼药相隔时间为 5~10 分钟。

3）基础护理：术后患者应平卧位多休息，避免剧烈活动、头部晃动、低头取重物、突然坐起、弯腰、大声说笑、用力咳嗽和打喷嚏等，防止晶状体移位或脱出；患者术后不能揉眼睛，避免脏水进入术眼；术后由于术眼有纱布遮盖，协助其生活护理，如倒水、如厕、晨晚间护理，以防烫伤、跌倒等意外事件的发生；手术当日不能用热水泡脚。

4）心理护理：经常关心患者，告诉患者术后会出现畏光、轻度红肿、异物感、流泪属正常术后反应，多在 1 周内逐渐消失，嘱患者不要过于紧张、焦虑，减轻患者因担心手术不成功所带来的心理负担。

5）饮食指导：嘱患者勿食辛辣刺激性食物，勿喝浓茶、咖啡；不吃坚果类等比较硬的食物；多食蛋白质、钙质、微量元素、维生素含量丰富的食物；糖尿病患者应控制血糖，餐后 2 小时血糖应该控制在 11.1mmol/L（200mg/dl）以下。

（4）术后常见并发症及护理

1）角膜水肿：表现为视力下降和异物感。

护理：①心理护理：安抚患者，告知患者角膜水肿是术后常见并发症，通过积极的治疗和护理，轻度水肿多在数天内消失；②单纯的角膜水肿，一般可自行恢复，无需特殊治疗。术后早期角膜水肿，局部予糖皮质激素眼药水滴眼，并予重组牛碱性成纤维细胞生长因子滴眼液滴眼促进角膜修复和再生；持续的角膜水肿或有大泡病变出现，应定期做内皮细胞检查，根据病因进行治疗；③嘱患者应严格卧床休息，取平卧位。

2）前房出血：表现为视力急剧下降，并有眼前黑影飘动。

护理：①嘱患者少活动、多卧床休息，少者可自行吸收，多者可取半卧位；②密切观察血压变化；③保持大便通畅，嘱患者不要用力排便。

3）高眼压症：表现为恶心、呕吐、眼胀、眼痛、头痛及视力下降等症状。

护理：①及时通知医生测量眼压；②遵医嘱予局部或全身应用降眼压药物。

4）人工晶状体移位：表现为突然的视物模糊、复视、视力下降、眼痛、头痛等。

护理：①嘱患者平卧位安静休息，翻身等活动动作要轻、勿震动眼部；②一经确诊，及时行人工晶状体悬吊术。

5）眼内炎：表现为眼痛、视力下降、球结膜水肿、睫状充血、前房积脓、玻璃体混浊。是白内障最严重的并发症。

护理：①立即通知医生，进行房水和玻璃体细菌培养，同时行眼内抗生素注射或联合玻璃体切除术治疗；②眼药隔离，眼药放置患者处，并予在床头卡上贴上隔离标识；③及时清洁患者眼周分泌物，更换敷料，保持眼部清洁；④最后给眼内炎患者点眼药，每次点完眼药一定要清洁双手；⑤心理护理：多关心患者，帮助患者重塑对治疗的信心。

**（六）延续护理**

延续护理可以通过电话随访、家庭随访、建立患者俱乐部、构建信息化网络平台等形式来实现。

1. 电话随访和家庭随访

（1）制订随访计划

1）责任护士根据患者的经济能力、社会角色、家庭背景、文化程度及居住地的医疗条件，制订个性化的健康教育手册，手册包含具体的出院指导内容，文字配合图片形式最好。

2）出院前一天或当天对患者开展一对一的出院指导，给予健康教育手册。

出院指导内容具体包括：①办理出院手续流程；②出院后到门诊复查时间；③眼药的使用方法；④术眼预防感染的指导；⑤生活方式调整的指导；⑥电话或家庭随访的时间。

（2）随访内容

1）了解患者用药依从性，是否遵医嘱每天按时点眼药及点眼药方法是否正确，是否有注意手卫生。

2）了解患者视力恢复情况，和出院当天对比，是否有所提高或保持稳定。

3）了解患者术眼是否存在并发症的发生。

4）了解患者在生活及护理上是否得到了家庭的支持，是否是空巢老年人。

5）了解患者心理状态，是否存在焦虑、抑郁情绪，是否对疾病的康复持有很大的信心。

6）询问患者住院感受进行满意度调查，根据患者的需求不断改进医疗和护理服务。

2. 建立患者俱乐部　患者俱乐部是由眼科专科医务人员组织的患者互助小组，由医护人员、患者、家属、社会志愿者共同参与，在眼科医护人员组织下，对疾病的诊治、康复、自我护理进行讲座和组织小组讨论，或开展知识竞赛，使患者相互支持与交流，共同分享成功或分担苦恼，得到社会的支持，树立战胜疾病的信心。

3. 构建信息化网络平台　在信息化网络时代，网络已经步入了每个家庭，通过创建微信平台，随时发布有关老年性白内障疾病相关知识或健康知识讲座，患者也可以通过此平台进行康复咨询，达到普及知识的效果。

**（七）居家护理**

居家护理是延续护理的一部分，在延续护理过程中，追踪了老年性白内障患者术后出院的居家护理需求，从而制订出更合理和有针对性的居家护理措施。

1. 良好的遵医行为　患者出院回家后，离开了医护人员的管理和指导，有的患者记忆力差，忘记了用药，有的患者认为自己没有特殊感觉，不需要再继续点眼药治疗，而擅自停药，甚至有的患者没有按照出院指导来医院定期复查，因此，早期对患者进行居家护理干预尤为重要。

（1）向患者说明术后恢复期对影响手术效果的重要性。

（2）每天按时点眼药,正确的点眼药顺序,先点透明的眼药再点混悬液类的眼药,混悬液类的眼药,使用前要摇匀,使用后予阴暗避光处保存。

2. 注意保养眼睛 由于老年性白内障手术后视力恢复快,患者心情激动,就不注重保护眼睛,读书、看报甚至看电视时间过长,导致有些患者视力在术后恢复期,没有提高反而下降。

（1）嘱患者平时应该多休息,少用眼,适当的控制看书报和电视的时间,每次时间控制在半小时,然后闭眼休息一会,也可以去户外走走,看看绿色植物。

（2）有屈光改变的患者,不能继续戴之前的眼镜,待术后3个月视力稳定后,再次验光配镜。

3. 建立健康的生活方式

（1）培养老年人良好的起居卫生习惯,注意平时手的卫生,点眼药之前一定要洗干净双手。

（2）培养良好的排便习惯,多食粗纤维含量高的食物和水果,避免用力排便。

（3）3个月内不能做剧烈运动,锻炼身体以散步为主。

（4）如果室外光线太强不适应,可戴上墨镜以遮挡强光。

（5）平时应注意保暖,防止感冒咳嗽,如已有咳嗽,应及时进行治疗,告诉患者咳嗽时将舌头顶住上腭,使气流缓慢地释放出来。

4. 建立家庭支持系统 由于患者家属在经济、精神及生活上的支持会直接影响着患者的遵医行为及心理状态,因此,更应重视患者家属健康教育,鼓励让家属和患者共同参与居家护理;近年来,我国空巢家庭一直呈上升之势,对于空巢老年人来说,在家自行护理存在一定的困难,所以,早期对空巢老年人进行居家护理干预,可以及时地对患者进行康复指导、督促其树立良好的用药依从性,同时在交流的过程中鼓励老年人积极融入到社会中,提高空巢老年人的生活质量。

（王 丹 张 玲）

## 二、老年性聋

### （一）疾病概念

老年性聋（presbycusis）是指因听觉系统老化引起的耳聋;或者指老年人中出现的、而非由其他原因引起的耳聋。其病理改变主要在耳蜗及耳蜗后。典型临床表现为逐渐加重的双侧感音神经性聋,以高频损害为主,逐渐累及中低频,多伴高调耳鸣及言语识别力下降。

### （二）流行病学资料

根据听力学的研究,男性约从45岁以后开始出现听力衰退,女性稍晚,随着人类寿命的延长,社会逐渐步向老龄化,老年性聋的发病率也逐步增加。我国老年听力残疾现残率达到11%,其中老年性聋占67%,是老年听力残疾中最主要的致残因素。

### （三）临床表现与并发症

1. 双侧听力进行性下降 可以先为一侧,而后发展为两侧。以高频听力下降为主,对高频声响不敏感,病情逐渐发展后期,对中、低频的声响亦感到困难。需排除爆震史、耳硬化症、突发性聋、中毒性聋等其他原因造成的听力损失。

2. 言语识别能力下降　患者能听到声音但分辨不清言语,中、重度老年性聋言语识别率与纯音听力改变不同步的下降。

3. 声音定向能力下降　患者分辨不出声音来源的方向,这与老年人感觉器官敏感性降低、反应迟钝有关,双耳听力严重不对称者声音定向能力更差。

4. 重振现象　即随着声音强度逐渐增加,老年性聋患者感到响度增加患耳快于正常耳,从而对增强的声响程度难以忍受,表现为小声说话听不到,但大声说话又觉得太吵闹。

5. 耳鸣　患者可以伴有不同程度的耳鸣,多为持续性的高调耳鸣。开始为间歇性,仅于夜深人静时出现,以后逐渐加重,可持续终日。对于不少老年性聋患者来说,耳鸣严重困扰患者的生活,超过听力下降的影响。

6. 眩晕　伴随老年性聋的出现,眩晕是常见的并发症。50%的老年性聋患者有头晕、眼花的症状,其中有1/3表现为真正的眩晕,即随着头和身体的位置改变而出现眩晕的症状。

**（四）治疗原则**

1. 预防听觉器官老化　属于自然规律,主要与机体所受内、外因素的影响以及它们之间的相互作用有关,内部因素主要是遗传和年龄,外部环境因素包括药物、噪声、烟酒等因素。目前并无逆转听觉衰老过程的方法,临床上对于老年性聋也缺乏特异性的治愈手段,因此,做到早预防、早诊断很重要。

（1）社区方面:加强听力保健知识和干预措施的科普宣传,鼓励社区医师及居委会定期组织老年人接受听力筛查,认识听力障碍的危害并及时发现而进行干预,使老年人在出现听力障碍后仍然能得到及时的诊疗干预而不致孤立于社会之外。

（2）生活方面:降低环境噪声,节制脂肪摄入,多食用含纤维素的蔬菜、水果、鱼类、牛羊肉,忌酒戒烟,积极治疗体内潜在病灶(龋齿、慢性鼻窦炎、扁桃体炎等),劳逸结合,坚持参与体育锻炼与集体活动,避免情绪紧张和激动,避免耳部的外伤和感染,忌用耳毒性药物等。

2. 药物治疗　老年性聋的发病机制仍未完全阐明。有细胞和分子水平的研究指出,老年性聋可能由内耳毛细胞和螺旋神经细胞的缺失造成,而与活性氧相关的线粒体功能障碍在内耳老化过程中起到重要作用。然而,老年性聋的致聋原因很多,发病机制和病理改变复杂,迄今尚无一个简单有效且适用于任何情况的药物或疗法。

（1）西药方面:目前多在排除或治疗原发疾病的同时,尽早选用可扩张内耳血管的药物、降低血液黏稠度和溶解小血栓的药物、维生素 B 族药物、能量制剂,必要时还可以应用抗细菌、抗病毒及类固醇激素类药物。

（2）中药方面:黄芪、葛根、黄柏、骨碎补、丹参、山萸肉、炙甘草、熟地等中药对改善听力也有一定的临床价值。药物治疗无效者可配用用具进行听力的重建或补偿。

3. 听力重建　在医生与麻醉师充分评估的基础上,老年性聋患者可选择使用人工耳蜗、振动声桥等进行听力的重建。听力重建辅助装置在国内外有广泛的应用,并且在临床上有较高的满意度评价。只要在手术耐受评估、麻醉、术前准备等充分的情况下,老年人的听力重建植入手术是相当安全的,通常认为 60 岁左右的老年性聋患者是较适合的候选人群,因为他们还拥有较好的言语能力,耐受性好,手术并发症发生率较低。术后的听觉言语训练也非常重要,它可以帮助老年人利用现有听力,及各种非语言信息进行有效的交流沟通。遵循医生的康复训练方法和疗程,有利于增强老年人听力重建术后的康复效果。

4. 听力补偿 听力补偿辅助装置就是通常我们所说的助听器。助听器是一种可以将声音进行不同程度的放大,帮助耳聋患者听取声音的装置。当老年性聋患者不能通过手术、药物等方法有效改善听力时,可以根据医生的建议选择和使用助听器来改善交流。助听器根据机制不同可分为气导助听器和骨导助听器。气导助听器是目前最为广泛使用的助听器,是对老年性聋患者听力康复最有效的手段以及改善听觉交流障碍的主要途径。

**(五)护理干预**

1. 健康指导 帮助老年人早期、正确佩戴助听器国外的应用经验告诉我们,80% 以上的老年性聋患者通过使用助听器可以获得比较满意的听力补偿效果,辅以适当的康复训练指导,完全可以达到改善生活质量的目的。具有听力损失的老年人非常普遍,请不要有心理负担,佩戴助听器所带来的收益远大于其所产生的困扰。在价格方面,请重视对于助听器的保养、维修和使用,提高它的性价比,以充分利用助听器提高生活质量。

目前,市面上的助听器大致可分为盒式助听器、耳背式助听器和耳内式助听器 3 种。医生会评估老年人的听力损失的类型、程度选择助听器的线路和功率,选择合适的类型,从而使所选择助听器的电声特性能对老年人达到较好的听力补偿。在满足这个关键条件后,老年人可以根据自己的经济能力、工作性质、审美观念等方面的需求,选择合适的助听器。

(1)盒式助听器:优点是价格便宜,可配置多种功能调节开关,提供较好的声学效果,覆盖的耳聋类型较广。缺点是体积较大,外观上受影响。

(2)耳背式助听器:优点是大小适中,性能优良,具备多种规格,机壳可制成各种肤色,伏于耳后易于隐蔽。缺点是价格稍贵,需要专业多次调试,多次试戴。

(3)耳内式助听器:优点是可根据个人耳朵的形状去定制,佩戴舒适,易于取戴和隐蔽,且可以正常的方式来接听电话。缺点是价格最贵。

2. 心理干预 帮助老年人重建家庭沟通途径临床实践中,老年性聋的患者不仅双侧听力下降,导致言语交流困难,而且言语分辨能力下降使老年人感到虽能听见谈话声,但听不明白话语的意思,不能正常交谈。这严重影响了老年人的社会活动和心理活动,成为影响其生活质量的主要因素之一。

另一方面,老年人所获得的社会支持严重不足。一部分空巢老年人,退休后与同事、朋友联系少,多数时候大门紧锁,邻里的关注也减少。同时近年来出现大量随迁老年人,因为离开原籍后医保受限,而听力障碍主要影响生活质量,少有危及生命,所以老年人倾向于选择拖延、等待,而错过最佳治疗时期。此外,对于需要手术的老年人,还涉及需要家属的决策、照料和陪护,更增加了诊疗的顺从性。最终老年性聋患者未能及时就诊、未能选择最佳治疗方案甚至放弃干预,以致最后交流和社会 – 心理方面的障碍明显突出。

老年性聋的患者的心理问题主要有以下几种:

(1)孤独失落:主要表现为无所事事、情绪低沉、常常卧床等。

(2)多疑敏感:主要表现为不信任别人,用药时怀疑药量不足、过多或者被换药,怨恨他人尤其是亲人无意中对自己的淡漠从而使脾气变得暴躁、喜怒无常、易焦虑、猜疑等。

（3）自卑消极：主要表现为害怕与他人交流，不愿麻烦他人，甚至有一定的抑郁倾向，容易放弃治疗。

在治疗过程中，应选择工作经验丰富，有相关心理知识，善于交流的护士对老年听力障碍患者进行心理评估。通过交谈询问老年人、家属或同事，查阅病历，对患者有较全面的了解，了解患者的真实想法，掌握患者真正的心理需求，根据患者不同心理状态和病情发展制订心理干预方案，缓解患者不良情绪，促进病情恢复。并且应取得家属的配合，为家属讲解包括心理疏导，与老年人的相处技巧，如何早期发现病情变化的内容，在日常生活中注意多关心患者，重新建立患者与家属间的交流途径，提供情感支持使其保持乐观的心态。

**（六）延续护理**

1. 确定延续护理服务的团队和方式

（1）复查：听力重建术后两周患者应前往医院由医生进行复查，一个月至三个月由医生和技师为患者开启并调试机器，随后每半个月至一个月随诊。

（2）访视：听力补偿的患者可由医生、技师或是有资质的护士1~3个月内上门进行访视，指导患者因地制宜地进行助听器的适应性训练，最终能适应自己的生活。

2. 确定延续护理服务的内容

（1）听力重建术后康复的相关指导：术后伤口的愈合情况，有无溢液、红肿、疼痛等症状发生，有无耳鸣、头痛、面瘫等并发症的发生。

（2）听力补偿的注意事项和相关指导：

1）助听器的适应性训练：助听器是一种听觉补偿的辅助装置，如同戴眼镜、义齿一样，佩戴者对它要有一个适应的过程，助听器的适应性训练非常重要。刚开始使用助听器时，音量调节钮开小，然后渐渐增大；每天戴助听器的时间从短到长，根据适应能力逐渐延长时间；初戴时要选择安静的室内，听取一些含义简单的声音，再听取自己说话的声音，然后是一两个人面对面进行交谈，逐渐过渡到听取电视机、收音机发出的声音，然后再到鸟语花香的自然环境，最后才能到嘈杂的社交场合和公共场合中去听取更为复杂的声音。这个过程的长短因人而异，一般在3个月左右。老年人佩戴助听器失败的最主要原因是急于求成，没有耐心，想一步到位，结果适得其反。实际上只要过了适应期，绝大多数老年人都能坚持佩戴，并能从中得到莫大助益。

2）合理的预期：需要强调的是，助听器并不能完全补偿听力损失。老年性聋的言语分辨能力下降极为明显，即能听到声音但分辨不清说的是什么，与神经传导功能的老化有关。即使最理想的助听器，也难以彻底解决言语分辨率差的问题，也不能在不好的听力环境下取得良好的助听效果，故在选配助听器时请抱有一个合理的期望值，才能更好地度过适应期，建立使用的信心，听觉康复才有可能得以实现。

**（七）居家护理**

1. 环境避免噪声 减少进一步听力损伤因素，目的是保护残余听力，延缓听觉系统的老化。长期处于噪声环境易使老年人烦躁不安、失眠，以致血压升高、心脏排出血量减少，影响内耳的供血。极强噪声如爆炸声、放炮声更会直接损伤内耳器官。尽量减少用耳机收听音乐、广播的时间，佩戴助听器时音量应调控适当。

2. 饮食 建议老年人在饮食中增加豆制品、蛋类及蔬菜、水果等，适当补充维生素类

（如维生素 E 和维生素 $D_3$）及微量元素（如锌、钙、磷）等。同时应戒烟限酒,避免高脂肪、高胆固醇的食品。

3. 疾病管理

（1）控制慢性病:高血糖、高血压、高血脂会损害微血管和神经,损伤发生在内耳则易引起听力下降,眩晕等症状,因此请老年人注重慢性病的控制,定期监测,将血糖、血压、血脂维持在正常水平。

（2）避免耳毒性药物:提醒老年人尽量避免应用氨基糖苷类耳毒性药物,如庆大霉素、链霉素等,以防引起耳中毒而损害听力。

4. 心理护理 / 社会支持系统

（1）自我调节:老年人要保护好残余听力,首先应保持心情愉悦。老年人若长期处于焦虑、紧张、抑郁的状态,容易引起血压不稳,影响内耳的供血,久而久之听力必然下降。因此老年人应尽量使自己保持轻松愉快的心境,平时可根据自己体力情况参加一些体育锻炼或者文娱活动。

（2）家庭支持:重点强调家属或照顾者在老年性聋患者的心理康复过程中的重要性。

1）注意沟通技巧:家属或照顾者在与老年人交谈时,尽量减慢语速,忌高声喊叫。老年听力障碍患者的突出特点之一,就是在高频范围内听力测试值偏低,也就是说相对于高频来说,在低频范围内的声音的接受程度较高。所以,在与老年人在家中进行交流时一定要注意自己的语速和语调,应该使用温柔的、低沉的语调和较慢的语速,对重要的信息尤其要放慢说话速度,降低语调,避免使用较高的声音与老年人交流,这样能够达到较好效果,也利于保证老年听力障碍患者在家中能和家属正常交流。

2）给予心理支持:满足老年人对家人依恋是最好的方法。主动接触,平日多去看望照顾,关心老年人,交流时注意技巧,老年人由于认知能力下降,对传达的信息不能一次性领会,要有耐心,不拘泥于语言沟通,建立多种非语言沟通的渠道,并且注重非语言交流,沟通时,始终面带微笑,以温和、鼓励的态度面对老年人,为老年人创造轻松、愉快、舒适的氛围,通过抚背、握手等动作给老年人支持,消除老年人的顾虑,使老年人获得安全感。再引导老年人开发自己的兴趣爱好,建立与宠物、邻里、老友、社区的交流通道,如养花、书法、艺术欣赏等,同时帮助老年人增加更多了解外部世界的通道,如报纸、杂志、电视、电话、手机、电脑等。劝导老年人积极配合治疗,树立信心,进行正规的听力学及医学、语言的评估和诊断,选择最佳的治疗方案,坚持适当的康复训练,进而改善老年人的听力,提高交流能力,最终提高老年人的生活质量。

5. 辅助装置的使用　主要目的是在居家环境中创造有利于交流的环境和方式。下面介绍几种通过视觉、触觉等代偿听觉功能的装置,以期帮助老年人更好的生活。老年人也可以与家属一起动手,制作适应自己的居家生活的器具,但一定请在保证安全的前提下使用。

（1）耳鸣掩蔽器:耳鸣是老年性聋的一种发病率高又很难治疗的症状。长期的临床实践中发现掩蔽疗法是耳鸣治疗中最有效的方法之一,对于 70% 显著耳鸣的患者有效,其主要机制是,采用任何一种纯音强度超过耳鸣阈值的声音(一般为白噪声),均能抑制耳鸣,耳鸣频率范围附近的窄带音均被掩蔽,患耳经长期掩蔽治疗后,能有效耐受耳鸣和降低耳鸣的阈值,以此来抑制耳鸣。具体方法为,可用 MP3 下载或直接录制不同窄带噪声(白噪声)后即可作为耳鸣掩蔽器。

（2）多功能手表：对于老年性聋的患者而言，独自一人在马路上行走是很不安全，也是家属最常担心的一点。尤其是视线之外的车辆出现时，即使车辆鸣笛，也无法对老年人起到相应的警示作用。现在有设计师设计出了一款专门用于保护听力障碍患者安全的手表。这款手表由一个手表和两个指环组成。可以对周围的声音进行探测并通过指环的振动反馈给佩戴者。

（3）信号警示设备：通过闪光、振动的方式为老年人警示周围环境声音，包括电话铃、闹钟、门铃、婴儿哭声、火灾报警或强烈的室内噪声等，并具有无线接收功能。该系统由闪光灯、振动器和灯光仪表主机组成，用来警示不同的声音。如闪光振动报警壶，烧水时，当壶水接近沸腾（1分钟左右），接收器便发出报警如闪光、振动等，提示老年人。

（贺宇霞）

# 第十节 老年常见口腔疾病与护理干预

## 一、龋病

### （一）疾病概念

龋病是在以细菌为主的多种因素作用下，主要包括细菌和牙菌斑、食物以及牙所处的环境等共同作用下，牙体硬组织发生慢性进行性破坏的一种疾病。表现为无机质的脱矿和有机质的分解。就老年人的各种口腔疾病来讲，龋病发病率最高，是老年人牙齿缺失的一个主要原因。

### （二）流行病学

根据第三次全国口腔流行病学调查（2005）报告结果显示，65~74岁年龄组老年人龋病患病率高达98.4%，其中根面龋患病率为63.6%。

老年人龋病以根面龋为主，这是因为随着年龄的增长，牙周萎缩、根面暴露、加之牙颈部本身结构薄弱，造成牙骨质脱矿。根面龋有其特殊的流行病学特点：根面龋的发病率随着年龄的增加而递增；下颌磨牙最易患根面龋，其次为上颌尖牙和下颌前磨牙，下颌切牙的发病率较低。就牙面而言，根面龋的好发牙面分别是：上颌牙的近远中邻面、下颌前磨牙和磨牙的颊面、上颌尖牙。

### （三）临床表现

老年人龋病具有一定的特点，口腔内同时多数或全部余留牙的各个牙面发生龋坏，主要为根面，范围大、发展快，病变组织较质软，可以用挖匙刮除，颜色较淡呈褐色，短期内可以导致牙体组织的崩脱或牙体折断，龋坏较深；可波及牙髓。根面龋的临床表现：

1. 浅碟状龋损　在牙根表面出现浅棕色或褐色边界不清的浅碟状龋坏，龋损进一步发展可侵入牙本质，向根尖方向发展，一般不向冠方发展侵入牙釉质，可在颈部釉质下潜行发展形成无机釉。严重者破坏牙本质深层，造成根部牙体组织的缺损，使牙齿抗力下降，在咬合压力下可使牙齿折断。

2. 环状龋损　常发生在釉牙骨质界有断带，牙本质直接暴露的牙齿，其损坏沿牙齿边际呈环状扩展，可环绕整个根面。

3. 主要症状　均为浅而广的病损,早期深度 0.5~1mm 时不影响牙神经,疼痛反应轻,患者可无自觉症状。病变接近牙髓时对刺激产生激发痛。

**（四）治疗原则**

龋损修复的根本目的是恢复功能和美观,修复完好的牙齿应该有良好的咬合关系,同时还需要恢复牙齿的外形和色泽,从而恢复自然美。治疗计划应该是全面的,要考虑与患者本身相关的各种易感因素,包括局部病因和全身因素,给予个性化治疗方案,才可行且有效,从而提高老年人的生活质量。

对于未形成龋洞的早期龋坏,可以通过去除病原物质、改变局部环境和再矿化的方法予以处理,并应定期复查。对于已形成龋洞的病损,只能临床修复。

修复时应该遵循生物学原则:去除龋损感染的组织,保护正常牙髓组织不受损害,尽可能保留健康的牙体组织,修复龋损,恢复功能,恢复美观。

感染的牙齿组织含有大量的细菌和毒素,修复前应该将其彻底去除,否则会使感染扩散,造成龋病复发。脱矿的牙体组织如果不去除也会造成微渗漏,使治疗失败。

治疗龋齿时,高速旋转的器械操作时的压力、器械摩擦产生的热、冷却过程造成的组织脱水以及治疗用药物和材料都可能对牙本质、牙髓复合体造成不可逆损伤。因此要特别注意对牙体、牙髓复合体的保护。

**（五）护理干预**

1. 评估　主要评估患者以下几个方面:

（1）一般情况:包括口腔卫生状况,饮食习惯,全身健康状况等。

（2）疾病了解情况:包括对疾病的了解程度、对治疗方法及效果的接受程度、对预后的期望值。

（3）社会家庭情况:自理能力,家庭照护情况,自身的经济承受能力。

2. 护理配合工作要点

（1）心理护理:老年患者听力、视力、记忆力、理解力、注意力等下降,常伴有焦虑紧张等情绪,轻微刺激就会引起不安和恐惧。所以要用耐心和蔼的态度与患者沟通,语速缓慢,介绍治疗程序和可能引起的不适,消除患者的紧张情绪,使患者理解并积极配合治疗,并及时修正患者过高的心理预期,取得满意的治疗效果。治疗操作中做好消毒隔离,防止交叉感染。

（2）了解治疗方法,积极主动配合医生治疗。器械传递应在时钟的顺时针方向 4~7 点范围的传递区内平稳传递,避免造成医护患的意外损伤。老年人的吞咽功能较差,要及时协助医生吸唾,避免因呛咳带来不必要的风险。使用吸引器时要牵拉保护口腔软组织,不能遮挡医生操作视线和治疗区域,不能引起患者不适,尽量彻底吸除口腔内的碎屑水雾和唾液,减少老年患者因反复起卧漱口、吐口水而引起直立性低血压的风险,缩短治疗时间,进一步提高医生工作效率。

（3）注意观察患者反应,减少患者不适。老年患者多数合并心脏病和高血压,在麻醉注射后要注意观察患者的呼吸和面色,避免用"是否感觉到心慌、头晕"等诱导性语言询问患者反应。对关节松弛易脱臼的老年患者适时让患者闭口休息,并协助患者按摩颞颌关节。对于习惯张口呼吸的老年患者,治疗过程中指导患者用鼻呼吸避免呛咳。

（4）材料调拌:调拌器械要消毒并保持干燥,根据患牙窝洞的需要量,严格遵循材料比例,在规定的时间内,充分混匀研细调拌成需要的性状。

（5）治疗结束后帮助患者清洁面部,由洁到污的原则整理更换用物,回吸吸引器管路,做好用物分拣和垃圾分类,消毒牙科综合治疗台,做好手卫生。

**（六）延续护理**

1. 直接充填的患者　复合树脂直接粘结修复治疗结束后,嘱患者勿用患牙咬过硬的食物,以免劈裂,有不适及时复诊。银汞合金充填后的患者 24 小时内避免用患侧咀嚼,24 小时后避免用患侧咀嚼过硬的食物,遇冷热引起疼痛敏感及时复诊。

2. 局麻下开髓封失活剂的患者　嘱患者麻醉感觉消失后再喝水和进食,避免呛咳或咬伤。牙齿疼痛感觉会逐渐消失,如果症状逐渐加重要及时复诊。患牙治疗期间尽量使用健侧咀嚼。合理安排好患者的复诊时间及留下联系方式。

3. 根管预备后的患者　向患者解释近几日内患牙出现轻微的疼痛和不适属机体的正常反应,如果出现剧烈的疼痛或肿胀要及时复诊。患牙根管治疗期间尽量使用健侧咀嚼。合理安排好患者的复诊时间及留下患者的联系方式。

4. 根管充填后的患者　向患者解释近几日内患牙出现轻微的疼痛和不适属机体的正常反应,如果出现剧烈的疼痛或肿胀要及时复诊。患牙根管治疗结束后无不适反应可以用患侧咀嚼食物,但要避免咀嚼硬物。如果是大面积牙体缺损的患者,充填后嘱患者尽早桩冠修复。

**（七）居家护理**

1. 评估　老年患者生活自理能力和口腔卫生措施实施能力,如生活不能自理者,向陪护人员讲授维护口腔卫生的重要性和方法。

2. 指导患者正确的刷牙方法　刷牙是清除口腔内菌斑主要的方法,指导患者如何根据自身的口腔情况选择适合的牙刷,牙刷的刷毛和刷头应该自由地达到全部牙齿的各个牙面,刷毛的硬度要适中。还要注意刷牙方法,清洁暴露在口腔中的各个牙面,推广水平颤动法（Bass 法）,竖转动法（Rolling 法）,起到清除菌斑及按摩牙龈的作用,做到早晚各一次。晚上睡前刷牙最为重要,尤其是老年人,预防根面龋更要做到勤刷牙、漱口。要强调进食后刷牙或漱口的重要性,特别强调不在睡前进食及睡前有效清洁牙齿的重要性。

3. 讲授控制牙菌斑工具的使用方法　正确使用牙线、间隙刷、冲牙器去除牙菌斑（图 5-10-1~ 图 5-10-5）。

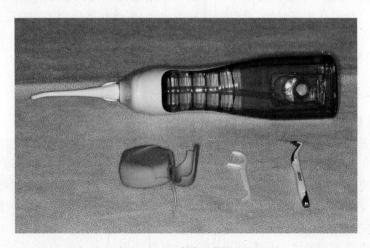

图 5-10-1　清除牙菌斑用具

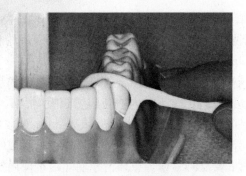

图 5-10-2　牙线的使用

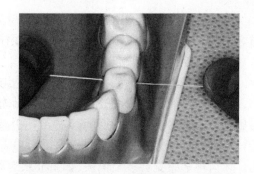

图 5-10-3　牙线的使用

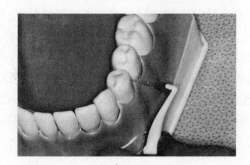

图 5-10-4　牙间隙刷的使用

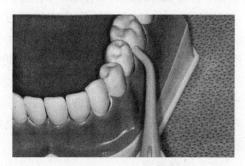

图 5-10-5　冲牙器的使用

4. **药物控制牙菌斑**　氟化物是经临床证明最有效的预防龋齿的制剂。通过家庭或个人,自用含氟化物的口腔保健用品;氯己定(洗必泰)含漱液具有较强的将活动性根面龋转化为静止龋的特性,但长期应用会使舌染色并影响味觉。建议遵医嘱使用。

5. **养成良好的生活习惯和健康的饮食习惯**　牙龈萎缩是根面龋发生的重要危险因素,老年人应该戒除吸烟的习惯,因为吸烟是引起牙龈萎缩的原因之一。注意饮食结构,少吃酸甜饮食。应当鼓励进食含纤维的食物,如蔬菜,除了本身不具有致龋性之外,其纤维对牙面的摩擦作用利于清除牙面的菌斑和存留的糖。食用糖的代用品,例如木糖醇,由于其产酸量相对较低,可以替代蔗糖等。

6. **定期口腔检查**　定期检查是早期发现和早期治疗龋齿的重要途径。一般患者每年应当检查一次。对于高危患者如:接受放化疗的患者,肢体功能障碍不能自己维护口腔卫生的患者等,要加大检查频率,最少每年两次,必要时每三个月一次。对于猛性龋的患者除了严密观察,更应该积极预防和治疗。

## 二、老年牙周组织疾病

### (一)疾病概念

牙周疾病是牙齿支持组织,包括牙龈、牙骨质、牙周韧带和牙槽骨因炎症所致的一种疾病,是最常见的口腔疾病之一,也是导致牙齿丧失的一个主要原因。视局部炎症的范围,牙周病可分为龈炎和牙周炎两大类。随着年龄的增长,牙周组织会发生增龄性萎缩性改变,组织学上表现为牙龈结缔组织变得致密和粗大,牙周韧带纤维数量减少,并发生钙化。

### (二)流行病学

根据第三次全国口腔流行病学调查(2005)报告结果显示,65~74 岁年龄组老年人的牙周健康率为 14.1%,牙龈出血检出率为 68.0%,有 51.2% 的老年人至少有一颗牙有浅牙周袋(4~6mm),牙周附着丧失 4~5mm、6~8mm、9mm 以上的检出率分别为 65.5%、34.8%、10.5%。

关于老年人的牙周患病情况,由于调查对象不同,指标不同,结果也不同。在性别方面,女性的患病率低于男性。这与女性的口腔卫生状况较好有关,也与男性吸烟导致牙槽骨吸收、牙周状况较差有关。另外口腔卫生习惯良好及愿意接受口腔卫生知识的人群,牙周状况相对较好。

**(三)临床表现、并发症与治疗原则**

1. **慢性龈缘炎**　老年人牙龈炎只占老年牙周病的很小一部分,又以慢性龈缘炎和药源性牙龈增生最为常见。

(1)临床表现:在刷牙或咬硬物时出现牙龈出血,亦或晨起唾液带血,有些也会感到牙龈局部不适及口臭等。

(2)临床检查:牙龈充血、水肿,龈缘变厚,龈乳头变圆钝肥大,质地脆弱,探诊易出血。

(3)治疗原则:①去除病因:通过洁治术彻底清除菌斑、牙石,消除造成菌斑滞留和刺激牙龈的因素;②防止复发:口腔卫生宣教、定期复查和预防性洁治。

2. **药物性牙龈增生**　长期服用抗癫痫药物苯妥英钠、免疫抑制剂环孢素、钙通道阻滞剂硝苯地平,均会造成牙龈增生。

(1)临床表现:龈乳头可呈球状、结节状,增生的牙龈表面呈桑葚状或分叶状,增生的牙龈基底与正常牙龈之间可有明显的沟状界限。牙龈增生严重者,甚至可覆盖大部或全部牙冠。药物性牙龈增生的牙龈组织一般呈淡粉色,质地坚韧,略有弹性,一般不易出血。

(2)治疗原则:①最根本的治疗:与相应专科医师协商是否可以停止或更换使用引起牙龈增生的药物;②基础治疗:通过洁治、刮治彻底清除菌斑、牙石,消除造成菌斑滞留和刺激牙龈的因素;③手术治疗:上述治疗后增生的牙龈仍不能完全消退者,可采用牙龈切除成形手术治疗;④防止复发:口腔卫生宣教、定期复查和预防性洁治。

3. **慢性牙周炎**　在老年人中,慢性牙周炎(chronic periodontitis)为最常见的一类牙周炎。

(1)临床表现:早期主要症状为刷牙或进食时出血,口内异味,晚期出现牙松动、咀嚼无力或疼痛,牙周反复脓肿等。

牙龈的慢性炎症、有牙周袋形成、附着丧失、牙槽骨吸收,最后导致牙松动,丧失咀嚼功能,为牙周炎的临床特征。

(2)治疗原则:由于生理和心理上的衰老,全身系统疾病的增加,各种药物的服用,老年人的牙周治疗更注重从功能整体性方面考虑,治疗计划灵活多变。通常老年人的牙周治疗程序分为四个阶段:

1)第一阶段:基础治疗

指导老年人自我控制菌斑的方法;施行洁治术、根面平整术以消除龈上和龈下的菌斑、牙石;消除菌斑滞留因素;拔除无保留价值或预后极差的患牙;在炎症控制后进行必要的咬合调整;部分患者可辅佐以局部或全身药物治疗;发现和尽可能纠正全身性因素或环境因素。

2)第二阶段:牙周手术治疗

目的是能在直视下进行彻底的根面平整和清除感染组织;修整牙龈、骨的外形,以利菌斑控制;促使牙周组织修复和再生,建立新的牙周附着关系;恢复美观和功能需要以及利于牙齿或牙列的修复。

3）第三阶段：修复治疗阶段

对松动牙进行牙周夹板固定，以及缺失牙的修复治疗。

4）第四阶段：牙周支持治疗

定期复查：3~6个月；根据情况再次治疗或口腔卫生指导。

（3）慢性牙周炎的伴发病变

1）根分叉病变：临床表现：①Ⅰ度：从牙周袋内已能探及根分叉的外形，但尚不能水平探入分叉内；②Ⅱ度：多根牙的一个或一个以上的分叉区内已骨吸收，但尚未彼此相通；③Ⅲ度：根分叉区形成"贯通性"病变，探针能水平通过分叉区，但仍被软组织覆盖而未直接暴露于口腔；④Ⅳ度：根间骨隔完全破坏，且根分叉区完全开放并能直视。

治疗原则：①清除根分叉病变区内牙根面的牙石、菌斑，控制局部炎症；②通过手术等方法，形成一个有利于患者自我控制菌斑，并长期保持疗效的局部解剖外形，防止病变继续加重或复发；③对早期病变，争取有一定程度的牙周组织新附着，这方面尚有一定难度。

2）牙周－牙髓联合病变：临床表现：①牙髓根尖周病引起牙周病变：根尖周感染的急性发作可形成牙槽脓肿，脓液可向龈沟排出。②牙周病引起牙髓病变：表现为典型的牙髓炎症状，检查时可有深达根尖区的牙周袋或严重的牙龈退缩。③牙周病变与牙髓病变并存。

治疗原则：尽量找出原发病因，积极处理牙周、牙髓两方面的病灶。

3）牙龈退缩：临床表现：牙龈缘向釉牙骨质界的根方退缩导致使牙根暴露，但无明显的炎症和创伤。

治疗原则：找出病因，防止其加重。

4）牙根敏感：临床表现：牙本质敏感的症状，疼痛呈激发性，持续时间短，刺激消失后疼痛即消失。

治疗原则：脱敏治疗。

**（四）护理干预**

1. 护理评估

（1）口腔卫生状况：牙菌斑牙石的状况，牙齿的排列情况，刷牙的方法和习惯。

（2）了解患者的饮食习惯，家族史，牙周病史，全身营养状况，有无全身系统疾病及用药情况。是否服用抗凝药物？是否接受过放化疗？

（3）对疾病的了解，对治疗的方法、效果的接受程度，对预后的期望值。

（4）社会家庭情况：自理能力，家庭照护情况，自身的经济承受能力。

2. 护理配合工作要点

（1）心理护理：因牙周疾病引起的口腔异味、牙龈红肿出血、牙齿松动脱落等表现，常会引起老年患者咀嚼功能障碍，影响面容，造成老年患者的自卑心理，带来不安和恐惧；加之老年患者听力、视力、记忆力、理解力、注意力等下降，所以要用耐心和蔼的态度与患者沟通，介绍治疗程序和可能引起的不适，消除患者的紧张情绪，使患者积极配合治疗，并及时修正患者过高的心理预期，取得满意的治疗效果。

（2）龈上洁治术护理配合：术前向患者说明术中出现轻微出血和牙齿酸痛属正常现象，如果出现不适举左手示意，不要随意转头躲闪，以免造成损伤。协助老年患者用漱口水漱口1分钟，以减少洁治喷雾中的细菌量。术中协助医生吸唾，注意牵拉保护口腔软组织，根据医生治疗部位的变换及时调整吸引器的角度和位置，保证术野清晰，尽量吸除碎屑和水雾，避免患者呛咳。根据治疗区域的不同及时调整灯光。同时观察患者的表情、面色、开口度，如发现患者出现不适。示意医生停止操作,让患者休息片刻。对关节松弛易脱臼的老年患者协助按摩颞颌关节。对于习惯张口呼吸的老年患者,治疗过程中指导患者用鼻呼吸避免呛咳。在传递冲洗药液时要旋紧针头防止脱落。

（3）龈下刮治术、根面平整术的护理配合:术前告知患者治疗要在局麻下进行,让患者的精神尽量放松,麻醉注射后要注意观察患者的呼吸和面色,避免用"是否感觉到心慌、头晕"等诱导性语言询问患者反应。指导患者术中尽量用鼻子呼吸,如果出现不适举左手示意,不要随意转头躲闪,避免刮治器划伤。术中如出血多,护士准备肾上腺素棉球协助医生止血,观察患者的呼吸和面色,如发现患者出现不适,及时提示医生停止治疗,让患者休息片刻再继续治疗。在传递冲洗药液时要旋紧针头防止脱落。医生需要调整咬合时应指导老年患者做各种咬合动作,方便医生确定早接触或合干扰的部位,做到精准调 HE。

（4）器械的使用与管理:洁治器械分为超声波洁牙机和手用洁治器,刮治器械亦分为超声和手用两种,手用的有匙形刮治器(通用刮治器和 Gracy 刮治器)、锄形刮治器、根面锉等。上述超声器械禁用于置有心脏起搏器的老年患者。对于有肝炎、肺结核活动期等传染性疾病者也不宜使用超声。手用刮治器使用后保湿存放,定期研磨保持工作端锐利。

（5）老年患者常见全身疾病和牙周治疗的护理:

高血压:是老年人的常见病,老年人术前应常规测量血压,轻中度的高血压不影响口腔治疗。老年人如果收缩压 >160mmHg,舒张压 >110mmHg 时,应使用降压药,使血压下降后再做处理,但不要求一定降至正常范围。老年人常产生直立性低血压,须特别注意,最好采取坐位治疗,如需要仰卧位,在患者坐起或站立时,应嘱患者不要着急,动作缓慢。

心脏病:许多老年人常终身使用抗凝剂,洁治术前,指导老年患者到内科会诊,换用或暂时停用抗凝药物 3~5 天。

糖尿病:老年糖尿病患者对刮治术耐受力减低,易并发感染,指导老年患者到内科就诊,应先控制血糖,使其降至正常范围,并常规给抗生素以预防感染。

（6）治疗结束后帮助患者清洁面部,由洁到污的原则整理更换用物,回吸吸引器管路,做好用物分拣和垃圾分类,消毒牙科综合治疗台,做好手卫生。

**（五）延续护理**

1. 牙周治疗后上药的患者 30 分钟内忌饮水和漱口。

2. 告知患者治疗结束后患牙会遇冷热敏感,浮起感等不适,属于正常现象,一周左右就会自行缓解。如果出现持续出血要及时就诊。

3. 用药指导　抗菌药物大多作为洁治术和刮治术的辅助治疗手段,老年人谨慎合理用药非常重要,而且以局部给药为首选。牙周局部用药的方法很多,包括含漱、涂布、局部冲洗以及牙周袋内缓释和控释药物的使用等。

4. 老年人牙龈退缩常导致牙根敏感,另外在牙周刮治过程中,常将根面的牙骨质刮除,使牙本质直接暴露于牙周袋内或口腔内,会使温度、机械或化学刺激等直接接触产生敏感症状。一般情况下牙周治疗后出现一过性的牙根敏感不需特殊处理,应向患者解释清楚。少数症状严重影响进食者,可用氟化钠糊剂(或 2% 氟化钠溶液)局部涂布、含氟矿化液含漱等,尽量避免使用烈性脱敏药物。

5. 手术治疗和巩固疗效的指导　牙周病发展到一定的阶段仅靠基础治疗难以取得良好的疗效,适时还要选择手术治疗,以达到彻底消除病灶,重建良好的牙周环境,让患者理解并配合。牙周病还会反复发作,需要定期复诊,一般 3~6 个月复诊,6~12 个月做一次洁治,以维护牙周健康巩固疗效。

**（六）居家护理**

1. 指导患者掌握正确的刷牙方法，每天早晚各一次，可以去除 70% 的牙菌斑。

（1）Bass 法：适用于无龈乳头退缩的情况，宜选择软毛牙刷。将刷毛放于牙颈部，刷毛与牙面成 45°（图 5-10-6），毛端指向龈缘方向，轻轻加压，使刷毛末端部分进入龈沟和牙间隙（图 5-10-7）。牙刷在原位左右水平颤动 7~8 次，注意不要使刷毛末端离开龈沟，刷毛与牙面摩擦，最后将刷毛拂起；刷上下前牙舌面时，将刷头竖起，刷毛的前端接触牙齿上下颤动（图 5-10-8），依次移动牙刷到邻近的牙齿，重复同样的动作（图 5-10-9）。刷咬合面时，毛刷垂直牙面略施压，使毛刷尖端深入牙的点隙沟裂（图 5-10-10），沿前后方向颤动，再移至邻牙。刷牙时一定要按照顺序，可以重叠但不能遗漏，尤其是最后一颗牙的远中面（图 5-10-11）。

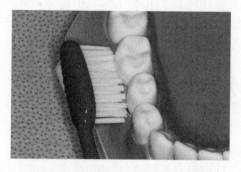

图 5-10-6　毛束与牙面成 45°

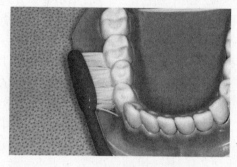

图 5-10-7　加压使毛刷末端进入龈沟和牙间隙

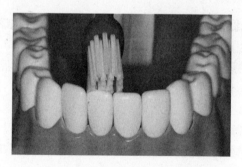

图 5-10-8　刷前牙舌面牙刷竖起

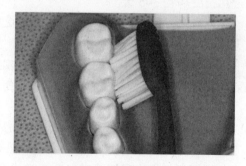

图 5-10-9　后牙舌面做近远中方向原位水平颤动

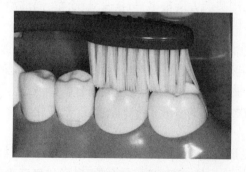

图 5-10-10　刷𬌗面时毛刷垂直牙面

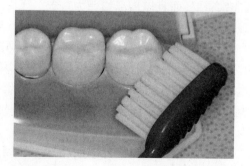

图 5-10-11　最后一颗牙的远中面

（2）Rolling 法：适用于龈乳头退缩的情况。刷毛与牙齿的长轴平行，毛端指向牙龈缘，然后加压旋转毛刷，使毛刷与牙齿长轴成 45°，转动牙刷，使毛刷由牙龈边缘刷向咬合面方向，即刷上牙时刷毛从上往下刷，刷下牙时刷毛从下往上刷。

每个部位旋转刷 5~6 次，然后移动牙刷位置，保证每个牙都刷到（图 5-10-12、图 5-10-13）。

牙龈退缩的结果常导致水平型食物嵌塞，如果不及时取出食物或患者未进行适当的邻面菌斑控制，则暴露的牙根面容易发生根面龋，有时甚至是环状龋，多发生于口腔卫生不良的老年牙周炎患者。指导老年人自我控制菌斑的方法，如正确的刷牙方法和良好的卫生习惯等。

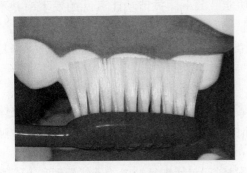

图 5-10-12　Rolling 刷牙法

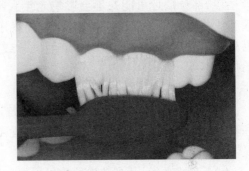

图 5-10-13　Rolling 刷牙法

2. 对于牙间隙较宽者，除了刷牙还要用牙线、牙签、冲牙器清除牙齿邻面的菌斑。手动作不方便的高龄老年人最好选择电动牙刷和冲牙器。因疾病卧床者或某些昏迷患者或植物人，可由他人用棉签蘸化学抗菌剂擦洗牙面和口腔黏膜，每日 2~3 次。

3. 菌斑控制并不单纯是某一阶段的治疗，它贯穿在牙周治疗过程的始终，而且在治疗后也要终生实施，才能保证牙周治疗的顺利进行并保持长期的疗效，它也是预防和保健的首选方法。

### 三、老年人牙列缺损与牙列缺失

#### （一）疾病概念

牙列缺损是指因龋齿、牙周病、外伤或颌骨肿瘤手术等引起的部分天然牙齿缺失，牙列缺失是指单颌或上下颌的天然牙全部缺失，牙列缺损与缺失是老年人常见的口腔疾病之一。

牙列缺损与缺失应及时进行修复治疗，口腔修复的主要治疗方式是利用人工修复体来恢复、重建口腔缺损或缺失组织的解剖形态和生理功能。

#### （二）流行病学

根据第三次全国口腔流行病学调查（2005）报告结果显示，65~74 岁年龄组老年人（检查 32 颗牙）平均存留牙数 20.97 颗，无牙颌率为 6.82%。有牙齿缺失（除第三磨牙以外）的比例为 86.1%，但义齿修复率仅为 42.0%。在无牙颌受检患者中有 92.6% 佩戴全口总义齿。不同地区老年人口腔健康情况略有差异。

导致牙列缺损与缺失最常见的两个病因为龋病和牙周病，此外还有外伤、不良修复体和发育异常等。

#### （三）临床表现与并发症

牙列缺损与缺失对患者的面容外观、咀嚼功能、吞咽功能和发音都会产生不同程度的影响，是一种潜在的病理状态。随着时间的延长，牙齿的缺失可引起牙槽嵴、余留牙、口腔黏膜、咀嚼肌及神经系统、颞下颌关节等的有害改变及并发症。另外牙列缺损与缺失也会影响患者社交,对患者心理造成巨大的负面影响。

**（四）治疗原则**

由于老年患者的全身状态、口腔健康条件和心理情绪的特殊性,需要在老年人进行义齿修复前进行仔细检查及耐心解释,让患者增强信任感,并能够积极配合治疗。在确定治疗方案和评估预后时,应综合考虑其全身及局部因素,和以往戴用旧义齿经验,结合患者意愿制订适合患者的个性化治疗方案。在牙齿缺失的过程中,如果患者在功能上已经逐渐适应,部分缺牙可能并不会影响老年人咀嚼功能。颞下颌关节功能紊乱的发生率并不因为失去部分磨牙支持而增加,但是天然牙的进一步缺失,可增加发生颞下颌关节紊乱的易感性。对于咬合中少于3~4个前磨牙或磨牙的老年患者,应该考虑局部义齿进行修复治疗。

1. 活动义齿

（1）可摘局部义齿:可摘局部义齿是以患者天然牙和黏膜为支持,利用义齿固位体和基托固位,用人工牙和基托等修复牙列和相邻组织缺损,且患者能够自行摘戴的一种修复体。

（2）全口义齿:牙列缺失通常可采用全口义齿修复,包括恢复缺失的天然牙列和上下颌软硬组织的缺损结构。成功的全口义齿修复可以改善和恢复患者主要的口腔功能,包括咀嚼、吞咽、发音和面部外形等,从而明显提高患者的生活质量。

（3）覆盖义齿:覆盖义齿是一种覆盖并支持在健康或已做完善治疗的天然牙或牙根上的可摘局部义齿或全口义齿。临床上经常有老年患者口内余留大量残根、残冠,而老年人往往由于同时患有多种全身系统性疾病而不能耐受拔牙,另一方面许多保守的老年人希望能够保留患牙根,覆盖义齿就成为一种较好的治疗选择。

2. 固定桥 固定桥是依靠粘结剂将义齿和缺失牙一侧或两侧的基牙连接在一起,修复牙列缺损的一种人工修复体,可以恢复少数缺失牙的解剖形态和生理功能,患者不能自行摘戴。老年患者进行固定义齿修复设计应该综合考虑患者的全身情况、口腔卫生、余留牙条件等多种因素。

3. 种植义齿 在老年患者中,修复体常因为受到患者口腔条件的限制而固位不良、稳定性不佳。在大多数戴用活动义齿的老年患者中,都有不同程度的戴牙困难。种植义齿是由种植体和其支持的上部结构组成的修复体。口腔种植体的目的就是增加修复体的固位、支持和稳定性。同时,种植义齿的基托面积小,甚至口腔条件良好的患者可以做到无基托,患者感觉舒适。对于戴用常规活动义齿有困难者,特别是牙槽嵴吸收严重或者颌骨缺损的患者,种植义齿更具有明显的优势,可以提高患者的生活质量。

然而老年患者生理功能衰退,全身并发症逐渐增多,种植修复失败的风险也随之增大,对老年患者应该结合其全身和局部情况慎重选择种植修复,严格掌握适应证和禁忌证。

**（五）护理干预**

1. 护理评估

（1）局部因素:牙和牙周的健康状况、牙槽嵴的状况、颌间距离和咬合情况、咀嚼肌和颞下颌关节的功能、口腔黏膜的健康状况、唾液的质和量、口腔卫生状况、现有义齿的使用情况等。

（2）营养状况:牙列缺损与缺失影响咀嚼,造成老年患者营养状况不良,从而直接影响健康,也影响老年人对口腔修复治疗的耐受能力。在对老年患者进行修复治疗之前,首先应对其饮食营养状况作出评价,并给予必要的指导。

（3）心理问题:老年患者常因缺牙影响面容及发音造成自卑心理,感到自己被忽略或遗弃。患者一方面可能会对修复治疗的效果产生怀疑,而在修复过程中或戴牙后拒绝合作;另一方面有些老年人对佩戴义齿盲目乐观,认为一旦戴上义齿马上就能恢复面容和咀嚼功能,以至于长期不能适应新义齿。因此对老年患者进行修复治疗前,应采取必要的心理疏导与护理及宣教。

（4）系统性疾病:老年患者常见的全身性疾病如:脑卒中、老年痴呆、帕金森氏病等疾患增加了口腔修复的难度。此时修复治疗应延缓,直至患者病情缓解。严重衰竭的患者有时难以耐受复杂的治疗过程的老年患者,可不进行修复治疗。

（5）对修复方法的了解、对修复效果的接受程度,对预后的期望值。

（6）社会家庭情况:自理能力,家庭照护情况,自身的经济承受能力。

2. 活动义齿、固定义齿修复护理配合工作要点

（1）治疗操作中做好消毒隔离,防止交叉感染。了解治疗方法,用物准备齐全,及时传递,积极主动配合医生治疗。

（2）老年人的吞咽功能较差,牙体预备时要及时协助医生吸唾,避免因呛咳带来不必要的风险。使用吸引器时要牵拉保护口腔软组织,不能遮挡医生操作视线和治疗区域,不能引起患者不适,尽量彻底吸除口腔内的碎屑水雾和唾液,减少老年患者因反复起卧漱口吐口水而引起直立性低血压的风险,缩短治疗时间,进一步提高医生工作效率。

（3）印模材料的调拌:严格遵循材料的调拌比例,在规定的时间内,充分混匀研细调拌成需要的性状。印模制取时常会引起老年患者的恶心,协助患者坐起,指导患者深呼吸,配合医生采集到的精准印模。对关节松弛易脱臼的老年患者适时让患者闭口休息,并协助患者按摩颞颌关节。对于习惯张口呼吸的老年患者,治疗过程中指导患者用鼻呼吸避免呛咳。

（4）确立颌位关系时,由于老年患者长期缺牙造成不良咬合关系,护士要做好心理护理,配合医生耐心指导患者采取正确的咬合方式。

（5）医生需要调整咬合时指导老年患者做各种咬合动作,方便医生确定早接触或HE干扰的部位,做到精准调HE。义齿调磨时有飞沫产生,医护患都要戴好防护镜,避免伤害眼睛,护士还要用强吸协助吸除飞沫。

（6）治疗结束后帮助患者清洁面部,由洁到污的原则整理更换用物,回吸吸引器管路,做好用物分拣和垃圾分类,消毒牙科综合治疗台,做好手卫生。

**（六）延续护理**

1. 患者拔牙后需进行义齿修复者,嘱患者拔牙术后2~3个月后待拔牙窝完全愈合再行修复。如影响美观者,拔牙窝愈合期间可以做过渡义齿修复。

2. 患者原有的旧义齿不能满足咀嚼功能,出现黏膜炎症破溃时,嘱患者停用一周待炎症消退,黏膜恢复后再行新义齿修复。

3. 义齿佩戴后会出现异物感、流口水、恶心、发音不清,指导患者正确的佩戴方法,嘱患者一段时间后就会适应。

4. 缺牙较多基托较大或总义齿修复的患者,开始咀嚼食物时应先吃软的小块的食物,咀嚼动作要慢,避免用前牙咬食物,锻炼一定时间后再过渡到正常饮食。

5. 义齿戴用一段时间后如出现压痛或不适,应及时到医院复诊修改,修改前嘱患者应佩戴 2~3 小时,以便医生根据黏膜压痕调改义齿。如果出现卡环松或者义齿容易脱落,不要自行修改,到医院就诊由医生调整。

**（七）居家护理**

1. 义齿的清洁与保存　饭后应取下义齿,用软毛牙刷刷洗漱口后再戴入。睡觉前应取下义齿,浸泡在冷水中备用,以利于基牙和黏膜组织的健康。

2. 佩戴义齿时避免掉在地上摔碎。

3. 义齿切忌浸泡在酒精中消毒,可以选用义齿清洁片每周浸泡清洁 1~2 次。

4. 基牙的保护　每天早晚用软毛牙刷和含氟牙膏将牙齿刷干净。可以辅助牙线、间隙刷、冲牙器等去除牙菌斑,可辅助氟制剂的使用,防止牙齿龋坏和牙周病的发生。

5. 建议每半年至一年到医院复诊一次。

（张卫红）

**第六章**

# 老年中医养生与保健

我国传统养生文化已有数千年的历史,祖国医药学为中华民族的繁衍作出了巨大的贡献。在诸多史书和古籍中都记录了中医中药对于保障人民健康起到的重要作用。《黄帝内经》是我国现存最早的医学经典著作,其中有大量关于饮食、运动、情志等方面养生的记载,奠定了中医养生学的理论基础。后世历代中医学家、养生家和劳动人民经过漫长的实践和探索,进一步总结出一系列防御疾病、延缓衰老的独特方法,创造出一整套具有民族特色的中医养生理论和方法,形成了博大精深的中华养生文化,在强身健体、延年益寿方面积累了丰富的经验,为后人留下了极其珍贵的财富。

中医认为,老年生理特点主要是脏腑和气、血、精、神等生理功能自然衰退,及机体阴阳平衡、调节的稳定性降低。根据此特点,老年人养生要注重饮食营养平衡,起居有常,食补为主,药疗为辅,动静结合,心态平和,这样才能保证自己健康长寿。下面就具体谈谈老年人饮食、运动、情志等方面的中医养生与保健。

## 第一节　饮食与老年养生保健

饮食养生,习称"食疗"、"食补"。饮食与人们的生活息息相关,古代医家早就认识到了饮食与生命的重要关系,《寿亲养老新书》说:"主身者神,养气者精,益精者气,资气者食。食者生民之天,活人之本也"。明确指出了饮食是"精、气、神"的营养基础。《养老奉亲书》指出:"老年人皆厌于药而喜于食。"提倡治病保健以食物为先。根据中医药文献统计,有近百种食物具有补益养生作用,包括益寿、增力、益智、强筋、壮阳、轻身、肥人、助孕、安神、聪耳、明目、固齿、乌发、健肤等20余种,构成了中医养生学的一个组成部分。中医认为,人和自然相通相应,遵循同样的运动变化规律,共同受阴阳法则的制约,人和自然这种息息相关的关系同样也体现在饮食养生方面。如《内经》记载"五味所入"和"五味所生"等皆说明作为自然界的产物,"味"与机体脏腑有着特定的联系。如《千金要方》云:"精以食气,气养精以荣色,形以食味,味养形以生力……精顺五气以灵,形受五气以成,若食气相反则伤精,食味不调则伤形……"医圣张仲景曰:"凡饮食滋味,以养于生,食之有防,反能为害……所食之味,有与病相宜,有与身为害,若得宜则益体,害则成疾"。此外,食物对脏腑还有"所克"、"所制"、"所化"等作用。中医根据"天人合一"的整体观,运用食物达到补虚、泻实,最终调整阴阳的目的;制订各种饮食起居方法,主张因时、因地、因人、因病来改变饮食内容,做到审因、审时和辨证施食。

## 一、中医饮食养生理论

中医饮食养生的基础理论是以阴阳五行学说为指导,五脏六腑学说为核心,同时与中医经络学说、治则学说密切相关。

### (一)调和阴阳

阴阳学说,是我国古代的哲学理论,它贯穿于祖国医学理论体系的各个方面,同时也在饮食养生中得到广泛应用。食物的"性"或"气"与药性"四性"或"四气"一致,指寒热温凉四种不同的性质。古人把食物分为三大类气质或性质,即寒凉、平、温热三类。寒性食物、凉性食物皆属于阴,阴代表着向下、主静、黑暗、寒冷、内向的一方。温性食物、热性食物皆属于阳,阳代表着向上、主动、光明、炎热、外向的一方。以常见的三百多种食物统计看,平性食物居多,温热者次之,寒凉者更次之。

中医学认为,任何疾病无论多么复杂,都可以用阴阳来分类,寒凉性质食物多有滋阴、清热、泻火、凉血、解毒的作用,适宜于热性体质或热性病症,温热性质食物有温经、助阳、活血、通络、散寒等作用,适宜于虚寒体质或寒性病症。平性食物有健脾、开胃、补益身体的作用,适宜于任何体质,身强体健者可长期食用。因此,在进行食疗时,一定要分清疾病的属阴、属阳,然后在此基础上选择相应的食物,才能获得用食物来治疗或康复的效果。在日常饮食养生中,也要辨别自己的阴阳体质,有目的地进行饮食搭配,达到阴阳调和的良好状态。

年老之人,脾胃功能下降,消化吸收功能减弱,饮食调理尤为审慎。老年人阳气日衰,脾喜温恶寒,故宜食温热熟软之品来保护脾肾。《寿亲养老新书》:"高年之人,真气耗竭,五脏衰弱,全仰饮食以资气血,若生活无节,饥饱失宜,调停无度,动成疾患……老年人之食大抵宜其温热熟软,忌其黏硬生冷。"

### (二)以平为期

《内经》里明确指出食疗的标准:"谨察阴阳所在而调之,以平为期",传统营养学理论核心是掌握阴阳变化规律,围绕调理阴阳进行食事活动,使机体保持"阴平阳秘"的状态。这是因为,人体生理活动的正常状态依阴阳变化之动态相对平衡来维持,人体的病理变化的核心是阴阳失调,故饮食治疗的目的是调整不平衡的阴阳,从而使其变化趋于动态平衡,具体要以阴阳五行学说、五脏六腑学说、中医经络学说等为指导。

五行,即是木、火、土、金、水五种物质的运动,在后来的发展中,五行的意义已发生了质的变化,它已不再是指五种物质本身的运动,而抽象为代表五大类事物属性的哲学概念。把具有生长、开发、条达、舒畅等作用或性质的食物,均归属于木;把具有温热、升腾作用的食物,均归属于火;把具有清洁、肃降、收敛等作用的食物,均归属于金;把具有寒凉、滋润、向下运行的食物,均属于水;把具有生化、承载、受纳等作用的食物,均归属于土。五行具有生克关系,食物也根据五行属性具有相生相克制化的联系。

藏象,是藏于体内的脏腑及其表现于外的生理、病理现象。中医认为,人体五脏处在一个活动的相互影响、彼此协调的整体之中。《内经》指出:"五味入口,藏于胃,以养五脏气",五脏之气即是五脏的功能活动,它依赖饮食五味的滋养,五味不当会损伤五脏之气。正如唐代医家孙思邈所言:"形受味以成也;若食味不调则损形也。"饮食调养要遵循五脏六腑的功能特点,在生理上互相联系,在发生病变是亦互相影响、传变。长期服用某一性味的食物或药物,可导致脏腑之气偏胜或偏衰。

古人云："夫五味入胃,各归所喜攻,酸先入肝,苦先入心,甘先入脾,辛先入肺,咸先入肾。久而增气,物化之常也;气增而久,夭之由也。"阐述了中医饮食营养学关于食物归经的理论。此种理论主要显示食物对人体某些脏腑、经络等部位的突出作用。它表明了食物的重点选择性,如同属寒性的食物虽都具有清热的作用,但其作用范围不同,有的偏于清肺热,有的偏于清肝热,有的偏于清心火等。正如《素问·至真要大论》所载"夫五味入胃,各归所喜"。食物的归经与"味"有一定的联系,如辛味食物归肺经,甘味食物归脾经,酸味食物归肝经,苦味食物归心经,咸味食物归肾经。

### （三）饮食有节

"饮食有节"是《内经》中最早提出的:"食饮有节……而尽终其天年,度百岁乃去;以酒为浆……醉以入房……故半百而衰也",强调节制饮食对养生长寿的重要。中医认为,脾胃为后天之本,若脾胃损伤,胃不能腐熟水谷,脾不能运化精微,则中气不足,易受外邪侵害。我国古籍中对饮食不节的隐患有诸多论述,如《管子》云:"饮食不节……则形累而寿损",《内经》中记载"饮食自倍,肠胃乃伤"、"膏粱之变,足生大丁",意思是过饮过饱、肥甘厚味,损伤脾胃功能,足能让你引起疾病,比如生疗疮之患,形体受累,寿命缩减。"饮食有节"一方面不能暴饮暴食,另一方面也不能过饥,中医讲"谷不入,半日则气衰。一日则气少矣"、"平人不食饮七日而死……"。因此,《寿世保元》特别指出:"食唯半饱无兼味,酒至三分莫过频。"

老年人脾胃功能渐衰,若服食过量,肠胃虚薄,不能消纳,影响营养的输布和吸收,所以不仅要注意饥饱适度,更要养成定时定量的饮食习惯,慎重保护,谨慎调养。正如《吕氏春秋》所言:"食能以时,身必无灾。"主张少食多餐,先饥而食,先渴而饮,以保谷气长存,满足机体代谢和营养的需要。《老老恒言》指出:"日中而阳气隆,日西而阳气虚,故早饭可饱,午后即宜少食,至晚更必空虚。"养护好脾胃的正常功能,保证后天之本的旺盛,是老年饮食养生的基本。

《内经》中的"饮食有节"还包涵饮食有法的意思,要求食物清洁,不要腐败,食物无毒、无菌、无病原生物、无寄生虫,防止病从口入。饮食不洁,可引发多种肠胃道疾病,出现腹痛、吐泻、痢疾等,甚至出现中毒昏迷等严重症状。大部分食品不宜生吃,需要经过烹调加热后变成熟食,方可食用,其目的在于使食物更容易被机体消化吸收。同时,也使食物在加工变热的过程中,得到清洁、消毒,除掉一些致病因素。《千金要方》说:"勿食生肉,伤胃,一切肉唯须煮烂。"这对老年人尤为重要。

### （四）合和而食

"五谷为养,五果为助,五畜为益,五菜为充,气味合而服之,以补精益气",是《内经》中的经典论述,意思就是要全面膳食,均衡营养,"合和而食之",忌偏食,"无使偏盛",从而补益精气。古人很注重"五味调和",合理调配,保持食物多样,所谓"谷肉果菜,食养尽之"。但其中要以谷类为主,其次才是水果、肉食、蔬菜等副食。五谷指粳米、小豆、麦、大豆、黄黍。五果指桃、李、杏、栗、枣。五畜指牛、羊、豕、犬、鸡。五菜指葵、藿、薤、葱、韭。古人早就认识到各种食物中所含的营养素不同,只有做到使各种食物荤素粗细的合理搭配,才能满足人体各种生理功能的基本要求。中医学在烹调食品中,不但注意色、香、味、形俱全,更重要的是重视食物的制作过程和要注意保护营养成分和调和阴阳、寒热、配伍禁忌、五味等。

老年人不仅要"合而服之",还要注意吃容易消化的食物,宜挑选清淡富有营养的食品。正如孙思邈在《千金要方》所讲的"鲜肴务令简少","老年人所以多疾者,皆由少时春夏取凉过多,饮食太冷,故其鱼脍、生菜、生肉、腥冷物多损于人,宜常断之",这些都是告诫人们少食荤食,不要贪味,提倡淡食。

### （五）谨和五味

食物的"味"既是指食物的具体口感味觉,又是性质的抽象概念。可概括为"五味",即:酸(涩)、苦、甘(淡)、辛、咸。医圣张仲景在《金匮要略》中有大量论述,归纳起来就是"两五、配四加新鲜"。所谓"两五",是指五谷和五味;所谓"配四",是指饮食要与四季气候相配合,摄即主食为五谷相兼,粗细搭配,副食中菜肴的性味与烹制成的味道要五味适合。

中医认为,酸味食物具有收敛、固涩的作用,苦能泻下,苦味食物大多具有清热、泻火、泻下降逆、燥湿等作用,甘味食物具有滋补、和中、缓急、止痛等作用,辛味食物常兼有辣味,有发散的作用,咸能补肾,咸能软坚,还有养血的作用。"阴之所生,本在五味;阴之五宫,伤在五味",意思是了阴精藏于五脏,而五味化生阴精。

五味调配得当,可增进健康,有益于延年益寿,反之,若五味太过或偏嗜,会伤及五脏。中医五行理论将五脏、五味相对应,甘(甜)属脾,酸属肝,苦属心,辛(辣)属肺,咸属肾,偏嗜某一味,对应损伤某一脏的功能,同时也连带影响相生相克的脏腑。"是故味过于酸,肝气以津,脾气乃绝;味过于咸,大骨气劳,短肌,心气抑;味过于甘,心气喘满,色黑,肾气不衡;味过于苦,脾气不濡,胃气乃厚;味过于辛,筋脉沮弛,精神乃央"。

所以,五味入口贵在调和适宜,气血方能畅通,使人永驻青春、延年益寿,正如《内经》所言:"是故谨和五味。骨正筋柔,气血以流,腠理以密,如是则骨气以精,谨道如法,长有天命"。

### （六）顺应四时

古人云:"人以天地之气生,四时之法成。"说明自然界的天地之气与四时气候的变化是人类生命的源泉,自然界的运动变化,直接影响着人体。自然界有规律的运动体现为四季。《内经》指出:"智者之养生……必顺四时而适寒暑",中医根据自然界和人体阴阳消长、气机升降、五脏盛衰的不同时间的特点状态而制定的四时养生原则即是"春夏养阳,秋冬养阴"。

春夏自然界阳气渐生而旺,夏养生气、养长气,即所谓养阳,从而为阳气潜藏、阴气盛打基础;秋冬自然界阴气渐生而旺,秋冬养收气、养藏气,即所谓养阴,从而为来年阳气生发打基础。养阳指养心、肝两个阳脏;养阴指养肺、肾两个阴脏。养阳要顺从阳气生长的特点,使阳气发泄;而养阴要顺从阴气收藏的特点,不要使阴气发泄。但若是阴阳偏盛偏衰之体则应区分对待。如素体阳虚,则要"冬病夏养",素体阴虚,则要"夏病冬养"。

五行学说指出,肝主春,心主夏,脾主长夏,肺主秋,肾主冬,由于五脏在不同季节的功能盛衰不同,因此在养生上,就要有侧重点,即春要注意养肝,夏要注意养心,长夏要注意养脾,秋要注意养肺,冬要注意养肾。

### （七）审因施膳

科学的膳食应在"天人合一"理念的指导下,保持一个动态平衡,因此饮食养生必须根据具体情况区别对待,掌握因人、因时、因地、因病制宜的确定原则,灵活选食,这叫审因施膳。

人的体质不同,所采取食养措施、方法亦不同。体质形成于胎儿期,定型于生长发育期,后可经过演化,具体可有阴虚、阳虚、血虚、气虚、阳盛、血瘀、痰湿、气郁等体质。食养应根据人的体质辨识,选择适合自身的饮食。如实热体质的老年人,表现为脸红赤、口渴舌燥、便秘,要多吃寒凉性或性质平和的食物。体质偏寒的老年人,面色较正常人白,很少口渴,不喜欢接触凉的东西,应选择温热性质的食物等。

一年四季有寒热温凉之别,食物性能也有清凉、甘淡、辛热、温补之异,故饮食摄养宜顺应四时而调整。如春季宜"省酸增甘",夏季宜"减苦增辛",秋季宜"减辛增酸",冬季宜"减咸增苦"等都是因时制宜的具体方法。

不同的区域,有不同的地理特点、气候条件,人们的生活习惯不同,故应采取相适宜的饮食养生方法。在寒冷的地区,宜食温性之品以胜寒凉之气;在多风的地区,宜用滋润的食物以胜气干燥。而平原之人阴气不足,湿气偏盛,要多食一些甘凉或清淡通利之品,以养阴益气,宽胸祛湿。

作为老年病医学的形成,实是基于《内经》,而东汉医圣张仲景《伤寒杂病论》则奠定了老年病的辨证论治基础,开创了治疗老年病的先河。食疗遵循辨证论治,即是根据望、闻、问、切的诊断方法,对复杂症状进行综合分析,判断为某种性质的证候,进而根据一定的治疗原则,确定治疗方法的过程。辨证施食是辨证施治在食疗中的具体应用。中医食疗并不是着眼于"病",而是着眼于"证","证同治同、证异治异"。因此,可以出现"同病异膳"或"异病同膳"的现象。所谓"同病异膳",是指同一种疾病,由于发病的时间、地区及患者机体的反应性不同,或处于不同的疾病发展阶段,所表现的证候不同,因而食疗膳食组成也不一样。所谓"异病同膳",是说不同的疾病在发展过程中出现相同的证候,也可采用同一种食疗膳食。综上,膳食随证而施,是传统饮食保健的特点和原则。

**(八)饮食禁忌**

《内经》指出,"谷肉果实,食养尽之,无使过之,伤其正也"。这里包括勿使五味过之、勿使补泻过之、勿使寒热过之、勿使食量过之。食忌尚要有辨证观点,忌不辨体质、脏腑的阴阳盛衰,忌不辨食物的四气五味和归经属性,忌不辨食物的君臣佐使和采集加工的配伍原则,忌不辨居住环境、地理位置和四时气候的影响、忌不辨饮食习惯的影响等,老年人更应注意饮食禁忌,"所食之味,有与病相宜,有与身为害,若得宜则补体,害则成疾。"

## 二、老年食养

**(一)进食保健**

1. **进食宜缓** 食宜细缓,不可粗速。清代石成金在《长生篇秘诀》中提出:"饮食细嚼有益于人者三:盖细嚼则食之精华能滋养五脏,一也;脾胃易于消化,二也;不致吞食噎咳,三也"。所以进食时应从容缓和,细嚼慢咽。《黄帝内经》中提到:"五八肾气衰,发堕齿槁……八八则齿发去"。老年人牙龈或牙根萎缩,甚至牙齿松动和脱落,唾液分泌量减少,进而出现口腔干燥,同时老年人胃肠道的消化功能也在逐渐减退。老年人如果进食粗糙,过猛过快,会使牙齿的磨损更加严重,也加重胃肠和循环系统的负担。中医认为唾液是津液所化,脾胃所主,有营养强身的作用。尤其是老年人,细嚼慢咽恰恰能够良性地刺激唾液分泌,使"玉泉"涓涓而出,润五脏,悦肌肤,有益于健康长寿。一般来说,老年人每口饭宜咀嚼30秒左右,并且一口饭要细嚼数十次,然后慢慢咽下,三餐如是。如能长期坚持,养成习惯,就会收到良好效果。

2. **食宜专致** 此指进食时,应把各种各样的杂事抛开,把注意力集中到饮食上来,不可边看书、边思虑,心不在"食"。古人说"食勿大言",主张进食时要专心致志,既可品尝食物的味道,又有助于消化吸收,增进食欲。进食时过多的说笑、喧哗,会促使胃肠交感神经兴奋性增强、胃的运动力减弱、消化液分泌减少;同时,高谈阔论易使大量空气吞入胃肠,还可引起恶心、呕吐、腹胀、腹痛或引发慢性胃炎、消化不良等疾患。

3. 进食宜乐　古人言:"食后不可便怒,怒后不可便食"。人在愤怒、忧郁或苦闷时,茶不思,饭不想,勉强吃下也难以消化,所以在进餐时应保持舒适愉快的心情和良好安定的环境,尽量避免不良因素的干扰。其实,我国早在周朝,帝王筵席时,要奏乐助兴。据《周礼·天官·膳夫》记载:"以乐侑食,膳夫受祭,品尝食,王乃食。卒食,以乐彻于造",由此可见,周代君王在进餐时,要奏乐助兴,餐毕,还要在音乐声中,将未吃完的食物收进厨房。《寿世保元》中说:"脾好音声,闻声即动而磨食。"说明在进餐中,听一些轻柔松快的乐曲,有利于增进食欲及加强消化功能。

此外,中医养生还认为"已劳勿食","已汗勿饮","适温而食"。"已劳勿食"是说在劳累之后不要立即进食,应该先稍事休息;"已汗勿饮"是说大汗后不立即暴饮;"适温而食"指进食温度应寒热适度。《内经》讲"食饮者,热无灼灼,寒勿沧沧"。以上都是古人给我们留下的养生经验,流传至今,均是科学的进食保健方法。

**（二）食后保健**

1. 食后漱口　《金匮要略》有"食毕当漱口数过,令牙齿不败口香"之说,进食后,口腔内容易残留一些食物残渣,经常漱口可使口腔保持清洁,牙齿坚固,并能防止口臭,龋齿等疾病。

2. 食后散步　《摄养枕中方》里说:"食之行数百步,大益人。"食后缓缓活动,有利于胃肠蠕动,促进消化。切忌饱后急行,也不宜食后即卧。饭后,可以一种闲暇之态,缓缓踱步,每次以百余步为佳。

3. 食后摩腹　古代医家孙思邈在《千金翼方》里说:"食毕摩腹,能除百病",又说:"平日点心饭后,即自以热手摩腹,出门庭行五六十步,消息之"。食后摩腹能消食理气、活血通络、疏通经脉,对老年人大有裨益。简单的方法是:用两手掌对搓,手掌搓热后,以掌心着腹,以脐为中心,从上至下,顺时针方向慢慢地、轻轻地摩动20~30圈即可。如果在饭后,边散步,边摩腹,则效果更佳。

**（三）四季膳食**

1. 春季饮食调养　春季天气由寒变暖,阳气生发,万象更新,生机盎然,是一年中最好的季节。人体之阳气也顺应自然,向上、向外疏发,注意保护体内的阳气,使之不断充沛,逐渐旺盛起来。中医五行学说认为,春属木,在五脏属肝。春季的饮食调养原则有以下几点:

（1）食甘少酸:孙思邈在《千金方》中指出,春天饮食应"省酸增甘,以养脾气"。中医认为,春季与五脏中的肝脏相对应,很容易发生肝火过旺,根据中医五行理论,肝属木,脾属土,木土相克,即肝旺可伤及脾,对脾胃产生不良影响,妨碍食物正常消化吸收,而甘味入脾,所以春天要少吃酸多吃甘味的食品,以补益人体的脾胃之气。

1）红糖:性温、味甘,入脾经,具有益气补血、健脾暖胃、缓中止痛、活血化瘀的作用。怕冷、体质虚寒的人宜常食用。高胃酸者,包括糜烂性胃炎、胃溃疡引起的胃痛、糖尿病患者不宜食用红糖。老年人常用的红糖调理方如小米红枣粥,用红枣10多枚,小米、红糖适量。小米和红枣熬成粥,吃时加入红糖。每日三餐均可服用。古人认为小米熬粥,上面的浮油可养阴益肾;红枣、红糖补血生血,适合体弱、面色萎黄、健忘多梦者服用。还可用红糖做枣茶,选红枣若干枚,红糖适量。红枣加水煮烂后,放入红糖,兑入少许红茶（或绿茶）后频频服用。常喝此茶,有健脾和胃、补益气血的作用,尤其适合老年女性服用。老年风寒感冒者,可用炒山楂20g,生姜3片,红糖15g。加水适量,先煎山楂、生姜,后纳入红糖去渣热服,有发散风寒、和胃止呕、消滞止泻功效,适用于外感风寒、呕吐腹泻、食滞不化病者。

2）大枣:大枣起源于中国,在中国已有四千多年的种植历史,自古以来就被列为"五果"(桃、李、粟、杏、枣)之一。《神农本草经》将其列为上品,称大枣有"主心腹邪气,安中养脾,助十二经;平胃气,通九窍,补少气;少津,身中不足,大惊,四肢重"等功效。中医认为,大枣味甘,性温,归脾、胃经,具有补中益气、养血安神、调和药性的作用,可改善脾胃虚弱、倦怠无力、食少便溏、失眠多梦、头晕眼花、心悸怔忡等,是春季饮食调养的佳品。《神农本草经》里说:"久服轻身延年"。老年人吃枣要注意剥皮,枣皮不易消化,且食量不宜过多,一天 3 枚左右。有热证、腹胀等症状更应少食或不食。用大枣 15 枚,浮小麦 50g,甘草 10g,煎煮 1 小时,去甘草后食用。可益气养心,安神定志。食用过多会助湿生痰蕴热,有湿热痰热者不宜食用。

3）山药:味甘、性平,归脾、肺、肾经,有补脾止泻、补肺治咳、补肾固精、缩尿、止带、治疗消渴病的功效。适用于身体虚弱、食欲不振、消化不良、脾虚便溏或泄泻、肺虚久咳或虚喘、遗精、尿频、白带过多、糖尿病等。《神农本草经》列为上品,称其"主伤中,补虚羸,补中益气力,长肌、强阴。久服耳目聪明,轻身不饥延年。"不仅健脾益气,可防止春天肝气旺伤脾,又能补肾益精,使人体元阳之气充沛,可增强人体抵抗力及免疫力。本品养阴助湿,涩肠止泻,凡湿盛中满、积滞、便秘者忌服。山药粥,即用大米煮成粥,加入白糖和蒸熟捣烂的山药泥搅匀,若再加入红枣煮成山药红枣粥,则滋补效果更好,被人们盛赞为"长寿粥"。

（2）温阳健脾:《黄帝内经》里提出的"春夏养阳"的原则,李时珍《本草纲目》引《风土记》里主张"以葱、蒜、韭、蓼、蒿、芥等辛嫩之菜,杂和而食",除了蓼、蒿等野菜现已较少食用外,葱、蒜、韭可谓是养阳的佳蔬良药。

1）葱:中医认为,葱味辛、性温,一身都是药,其叶能利五脏、消水肿;葱白可通阳发汗、解毒消肿;葱汁可散淤血、止痛、解毒;葱根能治便血及消痔。在冬、春季呼吸道传染病和夏、秋季肠道传染病流行时,吃些生葱有预防作用。葱白 60g(洗净),生姜 30g(洗净切片),水煎服可治疗风寒感冒。葱白 100g,甜梨 60g,水煎煮熟,再加白糖 50g,顿服可治风寒咳嗽。葱性辛温,常食易散火耗阴,热毒或阴虚内热者不宜食用。

2）蒜:大蒜具有"除寒湿、辟阴邪、祛毒气、破恶血、消痛肿、化肉食"之功效。现代研究有消炎、抗菌、防癌、保护血管、促进新陈代谢、增强免疫力等作用。尽管吃大蒜对身体颇有裨益,但生吃过多也不利于健康。《本草从新》记载:"大蒜辛热有毒,生痰动火,散气耗血,虚弱有热的人切勿沾唇"。大蒜忌空腹生食和食后喝热汤或茶,肝、肾、膀胱、心脏病、习惯性便秘者应注意少食,不可与蜂蜜同食。

3）韭菜:韭菜性味辛、温有温中、行气、散瘀、解毒等功用,春天多吃些韭菜,可增强人体脾胃之气。鲜韭菜特别是韭籽有补肾壮阳固精和暖腰膝的功能,适用于阳痿、早泄、遗精、遗尿、尿频诸症。《本草纲目》载:"饮生汁,主喘息欲绝,解肉脯毒。煮汁饮,止消渴,盗汗,熏产妇血晕,洗肠痔脱肛。"韭菜可捣汁、熬韭菜粥或韭菜肉或猪腰。患有皮炎、痔疮、血尿,以及阴虚火旺之人应少吃。

（3）多食蔬菜:春天风为主令。风为阳邪,其性开泄,可使人腠理疏松,迫使津液外出,造成口干、舌燥、皮肤粗糙、干咳、咽痛等病症。因此,在饮食上宜多吃些能补充人体津液的食物,这时多吃些应季的蔬菜十分有益。

1）香椿:谷雨前后是香椿上市的时节,古有"雨前椿芽嫩如丝"之说。中医认为,香椿味苦,性寒,有清热解毒、健胃、理气、润肺、杀虫、固精等功效。香椿炒鸡蛋、凉拌香椿芽都是春季佳肴。

2）芹菜：芹菜有水芹和旱芹两种，其性寒味甘。功能清热、利水、通便。炒芹菜、熟拌芹菜、芹菜汁可以改善高血压、便秘。芹菜偏凉，脾胃虚寒、肾阳不足患者应慎用，也不可大量久服。

3）菠菜：中医学认为，菠菜有养血、健脾、润燥、通便之功，如《本草纲目》中记载："菠菜通血脉，开胸膈，下气调中，止渴润燥，根尤良。"老年人吃菠菜不宜过多，因菠菜中的草酸容易和食物中的钙发生化学反应，生成草酸钙，人体无法吸收利用而使钙缺乏。

2. 夏季饮食调养　夏季是一年里阳气最盛的季节，气候炎热而生机旺盛。人体阳气外发，伏阴在内，气血运行亦相应地旺盛起来。暑为阳邪，其性升散，容易耗气伤津。湿为长夏主气，湿为阴邪，好伤人体阳气。除上述暑、湿之气为夏令主气外，夏季还常伴火热内生之证候，火热为阳邪，其性上炎，耗伤阴津。中医五行学说认为，夏属火，在五脏属心，长夏属土，在五脏属脾。根据夏季的特点，饮食调养有以下原则：

（1）省苦增辛：《千金要方》里说："夏七十二日，省苦增辛，以养肺气"。说明夏季饮食调养，除了要着眼于清热消暑外，还要注意不要损伤了脾肺之气。中医认为，苦味入心，夏季少食苦，以免心气偏亢，吃一些辛味之品，入肺，以养肺气，还具有除湿作用。

1）姜：味辛，性微温。归肺、脾、胃经。本品辛而微温，能散寒解表、温中止呕、祛痰止咳、解毒、"通神明"就是指提神醒脑。中暑昏厥不省人事时，用姜汁一杯灌下，能使患者很快苏醒；轻度中暑者吃点生姜也有裨益。传统防暑中药——仁丹，里面就有生姜成分。腹痛、吐泻伤风感冒适当吃些生姜或喝些姜汤，能起到防治作用。本品伤阴助火，故阴虚火旺及疮疡热毒之证忌服。

2）香薷：味辛，性微温，芳香。归肺、脾、胃经。善发汗解暑，兼有利水作用，中医称它为"夏月麻黄"。香荷饮取香薷 10g，陈皮 10g，荷叶 10g（或鲜荷叶 30g），薄荷 5g，先把香薷、荷叶、陈皮三味药共同煎煮 30 分钟，再加入薄荷煮 5 分钟，服用时可加适量白糖调味，代茶饮用。本品具有消暑理气、祛湿解表的功效。汗多表虚者忌服。

3）洋葱：洋葱性温，味甘、辛，具有平肝，润肠，利尿，杀菌的功能。洋葱可以生食凉拌，也可炒熟食用，胃痛、反酸等有胃病的患者忌食此类辛辣食物。

（2）益气养阴：夏季天气炎热，人体容易出汗，汗出过多，则耗伤津液，而气随津泄易造成气阴不足。对于老年人来说，气阴两虚多见，夏季应以补气阴为主。

1）莲子：味甘、涩，性平。归脾、肾、心经。本品既能补益，又有收敛之功，最益脾胃，兼能养心益肾，素有"脾果"之称。具有健脾止泻、养心安神、益肾固精的作用。《神农本草经》记载："主补中、养神、益气力。"莲子可以入粥、入汤，是补脾健胃的佳品。莲子加红枣、龙眼肉煮成红枣龙眼莲子粥，能强心益脾、安神降压、补血通脉。注意大便秘结者不宜食用，莲子收涩作用较强，食后可使便秘加重。

2）薏苡仁：味甘、淡，性微寒。归脾、胃、肺经。本品甘淡利湿，微寒清热，故可清利湿热，且兼有健脾补肺作用。薏苡仁小豆粥：取薏苡仁 20g，赤小豆 30g，大米 100g。先将薏苡仁、赤小豆用冷水浸泡 2 小时，大米洗净，加入适量的水，共同煮成粥。具有健脾渗湿、清热消暑的作用，适用于长夏体倦困重、食欲不振者食用。

3）扁豆：味甘，性微温。归脾、胃经。扁豆功能健脾益气、化湿消暑、解毒。用炒扁豆 60g 或鲜白扁豆 120g，粳米 100g，以上两者同煮为粥，但注意要煮到米熟豆烂，防止中毒。对老年人肠胃虚弱、消化不良、慢性腹泻较好。

（3）清热除湿：夏季湿性最重，湿易困脾，使阳气受损，夏天要多选生津止渴、除烦解暑、清热泻火、排毒通便、滋阴润燥的食物和水果。

1）荷叶：味苦涩，性平，功能清暑利湿，升阳止血。荷叶粥选荷叶1张，洗干净，大米100g，煮粥六成熟时，把荷叶放入粥内一起，直至粥熟时，将荷叶挑出食粥即可。荷叶粥味道清香，略有苦味，可醒脾开胃，有消解暑热、养胃清肠、生津止渴的作用。

2）苦瓜：历代名医皆认为苦瓜有清暑涤热，明目解毒的作用。李时珍说："苦瓜气味苦，寒，无毒，具有除邪热，解劳乏，清心明目，益气壮阳"。如防中暑，可用鲜苦瓜两个，剖开切片，浸入盐水中，捞起做苦瓜汤或菜食。苦瓜生食性寒，脾胃虚弱者应慎食。如需要使用，可将其煮熟。

3）乌梅：性平、味酸、涩，归肝、脾、肺、大肠经。具有解热除烦、生津开胃、涩肠止泻、敛肺止咳、驱虫等功效。乌梅代茶饮，加入冰糖调味，是夏季理想的饮品。

4）绿豆：绿豆味甘，性寒，归心、胃经，具有清热解暑、止渴利尿、润肺止咳、消肿止痒，收敛生肌，解毒。李时珍曾高度评价绿豆为"济世之良谷也"。绿豆60g、鲜丝瓜花8g、水500ml，先煮绿豆至熟，捞出豆后放入丝瓜花煮沸，温服。或用绿豆30~50g，武火急煎使汤呈绿色，加白糖少许，西瓜翠衣适量，再煮片刻，去渣留汁，每日2次，连服3日，有防暑降温之功效。

3. 秋季饮食调养　在秋天由于阳光渐收，而阴气逐渐生长起来，万物成熟，到了收获之时，由热转寒，即"阳消阴长"的过渡阶段。《黄帝内经》里说："秋冬养阴。"秋冬养收气，养藏气，以适应自然界阴气渐生而旺的规律，从而为来年阳气生发打基础，不应耗精而伤。中医五行学说认为，秋属金，在五脏属肺。肺气盛于秋，少吃辛味可防肺气太盛（辛味养肺）。而肺气太盛可克肝木，即伤肝。秋季的饮食调养原则有以下几点：

（1）少辛增酸：所谓少辛，就要少吃一些辛味的食物，这是因为肺属金，通气于秋，肺气盛于秋。少吃辛味，是以防肺气太盛。中医认为，金克木，即肺气太盛可损伤肝的功能，故在秋天要"增酸"，以增加肝脏的功能，抵御过盛肺气之侵入。根据中医理论，在秋天要少吃一些辛味的葱、姜、蒜、韭、薤、椒等辛味之品，多吃一些酸味的食物。

1）苹果：味甘酸，性平，具有生津止渴、润肺解暑、除烦、开胃降逆、益脾止泻、通便的作用。

2）柚子：味酸、性寒，功能理中除胀，化痰止咳，健胃消食，消肿止痛。

3）柠檬：味酸、微苦，性平，具有生津、止渴、祛暑，安胎等功效。

4）柑橘：味甘酸，性凉，具有生津止咳、润肺化痰、醒酒利尿等作用，适用于胸热烦满、胃热口渴、小便不利等病症，食用时榨汁或蜜煎。柑子的药用部分主要是其果皮，称为"广陈皮"，其性寒，味辛甘。具有下气、调中、化痰、醒酒的功效。治咽喉痛可用柑皮煎水代茶饮，以柑皮、冬瓜皮一同煎水饮服，可治水肿。

5）山楂：味酸、甘，性微温，有消食化积、破气散瘀、止泻痢等功效。《本草纲目》中记载："化饮食，消肉积、癥瘕、痰饮、痞满吞酸，滞血胀痛。"《随息居饮食谱》记载："醒脾气，消肉食，破瘀血，散结消胀，解酒化痰，除疳疾，止泻痢。"山楂既可生食，也可加工成果汁、果酱等多种食品。但山楂不宜与人参同食，亦不可多食，因多食耗气、损齿、易饥，气虚羸弱、脾胃虚弱及空腹不宜食用。

（2）滋阴润燥："燥"、萧条、肃杀是秋季的主要特征，人们常感到口干舌燥、鼻塞咽干、唇焦舌红、咳嗽无痰、皮肤干裂、大便干燥等不适，根据中医"燥则润之"的治疗原则，秋天要多吃些滋阴润燥的饮食，以防秋燥伤阴。

1）梨：性寒、味甘,有润肺、清热、消痰、止咳等功效。适用于秋燥或热病伤阴所致的干咳、口渴、便秘,以及内热所致的烦渴、咳喘、痰黄等。雪梨银耳羹：贝母 5g、雪梨 2 个、银耳 50g、冰糖 100g,贝母用醋浸,雪梨切片,银耳泡软后去掉硬根,锅内加水,放入梨、银耳、贝母、冰糖,煮半小时后温服,可益气、滋阴、止咳。梨性寒凉,故脾胃虚寒之呕吐、肺寒咳嗽、便溏、腹痛者应慎用。

2）芝麻：性味甘平,入肝、肾、肺、脾经,质润清香,性缓而降。主有养阴润燥、补肾益脑、止咳平喘之功,适用于老年人阴液不足所致的肠燥便秘、皮肤干燥及肝肾精血不足所致的眩晕、头发早白、目暗不明,风痹瘫痪,腰膝酸软。《本草纲目》记载："芝麻主治伤中虚羸,补五内,益气,长肌肉,填髓骨,久服轻身不老,坚筋骨,明耳目,耐饥渴,延年。"常用黑芝麻、白茯苓、生地黄、天门冬各 240g,研细散,每服 3~6g,食后温水服下,可强壮身体,益寿延年。

3）蜂蜜：味甘酸,性平,具有滋补、强壮、益肝、健脾的功用。对于脾胃虚弱、食少腹痛、肺虚久咳、习惯性便秘等,具有一定的疗效。《本草纲目》记载："蜂蜜有清热、补中解毒、润燥、养肺五功",从而使人健康长寿。饮用蜂蜜的方法简单,可单独喝,也可用温白开水冲着喝,还可在喝稀饭、豆浆、牛奶时加一汤匙等。老年人每天一般用量为 50~100g 为宜。老年性便秘患者,用蜂蜜 50g,水冲服早晚各一次。

4）百合：百合味甘、淡,性微寒,具有润肺止咳,清心安神的作用。据《别录》记载,百合可除浮肿腹胀、痞满、寒热、通身疼痛,止涕泪,适用于治疗肺热、肺燥咳嗽、劳嗽咯血、低热虚烦、惊悸失眠等症。莲子百合羹：选取莲子、百合各 30g,精瘦肉 200g。先将莲子、百合清水浸泡 30 分钟,再将精瘦肉洗净,用水焯一下捞出。然后锅内重新放入清水,将莲子、百合、精瘦肉一同入锅,加水煲熟,可放适量精盐、味精调味。具有清润肺燥、止咳消炎的功效。

（3）润补五脏：秋季养阴首先要润燥,饮食养生要以"润"为宗旨,即要"润补"。秋季选择润补的食品,要遵循甘淡清温,易于消化。

1）银耳：又称白木耳,其性平,味甘、淡,养阴生津作用比黑木耳强,具有滋阴养胃、润肺生津、益气和血、补脑强心、提神补肾等功效。银耳有麦冬之润而无其寒,有玉竹之甘而无其腻,为润肺滋阴之要品。长期食用使人精力旺盛,延年益寿。百合银耳粥：选择滋补肺阴、清除燥热的百合、银耳、莲藕、银杏、莲子、菱角等食材熬煮成各种保健粥,皆可润肺养肺。

2）燕窝：性味甘、平,有养阴润燥、益气补中、延年益寿的功效,补而不燥,润而不腻,非常适合秋季润补。《本草求真》谓其："入肺和气,入肾滋水,入胃补中,其补不致燥,润不致滞,而为药中至平至美之味者也"。老年痰喘可白梨 1 个去心,入燕窝 5g,先用开水泡,再入冰糖 5g 蒸熟,每日早晨服下。体虚自汗者取黄芪 20g、燕窝 5g,煎服,每日 2 次。

3）海参：味咸,性温。补肾益精,养血润燥。内服煮食,煎汤或入丸剂。《五杂俎》谓："其性温补,足敌人参,故曰海参",是一味高级滋补食品。治腰痛、梦遗、阳痿、遗精,海参 250g,当归、黄芪、巴戟天、破故纸各 30g,炖服。治虚火肠结,海参、木耳、猪大肠煮食。

4）冬虫夏草：味甘,性平,归肺、肾二经,能平补阴阳,是秋季润补之上选。既补肺阴,又益肾阳,兼止血化痰。用于久咳虚喘、痨嗽咯血,多与沙参、麦冬、阿胶、川贝等养阴潜肺、止血化痰药同用。用于腰膝酸痛、阳痿遗精,宜与杜仲、淫羊藿、巴戟天、肉苁蓉等补肾助阳药同用。用于病后体虚不复或自汗畏寒,可用本品与鸡、鸭、猪肉等炖服。内服 5~10g;研末服每次 1~2g,一日 3 次。但虫草药力缓和,需久服方能见效。

5）灵芝：味甘,性平,无毒,归肺、心、肝、脾经。灵芝具有养心安神,补肺益气,滋肝健脾作用。灵芝是传统的滋补强壮、扶正固本、抗衰防老、延年益寿的珍贵药物,古代流传灵芝是

"治百病"的"仙药"。灵芝用量一般是每天 1.5~3g,研碎冲服,或浸酒服。目前服用灵芝制剂也很普通,灵芝制剂种类繁多,如灵芝孢子粉、灵芝片,灵芝药性平和,补益作用和缓,长时间服用才起作用,另外,灵芝滋补作用很强,一般高血压患者不宜多服。

**4. 冬季饮食调养**　冬三月草木凋零,冰冻虫伏,是自然界万物闭藏的季节,人体的阳气也要潜藏于内。《黄帝内经·四季调神大论》曰:"冬三月,此谓闭藏,水冰地坼,无扰乎阳",因此冬季养生的基本原则是要顺应体内阳气的潜藏,以敛阴护阳为根本,以为来年的"春生夏长"做好准备。中医认为,寒性凝滞收引,易导致人体气机、血运不畅,而使许多旧病复发或加重。中医五行学说提出,冬属水,在五脏属肾。肾气当令,助肾水,易伤心火,少吃咸味可防肾气太盛。根据冬季的特点,饮食调养应遵循"秋冬养阴、无扰平阳"的原则。

（1）增苦少咸:在冬天里,要少食用咸味食品,以防肾水过旺;增加苦味的食物,以助心阳。正如《四时调摄笺》里说:"冬月肾水味咸,恐水克火,故宜养心。"

（2）温阳补肾:传统医学认为冬季时寒邪易伤肾阳,所以饮食宜吃温性食物。而肾是人体的根本所在,是人体生命活动的原动力,它滋五脏的阴气,养五脏的阳气。所以冬季调养摄取的食物当以补肾温阳、培本固元为首要原则。

1）羊肉:性温,可助元阳、补精血、疗肺虚、益劳损,是一种良好的滋补强壮药。山药羊肉汤适用于腰膝酸软、困倦乏力、肾虚阳痿、脾胃虚寒者。当归生姜羊肉汤具有温中补血、祛寒强身的功效,适用于神疲乏力、面色苍白者。由于羊肉性热,因而素体偏热者,不宜食用,以免助热伤阴。

2）牛肉:性平,味甘,归脾、胃经,具有补脾胃、益气血、强筋骨的作用。牛肉性温和,同羊肉一样被认为是冬季滋补的绝佳肉类。牛肉粥营养价值很高,口味独特,散寒效果佳。

3）核桃:又名胡桃,在我国有"长寿果"、"万岁子"之称。味甘、涩、性温,归肾、肺经。质润敛降,温肾益精,敛肺定喘,润肠通便。老年慢性便秘者,可用核桃仁 60g,黑芝麻 30g 共捣烂,每早服 1 匙,用温开水送下。

4）栗子:栗性温,味甘,归脾、肺、肾经,有健脾益气、养阴益肺、补肾强筋、活血止血功效,适宜于冬季食用。唐代名医孙思邈说:"栗,肾之果也,肾病宜食之",是抗衰老、延年益寿的滋补佳品。栗子可蒸、可煮、可炒食,尤其是栗子粥,老少咸宜。用板栗 50g,粳米 100g,煮粥食之。栗子对于消化不良脾虚者、湿热重者,都不宜食用。

5）黑豆:味甘,性平,具有补肾利水、祛风解毒之功效。黑豆可炒香嚼食,或醋泡制后食用,亦可加入粥中。黑豆不宜与猪肉同食。

（3）健脾养胃:冬季人体"受补"还是"不受补",关键在于脾胃。脾为后天之本,只有脾胃功能正常,消化吸收的能力才好,进补才能有效。

1）萝卜:顺气消食、止咳化痰、除燥生津、散瘀解毒、通便等功效。在中药里,萝卜子入药叫"莱菔子",常用来行气健胃、消食化痰。羊肉萝卜汤有补中益气、温胃散寒的功效,冬日饮用补而不腻。

2）白薯:又名红薯、地瓜、红苕,李时珍在《本草纲目》中指出:"白薯蒸、切、晒、收,充作粮食,称为薯粮,使人长寿少病,"将其做成粥或是烤食对身体都大有益处。有胃肠道疾病患者不宜多食,宜加重胃胀、烧灼感、反酸。

3）鹅肉、鸭肉:性味甘平,松软不腻,在深冬食之符合"秋冬养阴"的原则。《本草纲目》上记载:"鹅肉利五脏,解五脏热,止消渴",《随息居饮食谱》记载:"鹅肉补虚益气、暖胃生津",《日用本草》说鸭能"滋五脏之阴",具有补中益气、滋阴养胃等功效。尤适宜于气津不足的老年人。

4）神曲：是面粉和其他药物混合后经发酵而成的加工品。味辛、甘，性温。归脾、胃经。有健脾开胃，行气消食之功。神曲粥：选神曲15g，山药10g，大米50g。先将神曲研为细末，放入锅中，再加清水适量，浸泡5~10分钟后，水煎取汁，然后加大米、山药，稀粥。每日1剂，连续3~5天，即可起到健脾胃，助消化的作用。

一般而言，老年人的脏腑脾胃功能相对较弱，饮食应坚持多样清淡，温热熟软，少食多餐为原则。老年人以食治疾，胜于用药。中医养生家认为，凡老年人有患，宜先食治；食治未愈，然后命药，此养老年人之大法也。

## 三、老年食疗

### （一）常用延年益寿的中药

1. 补气药　补气药主要用于气虚证。气虚是指机体活动能力的不足。补气药能增强机体活动的能力，特别是脾、肺二脏的功能。所以补气药最适用于脾气虚和肺气虚的病证。

（1）人参：为五加科多年生草本植物人参的根。栽培者称园参，野生者称野山参。于栽种后5~6年，在9~10月采挖，洗净晒干，称生晒参；经沸水浸烫后，浸于糖汁中，再晒干称糖参（白参）；除去侧根、须根，蒸熟，晒干或烘干，称红参。味甘、微苦，性微温。归肺、脾经。《神农本草经》谓其："补五脏，安精神，定魂魄，止惊悸，除邪气，明目，开心益智。"具有大补元气、生津止渴、安神增智、补脾益肺的功用。本品反藜芦，畏五灵脂、恶皂荚。凡阴虚阳亢、实热之证忌服。服人参不宜喝茶与吃萝卜，以免影响药力。为防其药性太热及嗳气作胀，用莱菔子煎汤服可解。

1）体弱乏力：人参10g。研为细末，装入胶囊，每次1~2g，每日两次。

2）眠差多梦：人参、五味子各15g。研为细末，每次3g，临睡时开水送服。

3）久咳气短：人参60g，蛤蚧1对（酥炙）。研为细末，炼蜜为丸，每丸6g，每次1丸，日服2次。

（2）西洋参：为五加科多年生植物西洋参的根。味苦、微甘，性寒。归心、肺、肾经。《医学衷中参西录》中记载："能补助气分，兼能补益血分，为其性凉而补。凡欲用人参而不受人参之温补者，皆可以此代之。"具有补气养阴，清火生津的功用。本品反藜芦。中阳衰微，胃有寒湿者忌服。忌铁器及火炒。

1）少气乏力：西洋参，研为细末，装入胶囊，每粒0.5g，口服每日2~3次，适于身体虚弱及老年、病后者。

2）热病伤津：西洋参5g，石斛10g。水煎服，适于气阴两虚之烦倦、低热者。

3）肺虚久咳：西洋参3g，阿胶、贝母各10g。水煎后兑入白蜂蜜调服。

4）消渴病：无论有无口渴多饮之症，均宜以本品10g，水煎代茶饮，或研细末，每次1~1.5g，温水冲服。

（3）黄芪：为豆科多年生草本植物膜荚黄芪和蒙古黄芪的根。味甘，性温。归脾、肺经。《日华子本草》中记载："黄芪助气壮筋骨，长肉补血，破癥癖，治瘰疬，肠风，血崩，带下。"能补气、升阳、摄血、行滞、固表止汗、托疮生肌、利尿退肿、益气生津。本品性质温升，可以助火，又能补气固表，所以外有表邪，内有积滞，气实胸满，以及阳盛阴虚、上热下寒、肝旺多怒、痈疽初起或溃后热毒尚盛等症，均不宜用。

1）体虚乏力：黄芪、党参各 15g。水煎服。

2）自汗盗汗：黄芪 15g，麻黄根 9g，生牡蛎 12g。水煎服。

3）浮肿尿少：黄芪、益母草各 15g，防己 9g。水煎服。

4）痈疽不溃：黄芪 15g，皂角刺 9g。水煎服。

（4）山药：为薯蓣科多年生蔓生草本植物薯蓣的块根。味甘，性平。归脾、肺、肾经。《本经》谓其："补虚羸……补中，益气力，长肌肉，强阴。久服耳目聪明，轻身不饥延年。"本品具有健脾补肺，固肾益精之功用。体弱多病的老年人适宜久服常服。本品养阴能助湿，故湿盛中满或有积滞大便干结者不宜单独用。

1）老年体衰：山药同曲米酿酒，或与人参、山萸肉、五味子适量。浸酒随量饮。

2）咳嗽痰喘：鲜山药（捣烂）、鲜甘蔗汁各 250ml 和匀，加热至沸，分次温饮。

3）慢性腹泻：可常服山药粥，以健脾益气、固肾止泻。即用干山药片 45~60g（或鲜山药 100~120g，洗净切片），粳米 90g 同煮粥。四季均可温热服食。

2. 补血药　补血药主要用于血虚证。血虚的基本症状是：面色萎黄、嘴唇及指甲苍白、头晕眼花、心悸、失眠、健忘等。凡呈现上述症状，都可用。

（1）熟地黄：为玄参科多年生草本植物地黄的根茎及根。味甘，性微温。归肝、肾经。本品为补益肝肾的要药，不仅滋阴养血，且可生精补髓。葛洪《抱朴子》记载，春秋时"楚文子服地黄八年，夜视有光，手上车弩也"。服地黄有明目补肾、固齿乌须、强筋壮骨之功效。本品滋腻，能助湿滞气，妨碍消化，凡气滞痰多、脘腹胀满、食少便溏者忌服。

1）气血虚弱：取鲜地黄，捣绞取汁，煎煮使之变稠，加入白蜜，再煎煮炼成丸剂。每服用温酒服 5g，每日 2~3 次。制作过程中，也可以加枣泥或与地黄末制成丸剂。

2）精血不足：熟地黄 60g，与糯米同煮，米熟，再加入蜂蜜、酥油或牛奶适量，再煮熟，温服。

3）小便频数：熟地黄、覆盆子、桑螵蛸各 12g。水煎服。

（2）当归：为伞形科多年生草本植物当归的根。本品有补血活血，行气止痛、润肠通便的作用。《名医别录》中记载："温中止痛，除客血内塞，中风痉，汗不出，湿痹，中恶客气，虚冷。补五脏，生肌肉。"湿盛中满、大便泄泻者忌服。

1）气血两虚：当归、黄芪、党参各 15g。水煎服，适于贫血所致头晕乏力、面色萎黄等。

2）虚寒腹痛：《金匮要略》当归生姜羊肉汤，当归 9g，生姜 15g，羊肉 50g，水煎至肉熟，喝汤吃肉。

3）血虚便秘：当归 15g，肉苁蓉、火麻仁各 12g。水煎服。

（3）阿胶：为马科动物驴的皮，经漂泡去毛后熬制而成的胶块。味甘，性平。归肝、肾经。《神农本草经》谓其："久服轻身益气。"本品为滋阴补血止血要药，且有清肺润燥、利尿、润肠作用。本品性质黏腻，有碍消化。故脾胃虚弱，不思饮食，或纳食不消，以及呕吐、泄泻者均忌服。

1）血虚心悸：本品单服，可用开水，或热黄酒烊化；或隔水炖化，每次 3~6g。

2）心烦失眠：阿胶 10g，黄连 6g，鸡蛋黄 1 个。水煎服。

3）久咳燥咳：阿胶、杏仁、桑白皮各 10g。水煎服。

（4）龙眼肉：为无患子科常绿乔木龙眼的假种皮。味甘，性平。归心、脾经。《神农本草经》谓其："主安志，厌食……久服强魂聪明，轻身不老。"本品有补心脾，益气血作用，既不滋腻，又不壅气，为滋补良药。外感未清，湿阻中焦或有停饮、痰火者忌服。

1）心悸失眠：清代养生家曹庭栋在《老老恒言》中载有龙眼肉粥。即龙眼肉 15g，红枣 10g，粳米 60g，一并煮粥。每日早晚可服一二碗。此粥开胃悦脾，养心益智，通神明，安五脏。

2）年老体衰：玉灵膏以新鲜或干龙眼肉 50g，加白糖 10g，隔水蒸至膏状，又名代参膏。

3）气血不足：龙眼肉 30g，西洋参 10g，白糖适量。置容器内加水蒸多次，分次服。

3. 养阴药　养阴药适用于阴虚证，最常见的阴虚证有肺阴虚、胃阴虚、肝阴虚、肾阴虚等。养阴药具有滋阴、清热、生津、润燥等作用。

（1）麦冬：为百合科多年生草本植物麦冬的须根上的小块根。味甘、微苦，性微寒。归肺、心、胃经。《珍珠囊》谓其："治肺中伏火，生脉保神。"本品功能清养肺胃之阴而润燥生津，且可清心而除烦热，还有滋阴润肠作用。感冒风寒或有痰饮湿浊的咳嗽，以及脾胃虚寒泄泻均忌服。

1）肺热燥咳：麦门冬、沙参、冬桑叶、枇杷叶各 9g。水煎服。

2）心烦失眠：麦门冬、酸枣仁各 12g，黄连 3g。水煎服。

3）胃脘灼痛：麦门冬、生地、石斛各 12g。水煎加糖调服，适于胃阴不足所致。

（2）石斛：为兰科植物金钗石斛、铁皮石斛或马鞭石斛及其近似种的鲜茎或干茎。味甘，性微寒。归胃、肾经。《本草纲目拾遗》："清胃除虚热，生津，已劳损，以之代茶，开胃健脾。"本品为养胃阴，生津液，滋肾阴，除虚热之药，又有明目，强腰膝等作用。易敛邪，使邪不外达，故温热病不宜早用；甘凉又能助湿，湿温、湿热尚未化燥者忌服。

1）舌干口渴：鲜石斛、鲜生地、麦门冬、天花粉各 30g。研为细末，分 6 次开水冲泡常饮，适于胃阴不足或热病伤阴所致。

2）咳嗽无痰：石斛 9g，百合、瓜蒌各 12g。水煎加冰糖服。

3）视力减退：石斛、菊花、枸杞子、苍术各 12g。水煎服。

（3）枸杞子：为茄科落叶灌木植物宁夏枸杞的成熟果实。味甘，性平。归肝、肾、肺经。《神农本草经》谓其："久服坚筋骨，轻身不老。"《本草经疏》曰："枸杞子，润血滋补，兼能退热，而专于补肾，润肺，生津、益气，为肝肾真阴不足，劳乏内热补益之要药。老年人阴虚者十之七八，故取食家为益精明目之上品。"因能滋阴润燥，脾虚便溏者不宜用。

1）肝肾阴虚：《太平圣惠方》载有枸杞粥，用枸杞子 30g，粳米 60g，煮粥食用。血虚肾亏所致的头晕目眩，腰膝疲软，久视昏暗。

2）视物模糊：枸杞子 15g，熟地黄、黑芝麻、杭菊花各 12g。水煎服。

3）消渴病：蒸熟嚼食，每次 6g，一日 2 次。

（4）黄精：为百合科多年生草本植物黄精、多花黄精或滇黄精的根茎。味甘，性平。归脾、肺、肾经。《抱朴子》："服黄精仅十年，乃可大得其益耳。"为补脾药，能补脾气，益脾阴，兼有润肺燥，益肾精的作用。因其性质和平，作用缓慢，故可作为久服滋补之品。本品性质滋腻，易助湿邪，脾虚有湿、咳嗽痰多不宜服。

1）神倦乏力：黄精、党参、白术、茯苓、陈皮各 12g，甘草 6g，水煎服。

2）肺燥咳嗽：鲜黄精 60g，熬成膏剂，加冰糖调匀，每次 10g，每日两次。

3）肾虚精亏：黄精、枸杞子各 30g。研为细末，炼蜜为丸，每次 9g，每日两次。

4. 助阳药　助阳药主要用于阳虚证。助阳药一般具有补肾阳，益精髓，强筋骨等作用。肾阳虚，主要症状为畏寒肢冷、腰膝酸软或冷痛、夜尿增多等。

（1）肉苁蓉：为列当科一年生寄生草本植物肉苁蓉或管花肉苁蓉的带鳞叶的肉质茎。味甘、咸，性温。《神农本草经》谓其："养五脏，益精气。"《药性论》云："益髓，悦颜色，延年。"

补肾阳,益精血,且可润燥滑肠。《本经逢原》云:"肉苁蓉,老年人燥结,宜煮粥食之。"因能补阳滑肠,故阴虚火旺及大便泄泻者忌服。胃肠实热便秘者亦不宜用。

1)腰膝酸软:肉苁蓉、菟丝子、山萸肉各 12g。水煎或浸酒服。

2)失眠健忘:肉苁蓉、枸杞子、巴戟天、五味子各 10g。水煎服。

3)老年虚秘:《本经逢原》云:"肉苁蓉,老年人燥结,宜煮粥食之。"肉苁蓉 12g,粳米 60g,煮粥食用。用于气虚、血虚便秘。

(2)杜仲:为杜仲科落叶乔木植物杜仲的树皮。味甘,性温。归肝、肾经。《神农本草经》谓其"补中,益精气,坚筋骨,强志……久服轻身耐老。"本品有补肝肾,强筋骨作用。阴虚火旺者不宜服。

肾虚腰痛:杜仲 15g,枸杞子 12g,水煎服。或煎膏服用每日 5~15g。

(3)菟丝子:为旋花科一年生寄生性蔓草菟丝子的成熟种子。味辛、甘,性平。归肝、肾、脾经。《神农本草经》:"主续绝伤,补不足,益气,肥健。久服明目。"《太平圣惠方》载有服菟丝法,云:"服之令人光泽。唯服多甚好,三年后变老为少。……久服延年。"既能助阳,又能益精,不燥不腻,为平补肝、肾、脾三经的良药,且有固精、缩尿、明目、止泻的作用。阴虚火旺,大便燥结、小便短赤者不宜服。

1)纳差便溏:菟丝子、炒山药、焦山楂各 15g。水煎加白糖调服。

2)腰痛尿频:菟丝子、杜仲各 30g,研为细末,山药糊丸,如桐子大,每次 30 丸,每日 2 次,淡盐水送下。

(4)胡桃仁:为胡桃科落叶乔木植物胡桃的成熟种仁。味甘,性温。归肾、肺、大肠经。《开宝本草》:"食之令人肥健,润肌黑发。"《本草纲目》:"补气养血,润燥化痰,益命门,利三焦,温肺润肠。治虚寒喘嗽,腰脚重痛,心腹疝痛。"功能补肾,温肺,润肠。阴虚火旺、痰热咳嗽及便溏者均不宜服。

1)须发早白:核桃仁 20 个、补骨脂(酒炒)、杜仲各 500g。研为细末,以蒜 120g,捣膏为丸如梧桐子大,每次 30 丸,每日 2 次,食前温酒下送。

2)老年便秘:核桃仁、火麻仁各 30g。捣碎为末,加白蜂蜜 60g,搅拌均匀,分次服。

3)虚劳喘咳:核桃仁、人参、甘草各 100g。研为细末,炼蜜为丸,每丸 6g,每日 2 次。

### (二)老年常见病症的食疗

1. 感冒

(1)外感风寒:轻者鼻塞声重,喷嚏,时流清涕,咽痒,痰清稀色白;重者恶寒重,发热轻,无汗,头痛,肢节酸痛。

1)新鲜生姜 10g,大葱白 3 根切碎,红糖 10g,大枣 3 枚,加水约 300ml,煮 20 分钟,温热服,微微出汗最佳。

2)荆芥 10g,紫苏叶 10g,生姜 6g,水煎趁热服之,发汗而解。

(2)外感风热:发热,微恶寒,汗出不畅,头痛,鼻塞,流浊涕,口干而渴,咽喉红肿疼痛,咳嗽,痰黄黏稠。

1)金银花 15g,鲜芦根 60g,加水 500ml,煮 15 分钟,再下薄荷 10g,煮沸 5 分钟,滤出渣,加适量白糖,温服,日 3~4 次。

2)桑叶 5g,菊花 5g,薄荷 3g,竹叶 5g,均用清水洗净,放入茶壶内,用开水泡 10 分钟即可,随时饮用。

(3)时行感冒:起病急,畏寒高热,显著乏力,头痛,身痛,咽部干痛与充血。

1）板蓝根 30g,金银花 15g,加水浓煎,趁温热加入蜂蜜 20g,搅拌均匀。早晚 2 次分服。

2）大青叶 30g,贯众 30g,绿茶 3g,加足量水,大火煮沸,改用中火煎煮 30 分钟,滤汁,早晚 2 次分服。

2. 咳嗽

（1）寒咳:咳声重,气急,咽痒,咳痰稀薄、色白。

荆芥 10g,杏仁 10g,桔梗 10g,生甘草 6g,生姜末 3g,水煎服。

（2）热咳:咳嗽频剧,声重气粗或咳声嘶哑,喉燥咽痛;咳痰不爽,痰黏稠或黄。

生萝卜 250g,鲜藕 250g,鲜芦根 60g,鱼腥草 30g,杏仁 10g。将生萝卜、鲜藕、鲜芦根捣碎取汁,加入鱼腥草、杏仁煎 10 分钟,温服。

（3）燥咳:干咳,连声作呛,无痰或有少量黏痰,不易咳出。

雪梨 2 个,川贝母 5g,冰糖 15g,装入碗中上笼同蒸。食梨饮汁。

（4）痰湿蕴肺:咳嗽痰多,咳声重浊,痰白黏腻或稠厚稀薄,每于晨间咳痰尤甚,因痰而嗽,痰出则咳缓。

陈皮 10g,杏仁 10g,浙贝母 10g,梨 1 个,冰糖 10g,加水慢火炖,每日饮服数次。

（5）脾肺不足:慢性咳嗽,咳声短促,痰少黏白,或声嘶,日渐消瘦,食少便溏。

黄精 30g,冰糖 50g。先将黄精洗净,用冷水泡发 3~4 小时;黄精放入锅内,再入冰糖屑、清水,用大火煮沸后,转用小火煨熬,直到黄精炖烂。

3. 眩晕

（1）肝阳上亢:眩晕欲仆,头胀痛。急躁易怒,口干苦,因烦劳或恼怒而诱发或加重。

1）菊花、荷叶、山楂、草决明各 15g,沸水冲沏,代茶常饮,每日 1 剂。

2）天麻、杜仲、枸杞子各 10g,夏枯草 20g,猪瘦肉 50g。猪肉切薄片,天麻、夏枯草、枸杞子、杜仲装纱布袋内,扎口,同放锅内,加水,文火炖至肉熟烂,弃药袋,调味,食用饮汤,日一剂。

（2）气血亏虚:头晕目眩,动则加剧,遇劳则发。面白无华,神疲乏力,纳呆便溏,心悸失眠,少气懒言,唇甲淡白。

党参、黄芪、白术、茯苓各 10g,当归、龙眼肉、砂仁、甘草各 5g,大枣 12 枚,生姜 20g,墨鱼、母鸡、老鸭、净肚各 250g,排骨 500g,冬笋、蘑菇、花生米、葱各 50g,调料适量。将诸药装纱布袋内,扎口;鸭、鸡肉及猪肚洗净;排骨剁开;姜、笋、菇洗净。与以上诸料同放锅中,加水,武火煮开后改用文火煨炖,加黄酒,花椒。待肉熟烂后捞出,切成丝条,再放入汤中,去药袋,煮开后,调入盐,食肉饮汤,每次 1 小碗,早晚服用。

（3）痰湿中阻:头晕目眩,头重如蒙,胸脘痞闷,恶心呕吐,食少多寐,倦怠乏力。

天麻、泽泻、川牛膝、白术各 10g,粳米 50g。先将天麻、泽泻、白术、牛膝同入砂锅中煎水,去渣,取汁;用净药汁同粳米煮成稀粥。每日早、晚服。

（4）瘀血阻络:头晕目眩,头痛如刺。口唇紫暗,肌肤甲错。

桃仁、红花、当归、川牛膝、川芎各 5g,葱 2 段,同煎汤,每日一剂。

4. 胸痹

（1）心血瘀阻:胸闷心悸,时作时止,日久不愈,眩晕,时有心胸刺痛固定不移。

丹参、山楂各 10g,檀香、荷叶各 6g。水煎,代茶饮。

（2）痰浊内阻:疲乏,气短,肢体沉重,痰多,时有胸闷刺痛、灼痛。

瓜蒌、茯苓各 15g,薤白、陈皮、山楂各 10g,共煎汤,每日两次。

（3）阴寒凝滞：胸闷气短，心悸，面色苍白，四肢不温，或心痛时作时止，感寒痛甚。

人参、瓜蒌、薤白、桂枝各 10g，白酒适量。慢火同煎服。

（4）气阴两虚：心悸心烦，疲乏，气短，头晕，或手足心热，或肢体沉重，胸闷而痛。

党参、茯苓、丹参、麦冬各 10g，炙甘草、五味子 6g，水煎每日两次。

（5）心肾阴虚：胸闷胀痛，心悸盗汗，心烦不寐，腰酸膝软，耳鸣，头晕。

枸杞子、山萸肉、山药、茯苓、酸枣仁、丹参各 10g，水煎服，每日两次。

## 5. 消渴

（1）燥热伤津：烦渴引饮，口干舌燥，尿频量多，消谷善饥，身体渐瘦。

1）葛根 30g，黄连、山药、天花粉各 15g，水煎服，每日两次。

2）鲜地黄 60g，鲜天花粉、葛根各 30g，水煎服，每日两次。

（2）气阴两虚：口渴欲饮，能食易饥，尿频量多，神疲乏力。

1）生黄芪、党参、麦冬各 12g，五味子 6g，水煎服，或合用六味地黄丸。

2）干白扁豆 30g，天花粉、黄芪各 20g。白扁豆微火炒至焦黄，砸碎，与天花粉、黄芪共研成细末，分两袋，冲茶饮，每次 1 袋。

## 6. 胃痛

（1）胃气壅滞：胃脘胀痛，食后加重，嗳气，纳呆食少，嗳腐。

苏叶、苏梗各 5g，莱菔子、陈皮 10g，炒麦芽、炒谷芽各 10g，水煎服，日两次。

（2）胃中蕴热：胃脘灼热，得凉则减，得热则重。口干喜冷饮，或口臭不爽，口舌生疮，甚至大便秘结，腑行不畅。

甘蔗 500g，高粱米 30g。将甘蔗榨取汁，用高粱米一起煮粥，佐餐用。

（3）瘀血阻滞：胃脘疼痛，痛有定处而拒按。病程日久，胃痛反复发作而不愈，面色晦暗无华，唇暗。

桃仁 6g，生地黄、丹参各 15g，粳米 100g，当归、砂仁 6g。生地黄、桃仁、砂仁、当归以适量的酒绞取汁，先用水煮粳米做粥，沸后下桃仁等，熟食。

（4）胃阴不足：胃脘隐痛或隐隐灼痛。嘈杂似饥，饥不欲食，口干不思饮，咽干唇燥，大便干结或不畅。

乌梅肉、生甘草各 1.5g，玉竹、北沙参、麦冬各 3g，上药研末，沸水冲饮，加冰糖适量，代茶频饮。

（5）肝胃郁热：胃脘灼痛，嘈杂泛酸，口干口苦，渴喜凉饮，烦躁易怒。

浙贝母、白芍各 10g，玫瑰花、白梅花、陈皮各 6g，水煎服，每日两次。

（6）脾胃虚寒：胃脘隐痛，遇寒或饥时痛剧，得温熨或进食则缓，喜暖喜按。

羊肉 500g，肉桂 3g，小茴香 6g，陈皮、生姜 10g，调料少许。喝汤食肉，每日均食少量。

## 7. 便秘

（1）肠胃积热：大便干结，腹中胀满，口干口臭。面红身热，心烦不安，多汗，时欲饮冷，小便短赤。

1）蜂蜜、甘蔗汁各 1 杯，拌匀，每日早晚空腹饮。

2）鲜桑葚 1000g，鲜蜂蜜 300g，先把桑椹煎煮 2 次，取煎液 1000ml，文火浓缩，以黏稠为度，加入蜂蜜，再煮一沸停火，冷却即可装瓶。每服 20ml，温水送下，每日 2~3 次。

3）麻仁、杏仁、瓜蒌仁各等分。三味磨成细末，白蜜炼为丸如枣大，日服 3 丸，温开水送下。

（2）气机郁滞：大便郁结，欲便不出，腹中胀满。胸胁满闷，嗳气呃逆，食欲不振，肠鸣矢气，便后不畅。

鲜萝卜 500g，决明子 30g，玄明粉 10g。萝卜洗净切片，加水 2500g，与决明子同煮，至萝卜烂熟捞出，得浓汁一大碗，将玄明粉冲入，顿服。

（3）气虚便秘：虽有便意，临厕努挣乏力，难以排出。便后乏力，汗出气短，面白神疲，肢倦懒言。

黄芪 18g，陈皮，火麻仁 10g，蜂蜜 30g。将麻仁砸烂，与黄芪、陈皮煎水取浓汁；再将药汁加入蜂蜜调匀，趁热顿服。

（4）血虚便秘：大便干结，努挣难下，面色苍白。头晕目眩，心悸气短，失眠健忘；或口干心烦，潮热盗汗，耳鸣，腰膝酸软。

黑芝麻、桃仁、火麻仁各等份，炒熟，研成细末，装于瓶内。每日 1 次，每次约 30g，加蜂蜜适量，枣汤温水调服。

（5）阳虚便秘：大便艰涩，排出困难。面色白，四肢不温，喜热怕冷，小便清长，或腹中冷痛，拘急拒按，或腰膝酸冷。

肉苁蓉、当归各 15g，粳米 100g，葱白 2 段，生姜 3 片。先用砂锅煎肉苁蓉、当归取汁，粳米共煮，待煮沸后，再入细盐、生姜、葱白煮为稀粥。

8. 不寐

（1）心脾两虚：多梦易醒，心悸健忘。头晕目眩，肢倦神疲，饮食无味，面色少华，或脘闷纳呆。

龙眼肉 15g，莲子 12g，芡实、茯神各 10g。水煎服，早晚各 1 次。

（2）阴虚火旺：心烦不寐，心悸不安，头晕耳鸣，健忘，腰酸梦遗，五心烦热，口干津少。

鸡子黄 2 枚，阿胶 9g，黄连 12g，白芍 3g，黄芩 3g。先煮黄连、黄芩、白芍，加水浓煎，去渣后，加阿胶烊化，再加入鸡子黄，搅拌均匀，分 3 次服。

（3）心胆气虚：不寐多梦，易于惊醒。胆怯恐惧，遇事易惊，心悸气短，倦怠，小便清长，或虚烦不寐。

1）甘草 9g，小麦 30g，大枣 5 枚，瘦肉 90g，盐适量。将用料洗净，大枣去核，瘦肉切成块状，用适量清水煮约 1 小时，调味即成。随意饮之。

2）鲜百合 50g，生枣仁、熟枣仁各 15g，水煎连汤服下。

（4）痰热内扰：不寐头重，痰多胸闷，心烦。呕恶嗳气，口苦，目眩，或大便秘结。

法半夏 9g，秫米 50g。水煮秫米、法半夏为粥样，去渣，饮其汁一小杯，一日 3 次。

（5）肝郁化火：不寐，急躁易怒。胸闷胁痛，不思饮食，口苦而干，目赤。

1）百合 60g，黄芩 10g，蜂蜜、白糖各 30g，糖桂花少许。取砂锅，放清水，投入上药，用大火烧沸，转小火炖约 15 分钟，放入桂花。放凉食用。

2）合欢花 10g，白糖适量。合欢花洗净沸水冲泡，加入白糖即可饮用。

（高琰）

# 第二节  运动与老年养生保健

随着老年人年龄的增长,体力和思维能力都已下降,往往感到精力和记忆力渐渐不足,这是因为脏腑功能、气血衰弱所致。不同于年轻人,老年人常因天气变化、基础疾病等多种原因,很难找到适合自身的、能持之以恒的运动。古人云:"运动以却病,体活则病离。"运动养生自古就是中国传统的养生方法,老年人增强运动,更能够延缓各器官的衰老进程,保持快乐的精神状态,并可防治骨质疏松症等慢性疾病。此时就需要根据老年人的生理特点,制订合理的养生运动方案。

中医养生提倡动静结合的运动方法。运动可以舒筋活血,调节气息,畅达经络,调和脏腑,运行精气。如《吕氏春秋·尽数》有云:"流水不腐,户枢不蝼,动也,形气亦然,形不动则精不流,精不流则气郁。"传统的运动养生形式,已发展出多种融合调节呼吸、自我按摩和身体动作为一体的导引功法。春秋战国时期的《行气玉佩铭》记载了现存最早的导引保健功,而我们现在耳熟能详的太极拳、五禽戏、六字诀、八段锦等动静结合的健身方法就是经过漫长的历史时间检验,成为行之有效的健身方法。

## 一、运动养生的基本原则

老年人适量的运动可以增强体质而使人健康长寿。运动养生主要需掌握以下原则:

### (一)形神统一,动静结合

传统运动养生是以中医学的阴阳学说、藏象学说、气血经络学说为理论基础,以调养"精、气、神"为运动要点,以运动为锻炼形式,做到以静养神,以意领气,以气导形,形神统一、刚柔相济、动静得宜。中医学认为"形神统一"是生命存在的主要保证,养形和调神必须兼顾。养形主要是"精、气、神"的摄养,中医学认为精和气是立命之本,是构成人体的物质基础,相互滋生、相互转化,养形依靠饮食、运动等;养神则是调摄精神状态,保持良好的心境,调节情感,修性驭神,避免情绪影响到身体健康。传统运动养生的独特之处就在于意守、调息、动形的统一。所谓"意守",是指控制意念专注,即在运动时将思想集中于调节呼吸和身体运动上。所谓"调息",是指调节自身呼吸,即根据运动的节律来调节呼吸的频率。所谓"动形",是指形体的运动,即采用某种运动形式进行锻炼。

传统的运动形式(如太极拳、八段锦、五禽戏等)都要求在运动前首先要全身放松,心平气和,排除杂念,做到形神统一。然后调节呼吸,使呼吸平静自然,均匀和缓,用腹式呼吸调节呼吸的平缓和深度。意守、调息的准备工作做好后,再开始进行形体运动,以达到内炼精气神,外炼筋骨皮的目的。神乃形之主,只有精神调畅,才能保持阴平阳秘的健康状态。

中医学认为,"养静为摄生之首","气血极欲动,精神极欲静",提倡静养精神,动养形体。所谓人身之阴需要静,人身之阳需要动,动静适度,则气血和畅,百病不生,尽其天年。提出了"静以养阴,动以养阳"的主张。《老老恒言·导引》中指出:导引之法甚多,其作用在于宣扬气血,舒展筋骸,对人体有益无损。创卧功、坐功、立功三项,以供老年锻炼之用。中医运动养生动静结合,各有所重,心体并养,协调平衡,充分体现出"由动入静"、"静中有动"、"以静制动"、"动静结合"的整体思想。

### （二）合理安排，运动适度

过量运动容易造成关节韧带损伤等身体危害，中医古籍《黄帝内经》中就有"不妄作劳"的说法，意思就是要遵循法度，不能过度操劳，以免损害身体。老年人要根据自己身体的具体情况选择合适的运动量。孙思邈在《备急千金要方》中告诫："养性之道，常欲小劳，但莫大疲及强所不能堪耳。"一般来说，大多数传统运动养生方法的运动量较为适中，特别是简式太极拳，其架式平稳、舒展轻柔、动静相宜、刚柔相济、形气相随、圆活自然、形神兼备，运动量适中，特别适合于老年人进行身体锻炼。若运动后身体微微发热汗出，稍有疲劳感，经过短暂休息后，精神体力能够恢复正常，此为运动适量。老年人在运动前要注意做一些热身锻炼，让肌肉关节慢慢适应起来，运动后也要整理放松，比如按摩等，让身体恢复到平静状态。

我们也可以通过运动后的心率次数来大致估算运动量是否适度，通过计算运动后脉搏数与年龄之和的办法来测定自己的运动是否适量，具体计算公式为：年龄 + 脉搏数≤170。也有最大心率 =220– 年龄为标准，最大心率的 30%~59% 为轻强度运动，60%~79% 为中等强度，80%~90% 为最大强度运动，老年人适合做中、轻强度运动。一个 60 岁的老年人运动后的脉搏数不超过 110 次 / 分，且能在 1 小时内恢复至正常，说明其运动量是合适的。

### （三）多法配合，因人制宜

运动养生要根据老年人的禀赋强弱、体质差异、性别不同、基础病不同以及居住环境、生活习惯、个人兴趣等，选择不同的运动形式和运动量。

中医运动养生讲究"辨体识证，审因施养"。所谓辨体，就是辨识体质；所谓识证，就是辨识病证。禀赋强和健康的人可选择较剧烈的运动形式和运动量较大的活动，运用先天旺盛的精气，以不断培补后天，从而达到益寿延年的目的。而禀赋弱和患有疾病的人则应选择较柔和的运动形式和运动量较小的活动，选择对脾肾有益的运动法，借以固本补虚，强身健骨。如心脏功能较差的人，就不要选择高强度的运动，下肢关节不好的人就不要选择爬山、跑步等关节负重的活动，可以选择走路、游泳等。老年人常有各种慢性病，有时会由于缺乏症状或症状不典型未引起注意，若选择不当的体育运动就会将原来隐匿的疾病暴露出来，有时会有一定的危险性。一般而言，老年人宜选择以柔为主，或刚柔结合的运动，不宜进行激烈的、速度快的、强度大的、竞争性强的运动锻炼。不同性别的运动应有所不同，男性选用运动量适当大一些的项目，而女性选用运动量小一些的项目。体力弱的，可以选择放松性的运动，如各种禅定、静坐等；体力稍好的可以选择强壮类的运动，如内养功、强壮功等。另外，选择个人最有兴趣的运动项目，对运动有兴趣健身效果好。选择自己擅长的运动项目或者至少自己能把握的项目，能给人更多运动的愉悦感，有利于身心健康。

### （四）运动锻炼，因时制宜

中医运动养生注重顺应四时的自然变化，使人体生理功能与自然环境互相协调，加强人体适应自然的能力，促进健康，康复疾病。如《黄帝内经》云："智者之养生也，必顺四时而适寒暑。"因时制宜指根据一年四季阴阳盛衰及一日昼夜变化的规律而选择不同的运动形式和运动量。中医有"春夏养阳，秋冬养阴"的原则。春季阳气升发，应加强锻炼，运动应在户外进行，顺应春升，有利于人体吐故纳新，一般选择具有一定运动量的、能够活动筋骨、畅达气血的项目，如缓步、快步走，配合擦双手、揉颈部、揉胸腹、捶腹背等动作；夏季气候炎热，人体腠理疏松，津液容易外泄，运动应以练气为主，使体内阳气宣发于外，保持体内津液的充盈，如太极拳、气功等；秋、冬季节，阳气渐衰，应选择敛阴护阳，益肾固精功效的运动法，如六字诀、八段锦等。一天当中,晨起户外锻炼为宜;日中以练息为主;午后运动量不宜大,以吐纳练息,内养调神,固藏精气为主。

**（五）运动环境,因地制宜**

最理想的环境还是空气新鲜,阳光充足,安静清幽的园林,或是海滨、湖畔、江边、河沿等处亦佳。老年人也不适宜在过度空旷的地点活动,最好结伴而行,以免突发情况不能被人及时发现获得帮助。如在气候炎热或在空气条件较差的地方,运动量可小些,运动时间也要短些;在气候凉爽或在空气清新的地方,运动量可大些,时间也可长些。

**（六）循序渐进,持之以恒**

"流水不腐,户枢不蠹","动则不衰,用则不退"。运动养生法非一时一日之功,一定要坚持循序渐进,持之以恒的原则。运动养生不仅是身体的锻炼,也是意志和毅力的锻炼。特别是老年人,运动量增加,要自然而不勉强,持续而不中断,按先简后繁,先易后难,运动量由小到大,动作由简单到复杂,锻炼时间由少到多,张弛有度为宜。要将养护调摄常态化,多法配合、施法适度、动态调摄。要轻松愉快地渐次增加活动量,以保持运动量的适度,既让体力得到更好的恢复,又提高为健康而锻炼的兴趣,有助于保持运动积极性。

## 二、运动养生功法的功效

中医认为,人是由形、气、神构成的相互关联、相互影响的一个整体。正如《淮南子·原道训》中所言:"形者,生之所也;气者,生之元也;神者,生之制也。"形是人体生命活动场所,气是生命活动的动力,神是生命的主宰。中医运动养生是采取各种手段和方法对人体形、气、神进行锻炼和调控,达到形气神兼备的状态。

**（一）养形**

养形,主要是摄养人体的内脏、肢体、五官九窍及气血津液等。中国传统养生功法种类繁多,但无论是动功还是静功,站桩或是坐功、卧功,都必须调整身形。对姿势体位及形体动作,都有一定的操作规范和要求。通过对形体的调控和锻炼,一方面能引动经络、疏通气血、调整脏腑功能;另一方面,意识与自己的生命活动结合在一起,神不外驰,是生命养护的基础。练动功时,意念集中在运动的形体上,起到了收摄心神的作用,也即养生功法锻炼过程中的"动中求静,外动内静"。因此,调整身形的过程其本身就是使意识活动与自己的身形和动作相结合的过程,也是使形、气、神三者合一的过程。形体的健壮,也有利于神明的焕发。《黄帝内经》有云:"形体不敝,精神不散",强调形神合一。《管子》指出"形不正者,德不来",强调在日常生活中注意调整自己的身形,使之符合练功的要求,如"坐如钟,站如松""眼观鼻、鼻观口、口观心"等。另外,导引调摄功法中,调息的实质亦是神与形相合,是对呼吸运动这一人体最基本的生命活动的锻炼和调控。

**（二）养气**

人之形体是由精气凝聚而成的,气依附于形而存在。故形体的摄养,要注重调养精气,做到保精固气。对气的导引和调控有以下三种形式:

1. 以形引气　通过形体动作引动人体内气的流动,即"引体令柔,导气令和",所谓"气随庄动"。中医认为形体按照特定形式运动时即可以影响并牵动全身气的变化。人体的脏腑、经络、血脉的运行,有赖于气的流通和充实。运动所引动之气,一是牵动了经络之气,通过畅通经络气机,进而调整人体全身生命活动;二是引导了机体组织与周围气的开合出入,及脏腑气机的升降。

2. 以意引气　运用意念主动地调整气机变化。精神活动为生命的主宰,意识对气具有统帅作用。《青华秘旨》云:"人之一气在身,由念而动。"养生功法强调"意到则气到"。传统养生功法都是积极运用意识对气进行调节导引,如传统养生功法中的行气术,就是运用意念导引,使气机按一定的路线运行,古代功法中大周天运行、奇经八脉运行、后世意念周天等属于此类;古法采气,服五方气,服日月星辰之气则是用意念导引外界,气为我所用。

3. 以音引气　通过发音引动体内气机的变化。一方面,音声对人体气机的影响有声腔共振的作用,包括颅腔、鼻腔、口腔、咽腔、胸腔、腹腔等共振。另一方面,不同的发音,可引起人体气机升降开合的不同变化。此外,特定的音声对脏腑气化有着较为直接的影响。《史记·乐书》中说:"音乐者,所以动荡血脉,通流精神而和正心也。故宫动脾而和正圣,商动肺而和正义,角动肝而和正仁,徵动心而和正礼,羽动肾而和正智。"著名的传统运动功法"六字诀"即属以音引气。

**（三）养神**

神是生命活动的主宰,人的意识活动在人体生命中起着极为重要的作用。人的精神情志变化是对外界刺激的生理性反应,不仅能体现正常的心理活动,还能增强机体适应环境、抵抗疾病的能力,因此,历代养生家都十分重视养神,可以起到强体防病、延年益寿的作用。古代养生功法对神的调控形式和方法有以下三种:

1. 虚静无为法　这一方法是使意识活动保持虚静,达到无为、无念的特殊精神状态。努力做到心境坦然,人体生命活动在这种状态下会自然发生有序变化。虚静无为法最根本的要求是精神上的虚静,以此来调摄人体生命活动,做到《黄帝内经》所说的"恬淡虚无,真气从之,精神内守,病安从来"。

2. 意识导引法　这一方法是积极主动地将意识与人体生命活动紧密结合,运用意识引导气的通行流畅、开合出入。如意识与形体动作相结合,即所谓"神注庄中,气随庄动";意识与气的运行规律相结合以引导和强化气的运行;意识与呼吸运动相结合,加强呼吸,通过呼吸运动引动气机的变化。

3. 专一意守法　这一方法是将意识积极主动地贯注在相应的事物上,从而引发人体生命活动的变化。意守的对象可分为外界与体内对象。外界诸如日月星辰、山河湖海、花草树木等,也可以为非实体的声音,或某一形象等;体内对象诸如穴位(如丹田、百会、命门、气海等)、气脉循行、经络循行路线等。

**（四）形、气、神三位一体**

养生功法对人体形、气、神的锻炼和调控不是单一的,而是相辅相成的。对形的调控离不开对神和气的影响;对气的调控糅合了对形、神的调理;对神的调控更是必须落实到形与气上。并且就导引功法的操作过程而言,就是通过各种方法促使形、气、神合为一体,促进生命组织的平衡和优化。总之,在人体生命系统中,通过养生功法的锻炼,可使形、气、神各守其位并相互协调,保持生命活动的有序平衡稳定的状态。

## 三、常用传统养生功法

中医养生功法种类繁多,其流派纷呈、特色各异,是中医养生学的璀璨明珠。现择其精要,下面介绍几种简便易行,适合老年人的养生功法。

**（一）八段锦**

八段锦是以八节动作组合而成的体育健身术,据文献记载,北宋期间八段锦就广泛流传于世,明以后,在许多养生著作中都可见到关于该功法的记述,如《类修要诀》、《遵生八笺》、《保生心鉴》、《万育仙书》等均收录了这套功法。其效应比喻为精美华贵的丝帛、绚丽多彩的锦绣,称颂其精炼完美的编排和良好的祛病健身作用。因其术式简单易练,易学易练,动作舒展,依次连贯,运动量适中,故十分适合老年人。

1. 八段锦的养生功效　八段锦功法以脏腑为纲,具有较好调整脏腑功能的功效,《老老恒言》云:"导引之法甚多,如八段锦……之类,不过宣畅气血、展舒筋骸,有益无损。"八段锦把运动肢体与按摩、吐纳相结合,特别适合于各脏腑组织或全身功能的衰减者,它每一段都有锻炼的重点,而综合起来,则是对头颈、五官、躯干、四肢、腰、腹等全身各部位进行整体锻炼。其特点是能柔筋健骨,养气壮力,可以有行气活血,协调五脏六腑的功能。通过八种不同的动作,能够调理三焦和脾胃的功能,收到形神并养、强腰固肾、清心火、增气力、通经脉、调气血、舒筋骨、养脏腑的功效,是机体全面调养的健身功法。经常练习可起到保健、防病治病的作用。因此是深受广大人民群众特别是老年人、慢性病患者所喜爱的健身方法之一。

现代研究证实,八段锦对神经系统、心血管系统、消化系统、呼吸系统都有良好的调节作用,能改善神经体液调节功能,加快血液循环,按摩腹腔脏器,对于头痛、眩晕、肩周炎、腰腿痛,以及消化不良、神经衰弱等症有防治功效。

2. 八段锦的功法特点

（1）脏腑分纲,经络协调:八段锦依据中医藏象理论及经络理论,以脏腑经络的生理、病理特征来安排导引动作。在八组动作中,每一组既有其明确的侧重点,又注重每组间功能效应呼应协调,从而全面调整脏腑功能及人体的整体生命活动状态。

（2）神为主宰,形气神合:八段锦通过动作导引,注重以意识对形体的调控,将意识贯注到形体动作之中,使神与形相合;由于意识的调控和形体的导引,达到神注形中,气随形动的境界。

（3）对称和谐,动静相宜:本功法每式动作及动作之间,表现出对称和谐的特点,形体动作在意识的导引下,轻灵活泼,节节贯穿,舒适自然,体现虚实相生、刚柔相济的神韵。

3. 八段锦的功法动作　清末《新出保身图说·八段锦》将八段锦的功法要领及功效以歌诀形式总结为:"双手托天理三焦,左右开弓似射雕;调理脾胃须单举,五劳七伤往后瞧;摇头摆尾去心火,背后七颠百病消;攒拳怒目增气力,两手攀足固肾腰。"

（1）双手托天理三焦

1）预备姿势:立正,两臂自然下垂,目视前方。

2）动作:两臂慢慢自左右侧向上高举过头,十指交如翻掌,掌心向上,两足跟提起,离地一寸;两肘用力挺直,两掌用力上托,两足跟再尽量上提,维持这种姿势片刻;两手十指分开,两臂从左右两慢慢降下,两足跟仍提起,两足跟轻轻落地,还原到预备姿势。

（2）左右开弓似射雕

1）预备姿势:立正,两脚立并拢。

2）动作:左脚向左踏出一步,两腿弯曲或骑马势,上身挺直,两臂胸前十字交叉,右臂在外,左臂在内,手指张开,头向左转,眼看左手;左手握拳,示指向上翘起,拇指伸直与示指成八字撑开,左手慢慢向左推出,左臂伸直,同时右手握拳,屈臂用力向右平拉,作拉弓状,肘尖向侧挺,两眼注视左示指;左掌五指张开,从左侧收回到胸前,同时右掌五指张开,从右侧收回到胸前,两臂十字交叉,左在外,右臂在内,头向右转,眼看右手,恢复到立正姿势。

（3）调理脾胃举单手

1）预备姿势：站立，双臂置于胸前，掌心向上，指尖相对。

2）动作：先举左手翻掌上托，而右手翻掌向下压，上托下压吸气还原时则呼气，左右上下换作 8 次。

（4）五劳七伤往后瞧

1）预备姿势：自然站立，两臂自然下垂。

2）动作：慢慢向右转头，眼看后方，复原成直立姿势；慢慢向左转，眼看后方，复原。

（5）摇头摆尾去心火

1）预备姿势：两腿开立，比肩略宽，屈膝成马步，双手扶膝上，虎口对着身体，上体正直。

2）动作：头及上体前俯，深屈，随即向左侧做弧形摆动，同时臂向右摆，再复原成预备姿势；头及上体前俯，深屈，随即向右侧做弧形摆动，同时臂向左摆，复原成预备姿势。

（6）背后七颠百病消

1）预备姿势：两腿并拢，立正站好。

2）动作：两足跟提起，前脚掌支撑身体，依然保持直立姿势，头用力上顶，足跟着地，复原为立正姿势。

（7）攒拳怒目增气力

1）预备姿势：两腿开立屈膝成骑马势，两手握拳放在腰旁，掌心向上。

2）动作：右拳向前方缓缓用力击出，臂随而伸直，同时左拳用力握，左肘向后挺，两眼睁大，向前虎视。

（8）两手攀足固肾腰

1）预备姿势：两足平行并立与肩宽，双臂平屈于上腹部，掌心向上。

2）动作：向前弯腰，翻掌下按，掌心向下，手指翘起，逐渐以掌触及腰背，前俯呼气，还原吸气。

4. 八段锦的练功要领　练习八段锦要求精神安定，心情平和，全身放松，姿势自如。头似顶悬，双目平视，闭口，舌抵上腭，意识与动作配合融会一体。如在做第一节时，可意想清气从手下贯至头、胸、腹、足、浸透全身，如清泉逐浊水，三焦浊气尽除。意守丹田，呼吸自然。要求形体、呼吸、意念要自然协调。

（1）呼吸均匀：做到呼吸自然、平稳，要配合腹式呼吸。逐步有意识地练习呼吸、意念与动作相配合，一般动作开始吸气为多，动作结束呼气为多，渐渐使呼吸做到深、长、匀、静。达到松静自然，要勿忘勿助，不强吸硬呼，使形息相随。

（2）意守丹田：八段锦的运动要求意守丹田，是意到身随，精神放松，注意力集中于脐。呼吸、意念的有机结合，似守非守，绵绵若存，使意息相随，形松意充，而达到形、气、神三位一体的境界和状态。

（3）柔刚结合：练习八段锦要求全身肌肉神经均放松，根据动作要求，柔刚结合，圆活连贯。练功时始终注意，动作松劲有力，松中有紧，松力时要轻松自然，用力时劲要使得均匀，稳定且含蓄在内，切不可用僵力。

（二）太极拳

太极拳，是以太极、阴阳辨证理念为核心思想，结合易学的阴阳五行之变化，中医经络学，古代的导引术和吐纳术形成的一种内外兼修、自然、舒展、轻灵、刚柔相济的汉族传统拳术。太极拳是我国流传最广的健身项目之一,它集中了古代健身运动形神兼养、内外合一的精髓,采用内功与外功相结合,"以意领气,以气运身"。太极拳以"太极"为名,是以太极图势之圆柔连贯、阴阳抱合之势为运动原则,强调意识、呼吸、动作密切结合,长期练习具有通调脏腑、疏通经络、补益气血、强健筋骨、颐养性情等重要作用。

1. 太极拳的养生功效　太极拳对于躯体、腰、眼神、关节、肌肉、四肢都有不同程度的锻炼,其养生功效主要表现在以下几个方面:

(1)导引:主要是通过呼吸、仰俯,手足屈伸的形体运动,使人体各部血液精气流通无阻,从而促进身体的健康。导引在太极拳中的应用即把意与形相结合,引导血行气流于周身畅通。演练太极拳可使心气旺盛,心血充盈,脉道通利,心主血脉的功能正常发挥,血液在脉管内正常运行,起到练拳养生的作用。

(2)吐纳:吐,即从口中吐出,意为呼气;纳,即收入,意为吸气,由鼻孔而入。吐纳术就是呼吸之术,通过口吐浊气,鼻吸清气,吐故纳新,服食养身,使形神相亲,表里俱济。太极拳把形体运动与吐故纳新相结合,首先,保证形体运动不能妨碍人体的肺脏呼吸运动,以保障肺脏功能的正常发挥。其次,促进人体内部宗气的形成。所谓宗气,是相对于先天元气而论的后天之气,是人之生命根本。宗气的功能就是推动肺的呼吸和心血在脉管内的运动。第三,促进人体宗气的分布,在心、肺的协同下,将宗气通过血脉达到全身表里上下,发挥其滋养的作用。

(3)经络:是运行全身气血,沟通表里、上下、内外的系统。通过有规律的循行和错综复杂的联络交会,把人体的五脏六腑、四肢百骸、五官九窍、皮肉筋脉等组织器官联结成一个统一的有机整体,从而来保证人体生命活动的正常进行。太极拳与经络系统的联络、运输、感应传导和调节作用相结合。

(4)对脑功能起着积极的调节和训练作用:太极拳要求精神专一,全神贯注,意动身随,内外三合(内三合指意、气、力相合,即意与气合,气与力合;外三合指手与足合、肘与膝合、肩与胯合)。连绵不断,一气呵成。这些细微,复杂,独特的锻炼方法和要求,融合在太极拳练习过程当中,是对大脑很好的锻炼。

(5)增强肺脏的功能:太极拳练气是在使全身处于松静状态,随着深长的呼吸,促使内脏器官和外部肌肉有节律地舒张,收缩,腰,脊,四肢螺旋缠绕将丹田之气,运送到全身,使人气韵饱满,增强肺脏的功能。

2. 太极拳的动作步骤　目前较为普及的"简化太极拳",通称"太极二十四式",即是以杨氏太极拳改编的。其各式名称为:起势,左右野马分鬃,白鹤亮翅,左右搂膝拗步,手挥琵琶,左右倒卷肱,左揽雀尾,右揽雀尾,单鞭,云手,单鞭,高探马,右蹬脚,双峰贯耳,转身左蹬脚,左下势独立,右下势独立,左右穿梭,海底针,闪通臂,转身搬拦捶,如封似闭,十字手,收势。

3. 太极拳的动作要领　练太极拳总的要求是"沉、匀、连、缓"。做到立身中正,舒神定心,以意导动,气沉丹田要动作和缓,速度均匀,内(神)外(形)相合,上下相随,连贯圆活,呼吸自然。

(1)神静体松,以意领气:首先要安定精神,排除杂念,安静集中,专心引导动作,神静才能以意导气,形体放松,用意识指导动作,中正安舒,动作如行云流水,轻柔匀缓,上身要沉肩坠肘,下身要松胯松腰,以使经脉畅达,气血周流。

(2)全身协调,连绵自如:即要求身体重心稳,全身协调,浑然一体,动作要连绵不断,自然衔接和顺,达到意到、形到、气到的效果,快慢均匀,不能用拙劲,宜用意不用力。

（3）含胸拔背,以腰为轴:即胸略内含而不挺直,而脊背要伸展,使气沉于丹田。动作要呈弧形式螺旋形,转换圆活不滞,同时以腰作轴,上下相随,一气呵成。

（4）呼吸均匀,气沉丹田:即要求意、气、形的统一和协调,以腹式自然呼吸为主,深长均匀。吸气时,动作为合,气沉丹田;呼气时,动作为开,气发丹田。

### （三）散步

散步指不拘形式,从容悠闲地踱步,是最简单、经济、有效、最适合人类防治疾病、健身养生和延年益寿的运动方法,也是最为人们熟知的基本活动方式。其优点是不受时间和地点限制,任何人在任何时间、地点都可以进行,而且动作自然放松,从容展步,不容易发生骨折或其他意外。两千多年前的《黄帝内经》就倡导人们"夜卧早起,广步于庭"。清代养生家曹廷栋在其所著的《养生随笔》中,对散步也大加赞赏,而且他身体力行"散步以养神"。俗话说:"走为百练之祖",散步是唯一能终身坚持的锻炼方式。所以,散步是特别适合年老体弱和患有慢性患者的养生保健锻炼。

1. 散步健身的方式　散步是一项轻微运动,步行速度与时间决定运动量大小,可快慢走交替进行,并需要持续一定的时间才能达到需要的运动量。普通散步的步行速度为慢速（每分钟 60~80 步）和中速（每分钟 80~10 步）。适用于刚开始锻炼的人或年老体弱、饭后活动者以及冠心病、高血压、脑出血后遗症、呼吸系统疾病等慢性疾病患者。也有特殊的散步方式,适用于不同的老年人群。

（1）快速散步:散步时步履速度稍快,每分钟约行 120 步左右,每次步行 30~40 分钟。快速散步可以振奋精神,兴奋大脑,使下肢矫健有力。适用于身体素质较好的老年人,以增强心力和减轻体重。

（2）定量散步:即按照特定的线路、速度和时间,走完规定的路程。散步时,以平坦路面和爬坡攀高交替进行,做到快慢结合。对锻炼老年人的心肺功能大有益处。

（3）逍遥散步:指散步时且走且停,且快且慢,行走一段距离,停下来稍事休息,既而再走;或快步一段,再缓步一程。根据自己的体力情况,量力而行,每次 5~10 分钟左右。这种走走停停,快慢交替的散步,适于老年人饭后缓步徐行,可舒筋骨,平血气,有益于调节情绪、醒脑养神、增强记忆力。也适用于久病病后恢复的患者及体弱之人。

（4）摩腹散步:这是我国传统的保健法,《内功图说》列为腹功,认为"两手摩腹移行百步除食滞",《老老恒言》说:"饭后食物停胃,必缓行数百步,散其气以输于脾,则磨胃而易腐化。"饭后散步可健脾消食,而行走中以手摩腹,则可增加其效果,防治消渴病。一边轻松地散步,一边柔和地按摩腹部,两手重叠,左手在上,右手在下（女则反之）。先以心窝处之膻中穴,自左向右顺时针方向按摩胸部 36 次,然后,再以肚脐为中心顺时针方向按摩腹部 36 次。在按摩中先用左手再用右手,两手不能同时应用。继而将两手停放在腹下小腹部位,上下按摩,到腰部发热为止。每分钟 40~60 步,每次 5~10 分钟。摩腹散步可调整胃肠能,促进食物的消化及吸收,有助于防治消化不良和慢性胃肠道的疾病。

（5）倒退散步:散步时双手叉腰,两膝挺直。先向后退,再向前走各 100 步,如此反复多遍,以不觉疲劳为宜。可防治老年人腰腿痛、胃肠功能紊乱等症。

（6）摆臂散步:散步时,两臂随步伐节奏做较大幅度摆动,每分钟 60~90 步。可增强骨关节和胸腔功能,防治肩周炎、肺气肿、胸闷及老年慢性支气管炎。

2. 散步健身的要求

（1）全身放松，从容和缓：散步之前，适当地活动肢体，调匀呼吸。若身体拘紧，则筋骨、肌肉、关节得不到放松，这样就达不到锻炼的目的。散步时，不宜使头脑中充满琐事和杂念。在悠闲的情绪、愉快的心情下散步，可使大脑解除疲劳，益智养神，是散步养生的一个必备条件。散步过程中步履宜轻，《寿亲养老新书》中描述"徐徐步庭院散气"。这种轻松缓慢的步法，可使周身气血畅达，百脉流通，内外协调，可取得较好的锻炼效果，是其他剧烈运动所不能及的。

（2）循序渐进，量力而行：古人强调，勤动肢体，要"形劳而不倦"，量力而行，防止疲劳过度。"久行伤筋"，要防止超负荷劳动和过量运动。《老老恒言》说："居常无所事，即于室内时时缓步，盘旋数十匝，使筋脉活动，络脉乃得流通，习之既久，步可渐至千百……偶尔岁欲少，须自揣足力，毋勉强……"说明散步要根据体力量力而行，散步时间逐渐延长，速度逐渐加快，勿令气乏喘吁，过累则耗气伤形。

（3）坚持锻炼，持之以恒：华佗一生不但积极倡导体育活动，还身体力行，坚持锻炼，他外出诊病，坚持徒步行走。唐代百岁名医孙思邈，经常坚持走步运动，他根据四时气候的变化和天气状况，或行三、二里或走三、两百步，坚持不懈，福寿俱增。可见坚持散步锻炼，可防治疾病、强身养生、延年益寿。

**（四）六字诀**

六字诀，又称六字气诀，是以呼吸吐纳发音为主要手段的养生功法。关于呼吸吐纳发音的功法，秦汉时期的《吕氏春秋》中就有关于用导引呼吸治病的论述。而最早记录六字诀功法的当属南北朝时期陶弘景的《养性延命录》，嗣后有关六字诀的功理功法及其应用，历代都有不少发展和补充。如孙思邈的《千金方》、汪昂的《医方集解》、龚廷贤的《寿世保元》、冷谦的《修龄要指》都记载有六字诀功法。根据文献研究，明以前六字诀不配动作，明以后的六字诀有多种动作配合。六字诀流传至今，在功法上已形成了较为稳定的体系，保持了唐宋以来以中医五行五脏学说为理论基础，对呼吸口型及发音有了较明确的规范，肢体的动作导引与意念导引遵循中医经络循行规律。

1. 六字诀的养生功效　六字诀与脏腑配属为：呬属肺金，吹属肾水，嘘属肝木，呵属心火，呼属脾土，嘻属三焦。该功法是根据中医藏象学说理论，通过呼吸吐纳及意念和肢体的导引，配合特定的发音，来调整与控制体内气息的升降出入和脏腑气机的平衡，以达到养生保健、延缓衰老的目的。嘘气功平肝气，治目疾、肝肿大、胸胁胀闷、食欲不振、两目干涩、头目眩晕等肝经疾患。呵气功补心气，治心悸、心绞痛、失眠、健忘、盗汗、口舌糜烂、舌强语涩等心经疾患。呼字功培脾气，治腹胀、腹泻、四肢疲乏，食欲不振，肌肉萎缩、皮肤水肿等脾经疾患。呬字功补肺气，治外感恶寒、咳嗽咳痰、呼吸不畅等肺经疾患。吹字功补肾气，治腰膝酸软、盗汗遗精、阳痿、早泄、子宫虚寒等肾经疾患。嘻字功理三焦，治由三焦不畅而引起的眩晕、耳鸣、喉痛、胸腹胀闷、小便不利等疾患。

2. 六字诀的功法特点

（1）以音引气，调节脏腑：六字诀的锻炼通过特定的发音来引动与调整体内气机的升降出入。以"嘘、呵、呼、呬、吹、嘻"六种不同的特殊发音，分别与人体肝、心、脾、肺、肾、三焦六个脏腑相联系，从而达到调整脏腑气机的作用。在六字的对音和口型方面有其相应特殊规范，目的在于通过发音来引动相应脏腑的气机。

（2）吐纳导引，音息相随：六字诀功法中，每一诀的动作安排、气息的调摄都与相应脏腑的气化特征相一致,如肝之升发、肾之蛰藏等。练习过程中十分注重将发音与调息吐纳及动作导引相配合,使发音、呼吸、动作导引协调一致,相辅相成,浑然一体,共同起到畅通经络气血、调整脏腑功能的作用。

(3)舒展圆活,动静相兼:六字诀功法其动作舒展大方、柔和协调,圆转灵活,如行云流水,婉转连绵,具有人在气中、气在人中的神韵,表现出安然宁静与和谐之美。并且其吐气发音要求匀细柔长,配合动作中的静立养气,使整套功法表现出动中有静、静中有动、动静结合的韵意。

3. 六字诀的功法步骤 通过嘘、呵、呼、呬、吹、嘻六个字的不同发音口型,唇齿喉舌的用力不同,以牵动不动的脏腑经络气血的运行。歌云:"春嘘明目夏呵心,秋呬冬吹肺肾宁。四季常呼脾化食,三焦嘻出热难停。发宜常梳气宜敛,齿宜数叩津宜咽"。

(1)动作

预备式:两足开立,与肩同宽,头正颈直,含胸拔背,松腰松胯,双膝微屈,全身放松,呼吸自然。呼吸法:顺腹式呼吸,先呼后吸,呼所时读字,同时提肛缩肾,体重移至足跟。调息:每个字读六遍后,调息一次,以稍事休息,恢复自然。

(2)发音

嘘,读(xū)。口型为两唇微合,有横绷之力,舌尖向前并向内微缩,上下齿有微缝。呼气念嘘字,足大趾轻轻点地,两手自小腹前缓缓抬起,手背相对,经胁肋至与肩平,两臂如鸟张翼向上、向左右分开,手心斜向上。两眼反观内照,随呼气之势尽力瞪圆。屈臂两手经面前、胸腹前缓缓下落,垂于体侧。再做第二次吐字。如此动作六次为一遍,作一次调息。

呵,读(kē)。口型为半张,舌顶下齿,舌面下压。呼气念呵字,足大趾轻轻点地;两手掌心向里由小腹前抬起,经体前到至胸部两乳中间位置向外翻掌,上托至眼部。呼气尽吸气时,翻转手心向面,经面前、胸腹缓缓下落,垂于体侧,再行第二次吐字。如此动作六次为一遍,作一次调息。

呼,读(hū)。口型为撮口如管状,舌向上微卷,用力前伸。呼字时,足大趾轻轻点地,两手自小腹前抬起,手心朝上,至脐部,左手外旋上托至头顶,同时右手内旋下按至小腹前。呼气尽吸气时,左臂内旋变为掌心向里,从面前下落,同时右臂回旋掌心向里上穿,两手在胸前交叉,左手在外,右手在里,两手内旋下按至腹前,自然垂于体侧。再以同样要领,右手上托,左手下按,作第二次吐字。如此交替共做六次为一遍,做一次调息。

呬,读(xia)。口型为开唇叩齿,舌微顶下齿后。呼气念呬字,两手从小腹前抬起,逐渐转掌心向上,至两乳平,两臂外旋,翻转手心向外成立掌,指尖对喉,然后左右展臂宽胸推掌如鸟张翼。呼气尽,随吸气之势两臂自然下落垂于体侧,重复六次,调息。

吹,读(chuī)。口型为撮口,唇出音。呼气读吹字,足五趾抓地,足心空起,两臂自体侧提起,绕长强、肾俞向前划弧并经体前抬至锁骨平,两臂撑圆如抱球,两手指尖相对。身体下蹲,两臂随之下落,呼气尽时两手落于膝盖上部。随吸气之势慢慢站起,两臂自然下落垂于身体两侧。共做六次,调息。

嘻,读(xī)。口型为两唇微启,舌稍后缩,舌尖向下。有喜笑自得之貌。呼气念嘻字,足四、五趾点地。两手自体侧抬起如捧物状,过腹至两乳平,两臂外旋翻转手心向外,并向头部托举,两手心转向上,指尖相对。吸气时五指分开,由头部循身体两侧缓缓落下并以意引气至足四趾端。重复六次,调息。

4. 六字诀练功要领

（1）发音准确,体会气息:吐气发音是六字诀独特的练功方法,发音的目的在于引导气机。因此练功时,必须按要求,校准口形,准确发音。初学时,可采用吐气出声发音的方法,校正口型和发音,以免憋气;在练习熟练后,可以逐渐过渡为吐气轻声发音,渐至匀细柔长,并注意细心体会气息的变化。

（2）注意呼吸,用意轻微:六字诀中的呼吸方法主要是采用逆腹式呼吸。其方法与要领是:鼻吸气时,胸腔慢慢扩张,而腹部随之微微内收,口呼气时则与此相反。这种呼吸方法使横膈膜升降幅度增大,对人体脏腑产生类似按摩的作用,有利于三焦气机的运行。练功时要注意呼吸,但用意微微,做到吐惟细细,纳惟绵绵,有意无意,绵绵若存,这样方能将形意气息合为一体,以使生命活动得到优化。

（3）动作舒缓,协调配合:六字诀功法以呼吸吐纳为主,同时辅以动作导引。通过动作的导引来协调呼吸吐纳发音引动的气息,以促进脏腑的气化活动。因此,习练时要注意将动作与呼吸吐纳、吐气发音协调配合,动作做到松、柔、舒、缓,以顺应呼吸吐纳和吐气发音的匀细柔长的气机变化。

## 四、四季起居运动保健

《黄帝内经》说过,要顺应季节的变化去养生,避病邪。研究认为,老年人的健康也与气候息息相关,气候的变化还可促进原有的疾病恶化,导致一些危象的发生。张景岳总结四季养生的原则为"春应肝而养生,夏应心而养长,长夏应脾而变化,秋应肺而养收,冬应肾而养藏。"老年人如何在气候变化的环境中,顺应四季,达到身心健康、延缓衰老的目的呢? 下面分别介绍四季起居运动养生的方法。

### （一）春季起居运动调养

1. 起居调养　春为四时之首,万象更新之始,天气由寒变暖,阳气生发,生机盎然,正如《黄帝内经》里所说:"春三月,此谓发陈。天地俱生,万物以荣。"人体应顺应自然阳气生发舒畅的特点。《黄帝内经》指出:"夜卧早起,广步于庭,被发缓形,以使志生",意味着春天人们应当晚一些睡,早点起,以适应自然界的生发之气。起床后宜披散着头发,舒展着形体,在庭院里漫步,这样就能达到使思想意识、灵感生发不息。关于春季的着装,俗话讲"春捂秋冻",春天应保暖,不宜受寒。《寿亲养老新书》里指出:"春季天气渐暖,衣服宜渐减,不可顿减,使人受寒";《摄生消息论》中说:"不可顿去棉衣,老年人气弱、骨疏体怯,风寒易伤腠理。时备夹衣,遇暖易之一重,渐减一重,不可暴去"、"稍冷莫强忍,即便加服",而且特别叮嘱体弱人要注意背部保暖。

2. 运动调养　冬季人体的新陈代谢,藏精多于化气,各脏腑器官的阳气下降,因而入春后,应加强锻炼以增强阳气。春季宜增加户外运动,形式不拘,取己所好,使春气升发有序,阳气增长有路,符合"春夏养阳"的原则。春季可踏青、采摘、登山、做操,练习八段锦、太极拳等,自古以来,人们最喜踏青春游。明代养生家高濂在《遵生八笺·起居安乐笺》里描述了春季旅游之乐:"时值春阳,柔风和景,芳树鸣禽,邀朋郊外,踏青载滔,湖头汪棹、问柳寻花、听鸟鸣于茂林、看山弄水……此皆春朝乐事。"春季空气清新时也可到户外散步,可配合擦双手、揉颈项、揉摩胸腹、捶打腹背、拍打全身等动作,以利于郁滞宣畅、疏通气血、生发阳气。

### （二）夏季起居运动调养

1. 起居调养 夏季是一年里阳气最盛的季节，《黄帝内经》描述："夏三月,此谓蕃秀,天地气交,万物华实"。夏季作息,一般地说,宜晚些入睡,早点起床,以顺应自然界阳盛阴虚的变化。《黄帝内经》里说:"夏三月……夜卧早起,无厌于日",不要回避天气炎热,仍要适当在阴凉处活动。"暑易伤气",炎热可使汗泄太过,所以,劳动或体育锻炼时,要避开午间烈日炽热之时,并注意加强防护。要适时安排午睡,不仅可以避炎热之势防中暑,又可消除疲劳。夏季腠理开泄,易受风寒湿邪侵袭,不宜夜晚出宿,以防贼风入中而致阴暑证。

2. 运动调养 夏天运动锻炼,最好在清晨或傍晚较凉爽时进行,不宜做过分剧烈的运动。宋代养生家陈直曾在《寿亲养老新书》里讲:"午睡初起,旋汲山泉,拾松枝……从容步山径,抚松竹……坐弄流泉,漱齿濯足"。晚饭后,则"出步溪边……归归而倚杖柴门之下,则夕阳在山,紫绿万状,变幻顷刻,悦可入目。"这里汲山泉、拾松枝、步山径、抚松竹、弄流泉、漱齿濯足都是古人夏季健身项目。现代人们可以前往山区,利用自然条件作短期疗养、避暑、爬山、游览和散步,或进行游泳、钓鱼等水上活动。运动量要适度,不要过度疲劳,运动后感到口渴时,不宜过量、过快地进食冷餐或冷饮,可适当饮用盐开水或绿豆盐汤,不要立即用冷水冲头、淋浴。

### （三）秋季起居运动调养

1. 起居调养 秋季自然界的阳气由疏泄趋向收敛,正如《黄帝内经》所说:"秋三月,此为容平,天气以急,地气以明"。早秋以热、湿为主,中秋前后较长一段时间又以燥为主,而到了深秋、晚秋,却又以凉、寒为主,因此,起居作息要相应调整。《黄帝内经》里提出:"秋三月,早卧早起,与鸡俱兴",意思是秋天气候转凉,要早一点睡觉,以顺应阴精的收藏,又要早一些起床,以顺应阳气的舒长。主张睡子午觉,即夜晚 11 时止凌晨 1 时,上午 11 时到下午 1 时,子午之时,阴阳相接,极盛极衰,体内阴阳不平衡,所以需要静卧以候气复。关于着装,古语云:"饮食以调,时慎脱着";"避色如避难,冷暖随时换",要随时注意根据气候加减衣服。

2. 运动调养 每到秋季,秋燥当令,皮肤容易干燥,历代养生家强调"面宜多擦",孙思邈在《千金翼方·养老大例》亦说:"摩掌令热以摩面,从上向下二十七过,去䴔气、令人面有光,又令人胜风寒时气、寒热头痛、百病皆除。"秋季可以在活动后按摩一些穴位,如脚底的涌泉穴,属于足少阴肾经的井穴,有补肾填精的作用,可以在睡前足浴后按摩。秋季多做"静功"锻炼,如六字诀里默念呼气练功法,内气功,意守功等等。亦可采用《道藏·玉轴经》所载秋季养生功法,即秋季吐纳健身法,有保肺强身之功效。

### （四）冬季起居运动调养

1. 起居调养 冬季是自然界万物闭藏的季节,人体的阳气也要潜藏于内,正如《黄帝内经》所云,"冬三月,此为闭藏,水冰地坼,勿扰乎阳;早卧晚起,必待日光。……去寒就温,无泄皮肤,使气亟夺,此冬气之应,养藏之道也。"要早睡晚起,日出而作,以保证充足的睡眠时间,60~70 岁老年人一般睡 7~8 个小时,70~80 岁老年人睡 6~7 个小时,80~90 岁老年人,肾气衰弱,阴阳两虚,睡眠质量下降,可适当延长为 9~10 个小时,以利阳气潜藏,阴精积蓄。至于防寒保暖,也必须根据"无扰乎阳"的养藏原则,做到恰如其分。老年人生理功能下降,皮肤老化,血管收缩较差,加上代谢水平低,穿衣以质轻又暖和为宜。衣着过少过薄,室温过低,则既耗阳气,又易感冒。反之,衣着过多过厚,室温过高,则腠理开泄,阳气不得潜藏,寒邪亦易于入侵。老年人特别要注意头与足的保暖,因其生理反应较年轻人迟钝,一般身体感到寒凉时往往已经受到寒邪的侵害,要特别注意根据天气变化增减衣服。

2. 运动调养　俗话说:"夏练三伏,冬练三九",说明冬季坚持体育锻炼的重要性。冬季气温低,人体腠理致密,阳气内敛,故一定得选用动静相兼的功法。要避免在大风、大寒、大雪、雾露中锻炼,可选择一些在室内练习的功法,如八段锦、五禽戏、易筋经、太极拳等,体质弱的老年人,可以做一些幅度较小的健身操,注意养精蓄锐,顾护阳气、阴精,以持之以恒地轻度的运动量活动开筋骨为宜,正如《黄帝内经》所说:"夫精者身之本也,故藏于精者,春不病温。"

（关　欣）

# 第三节　精神与老年养生保健

随着科技发展、城市工业化、人口城市化和人际竞争的加剧,现代生活给人类带来了很大的精神压力,使人的心理和生理都会发生一些变化,比如说人在长期的沉重压力下就很容易出现一些不良情绪,进而导致的心理障碍、心理困扰,使得患病几率大大增加。我国的传统医学早就认识到了这一点,中医养生强调形神合一,指出形体是生命存在的基础,而神是生命活动的主宰,人的精神情志变化可影响形体,使脏腑气机调畅,提高对环境的适应能力和对疾病的抵抗能力。古代医家张景岳说:"形者神之质,神者形之用;无形则神无以生,无神则形不可活"。《黄帝内经》明确指出:"形与神俱,终其天年"。所以,形神兼养不仅要注意形体的保养,而且要注意精神的调摄,使形体健壮,精神充沛,身体和精神协调发展。精神养生法,就是在"天人相应"整体观念的指导下,通过颐养心神和性情、调摄情志等方法,保护和增强心理健康,达到形神兼养、预防疾病、延缓衰老的一种养生方法。精神养生是人体健康的重要环节,包括心神养生和情志养生两个方面。

## 一、心神养生法

心神,主要指人的精神、意识及思维活动,包括神、魂、魄、意、志。五脏之中的心具有主宰生命活动的重要功能,故又被称为"君主之官"。神能摄精,固精,神守则精固,神荡则精泄。《灵枢·摄生类》曰:"善养生者,必宝其精,精盈则气盛,气盛则神全,神全则身健,身健则病少。神气坚强,老而宜壮,皆本乎精也。"心主神明,神又是一切生命活动的主宰,正如张介宾所说:"心为一身之君主,禀虚灵而涵造化,具理以应万机,脏腑百骸,唯所是命,聪明智慧,莫不由之,故曰神明出焉。"人的精神健旺,机体适应环境和抵抗疾病的能力就会大大增强,从而起到防病的功能,同时也会影响五脏六腑的气机功能与气血运行,气血平和,就有利于保护脏腑功能,同样,患病之后,良好的精神调摄会加速康复,所谓"使神有所依,志有所靠;神与形俱,才能尽享天年"。心神养生法,是指通过心性修养,净化心灵,升华道德境界,自动清除贪欲,调节情绪,改变自己的不良性格,纠正错误的认知过程,使自己的心态平和、乐观、豁达,以达到健康长寿的目的。养生贵乎养神,不懂养神之要,单靠饮食疗法、药物滋补难以达到健康长寿。概括起来,调神之法有:清静养神、养藏港德、怡养性情、四气调神等方面。现就主要方法介绍如下:

## （一）清静养神

古人认为心静神自安。道家的宗旨之一就是通过养生、避世、清心、寡欲等方法而却病延年、长生不老。《黄帝内经》也有"静则神藏，躁则神亡"之说。神的属性育静，清虑静定，少费神气，神得安养，故寿，躁扰不宁则耗神，催人老。《黄帝内经》里又讲："精神内守，病安从来"。精神情志保持淡泊宁静的状态，因神气静而无杂念，可达到真气内存，心神平安的目的。它强调了内环境——精神的安定对人体健康的重要作用。董仲舒的《春秋繁露》关于养生说道"养生之大者，乃在爱气，气从神而成，神从意而出……故君子闲欲止恶以平意，平意以静神，静神以养气，气多而治，则养身之大者得矣"。这里可以看出调神就是以静为主。如何保持神气清静，精神内守？概括起来包括以下几方面：

1. 少私寡欲　静志安神，清心静养，孙思邈总结为"十二少"，即："少思、少念、少欲、少事、少语、少笑、少愁、少乐、少喜、少怒、少好、少恶行"。行此"十二少"，为"养生之都契也"。少私，是指减少私心杂念。寡欲，是降低对名利和物质的嗜欲，要少私寡欲是指对自己的"私心"和"贪欲"进行自我克制并清除。老子曾曰："吾欲独异于人，而贵食母。"这食母就是食气，食气是古人养生的主要方法，他认为，追逐无穷的名利，必会劳神伤身，因此，主张"见素抱朴，少私寡欲"。《万寿丹书》中讲："广惠子曰：欲未善言，不欲先计较钱财"，"财固人所必用，但以轻重较之，财则又轻于命也。何则，人既病火，则危如累卵，善调则生，失调则死，岂常病可例视乎，必静心寡欲，疑神定虑，毋以纤维扰心君，庶火息水恬，病或可瘳。"说明不计钱财，静心寡欲，有利于养生却病，反之，则损年折寿。老子曰："名与身孰亲，我知之矣，我当既明且哲，深根固蒂，以保其身，不取虚名也"。达到恬淡虚无、无为的境界，必须对于名利的欲望加以节制。《养心录集要》中云："练心如练将，制欲如制敌"。"常存敬心，嗜欲自然寡矣"。提出节制嗜欲要常存敬心，下定决心。

2. 养心敛思　《黄帝内经》中在谈到人如何会早衰时明确指出："不时御神，务快其心，逆于生乐，起居弓无节，故半百而衰也。"不时御神，即是指不善于控制自己的精神。养生者应心情安闲，心思若定，心除杂念，心清如镜，以便真气顺畅，精神守于内，疾病无处生，形体劳作但不致疲倦，身体健康而无疾。养心，即保养心神；敛思，即专心致志，志向专一，排除杂念，驱逐烦恼。《医钞类编》中指出："养心则神凝，神凝则气聚，气聚则神全，若日逐攘扰烦，神不守舍，则易衰老"。《万寿丹书》谓"多思则伤神"，因为神为心所主，养神必先养心，心静则神安，心动则神疲。《寿世青编·养心说》里指出："未事不可先迎，遇事不可过忧，既事不可留住，听其自来，应以自然，任其自去，忿愤恐惧，好乐忧患，皆得其正，此养心之法也。"说明遇事应泰然处之，以安心养神。另外，要懂得及时排遣。"塞翁失马，安知非福"、"遇逆境，即善自排解。"《千金方》中有："凡人不可无思，当以渐遣除之"。《千金要方·调气法》云："彭祖曰：道不在烦，但能不思饮食，不思声色，不思胜负，不思曲直，不思得失，不思荣辱。心无烦，形无极……亦可得长年。"这些都告诫我们，对外界事物的反应要顺之而去，千万不要为各种琐事伤透脑筋，费尽心机，这一点对于老年人尤为重要。

## （二）养性修德

"性"是指人的性格和情操。古人所言"德"包括仁、义、礼、智、信。养性养德是中医养生学中的重要组成部分。历代养生家都十分生重道德的养生价值。

1. 道德修养　孔子是我国历史上伟大的思想家、教育家，儒家学派的创始人。孔子的养生思想体系中最精辟独、最具突出的特点是道德养生，他认为养生要从修德开始，修身修善，主张"崇德、修慝、辨惑""德润身""仁者寿"，崇尚道德，改正不足，辨别是非。他在《中庸》中进一步指出"修身以道,修道以仁","大德必得其寿","知者乐,仁者寿"。孟子继承和发展了孔子"以德增寿"的思想,提出浩然之气。所谓"浩然正气",就是指高尚的道德情操。包指出的"富贵不能淫,贫贱不能移,威武不能屈",就是道德修养的具体内容。古代养生家早就提出"养生莫若养性,养性莫若养德"的理念。高濂在《遵生八笺》中重申:"君子心悟躬行,则养德、养生兼德之矣。"

2. 哲理养性  所谓哲理养性,就是在纷繁复杂的生活之中,用对立统一规律和一分为二的哲理作为人应世准则,审视和指导自己的生活过程,始终保持平和的心态,从中获得生活的动力和热情。正如《素问·上古天真论》中指出圣人颐养性情的养生之道,即"无恚嗔之心","无思想之患","以恬愉为务"。具体来讲,古人养性有以下几个方面:

（1）仁礼:《孟子·离娄下》曰:"仁者爱人,有礼者敬人。爱人者,人恒爱之;敬人者,人恒敬之。"说明为人要重视仁、礼的修养,一言一行都要注意礼仪,相互之间要注意仁爱。《养心录集要》也讲:"身心严肃便是持敬,动作合宜便是集义";"意诚则定,心正则静,身修则安"。

（2）性善:孟子认为"人性本善"的观点,认为人生来是善良的,具有恻隐之心、羞恶之心、恭敬之心、是非之心,他提出"大人者,不失其赤子之心也。"认为有高尚品德的人,保持所有"善"的本性,会使精神轻松,身心健康。《寿世保元·延年良箴》亦谓:"积善有功,常存阴德,可以延年"。孙思邈在《千金要方·养性序》中指出:"夫养性者,所以习以成性,性自为善……性既自善,内外百病皆不悉生,祸乱灾害亦无由作,此养生之大经也。"

（3）知足:常言道"人生解知足,烦恼一时除"。老子在《道德经》里说:"祸莫大于不知足,咎莫大于欲得。"就是说,灾祸莫过于不知足,罪过莫过于贪得无厌。《遵生八笺·延年却病笺》谓:"知足不辱,知止不殆。"这些论述告诉我们,只有"知足",才能"常乐",而终其天年;反之则病祸即至,而夭其寿。

（4）乐观:乐观怡神,精神愉悦,对人、对己、对事、对现实环境,善于适应。乐观的情趣是调养精神、排除不良情绪和防止衰老最好的精神安慰剂。《黄帝内经》指出:"喜则气和志达,荣卫通利。""内无思想之患,以恬愉为务,以自得为功,形体不敝,精神不散,亦可以百岁。"恬,安静也;愉,即愉快、乐观、开朗;务,任务。所谓"以恬愉为务",是指人们一定要以精神乐观为首要任务。

（5）忍让:古人认为,修身养性要注意"忍让"。我国古代十分注意忍让,把忍让看作美德。老子歌颂水的柔德,守柔、不争,以至天下莫能与争,目的就是实现天人和谐。《养老奉亲书》亦云:"百战百胜不如一忍,万言万当不如一默。"《寿世保元·延年良箴》谓:"谦和辞让,敬人持己,可以延年。"说明注意忍让,敬人持己,可免除忧患,不使神形受伤,从而可获延年益寿。

## 二、情志养生法

所谓情志,是指人对外界客观事物和对象所持的态度体验,即情绪反映,也称情绪与情感。人有各种各样的情绪,这是人对外界刺激的心理生理反应。尤其到了老年,会出现各种往日未曾有过的各种情绪。善于节制自己的情绪,避免忧郁、悲伤等不愉快的消极情绪发生,使心理处于怡然自得的乐观状态,才会对人体的生理起良好的作用。情志养生法,主要是指通过自己对外界客观环境或事物情绪的反映进行自我调节和转变错误思维方式,将心情调节到最佳状态,使之健康长寿的方法。中医将人的情绪分为喜、怒、忧、思、悲、恐、惊,谓之七情,神、魂、魄、意、志称为五志,分属于五脏。中医情志养生是指喜不过旺,怒不过激,思不过虑,恐不过惧,惊不过神的正常情绪状态。正如古人云:"欲有情,情有节,圣人修节以止欲,故不过行其情也。"

**（一）情志致病的特点**

心平气和利于寿,七情突发伤于心。喜、怒、忧、思、悲、恐、惊,正常情况下,对机体生理功能起着协调作用,但若突然、强烈或长期持久的情志刺激作用于人体时,可使脏腑气血功能紊乱,七情太过,七情失调,就会成为致病因素,心神则难平和,中医称之为"情志内伤"。另一方面,情志活动以五脏精气为物质基础,《黄帝内经》说:"人有五脏化五气,以生喜怒悲忧恐。"当脏腑气血及功能失调时,可出现异常的情志反映,两者相互影响。

1. 七情直接伤及五脏 中医认为,喜过则伤心,怒过则伤肝,忧过则伤肺,思过则伤脾,恐过则伤肾。其中,心为君主之官、五脏六腑之大主、精神之所舍,故情志的异常变化,首先影响的是心脏的功能。然后分别影响其他脏腑,使脏腑功能紊乱。此即《灵枢·素问》所说:"悲哀愁忧则心动,心动则五脏六腑皆摇。"

2. 七情影响脏腑气机 七情内伤致病,常出现与之相关内脏的气机失调,进而影响气血运行。具体来讲:

（1）怒则气上:气上,即气机上逆。过怒伤肝,可使肝气上逆,甚则血随气逆,并走于上。临床可见头胀、头痛,面红目赤,甚或呕血、昏厥猝倒等。

（2）喜则气缓:缓有和缓、涣散之意。一般而言,喜悦能缓和紧张情绪,使气血调和,但暴喜或过喜,则又可使心气涣散,以致心神不宁,甚则失神狂乱。

（3）悲则气消:过度悲忧,可耗伤肺气,以致气短息微、乏力懒言等。

（4）思则气结:思虑过度,劳神伤脾,可使脾失健运,气血化生无源。表现为食欲减退,脘腹胀满,腹泻便溏,倦怠乏力等。

（5）恐则气下:恐惧过度,可使气陷于下,损伤肾气,肾气不固,临床表现可见二便失禁,遗精滑泄等。

（6）惊则气乱:突然受惊,可使气机紊乱,以致心神不定,惊慌失措。

3. 情志波动影响病情 七情内伤不仅可以引起疾病发生,而且情志的异常波动,还可以使病情加重或迅速恶化。如患有高血压病的患者,若遇暴怒,可使血压迅速升高,甚至突然昏厥,或半身不遂,口眼歪斜。

**（二）健康心理特征**

心境乐观,心神宁静,恬淡虚无,居处安静,以恬愉为务,以坦然而安身。不惧于物,不为物欲所累,志闲而少欲,不奢不侈。不为邪淫所惑,不为魔诱所动,既不妄想,也不安为,无思想之患,则自安之。意志坚强,精神专一,行事理智,不激不昂,身不存悔怒,魂不离自身,情爽而神怡。起居有常,有劳有逸,生活合乎规律,神清气爽则大健。善于适应环境变化,"婉然从物,或与不争,与时变化"。涵养性格,陶冶气质,不断完善自身,保持良好的人际关系,做到乐善好施,善附而好利他人。另外老年人还要老有所为,健身健脑;善于应变,自我调适,对新事物敏感,不故步自封;自尊自信,乐于奉献,热爱社会活动。

**（三）情绪调摄法**

古人在情志养生方面,积累了丰富的经验,人要在精神上保持良好状态,机体功能上得到正常发挥,就要修炼情志。下面就介绍几种调摄不良情绪的方法。

1. 节制法　节制法就是调和、节制情感,防止七情过极,从而达到心理平衡的目的。《吕氏春秋》说:"欲有情,情有节,圣人修节以止欲,故不过行其情也。"正常七情宜养,异常七情宜戒。古人总结"十二多":"多思则神殆,多念则志散,多欲则损志,多事则形疲,多语则气争,多笑则脏伤,多愁则心摄,多乐则意溢,多喜则忘昏错乱,多怒则百脉不定,多好则专迷不治,多恶则煎熬无欢"。此"十二多"不除,丧生之本也。《医学心悟》归纳了"保生四要""戒嗔怒"即为一要;《泰定养生主论》强调养生要做到"五不","喜怒不妄发"列为第二;《老老恒言·戒怒》亦指出"人借气以充身,故平日在乎善养。所忌最是怒。""怒"是历代养生家最忌讳的一种情绪,它是情志致病的魁首。"肝主怒",《黄帝内经》里说:"肝气实则怒。"。怒不仅伤肝,还可伤及它脏。明确了气怒伤身的严重危害性,就要遇事冷静,加强修养,防怒于未然。

2. 疏泄法　疏泄法是指把积聚、抑郁在心中的不良情绪,通过适当的方式宣达、发泄出去,以尽快恢复心理平衡。闷气在胸,如鱼鲠在喉,吐而不出,咽而不下,愁忧眉际,闷闷不乐,结果气滞于胸,潜埋于心。疏,疏发;泄,发泄。所谓疏泄法,是指当人在处于逆境,心情不佳时,千万不要把痛苦忧伤闷在心里,一定要发泄出来。用直接的方法把心中的不良情绪发泄出去,可通过设置情境导泄。如当一个人遇到不幸,悲痛万分时,不妨大哭一场。当心情郁闷、压抑时,可以通过无拘束的喊叫,将内心的郁积发泄出来。学会用正当的途径和渠道来发泄和排遣。《中国养生说辑览》建议:"凡遇不如意事,试取其更甚者譬之,心地自然清凉,此降火最速之剂。"除直接发泄的方法外,还有宣泄法,意即清洁身心。宣泄通过言语表达的方式,可把内心的某些不良情绪都谈出来,最好是一倾而泄,使身心纯净。《内经》中由医者或旁人"告""语""导""开",感动患者以情,这样可以解除内心的郁闷。宋代周守忠《养生类要》中说:"知喜怒之损性,故豁情以宽;知思虑之稍神,故损情而内守;知语烦之侵气,故闭口而不言;知哀乐之损寿,故抑之而不有;知情欲之窃命,敝忍之而不为。"

3. 移情法　通过一定的方法和措施改变人的思想焦点,或改变其周围环境,以解脱不良情绪的苦痛,或转移到另外事物上去。正如《黄帝内经》里说:"古之治病,惟其移精变气,可祝由而已。"中医提倡"移情易性",移情,即排遣情思,改变内心情绪的指向性;易性,即改易心志,改变其不良情绪。《临证指南医案》中说:"情志之郁,由于隐情曲意不伸……郁证全在病情能移情易性。"《续名医类案》里说:"失志不遂之病非排遣性情不可。"琴棋书画是我国传统文化中的四种雅事,古人借此转移情志和陶冶性情。《理瀹骈文》里明确指出:"七情之病者,看书解闷,听曲消愁,有胜于服药者矣。"《北史·崔光传》说:"取乐琴书,颐养神性。"孙思邈在《备急千金要方》中指出:"弹琴瑟,调心神,和性情,节嗜欲。"另外,也有运动移情的方法,包括体力劳动和运动两种。劳动不仅有所收获,还能够调养心神,如清代画家高桐轩在《耕耘乐》中所说:"耕耘虽劳肢体,然颇健身心。伏案一日,把橱半天,既享田家之乐,又能健壮人身;既不忘耕耨之劳,又有秋收之望,何乐不为。"运动可以强身健体,传统的运动健身法还能使形神舒畅,松静自然,心神安合,达到阴阳协调平衡,如八段锦、太极拳、五禽戏等都主张动中有静、静中有动,动静结合,身心平衡。

4. 以情制情法　又叫情志制约法,创自于《黄帝内经》:"怒伤肝,悲胜怒";"喜伤心,恐胜喜";"思伤脾,怒胜思";"忧伤肺,喜胜忧";"恐伤肾、思胜恐"。中医认为五志分属五脏,五志与五脏之间按五行生克规律而互制约。用互相制约、互相克制的情志,来转移和干扰原来对机体有害的情志,借以达到协调情志的目的。根据"以偏救偏"的原理,通过不同情绪之间的互相调节来修养精神,创立"以情胜情"的独特方法。著名医学家张子和在《儒门事亲》中指出:"悲可以制怒,以怆恻苦楚之言感之;喜可以治悲,以谑浪戏狎之言娱之;恐可以治喜,以恐惧死亡之言怖之;怒可以制思,以污辱欺罔之事触之;思可以治恐,以虑彼志此之言夺之。凡此五者,必诡怪谲诈,无所不至,然后可以动人耳目,易人听视。"在运用"以情制情"疗法时,要注意刺激的强度,不要超过致病的情志因素,或是采用突然地持续地强刺激,否则就达不到以情制情的治疗目的。

(关　欣)

# 第七章

# 缓和医疗与护理

## 第一节 缓和医疗相关概念

### 一、缓和医疗的起源与发展

"Palliate"来自拉丁文"Palliaare",是"掩饰、隐藏"的意思。根据牛津英文字典"Palliate"意为：缓和、减轻、安慰、减少疼痛,给予暂时缓解。最早在16世纪在医学中使用,叙述对遭受痛苦的缓和或减轻。缓和医疗最早起源于英国现代临终关怀运动, Elizabeth Kübler-Ross 与 Dame Cicely Saunders 被认为是这项运动的先驱者,而桑德斯女士则被认为推进了缓和医疗和现代临终关怀的发展,开创了一个以疼痛控制和全方位症状管理相结合的全面护理体系,使全世界开始关注并善待生命垂危者。1967年她创办圣克里斯多弗临终关怀机构（St. Christopher Hospice）,对癌症终末期患者的照顾不同于一般医院提供的以治疗疾病为目标的延长生命性的服务,提倡利用专业的方法帮助患者缓解疼痛和不适的症状,还重视专业间的合作、志愿者参与,以患者为中心,连续性照顾、为患者亲属及朋友提供哀伤辅导来获得社会的认同和政府的支持,创立了现代缓和医疗的典范,提升了临终患者的生命质量。

在欧美等发达国家,缓和医学（Palliative Medicine）作为一门新兴学科已经成为一种医学专科。1987年,缓和医学在英国被批准作为一门医学专业,1993年,英国和加拿大学者编写了牛津大学教科书《缓和医学》（Oxford textbook of palliative medicine）,奠定了缓和医学的学科基础,目前该教科书已经推出第五版。2006年,美国全国质量论坛（National Quality Forum）发布了全国缓和医疗优质服务框架（A National Framework and Preferred Practices for Palliative and Hospice Care Quality）,为缓和医疗的实践和质量提供标准化准则。2012年,美国国家综合癌症网络出版《临床实践指南：缓和医疗》（NCCN clinical practice guidelines in Oncology: Palliative Care）并于2015年发布第2版,在亚洲,首先引入缓和医疗并开展实践的是日本,2007年"癌症对策基本法"促进了缓和医疗临床实践、教育及研究的发展,越来越多的日本人选择通过缓和医疗步入死亡。在中国大陆地区,相关的专业学会、机构与媒体正致力于推动缓和医疗理念的普及,而缓和医疗服务的供给能力远远落后于实际需求。

### 二、缓和医疗的定义

世界卫生组织最早于1990年首次提出缓和医疗的实用定义,并于2002年作了修订,"缓和医疗是针对身患威胁生命的疾病的患者及其亲属的一种照护方式,利用早期诊断及无懈可击的评估与治疗，以预防和减轻痛苦，提高生活质量，解决患者的疼痛及其身、心、灵的问题"。

此定义中还强调：

1. 缓和医疗帮助患者缓解疼痛，以及其他不适症状。

2. 肯定生命，认同死亡是一种自然的过程。

3. 为患者提供身、心、灵的全面照护。

4. 为患者提供支持系统，以帮助他们尽可能的积极生活，直至死亡。

5. 为患者亲属提供支持系统，以帮助他们度过患者生病的这段日子和居丧期。

6. 以团队的方式满足患者及亲属的需求，如果有迹象表明亲属有哀伤辅导需求，团队也将提供。

7. 提高生活质量，如果可能的话还能够对疾病进程有积极的影响。

8. 在疾病早期就开展缓和医疗，与化疗、放疗等可以延长生命的疗法共同应用，也包括开展一些必要的调查，以更好地理解和管理相关的并发症。

### 三、相关的概念及关系

#### （一）缓和医疗、病因治疗、临终关怀

由于缓和医疗的治疗对象多为身患恶性肿瘤的患者，缓和医疗经常被患者或者其他医务人员误解为临终关怀（hospice care），或者是给放弃治疗希望的患者提供照护的专业。实质上，缓和医疗的内涵远远超过临终关怀，还包括在非治愈性严重疾病所有阶段提供给患者和亲属的照顾与支持，并可以与病因治疗同步进行。

根据疾病的进展，缓和医疗的实施可以分为三个阶段：

1. 病因治疗阶段（disease-oriented palliation）　此阶段的重点是能够通过疾病病因的治疗来解决伴随的各种复杂症状。例如，放疗可以缓解脑内转移瘤导致的头痛、肌力丧失或者认知功能衰退，但放疗可能又会带来恶心、呕吐等不适，这时，缓和医疗为患者提供及时、充分甚至是预防性的症状处理措施就显得尤为必要。在这个阶段，应用缓和医疗的知识和原则，通过病因治疗辅以支持治疗，能够为患者维持较高的生活质量提供保障。

2. 缓和医疗阶段（symptom-oriented palliation）　在这个阶段，医学的重点不再是病因治疗，或者针对病因的治疗，例如常规的放疗、化疗及手术治疗等造成的副作用远远大于其带来的收益，缓和医疗则能够更好地管理患者的不适症状，保持患者的生活质量。

3. 临终关怀阶段（hospice care or terminal care or end-of-life care）　在这个阶段，患者生理功能的维持全部依赖于照护。除了关注患者的生活质量，此阶段的缓和医疗还应该包括帮助患者实现"优逝"（a good quality of dying）。这需要提前、全面的了解患者的情况，以便为患者和其亲属做出医疗决定时提供全面的信息。医务人员应该明确"优逝"不是放弃患者，而是意味着更好地症状控制，尤其是在患者生命的最后阶段，尽量帮助其缓解痛苦。

缓和医疗的实施不会随着患者的死亡而终止，它还包括在疾病所有阶段提供给患者亲属的照顾与支持，必要时还会在居丧期为亲属提供哀伤支持（aftercare bereavement）。

由此可见，缓和医疗的目标是预防及减轻痛苦，提供所能达到的最佳生活质量。在疾病诊断明确开始，缓和医疗与控制疾病及延长生命的治疗同时进行，当控制疾病及延长生命的治疗无效或不能达到预期目标时，缓和医疗便成为主要治疗手段，贯彻在治疗的全过程中。

缓和医疗更趋向于需求驱动,在威胁生命的非治愈性疾病或恶性肿瘤诊断明确、开始有症状时,便可提供缓和医疗,而临终关怀更趋向于时间聚焦,在患者生命的最后阶段提供的特定缓和医疗形式。

在国际上,出现缓和医疗与临终关怀合并的趋势,从美国专业协会名称的演变中可以看出这一趋势,例如,美国全国临终关怀组织(National Hospice Organization)被重新命名为全国临终关怀与缓和医疗组织(National Hospice and Palliative Care Organization),包括临终关怀和缓和医疗两部分成员,共同推动缓和医疗的发展。

缓和医疗的提供者由于经常与濒死的患者打交道,他们接受的死亡教育是有限的,大部分的培训都与医疗相关,很少关注社会、心理甚至灵性照顾层面,结果发现自己在协助末期患者及其家人时会感到困扰和压力,所以他们也需要心理培训和情感支持(图7-1-1)。

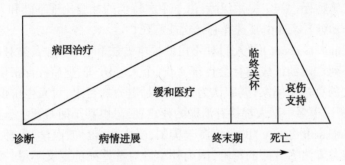

图7-1-1　病因治疗、缓和医疗、临终关怀的关系图

### (二)缓和医疗、替代医疗、补充医疗

晚期癌症患者深受癌症本身以及癌症诊疗导致的各种不适的影响,有时常规的医学治疗在缓解这些不适症状时起效甚微,给患者身心造成严重不良影响,也危害着他们的家庭、社会功能和生活质量,越来越多的患者甚至医务人员开始寻求非传统治疗的帮助。

关于替代医学,目前尚无统一定义,美国国立卫生研究院(National Institutes of Health,NIH)认为代替常规医学方法,而用于临床诊疗的内容是替代医学,在传统治疗方法基础上附加的辅助疗法是补充医学。1998年,美国替代医学机构正式更名为国立补充和替代医学中心(National Center for Complementary and Alternative Medicine),并提出补充和替代医学(CAM)是主流医学之外的医疗保健实践,肯定了CAM是安全有效的医学实践。虽然大多数CAM的作用、方法大都未被现代医学所揭示,也并未在医学院校广泛的传授,但CAM现已广泛用于各种疾病和症状的干预,尤其是在疼痛的缓解中疗效明确。

CAM包含的范围很广,包括天然产品、身心治疗、手法和身体为基础的锻炼和其他方法。其中天然产品里包括使用的各种中药、维生素、矿物质、益生菌和其他的天然产物;身心治疗侧重于大脑、心智、身体和行为之间的互动,目的是用心灵影响身体功能、促进健康,其中包括冥想、瑜伽、深呼吸练习、意象引导、催眠治疗、音乐疗法、放松、针灸、气功和太极拳等;手法和身体为基础的锻炼包括脊柱推拿、按摩等;其他还包括运动疗法、能量疗法(如磁疗、光疗)等。

在很多CAM中强调的是自然疗法,目的在于激活机体参与和调节人体的自我调节能力和再生能力,并通过治疗以支持和引导机体的自愈能力。在中国,患者使用CAM有的是自己的选择,也有的是在医务人员的建议下使用,国内部分老年病房也提供CAM。

### （三）尊严死、生前预嘱与安乐死

由于缓和医疗是在临终关怀基础上发展起来的医学分支，虽然内容相似，但阶段与任务却不相同，对此不了解的会将缓和医疗与"死亡"联系在一起。

死亡是所有维持有机体生物功能的终止，传统的死亡标准是循环和呼吸的终止，即心肺死亡。随着医学技术的发展和人类文明的进步，传统的标准日益受到挑战。1968 年，美国哈佛医学委员会提出了脑死亡的概念和标准，世界上许多国家医学界相继支持并采用了这个标准。20 世纪 80 年代，我国开始了脑死亡判定的理论研讨与临床实践。2012 年 3 月，原卫生部脑损伤质控评价中心，组织知名专家开展脑损伤的评估研究，进一步完善了我国脑损伤临床判定规范流程，对原脑死亡判定标准进行修订，先后制定了《脑死亡判定标准与技术规范（成人质控版）》《脑死亡判定标准与技术规范（儿童质控版）》。这些标准规范并未在法律层面上对实施脑死亡判定提供保障，由于中国特色的社会伦理基础和人文环境，患者死亡后临床医生告知患者亲属由其选择心死亡或脑死亡。

死亡观（attitude to death）是人们对死亡的根本看法和态度，是人类对自身生命和死亡现象认识深化。死亡观的形成与社会传统文化、个人经历、职业和教育密切相关，对中国人死亡观影响最大的莫过于儒家，儒家认为死亡是对生命的否定、对人生价值的最终评定、重视丧葬和祭祀，所以很多中国人都持有消极的死亡观，恐惧甚至回避死亡。

尊严死（death with dignity）的争议源于美国，受文化、信仰、医学、伦理、法律、实施方式以及患者生命权益等诸多方面的影响，国内外学者对尊严死的定义不尽一致。一般认为尊严死是指对于没有恢复希望的末期患者，按照本人的意愿，终止无益的延命医疗（如停止使用呼吸机和心肺复苏术等治疗手段），使其具有人性的尊严，以自然状态迎接死亡。这种自然死亡的方式也称为自然死（natural death）或有品位之死（dying in dignity），并由此引出生前预嘱（living will）。

生前预嘱是人们事先也就是在健康或者意识清楚时签署的，说明在不可治愈的疾病末期或临终时要或不要哪种医疗护理的指示文件。生前预嘱源于 20 世纪 70 年代的美国，1976 年美国加州首先通过了"自然死亡法"（Natural Death Act），允许不使用生命支持系统来延长不可治愈患者的临终过程，体现了对患者医疗自主权的尊重。2013 年，北京市民政局批准的"北京生前预嘱推广协会"成立，标志着尊严死在中国公众的推广与宣传教育迈出了具有里程碑意义的一大步。

安乐死（euthanasia）一词源于希腊文，原意为"好死"，现代意义上的安乐死至今尚无一个统一完整的定义。《牛津法律指南》对安乐死的定义是"在不可救药的或病危的患者自己的要求下，所采取的引起或加速死亡的措施"。美国医学会认为安乐死是"出于仁慈的原因以相对迅速的并且无痛的方式造成身患不治之症和病痛患者死亡的行为"。《中国大百科全书·法学卷》的解释是"对于现代医学无可挽救的临近死亡的患者，医师在患者本人真诚委托的前提下，为减少患者难以忍受的剧烈痛苦，采取措施提前结束患者的生命"。

虽然尊严死与安乐死的目的都是减少患者临终时的痛苦，都产生了患者死亡的结果，但"尊严死"不等于"安乐死"。尊严死是不再做延命医疗措施，遵循生命规律，自然地迎接死亡，而安乐死是采用注射药物等措施，客观上加速了死亡。尊严死的死期不确定，而安乐死的死期很明确。尊严死是对生命质量的"优化"，维护了患者的尊严，救治义务已经终止，患者亲属心态大多较为坦然，安乐死是人为地将生命提早终结，患者亲属大多心怀愧疚、难以释怀。

目前大多数学者认为,安乐死不是一种尊严死,如果安乐死被滥用,将会带来法律问题。缓和医疗的宗旨是减轻患者痛苦,提高患者的生活质量,重视生命最后阶段的尊严,缓和医疗反对安乐死,提倡尊严死。

## 四、缓和医疗中的治疗

治疗(therapy, medical treatment)是指以疾病的诊断为依据而提出的消除病因、治愈或缓解病痛,恢复健康的手段和方法,是临床医学的重要内容。治疗有明确的目的性,不仅是医生的主动行为,同时也应当有患者的主动配合,治疗应当是在患者或其代理人知情同意的情况下进行的,并体现对患者健康权的尊重。

缓和医疗中常见的治疗介绍如下。

### (一)姑息治疗

姑息治疗(alleviative treatment)是指对那些治愈性治疗无望或不能接受治愈性治疗的病人采取的完全的主动的医疗和护理,控制疼痛及有关症状,并对心理、社会和精神问题予以重视,包括姑息性手术、姑息性放射治疗、姑息性化学治疗。

姑息治疗的目的是帮助患者达到和维持其躯体、情感、精神、职业和社会行为能力的最佳状态,从而使患者及其亲属得到最大的安慰,获得尽可能好的生活质量。对于晚期恶性肿瘤患者来说,主要是控制或缓解疼痛及其他不适症状。

实施姑息性治疗方案应该遵循的伦理原则包括:对于患者是利大于弊(如减轻患者痛苦,提高其生存质量)的方案应该予以实施,弊大于利(如增加患者痛苦,降低其生存质量,影响其人格和尊严)的方案应该停止;向患者和亲属说明使用镇静剂的后果,让患者及亲属表达自己的意愿;应当遵循正确的给药原则,即按时、适量、分阶段给药的原则;姑息治疗的实施同时包括给予心理治疗。

### (二)支持治疗

支持治疗(supportive treatment, support therapy)是通过各种措施促进患者的舒适,重点不在于治疗基础疾病。支持治疗与姑息治疗的区别在于前者是个中性词汇,可应用于所有疾病的所有治疗阶段,而姑息治疗通常用于严重的疾病或者疾病的终末期。

支持治疗包括营养支持治疗、心理支持治疗和社会支持治疗。营养支持治疗是通过各种措施来支持患者机体代谢过程中能量与蛋白质需求增加的需要,维持或增强患者抗感染能力以及促进损伤后组织的修复。心理支持治疗是利用治疗者与患者间建立的良好关系,应用治疗者的权威、知识与关心来支持患者,使患者能发挥潜在能力来处理问题,度过心理上的危机或避免精神崩溃;社会支持治疗是利用家庭、亲属、同事或朋友的关系,给予患者精神支持。

实施支持治疗应该遵循知情自主、有利无害、对等公平的原则。知情自主强调患者及其代理人有权利要求了解治疗的目的及疗效,并有权利决定采纳何种治疗方案;有利无害强调治疗应使患者受益,尽可能避免由于治疗引起的伤害;对等公平强调避免在局部过度浪费有限的医疗资源。

### (三)维持生命治疗

维持生命治疗又称生命维持疗法(life support care),是指对那些自主呼吸、循环、消化等重要脏器功能衰竭的患者采用维持或者延长生命的治疗手段及技术,一旦脱离这些生命支持措施,患者将很快死亡。维持生命治疗是现场急救和临床上常用的治疗方法,其主要目的是为基础生命提供支持,使生命得以延续。

临床中常见的维持生命治疗包括全静脉营养(total parenteral nutrition)、机械通气(mechanical ventilation)、体外循环(heart/Lung bypass)、透析(dialysis)、心肺复苏(cardiopulmonary resuscitation)、电除颤(defibrillation)、人工心脏起搏器(artificial pacemaker)、药物治疗等。维持生命治疗通常在急诊、重症监护室及手术室应用广泛,但随着技术的发展和设备的完善,在院外甚至家庭中应用也将成为可能。

经过生命维持治疗,一些急性衰竭的患者可以安全地度过危险期,最终脱离生命支持系统而独立生存,也有一些患者经过短暂的支持后不治而亡。而有相当一部分接受生命支持治疗的患者是处于生命终末期不可逆转或脑死亡的患者,仅仅单纯意义上延长了生命时间,并不能使患者摆脱疾病、恢复健康,患者一旦失去生命支持技术就会很快死亡,因此对于最终治疗无效的患者进行的一系列治疗措施就引发了"无效治疗"、"过度治疗"的争论。

### (四)无效治疗

无效治疗(medical futility, futile medical care)是指在受到医学诊疗技术发展的限制,医护人员对患有某些已知或未知病因疾病的患者所实施的无临床治疗意义的,只能延长其生命的医疗措施,目前无效治疗在医学上尚无专业、权威的标准。

对于无效治疗,面临的选择是继续治疗或放弃治疗,但不同选择背后的原因、影响因素和伦理学问题是复杂的。目前社会上各界人士普遍接受以下病患可不予或撤销治疗,并作为无效治疗的对象:癌症晚期以及多器官衰竭的晚期患者;具有严重缺陷的新生儿;特重度烧伤患者;植物人、深度昏迷且无恢复意识可能的患者;脑死亡的患者。

无效治疗表面上是终止现有的治疗,实际上是调整治疗的方向,而不是放弃患者。仍然会为患者提供姑息治疗与护理,满足患者及亲属人性化需求,让患者无遗憾、无痛苦、有尊严的自然离开,治疗的目的从治愈、单纯的延长无价值的生命转为维护患者的身心尊严。

### (五)过度治疗

过度治疗(overtreatment)是过度医疗(medical overuse)的一种,过度医疗是由于多种原因引起的超过疾病实际需要的诊断和治疗的医疗行为或医疗过程。过度医疗的表现形式多种多样,主要归结为过度检查、过度用药、过度治疗三个方面。

欧洲委员会2014年5月发布《临终医疗决定程序指南》(Guide on the decision-making process regarding medical treatment in end-of-life situations),指出,如某一治疗已经不能产生任何效果或其效果与投入相比微乎其微,此时再继续坚持这种治疗即可视为过度治疗或非理性治疗。该指南强调鉴于每个病例都有其特殊性,发布这份《指南》的目的并不是肯定或否定某种治疗选择,而是从法律和伦理等角度给公众,特别是医务工作者、患者及其亲属提供可依循的原则,其宗旨是保障临终患者享有应得的权利。

国内过度医疗的产生与政府投入不足、医保补偿机制不完善、医疗市场信息不对称、医院薪酬制度不合理、"防御性医疗"等几个方面导致的医生对患者的需求诱导不无关系,但过度医疗的判断没有一个具体的量化指标。只有不断健全各种疾病的诊疗指南、加强临床路径的管理、建立医疗服务质量控制与评估的指标和管理体系、扩大医疗保险的覆盖面、建立完善的医疗保险制约机制、建立健全的医疗纠纷解决机制,才能从根本上解决过度医疗的问题。

### （六）放弃治疗

放弃治疗（giving-up treatment）根据临床实践有广义和狭义之分，广义的放弃治疗是指患者被确诊后由于各种原因未按常规实施治疗措施，这里的患者包括可治愈和不可治愈者。狭义的放弃治疗学术界并无统一定义，通常被认为是处于疾病终末期的临终患者，为解除患者的痛苦，放弃一些无法使患者治愈或者情况好转，却同时给患者带来身体和（或）精神痛苦的治疗，被放弃的治疗和疾病带来的负担远远压倒延长低质量生命带来的收益。狭义的定义排除了那些因为社会原因，如家庭负担和经济因素，而放弃治疗的情况，是可以得到伦理学辩护的。

放弃治疗应该遵循自主性、有利 / 不伤害、公正的原则。虽然在某些西方国家放弃治疗的决定往往由医疗团队直接做出，但在中国国情下，重要的医疗决定应该尊重患者及亲属的决定。由于患者和医生对于有利 / 不伤害的理解差异很大，甚至截然相反，应该让患者充分了解放弃治疗的后果，让患者充分地权衡死亡风险和所要承受的巨大痛苦，来做出最符合个人需求的选择。面对稀缺的医疗资源，医务人员很难对生命价值做判断，也不能简单地判断有尊严的死亡比没尊严的活着哪个更好，缓和医疗对于解除患者痛苦、提高患者生命质量是最有效的选择，但我们也始终尊重临终患者想要死去或者活着的愿望。

### （七）终止治疗

终止治疗（withholding treatment, withdrawing treatment）是停止并撤销一切医疗措施的临床决策和行为，但终止治疗不等于终止关护，保证临终患者舒适地死去与努力达到治愈目标是同等重要的。

### （八）拒绝治疗

拒绝治疗（treatment refusal）是在疾病诊治中，患者或者代理人出于种种原因拒绝接受医生（医院）的治疗方案而自行出院或拒绝用药、手术等。

## 五、缓和医疗的开展

### （一）缓和医疗的优势是跨专业团队合作

缓和医疗的主要目标是改善生活质量，其影响因素包括文化背景、宗教信仰、生活经历、社会经济地位、社会支持、身体状况、疾病程度、治疗方案、心理预期等诸多方面，远远超出了医务人员所能提供和完成的服务。所以，缓和医疗的开展需要跨专业团队的密切合作。

跨专业团队成员一般包括医生、护士、营养师、药剂师、社工、志愿者、心理治疗师、物理治疗师、职业治疗师、灵性照顾者、行政管理人员等，有些提供补充与替代医疗的医疗机构，可能还会包括音乐治疗师、芳香治疗师、艺术治疗师等。其中核心团队成员是接受过缓和医疗专业培训的医生和护士，各个专业成员发挥所长，在医生和护士的协调下，共同为患者及亲属提供无缝隙服务。

### （二）缓和医疗的服务对象包括患者和亲属

缓和医疗服务的对象不仅包括身患威胁生命非治愈性疾病的患者，还包括他们的亲属。亲属每天面对承受疾病痛苦和死亡威胁的患者，也承受巨大的压力，亲属的状态也反过来影响患者。为患者亲属提供压力疏导、心理支持，也是缓和医疗的工作内容之一。

### （三）缓和医疗中症状处理的原则

身患威胁生命疾病的患者会有很多的不适症状，但缓和医疗并不是针对患者所有的症状都予以处理,症状处理遵循一定的原则。首先,必须对患者进行整体评估,从生理、心理、社会、灵性等层面综合考虑,准确把握患者的症状和真正需求;第二,要尊重患者的自主权,不是所有的状况都需要处理;第三,在病因治疗无效后,症状处理应该是以改善患者的生活质量为出发点,而不是一味地延长生命;第四,医务人员应该对提供症状处理措施后可能出现的状况和副作用有一定的预判,以做出有利于患者的最佳决策;第五,应该及时的与患者及亲属进行沟通,让他们尤其是鼓励患者参与到诊疗计划的制订与实施中;第六,选择处理患者症状时,应该把患者的存活期及生活品质考虑进来,存活期数月、数周、数天或数小时的不同,处理的原则应该是有区别的。

### (四)缓和医疗的发展有赖于专业的教育、公众的宣传和政府的支持

近年来,我国缓和医疗的发展已经有了快速发展,但与欧美相比仍有很大差距。在我国,缓和医学尚未被纳入医学专业或者亚专业,学科体系与建设缺乏规模;虽然缓和医疗在宏观上能够节省公共医疗资源,但是,国家卫生服务体系的政策和制度中未给予缓和医疗相应的支持;目前,国内能够提供缓和医疗服务的专业机构仍然很少,相关服务的开展也缺乏标准的规范作指导;另外,缓和医疗从业人员的专业水平参差不齐,专科培训、待遇福利、社会支持和人员的归属感均有待提升;缓和医疗的理念在一定程度上是对我国传统文化的挑战,社会民众更是缺乏对该学科的认识与接纳。以上这些限制了缓和医疗在国内的发展,也必将成为以后缓和医疗工作的重点与方向,希望国家给予政策扶持,加强专科的发展与公众的宣传教育,发展具有中国特色的本土化缓和医疗服务模式。

(冷 婧)

# 第二节 临终关怀与护理

## 一、临终关怀的相关概念

### (一)临终关怀

NLM 出版的医学主题词索引中将临终关怀解释为"为临终患者提供的支持性专业卫生保健,通过整体照护的方法,在满足患者当前胜利需求的同时,为患者及亲属提供法律、经济、情感、精神上的支持咨询,还包括对患者亲属提供哀伤支持。临终关怀的实施场所可以是患者家里、医院、专门的临终关怀机构,甚至是长期照护机构"。

该解释可以理解为,临终关怀是一套组织化的医疗护理方案,帮助临终患者安详、无痛苦地度过生命终末期,有尊严地离开。同时,也为临终患者亲属提供心理、社会、精神上的支持,帮助他们以科学、正确的观念和态度,认识和处理面临的现实,做好善后。所以,临终关怀的重点在于关怀照护,提高患者和亲属的生活质量。

### (二)生命终末期

生命终末期没有固定的时限,英国全科医疗委员会(General Medical Council UK)对生命终末期的定义为"那些有可能在 12 个月内死亡的人,即生命终末期,包括那些即将死亡(预计将在几小时或几天)和以下情况:①晚期的、进行性的、无法治愈的情况;②整体比较虚弱、从现况来分析预计可能在 12 个月内死亡;③根据目前的状况,若病情突变将有死亡的

风险；④因突发灾难性事件引起的危及生命的状况。

**（三）临终阶段预生存期时限界定**

关于临终阶段预生存期时限界定，目前世界上尚无统一的界定标准。在美国，将临终阶段界定于临终患者已无治疗意义，预期生存期 6 个月以内；在日本，以患者只有 2 个月至 6 个月预生存期为临终阶段；在英国，以预后 1 年或不到 1 年为临终阶段。

我国普遍认为，高龄老衰自然死亡预生存期时限为 1 年；慢性疾病的临终患者处于疾病晚期，死亡预生存期临终阶段为半年；晚期恶性肿瘤转移至脑和骨等部位，生命体征和代谢方面紊乱，临终阶段一般为三个月；急性猝死或意外伤害所导致死亡，一般不经过临终阶段而直接进入濒死状态，仅为数天或数小时发生。

**（四）死亡的分期**

除在个别情况下因强大暴力引起的死亡外，一般来说人的死亡是一个渐进的过程，目前医学界通用的死亡过程的三个阶段最早是由法学界引入而来，分别是濒死期、临床死亡期、生物学死亡期。

濒死期（agonal stage）是临终的一种状态，西方学者 Sorochan 认为濒死是将要到达死亡的生命过程。濒死期时间长短不定，主要特点是脑干以上神经功能丧失或深度抑制，而脑干以下功能犹存，但由于失去了大脑皮层中枢控制，而意识、心跳、血压、呼吸和代谢方面紊乱。此时患者仍存在生命体征，呈现痛苦面容、挣扎、意识不清、血压下降、脉搏和呼吸微弱且不规则等。

临床死亡期（Clinical Death）是死亡过程的延续。此时中枢神经系统的抑制过程已扩散到皮质下部和脑干，尤其延髓处于深度的抑制状态。表现为心跳和呼吸停止，用于临床检验的各种神经反射消失。但各种组织细胞仍有微弱而短暂的代谢活动。此期一般持续 5~6 分钟，超过这个时间，大脑将发生不可逆的变化。但是在低温条件下，尤其是头部降温脑耗氧降低时，临床死亡期可延长达 1 小时或更久。对触电、溺水、大出血等致死患者，由于此期重要器官的代谢过程尚未停止，及时采取积极有效的急救措施仍有复苏的可能。

生物学死亡期（biological death）又称完全死亡或细胞死亡，是死亡过程的最后阶段，此时各组织器官的功能活动不但完全消失，且其细胞的代谢过程也相继停止，并出现不可逆的变化。机体相继出现尸冷、尸斑、尸僵等早期尸体现象及尸体腐败等晚期尸体现象。

**（五）死亡诊断与脑死亡**

《中国卫生管理辞典》对死亡诊断（diagnosis of death）即临床死亡的判断标准，应具备以下条件：①心搏停止，心电图呈直线，无生物电活动；②自主呼吸停止；③血压急剧下降后持续低血压状态直至测不到；④两侧瞳孔散大而固定，对光反射及角膜反射消失；⑤平坦脑电图。以上条件齐备，继续观察 30 分钟后仍无改变，方可判断临床死亡。

1968 年世界第 22 次医学会上美国哈佛大学医学院特设委员会提出的"脑死亡"诊断标准为：不可逆的深昏迷，对各种内外刺激均无反应、自发呼吸停止、脑干反射消失、脑电波消失。

**（六）临终患者**

临终患者是指各种疾病终末期，脏器功能衰竭，生命活动即将结束的患者。临终患者这一概念由不可缺少的三部分组成，即患有临终疾病、病痛和不适的困扰，有求医的行为，接受治疗或帮助。

患有临终疾病，但不存在求医行为或者不接受帮助的仅为临终者，在中国有相当比例的临终者,尤其是高龄老年临终者承受着病痛的折磨,并未得到专业的照护,其亲属也面临巨大的精神与经济压力,缺少专业人员的心理疏导与支持。老年护理、临终关怀服务仍有待普及,临终关怀事业的发展仍处于起步阶段,有待壮大。

### (七)尊严与善终

尊严是伦理学范畴之一,指庄重而有威严,独立不可侵犯的可尊可敬的地位和身份,是个人或集体对自身社会价值和道德价值的自我意识。在临终关怀中,追求医患双方尊严的情感和意识,是出自医患双方个人尊严的责任感和自尊心,医患双方既要维持个人尊严,又要维护临终关怀机构的尊严。

临终关怀的目的是达到善终,维护患者的尊严。善终是"患者和亲属没有痛苦,基本符合患者和亲属的意愿,并尽量与临床、文化、伦理的标准一致"。不同的人对善终的看法并不相同,有的人希望了解自己的病情,并能够自己决定临终阶段的生活方式,完成自己的心愿;有的人不愿正视自己的病情,会选择逃避来自我麻痹。有的人希望在家人的陪伴下,在家中甚至是故乡走过自己人生的最后阶段;有的人则希望在医院接受最好的医疗,尽可能延长生命的长度。但所有人共同希望的是能够让临终愿望得到满足,并带着尊严离开。

### (八)临终患者的权利

临终患者的权利是指临终患者在接受临终关怀服务中应该享有的权利和必须保障的利益,国内外关于患者权利问题的讨论由来已久,在卫生事业发展和社会不断进步的今天,它越来越受到重视。关注并尊重临终患者的权利,才能让患者得到最大程度的帮助与宽慰。

在中国,临终患者与普通患者的权利一样,都是在《医疗事故处理条例》、《医疗机构管理条例》、《执业医师法》、《侵权责任法》等相关法律法规中的部分条文加以体现,大体概括为隐私权、知情同意权、平等医疗权、医疗赔偿权等,关于临终患者这一特殊群体,中国的法律法规并未对其予以特别关注。

美国1975年制定了16项临终患者的权利,更加强调了临终患者的个人尊严、自主及知情权,虽然我国国情以及民众价值观与美国存在一定差异,但在临终患者的权利保护,尤其是患者尊严保障中,可以为我国医务人员提供一些指导借鉴,16项权利具体如下。

1. 直到我死,我有权享受任何生者的权利。

2. 我有对未来抱着希望的权利,纵使希望可能渺茫的。

3. 无论情况发生什么变化,我有权接受那些抱着希望的人的照护。

4. 我有权以自己的方式表达对临近死亡的感受及情绪。

5. 我有权参与决定照顾我的方式。

6. 我有权要求医疗及护理的继续照顾,即使治疗的目标必须从治愈转变为安慰。

7. 我有权要求不要自己一人孤独地离开人间。

8. 我有权要求不受痛苦。

9. 我有权要求自己的提问得到真实的回答。

10. 我有权不受欺骗。

11. 我有权要求我的亲属在接受我死亡的事情上得到帮助,并希望从我的家人处得到帮助。

12. 我有权死的平静而有尊严。

13. 我有权保留自己的个性及决定权,如与别人的决定或信仰不同时不受批评。

14. 我有权与具有共同宗教信仰的人讨论或扩大自己的宗教信仰及精神感受,不论这样的事情对别人意味着什么。

15. 我有权要求死后的遗体能够得到尊重。

16. 我有权要求受到细心、敏锐、有知识的人的照护,因为他能充分了解并尽力满足我的需要,而且能在照顾我死亡的过程中使我也得到满足。

## 二、临终关怀的理念

### (一)以治愈为主的治疗转变为以对症为主的照护

临终关怀是针对各种疾病的末期、晚期肿瘤、治疗不再生效及生命即将结束者,对这些患者不是通过治疗使其免于死亡,而是通过全面的身心照护,提供临终患者适度的姑息性治疗,控制症状,解除痛苦,消除焦虑、恐惧,获得心理、社会支持,使其得到最后安宁。

### (二)以延长患者的生存时间转变为提高患者的生命质量

现代临终关怀的观念认为,生命的质量比生命的数量更为重要。提高临终患者的生命质量是现代临终关怀服务的根本宗旨。在临终关怀实践中,不提倡一味地采取医学方法延长晚期患者的生命,也不人为地缩短晚期患者的生命,而是提高临终患者的生存价值和生命质量,尽最大可能提供给临终患者一个安适、有意义、有尊严、有希望的生活。让患者在有限的时间里,能有清醒的头脑,在可控制的病痛中,接受关怀,享受生命所赋予的幸福与快乐。

### (三)尊重临终患者的尊严和权利

临终患者是临近死亡而尚未死亡者,只要他没有进入昏迷状态,就仍有思维、意识、情感,仍有个人的尊严和权利。医务人员应注意维护和保持人的价值和尊严,在临终照护中应允许患者保留原有的生活方式、尽量满足其合理要求、尊重个人隐私、参与医护方案的制订等。

### (四)注重临终患者家属的心理支持

在对临终患者全面照料的同时,也提供临终患者家属心理社会支持,从而使他们获得接受死亡事实的力量,坦然地面对死亡。

### (五)接纳死亡

生与死是任何人不可抗拒的自然规律,临终和死亡是每一个人必然经历的阶段。中国传统文化中,死亡被视为禁忌,而现代临终关怀观念认为,对临终和死亡应采取接纳的态度,将临终和死亡视为人生命发展必不可少的阶段,是生命发展的必然趋势和结果。接纳死亡是一种辩证唯物主义和历史唯物主义的世界观,现代临终关怀运动所反映和倡导的接纳死亡的观念,代表了人类对自身和外部世界的认识发展到了一个新阶段。

## 三、临终关怀的意义

### (一)临终关怀是社会文明进步的重要标志

人有生必有死,生与死是任何人不可抗拒的自然规律,一个人,生要健康幸福,临终要自然、体面、舒适的概念,正在逐步被人们接受。中国传统文化也强调"老吾老以及人之老",社会养老水平是社会文明的重要标志,而人生最后一段路能够走好正是和谐社会发展水平的重要标志。随着社会的进步和医学科学技术的发展,人类的平均寿命越来越长,2010年全国第六次人口普查数据显示,中国人均预期寿命为74.8岁。临终者的需求也日益提高,因此,重视临终关怀已经成为当前社会和人们的普遍要求。

临终关怀不以延长生命长度为唯一目标,重在减轻临终前的躯体痛苦、心理痛苦,提高生命质量,优化临终状态。临终关怀机构与团队的介入,这样既不使患者亲属感到过度悲痛和伤心,有效降低悲伤反应,尽快恢复正常的工作与生活,大大减少对社会的隐性损失。同时,对于生者来讲,还接受了生动直观的死亡教育,更加激发热爱生命、珍惜生命的热情,充满信心的投入到工作生活中去,提高自己的生命价值。可见,临终关怀一方面有利于深化人的优死意识,改变旧的死亡观,解除社会、集体和亲属的心理负担,缓解社会伦理矛盾冲突,促进了社会文明程度的提高,另一方面可以节约有限的医疗资源,解除国家、集体和亲属的经济负担。所以,临终关怀是一个社会的系统工程,是社会保障体系的一部分,符合人类追求高生命质量的要求,是社会文明进步的重要标志。

### （二）临终关怀可以缓解老龄化背景下的巨大医疗服务需求

2010 年全国第六次人口普查数据显示,60 岁以上人口占 13%,其中 64 岁以上人口占 8%,我们已经处在老龄化社会发展阶段。预测显示,从 2015—2035 年的 20 年时间里,中国老年人口比例将会增加一倍,到 2050 年,中国老年人口总量将超过 4 亿。随着家庭规模的缩小,家庭养老功能的弱化,老年人的照护尤其是临终关怀的问题凸显。

另外,恶性肿瘤、慢性病高发,2013 年中国卫生统计年鉴数据显示,目前在我国死亡率排名前几位的疾病分别为恶性肿瘤、心脑血管疾病和呼吸系统疾病,合计占到了居民疾病死因构成的 80% 左右。这些疾病多为慢性病进程,随着疾病的进展,如何帮助患者和亲属减轻病痛折磨、缓解精神压力甚至经济负担,成为医务人员不得不面对的问题。

临终关怀能够为临终老年人及亲属提供心理上的关怀与安慰,帮助临终老年人减少和解除躯体上的痛苦,缓解心理上的恐惧,维护尊严、提高生命质量,使逝者平静、安宁、舒适抵达人生的终点,实现"老能善终"。对于患有恶性肿瘤或慢性病终末期的临终患者,临终关怀能够通过早期识别、积极评估、控制疼痛和治疗躯体、精神和心灵的其他痛苦症状,为患者提供更加系统、全面、专业的指导,预防和缓解痛苦,从而改善患者和亲属的生活质量。

### （三）临终关怀可以优化医疗资源的配置

原卫生部新闻发言人曾指出一个人一生中在健康方面的投入,大约 80% 花在了临死前一个月的治疗上,这一反常现象提示临终救护占据我国医疗支出的最大份额,我国医疗资源的配置有待优化。很多临终患者尤其是晚期肿瘤患者往往处于两种极端,要么受限于经济条件或病情进展到无法处置,医疗机构为了避免不必要的纠纷,拒绝接收,无法在医疗机构得到基本的照护;要么亲属受中国传统孝道文化影响,或患者本人积极要求,或医疗机构出于利益,患者不惜一切代价地接受治疗,艰难存活,在很多这类病例中"无效治疗"或"过度治疗"非常普遍,造成了医疗资源的极大浪费。

推广临终关怀可以节省医疗开支、减少医疗浪费,使有限的医疗资源充分发挥效用,缓解医疗资源和社会需求之间的落差。同时,临终关怀的开展也能够减少大量的无望救治案例,有助于树立和维护医生的职业信心,减少医患矛盾。另外,临终关怀具有公益性,能够吸纳社会慈善资金,构成社会医疗经费的有效补充,长远看,临终关怀的实施,对于社会医疗资源的优化配置意义深远。

### （四）临终关怀体现了对生命自主权的尊重

临终关怀的目的在于通过舒适周到的照顾和科学的心理疏导缓解临终患者饱受的身心折磨,维护满足患者生命最后阶段的精神和尊严需要,同时给予亲属心理生理慰藉和进行必要的死亡教育。从医学角度看临终关怀属于卫生保健服务的特殊形式,为临终患者及亲属提供系统、专业的支持与指导,提高他们的生活质量。从文化的角度看,临终关怀是一种以生死关系为核心的广义的死亡教育内容,是对传统文化观念及传统死亡观念发起的一场改革与挑战。临终关怀打破了以医生为主导的治疗模式,更加强调患者的主观意愿,尊重患者的自主选择权。在我国实施并推广临终关怀的理念,是对延续生命为目标的传统医学理念和中国传统"重生恶死"、"床前尽孝"等观念的双重挑战。

随着人类社会和人类文明的不断进步,人类自我意识、主体意识开始觉醒并增强,立足人自身、关注人的主体性和主体地位逐渐为社会各界所认同和接受,人们对于优化临终阶段生命质量的呼声也愈发高涨。临终关怀倡导尊重关怀生命,注重生命质量,让每一个弥留之际的患者都能够活的尊严、死的安逸,这正是现代医学人道主义重视人类主体意识的集中体现。

### 四、临终关怀的机构类型与服务模式

#### (一)临终关怀的机构类型

临终关怀机构从理论上讲有广义和狭义之分,广义的临终关怀机构是指所有从事临终关怀工作的临终关怀学术研究机构、教育培训机构和临床服务机构。狭义的临终关怀机构是指直接向临终患者及其亲属提供各种临终关怀服务的组织和团体。目前临终关怀机构有以下三种基本类型。

1. 家庭型临终关怀机构 简称"居家照护",主要形式是家庭病床,是临终关怀基本服务方式之一。居家照护以社区为基础,以家庭为单位,临终患者在自己家中,由家属提供基本的日常照料,由家庭临终关怀机构的医生、护士和志愿者等结合的临终关怀服务团队,为临终患者及其亲属提供各种临终关怀专业服务。家庭临终关怀服务的内容主要包括临终患者疼痛和症状的控制,为患者及亲属提供心理护理、社会及精神支持,提供必要的基础护理指导以满足临终患者生理需要,提供哀伤支持。

2. 独立的临终关怀机构 是指不隶属于任何医疗、护理或其他医疗保健服务机构的临终关怀服务机构。此类机构的病房特点是设施家庭化,通过为临终患者提供一个家庭化的温馨、开放、自由的环境,使其度过人生的最后阶段。此类临终关怀机构不再以疾病治疗为目的,也无需大型手术、大型医疗设备和专业的科室设置。目前,国内一些早期设立的临终关怀机构,如中国香港的白普里宁养中心、北京市松堂关怀院及上海的南汇护理院等,在临终关怀机构运行和管理方面积累了丰富的经验,为临终关怀服务的推广,乃至民营资本进驻临终关怀医疗产业提供了借鉴。2017 年,国家卫生计生委印发了《安宁疗护中心基本标准和管理规范(试行)》,对独立的临终关怀机构床位、科室设置、人员、建筑要求和设备提出明确要求,并对机构管理、质量管理、感染防控与安全管理、人员培训、监督与管理加以规范。

3. 专业医疗机构内的临终关怀项目 在医院、护理院、养老院、社区卫生服务机构内设置的"临终关怀病区"、"临终关怀病房"、"临终关怀单元"等,机构内设的临终关怀项目,在服务宗旨与服务内容上与独立的临终关怀机构完全相同,但在服务方式与组织管理上各有特色。

#### (二)临终关怀的服务模式

就临终关怀的服务模式而言,目前比较公认的有李义庭的"PDS"模式、施榕的"施式模式"及"家庭 – 社会 – 医护人员模式"。

1. PDS 模式 PDS 模式全面构建"一个中心、三个方位、九个结合","一个中心"即以解除临终患者的病痛为中心,"三个方位、九个结合"即在服务层面上坚持临终关怀医院、社

区临终关怀服务与家庭临终关怀病房相结合,在服务主体上坚持国家、集体、民营相结合,共办临终关怀事业,在服务费用上坚持国家、集体和社会(团体或个人捐助)投入相结合。PDS模式涉及的面极广,是趋于理想化的模式,该模式对缓和医疗专业性和技术性的重视不够,没有理顺不同服务机构的职责和主要任务等关系,在具体实施上参与机构和人员有限,有一定的局限性。

2. 施式模式 施式模式的主要着眼点在乡村,其核心是家庭临终照护。该模式提出要统一认识,全面规划,把我国乡村的临终关怀事业纳入老年医疗保健的总体规划,建立乡村家庭临终照护指导中心,对所管辖的家庭临终照护进行统管,并强调全科医生在乡村卫生工作中的重要性。该模式将重点放在乡村家庭病房的简历上,看到了乡村建立家庭临终照护的有利条件,但忽略了传统观念、经济投入、支付能力等重要因素的制约。

3. 家庭－社会－医护人员模式 该模式吸取了 PDS 模式和施式模式的优点,提出由家庭为临终者提供全部或部分医疗费用,由保险公司作为补充,创造患者满意的临终环境。家庭成员作为临终团队主要成员进行生活护理、精神抚慰及其他帮助;社区或单位帮助组织志愿者组成的临终团队进行资金的筹集,协助落实保险金、贫困人口医疗补助金、募捐等,并监督家庭临终关怀的实施;由社区医疗机构或综合医院的临终关怀中心的医务人员或临终关怀团队提供临终关怀专业服务。此种模式覆盖面广,可行性和实用性最强,使临终患者在家属陪伴与照料下,还能够获得专业的支持与社会支持。

### 五、临终护理概述

#### (一)临终护理的概念

临终护理是指护理人员向临终患者及其亲属提供的一种积极的护理措施,包括为患者及其亲属提供生理、心理、社会、心灵等方面的全面照护,其目的在于控制症状、减轻痛苦,而非治愈疗法。临终护理是临终关怀的重要组成部分,是临终关怀护士应掌握的基本理论和技术,核心是"全人"、"关怀"和"照护"。

#### (二)临终护理的含义

临终护理伴随着临终关怀产生,并逐步发展,临终护理是一门交叉学科,涉及医学、护理学、心理学、社会学、伦理学、宗教学、民俗学与行为科学等相关学科的理论与实践。临终护理是临终关怀不可缺少的一项服务内容,护士是临终关怀服务团队的核心成员之一,医生的医嘱需要由护理人员执行,患者的生命体征与病情变化需要由护理人员观察评估,临终患者生理上的不适症状需要由护理人员处理,患者及亲属的心理不适与需求也需要由护理人员安抚调适。

#### (三)临终护理的目标

临终护理的目标包括:①减轻患者躯体和精神症状,以减少痛苦;②采取能让患者表现自己愿望的治疗手段;③在患者还能与人交流时给患者提供充分时间相聚;④将家属的医疗经济负担减少到最低程度;⑤给予患者尽可能好的生命质量;⑥尊重患者的知情同意权,包括医疗费用、病情进展等;⑦给死者亲属提供哀伤支持。

#### (四)临终护理的工作程序

临终护理的工作程序是以临终关怀学和护理学为理论框架,以改善面临威胁生命的患者及其亲属的生命质量为目标所进行的一系列有目的、有计划的临终护理活动,是一个符合综合的、动态的、具有计划、决策和反馈功能的思维及实践过程,是对临终患者及其亲属进行全面、主动的整体护理,使其达到最佳的照护状态。以护理程序为指导,临终护理的工作程序也可分为五个步骤:评估、诊断、计划、实施和评价。

1. 临终护理评估 评估是指有组织、有系统地收集资料并对资料的价值进行判断的过程。临床护士根据收集到的资料信息,对临终患者作一个大概的推断,为临终护理工作提供可靠的依据。临终护理评估是护理程序中为临终患者及其亲属解决问题的第一步,在护理程序中最为关键,如果评估不准确,将导致护理诊断的错误、计划没有针对性和预期目标的失败。

临终护理评估资料的来源主要是临终患者及其亲属,另外医护人员、社会工作者、志愿者、临终患者的病历和记录以及医疗与护理有关的资料也可以为护理评估提供可参考的信息。评估资料应该包含患者及其相关人员的主观描述,还包括患者相关的化验、检查、病历记录以及疾病相关的背景信息等客观资料。

临终护理评估一般从以下七个方面进行:

(1)一般资料:临终患者姓名、年龄、性别、婚姻状况、籍贯、民族、文化程度、职业、单位、文化程度、宗教信仰、住址等,尤其是与患者文化背景相关的信息,护理人员应予以特别关注。入住独立的临终关怀机构或者专业医疗机构内的临终关怀病床者,护理人员还需要了解临终患者的经济基础、社会关系,并掌握临终患者联系人姓名及联系方式等。

(2)疾病相关信息:临终患者的疾病进展、既往病历资料、家族史,关键的化验指标、检查结果、病情严重程度等,疾病相关的流行病学资料,临终阶段生存期预估。

(3)生理问题评估:①临终患者的生命体征:体温、脉搏、呼吸、心跳、血压;②神志情况:是否清醒,昏迷程度,反射情况,是否有躁动不安或谵妄;③饮食:营养摄入、食欲、体重、口腔功能情况;④睡眠状态:是否有入睡困难、服用安眠药、是否有抑郁等;⑤排便:是否有大小便失禁、便秘、尿量情况、尿潴留等;⑥生活自理能力:行走能力、是否有跌倒风险、生活自理情况;⑦皮肤黏膜情况:皮肤完整性,有无瘀斑、水肿、伤口、造口、压疮风险等,水肿部位、程度等;⑧生活嗜好:有无烟酒嗜好等。

(4)疼痛评估:初步评估临终患者疼痛部位、疼痛强度、疼痛性质、疼痛时间以及疼痛反应,了解疼痛给患者带来的影响、何种方式可以缓解或加重疼痛、疼痛的伴随症状等。临终患者出现疼痛,护理人员必须动态评估疼痛的分级并记录疼痛予以的处理措施,给药的时间、剂量、途径,患者是否出现呼吸抑制或其他不良反应。

(5)心理及心灵评估:评估临终患者对疾病、病痛的态度与反应、精神及情绪状态、对治疗的态度、对亲属的态度、求生欲望与死亡观,评估临终患者、主要照顾者及亲属的宗教信仰、是否需要宗教仪式,患者对生命意义与价值的认知等。

(6)临终关怀相关评估:了解患者及亲属对临终关怀服务及护理的态度,是否了解临终关怀病房性质和功能定位,对病情了解和告知的看法,对濒死期实施有创抢救或无创抢救的态度。评估患者及亲属对临终关怀与护理工作的满意度,了解临终关怀与护理是否帮助他们解决了问题,是否体现了对生命的尊重、满足了他们的需求。在临终患者和亲属配合时,还可以了解他们对临终护理工作的意见与建议。

(7)临终患者亲属评估:评估亲属与临终患者关系、沟通情况与态度,亲属的压力、文化背景、价值观、信仰、习俗以及死亡观等文化评估,亲属死亡准备等。

2. 临终护理诊断 护理诊断一般认为是患者现存的和潜在的健康问题,这些问题是属于护理职责范围以内的,并能用护理方法来解决的。临终关怀护理诊断是对临终患者临终阶段中生理、心理、精神、心灵、社会文化及发展和临终患者的亲属临终关怀态度、知识和行为以及哀伤反应所出现的临终关怀护理问题的反映的说明,这些护理问题是属于临终关怀的范畴,可以用临终护理的方法解决。

目前关于护理诊断有专门的护理诊断手册,护理人员可以以此为依据,提出明确的护理诊断,但临终护理诊断尚无统一的诊断名称,一般还是借鉴护理诊断的内容。临终护理诊断组成与护理诊断一样,包括诊断名称、定义、诊断标准和相关因素分析。诊断名称是对临终患者生命状况或疾病反映的概括性描述。定义是对名称的一种清晰、正确的表达。诊断标准是做出诊断的判断标准,这些判断标准是临终患者的一个体征,或是一个症状,或是一群症状及体征,也可能是危险因素,而这些标准是临终患者及亲属表现出来或者被护理人员观察到的反应。相关因素分析是指对影响临终患者生命质量或引起健康问题的直接因素、存在因素或危险因素进行分析。完整的诊断陈述包括:①问题(P, problem),临终患者的生理、心理、灵性问题;②原因(E, etiology),即找出导致健康问题的原因;③症状及体征(S, symptoms or signs)。

根据诊断的重要性和紧迫性,将威胁最大的问题放在首位,其他依次排列,护理人员可以根据轻重缓急采取行动,做到有条不紊。不同于普通护理诊断根据对生命威胁排序的方式,临终护理诊断排序需要在对临终患者及亲属综合评估的基础上进行排序,根据对患者的文化评估、死亡观的了解,以马斯洛的基本需要层次为指导,有时临终患者的灵性、心理等方面的问题可能优于生理问题。临终护理诊断描述的是临终患者及其亲属的生理、病理、心理、精神和心灵问题的反映,为避免受护理人员个人文化与价值观的影响,往往还需要医生、社工、志愿者等团队的协助综合判断,问题的决策应该征求临终患者及其亲属的意愿。

3. 临终护理计划 计划是对未来事件、工作以及经济发展和社会发展等的预计和筹划,是完成未来工作的目标和行动准则。护理计划是指在护理过程中所制订的措施并付诸实施。制订临终护理计划是临终护理程序的第三步,是以临终护理诊断为依据,拟定相应的临终护理目标,制订临终护理措施,计划的制订体现了临终护理工作的组织性和科学性。

临终护理计划的制订需要根据临终护理诊断排序,按照首优、中优、次优确定问题解决的优先顺序,可以下原则为指导:

(1)首先解决直接威胁临终患者生命痛苦的问题或者对患者困扰最大的问题。

(2)按照马斯洛需求层次理论,优先解决低层次的需要,再解决高层次需要。

(3)尊重患者的自主选择权和主观感受,在不违反伦理道德和法律的基础上,可以优先解决临终患者及其亲属主观上认为重要的问题。

(4)优先解决现存的问题,但不要忽视潜在的问题。护理人员需要综合临终关怀团队的意见与建议,以理论知识和临床实践经验为指导,综合评估排序。

临终护理计划应以临终患者为中心,制订可测量、可评价、切实可行的目标,计划需以临终护理诊断为依据,满足临终患者及其亲属的需要,将生理、心理、精神和灵性的关怀为一体,预防和缓解患者的痛苦,维护生命的尊严。

4. 临终护理实施 护理实施是在制订护理计划之后把已计划的事项执行的过程。实施临终护理计划时,护理人员或者临终关怀团队是实施者、教育者、组织者和决策者。实施准备可以参考"5W1H"的六何思维程序:

(1)Why(何因,目的):明确护理实施的目的、意义和重要性,激发护理人员的工作积极性。

（2）What（何事，做什么）：确定护理计划的内容是符合临终患者及其亲属的当前需求，内容要有组织性、可行性、科学性。

（3）Where（何地，地点）：根据临终患者生理状态，选择临终护理实施的具体地点，是在病房还是在患者家中。

（4）When（何时，时间）：根据临终患者生理状态，选择临终护理实施的时间。

（5）Who（何人，人员）：虽然临终护理实施的主体是护士，但是临终关怀的开展需要团队协作，护理人员作为团队核心成员之一，承担着执行、组织的角色，根据计划，需要协调团队中的医生、营养师、心理咨询师、社工、志愿者、患者亲属等，各自承担各自负责的角色，共同完成对临终患者的照护工作。

（6）How（何法，如何做）：采用哪些措施、护理技术、沟通技巧或手段能够帮助患者解决问题。

通过临终护理实施，将临终护理计划落实到位，可以帮助医护人员更好地了解患者情况，也为以后的临终关怀工作提供资料与经验，护理实施应该有记录，为护理质量评价提供依据，也可以为持续质量改进提供借鉴。

5. 临终护理评价　护理评价是对护理目标已经达到的程度和护理工作已取得的效果做出客观的判断，是检查护理程序的重要环节，也是护理质量控制的重要措施。临终护理评价的内容应该包括：①评价临终护理评估收集资料的准确性、系统性、有效性和必要性；②评价临终护理诊断的确切性、必要性以及表达是否清楚，病因是否准确，是否表达出患者的重要问题；③评价临终护理计划中目标的可达程度及其特殊性；④评价临终护理措施的必要性、有效性及个体差异；⑤评价临终护理计划具体实施的情况，收集临终患者、亲属、护理人员以及临终护理团队其他成员的反映，如是否安全、准确、有效。通过临终护理评价可以确认护理人员的判断能力、理论技术水平以及应吸取的经验和教训。

临终护理评价的方法包括：①调查法，通过各类问卷调研获取临终护理实施的效果，通过访谈、座谈的方法，获取患者及其亲属对临终护理计划的满意度，利用统计分析方法，对获取的数据进行描述、比较，评价临终护理工作效果；②观察法，实地观察患者或亲属的对临终护理的体验，通过现象学的方法获得数据进行研究，以此评价临终护理工作的效果。

**（五）临终症状护理的原则**

1. 生命伦理原则　坚持"生命神圣论"、"生命质量论"与"生命价值论"相统一的生命伦理原则，尊重临终患者的生命，把提高生存质量作为症状控制的基本宗旨。尊重临终患者及其亲属的权利，应该由患者及其亲属共同参与护理决策。

2. 生命关怀原则　"关怀"是临终护理的核心，护理人员应该坚持以提高临终患者的舒适及基本任务，尽量避免因实施诊断或治疗措施而增加患者的痛苦。临终护理评估、诊断与实施时，护理人员要重视患者的主诉，并根据临终患者的病情变化动态调整护理计划。

3. 症状关怀原则　临终关怀应最大限度地维持临终患者的生命尊严，症状护理应最大限度保证临终患者的舒适，护理计划的制订要体现个体化，尊重患者的知情同意权和自主权，及时将治疗方案、预期后果、医疗费用等告知临终患者及其亲属。

**（六）临终患者生理变化与常见的护理措施**

1. 临终患者生理变化　由于疾病的进展，临终患者的生理功能出现多系统紊乱，表现为：①循环功能减退，如皮肤苍白、湿冷、大量出汗、四肢冰冷发绀、出现斑点、脉搏细数、血压降低或测不出，最后心脏搏动消失；②呼吸功能减退，如呼吸频率由快变慢，呼吸深度由深变浅,出现鼻翼呼吸、潮式呼吸、张口呼吸等,最终呼吸停止;③胃肠道功能紊乱,如恶心、呕吐、食欲不振、腹胀、便秘、脱水、口干;④肌张力丧失,如大小便失禁,吞咽困难,无法维持良好舒适的功能位置,肢体软弱无力,不能进行自主活动;⑤感知觉改变,如视觉逐渐减退,最后视力完全消失,需要注意的是,听觉是人体最后消失的一种感觉;⑥疼痛,临终患者出现烦躁不安,血压及心率改变,呼吸改变,瞳孔放大,疼痛面容等;⑦意识改变,依照轻重程度表现为嗜睡、意识模糊、昏睡和昏迷等。

2. 护理措施 根据临终患者生理变化,护理人员可对症予以护理,做好临终症状的护理。①促进血液循环,观察患者体温、脉搏、呼吸、血压、皮肤色泽和温度;患者四肢冰冷不适时,应加强保暖,必要时给予热水袋,水温应低于50℃;防止烫伤,注意皮肤清洁、干燥。②改善呼吸功能,保持室内空气新鲜,定时通风换气;神志清醒者,采用半坐卧位,扩大胸腔容量,减少回心血量,改善呼吸困难;昏迷者,采用仰卧位,头偏向一侧,或采用侧卧位,防止呼吸道分泌物误入气管引起窒息或肺部并发症,必要时使用吸引器吸出痰液,保持呼吸道通畅;视呼吸困难程度给予吸氧,纠正缺氧状态,改善呼吸功能。③增进食欲,加强营养支持,主动向患者及其家属解释恶心、呕吐的原因,以减少焦虑,取得心理支持;创造良好的进食环境,根据患者的饮食习惯调整饮食,注意食物的色、香、味,少量多餐,以增进食欲,鼓励患者多吃新鲜的水果和蔬菜;根据需要给予流质或半流质饮食,以便于患者吞咽;必要时采用鼻饲法或全肠外营养,保证患者营养供给;加强监测,观察患者电解质指标及营养状况。④大小便失禁者,注意会阴、肛门附近皮肤的清洁、干燥,必要时留置导尿管;大量出汗时,应及时擦洗干净,勤换衣裤;床单位应保持清洁、干燥、平整、无碎屑避免感染;提供支撑辅具,维持患者功能位,定时翻身,变换体位,避免某一部位长期受压,促进血液循环,对压疮高危人群,应尽量避免采用易产生剪切力的体位促进患者舒适。⑤减轻感、知觉改变的影响,环境安静、空气新鲜、通风良好、有一定的保暖设施、适当的照明,避免临终患者视觉模糊产生害怕、恐惧心理,增加其安全感;做好眼部护理,及时用湿纱布拭去眼部分泌物,如患者眼睑不能闭合,可涂金霉素、红霉素眼膏或覆盖凡士林纱布,以保护角膜,防止角膜干燥发生溃疡或结膜炎;听觉是临终患者最后消失的感觉,因此护理中应避免在患者周围窃窃私语,以免增加患者的焦虑,可采用触摸患者的非语言交流方式,配合柔软温和的语调、清晰的语言交谈,使临终患者感到即使在生命的最后时刻,也并不孤独。⑥做好疼痛护理,观察疼痛的性质、部位、程度及持续时间,协助患者选择减轻疼痛的最有效方法;若患者选择药物镇痛,可采用WHO推荐的三阶梯镇痛法;注意观察用药后的反应,把握好用药的阶段,选择恰当的剂量和给药方式,达到控制疼痛的目的;某些替代疗法或补充疗法也能取得一定的镇痛效果,如松弛术、音乐疗法、催眠意象疗法、外周神经阻滞术、针灸疗法、生物反馈法等;护理人员采用同情、安慰、鼓励方法与患者交谈沟通,稳定患者情绪,并适当引导,使其注意力转移以减轻疼痛。⑦关注患者病情变化,做好神志意识评估。

**(七)尸体护理**

尸体护理是对临终患者实施整体护理的最后步骤,也是临终关怀的重要内容之一,内容包括撤除治疗用物,清洁尸体,通知太平间,床单元及病房清洁消毒等。主要目的为使尸体清洁,姿态良好,易于鉴别。尸体护理表达了对死者人格的尊重,是对家属心灵的慰藉,体现了人道主义。实施尸体护理前护理人员要了解患者及其亲属的意愿,是否有宗教仪式需要,如果亲属要求实施尸体护理,可以指导家属完成。在亲属同意前提下,护理人员可以在病房实施尸体护理。

尸体护理的步骤:

1. 填写尸体卡。

2. 备齐用物携至床边,安慰家属并劝说其暂离病室,如家属不在医院,应设法将患者已故消息尽快通知到。

3. 撤去治疗用物,平放尸体,仰卧,置枕于头下,以免面部瘀血或胃内容物流出,被套遮盖尸体。

4. 洗脸按摩眼睑使之闭合,有义齿应戴上,夹棉球填塞鼻、口、耳,棉花不要外露,梳理头发。

5. 脱去衣裤,擦净尸体(依次洗净上肢、胸、腹、背及下肢的血迹和分泌物)。如有胶布痕迹可用松节油擦净,用棉花堵塞肛门、阴道。

6. 有创口者应更换敷料:有引流管应拔出后缝合创口或用蝶形胶布封闭,再用纱布盖上包扎好。

7. 穿殓衣,胸前别第一张尸体识别卡。

8. 将尸单斜放在尸体背下或平车上,以两端遮盖头部和脚,两边整齐地包好。用绷带系住两踝,将两臂各缚于身体两侧,再将第二张尸体识别卡别在尸单上。

9. 用另一大单盖好尸体,通知太平间管理人员,将尸体运走,放入冰箱内,并将第三张尸体识别卡插于尸屉外,以便认领,带回大单,放入污衣袋内。

10. 整理死者遗物交给其亲属或单位,如亲属不在,应由两人清点后,列单交护士长妥为保管。

11. 整理病历,协助患者亲属办理出院手续及死亡证明。

**(八)临终护理人员的压力与适应**

临终关怀过程中,无论是处于终末期的患者还是参与临终关怀实施的亲属、医护人员以及其他人员,均面对各种压力。护理人员与临终患者相处时间最长,长期面对终末期患者死亡使工作缺乏成就感,加上有些临终患者及其亲属乃至整个社会对临终护理工作的理解不够,导致从事临终护理工作的护理人员面临巨大的压力。另外,临终护理工作强度、工作难度大,尤其是随着从事临终护理工作时间越来越长,感受到角色与自我期望的冲突,很容易失去工作热情,产生疲溃感,导致职业倦怠,从而出现身体、情绪、态度及行为的改变。为避免由于护理人员职业倦怠降低临终护理工作质量,临终关怀机构的管理者和护理管理者应予以重视,充分发挥临终关怀团队成员的优势,合理调节工作任务、流程与工作负荷,并为团队成员提供必要的心理疏导,引导护理人员正确处理工作压力与负性情绪,为临终患者提供优质的服务。

我国临终关怀教育事业起步较晚,很多从事临终关怀工作的护理人员以前从事的是普通护理工作,很少接受过院校系统的临终关怀教育。未接受过专业教育的护理人员,面对患者死亡,很容易被伤感、悲凉的气氛所感染,导致情绪低落、心情郁闷、甚至恐惧等负性情绪。加强临终关怀职业教育可以弥补院校教育的不足,帮助护理人员认识死亡的实质和客观必然性,树立正确的死亡观。在护理临终患者过程中一方面努力减轻临终患者的病痛,另一方面还可以对临终患者及其亲属做好临终关怀教育工作,帮助他们正确面对死亡,消除对死亡的恐惧心理,保证临终护理工作的质量与可持续性发展。

**(王贞慧)**

# 第三节 告知坏消息

## 一、坏消息的相关概念

### （一）坏消息

坏消息（bad news）是临床工作中常见的诊断消息之一，一般认为凡是与当事人根本愿望相反或者当事人不愿意听到的消息都被称为坏消息。告知坏消息（breaking bad news）是每个医护人员都会经常面临的问题，医护人员向患者及其亲属告知病情是医患沟通中的一个重要环节。坏消息是一种相对的概念，它决定于患者及其亲属的理解能力、接受程度、反应和应对情况，当其对患者身心健康的发展趋势不利时，即患者及其亲属难以接受时，便被认为是坏消息。

### （二）沟通

沟通（communication）是指信息发送者通过一定的沟通渠道把信息传递给其他人的活动，由信息发送者、信息、沟通渠道和信息接受者所组成，是人际交往的主要形式与方法，通常分为语言沟通和非语言沟通两种形式。语言沟通是借助语言符号进行信息传递交流，如口头沟通、书面沟通。非语言沟通是指借助非语言符号，如表情、姿势、动作、空间距离等实现信息传递。沟通不同于简单的信息传递和信息反馈，它还带有感情色彩，具有激励作用，并可影响人的行为。

### （三）医患沟通

广义的医患沟通是指医方（医务人员或卫生管理人员及医疗卫生机构）与患方（患者、亲属及相关社会人群）之间的信息传递，狭义的医患沟通则单纯指医务人员与患者及其亲属之间的信息传递。

医患间的沟通方法也可分为语言沟通和非语言沟通两大类，在诊断过程中，患者的非言语活动（如面部表情、姿势、步态等）往往为疾病的诊断提供线索。医师在同患者交往中的言语和非言语活动可以增进、也可以损害双方的沟通和医患关系，医师是医患沟通的主导方面。因此，要求医师提高自己的言语能力和会见患者的技巧，成为一个优秀的"倾听者"和思想情感的传送者。

### （四）危机沟通

危机沟通是面对危机时的沟通方法，是危机处理中最基本的手段和工具，在很大程度上保证了危机管理的有效性，危机沟通可分为危机前沟通、危机中沟通、危机后沟通。

临床工作中，患者的病情严重时，随时可能发生变化，危机已经成为临床工作尤其是急诊、重症病房、临终关怀病房工作的常态。为保障患者及其亲属的知情同意权，法律规定部分抢救措施需要征得患者本人或亲属的同意，可以说危机沟通的效果直接影响到危机情况下患者医疗与护理的结果。

### （五）临终患者的心理反应

美国医学博士库伯勒罗斯（Kubler Ross）把癌症患者从获知病情到临终时心理反应分为 5 个阶段，即否认期、愤怒期、祈求期、抑郁期、接受期，需要注意的是这五个阶段并不一定完全按顺序发生和发展，是因人而异的，可能重合、提前或推后，也可能停留在某一阶段。

患者得知坏消息时的心理反应也可与之类似,了解患者的心理反应对于医务人员实施医患沟通有很重要的指导意义,5 个阶段患者的心理反应具体如下:

1. 否认期 患者得知自己病重即将面临死亡时,其心理反应是极力否认,拒绝接受事实。患者常常怀着侥幸的心理四处求医,以证实医生的诊断是否正确,是否相同,并希望是误诊。这些反应是一种防卫机制,它可减少不良信息对患者的震惊,以便躲开现实的压迫感,让患者有较多的时间来调整自己。这段时间的长短因人而异,大部分患者能很快停止否认,而有些人甚至会持续地否认直至死亡。

2. 愤怒期 当否认无法再持续下去时,患者常表现出生气与嫉妒,产生"为什么是我,这不公平"、"我为何这么倒霉"的心理,往往将愤怒的情绪向医务人员、朋友、亲属等接近他的人发泄,或对医院的制度、治疗及护理等方面表示不满,以弥补内心的不平。

3. 协议期 愤怒的心理消失后,患者开始接受临终的事实。此期患者为了尽量延长生命,希望有好的治疗方法,并做出许多承诺作为交换条件,出现"请让我好起来,我一定……"的心理。同时患者也变得和善,对自己生存还抱有希望,也能积极配合治疗。

4. 忧郁期 当患者发现身体状况日益恶化,协商无法阻止死亡来临,则会产生很强烈的失落感"好吧,那就是我",并出现了悲伤、情绪低落、退缩、沉默、抑郁及绝望等一系列心理反应。处于抑郁期的患者主要表现为对周围事物的淡漠,语言减少,反应迟钝,对任何事物均不感兴趣。此期患者会体验到一种准备后事的悲哀,要求与亲朋好友见面,希望有他喜爱的人陪伴照顾。

5. 接受期 临终的最后阶段,在一切的努力、挣扎之后,患者变得平静,认为自己完成了人生的一切并准备接纳死亡的到来,产生"好吧,既然是我,那就去面对吧"的心理,接受即将面临死亡的事实。此阶段患者表现为比较平静、坦然、安详,喜欢独处,睡眠的时间增加,情感减退,安静地等待死亡的到来。

## 二、坏消息为何难于告知

根据我国相关法律,患者享受知情同意权,诊断性消息的告知是医护人员的义务,诊断性消息包括好消息和坏消息。在当前国内医患关系紧张的社会背景下,医患沟通不足成为医疗纠纷的主要原因之一,医护人员向患者及其亲属告知病情时的方法和态度,往往对医疗结果产生一定影响,因此,告知坏消息成为一项不易完成的任务,一旦处理不好会导致医患矛盾,甚至升级为医疗纠纷,而坏消息之所以难于告知主要是医患双方都存在问题。

对于医护人员来说,缺乏告知的基础理论知识和医患沟通技巧,医学生在医学院校接受的传统医学教育一直存在重知识、理论与技能等硬实力培养,而缺乏人文关怀、沟通技巧等软实力的提升,基础理论学习中无论在医学教材还是在医学教学过程中都没有深入而广泛地讨论如何将坏消息告知给患者及其亲属。临床治疗中,医疗机构都有疾病诊疗规范、管理制度、护理常规、操作标准等规范化文件指导临床诊疗,但由于医患沟通随机性强、个体差异性大、沟通过程不可控等因素,导致医护人员对患者如何处理因坏消息带来问题的重视胜于对坏消息告知过程的重视,加之有时医务人员不会对患者的痛苦反应进行恰当的回应,或者没有核实患者的理解,导致医患沟通屡屡失败。

对于患者及亲属方面,当得知自己或亲属得了某种严重疾病,无法治愈或者是出现严重并发症,留有不同程度的后遗症等不好的情况时,典型的反射是震惊和否认,患者很难接受坏消息。因为每个人承受的心理压力是有限的,坏消息的出现会改变患者的社会地位、人际关系、经济状况等方面,这些改变都是一时难以面对的问题,导致患方情绪化的反应影响了倾听。另外,由于对医学知识的匮乏、患者及亲属的不理解,经常会出现"责备捎信人"的现象,进一步加剧了医患关系的恶化,使坏消息的告知成为医患沟通的障碍。

### 三、医患沟通的基本原则

#### (一)信任与负责

相互信任是指医务人员赢得患者的信任,患者才能够与医务人员很好地配合,确保诊疗工作的有序进行;患者也应该充分信任医务人员,配合诊疗,这既是对医学的尊重,也是医疗的需要。相互负责是指医务人员对患者要有高度的责任心,不推脱,积极寻求更好的诊疗方案;患者也要对自己的疾病负责,及时就医、提供真实的信息、强化依从性。

#### (二)平等与尊重

患者首先是社会人,其次才是需要医疗帮助的人,医患双方在人格上是平等的,要尊重患者的人权。从医学哲学的角度分析,医患双方不是矛盾的双方,而是矛盾的共同方,矛盾的对立方是疾病,医患双方共同的利益是战胜疾病。

#### (三)同理与换位

面对慢性疾病、非治愈性疾病和老年性疾病,治愈不再是医学的目的,理解患者的痛苦也是另一种形式的救死扶伤。美国 E.L.Trudeau 医师"有时去治愈,常常去帮助,总是去安慰"的墓志铭为医务人员所熟知,一个懂得换位思考、愿意对患者表达关心、给患者时间、表现出的同理心的医务人员会让患者更容易接受。不同于掺杂了医务人员的主观情绪的同情心,同理心则强调客观和专业,在专业的医疗诊断和娴熟的技术操作的同时,配合富有同理心的人文关怀,才能够构建更和谐的医患关系。

#### (四)隐私和保密

在患者的疾病不妨碍他人与社会利益前提下,医务人员要尊重患者的隐私权,要注意沟通的场合与使用的语言,切忌在公共场合讨论患者的隐私。尽量选择安静的环境,减少外界的干扰。对于严重影响患者疾病诊断、治疗的隐私,医务人员应该让患者明白医务人员关注的仅仅是更好的治疗,而非其他方面的评判,获取患者的充分信任,避免延误治疗。

#### (五)共同参与

医患双方是合作伙伴关系,应该坚持整体性认知的理念,在医方的主导下,对双方所需的信息进行确认,沟通时最好有一位亲属或照顾者在场。医务人员应该让患方明白,诊断性信息的传达,是为了在双方配合与努力下,更好的实施治疗。在告知坏消息的同时,医务人员也要把以后治疗的方向、相关的好处与坏处提供给患方,但要注意把握告知的尺度,避免过于精确地预后预测。

### 四、如何告知坏消息

#### (一)WHO 临床告知策略

1993 年,WHO 提出了临床告知策略,为临床医生向患者告知病情提供指导,主要内容如下:

1. 医生应预先有一个计划　未告知病情前的患者往往很紧张,带有不确定感和焦虑,对医生有依赖性。医生应清楚患者的诊断确定程度如何;应告诉患者哪些病情;应分几个阶段告知;每个阶段应告诉哪些情况;有哪些令人鼓舞的好消息;下一步还需作哪些检查;

要作什么治疗等,以免告知过程中对患者的询问措手不及,影响患者对医生的信任。

2. 告知病情时应留有余地,让患者有一个逐步接受现实的机会,开始时可用一些含糊的言语如:好像、也许等委婉地告知,然后根据不同患者的反应及需要逐步深入。避免给患者过于肯定的结论,尤其免提预后不良的结论等。

3. 分多次告知　研究表明,一次性将病因、治疗、预后等所有信息告诉患者,往往使患者只接受不利的信息而忽略有利的信息,使患者感到无望。

4. 在告知病情的同时,尽可能给患者以期望。告知患者病情时,可以为患者提供相关的治疗方法、疾病预后以及相关的流行病学资料。

5. 不欺骗患者　医生可部分告知病情或不告知,但告知的事实是真实的,否则会损害患者对医生的信任,并严重影响此后的治疗。

6. 告知过程中应让患者有充分发泄情绪的机会,及时给患者以支持。

7. 告知病情后,应与患者共同制订未来的生活和治疗计划以及保持密切的进一步的医患接触。

**（二）有效沟通的"7C 原则"与告知坏消息**

虽然诊断性消息对医务人员来说大多属常规情况,但对患者及其亲属而言有好坏之分,告知坏消息的效果与沟通是否有效直接相关。美国《有效的公共关系》中提出了有效沟通的"7C 原则",基本涵盖了沟通的主要环节,对医患沟通,尤其是坏消息的告知有一定的指导意义,治疗团队可以以此为鉴,针对不同的患者设计不同的告知方案。这七大原则如下:

1. credibility　可信赖性,医患沟通的基础是培养双方的信任。

2. context　情境架构,医患沟通的实施,尤其是坏消息告知前,医务人员需要评估患方的生理、心理、社会、经济等因素。

3. content　内容的可接受性,医疗沟通的内容应该是患方所关注的,满足他们的需要。

4. clarity　表达的明确性,评估信息接收方的接受程度,使用对方能够明白的语言,将诊断性消息传达给患方,避免误解或误导。

5. channels　渠道的多样性,在充分了解患者价值观及其家庭成员与社会关系基础上,选择更适合的沟通渠道。

6. continuity and consistency　持续性与连贯性,沟通是一个没有终点的过程,要达到渗透的目的,必须对信息进行重复,但又须在重复中不断补充新的内容,坏消息告知也是如此,可以根据情况分次逐步渗透给患方。

7. capability of audience　被告知者接受能力的差异性,坏消息的告知必须考虑患方的注意力、理解力、接受能力和行为能力,每位患者、每种疾病都有特异性,在遵循基本原则的基础上,医务人员实施的应该是个性化的坏消息告知方案。

**（三）告知坏消息的步骤**

1. 告知前的准备　坏消息告知前准备内容包括:①告知给谁,法律规定患者享有知情同意和自主选择权,但目前在国内为避免不必要的纠纷,通常的情况是先告知亲属,治疗团队可以根据对患者认知能力、价值观和社会关系的评估,决定坏消息的告知对象;②谁来告知,根据我国医疗体制,患者的治疗团队中包括主诊医师、主治医师、住院医师、护士,有些教学医院还有部分实习医生,由谁来告知坏消息要根据具体情况而定,通常来说由高级别的医师来告知,会让患方感觉信息更具权威性;③何时告知,理论上,医师与患方应该尽快就病情进行交流,但如果患者被诊断为长期或恶性疾病,应适当延后告知,循序渐进、逐步渗透,以便使患者及其亲属有充分的心理准备和适应过程,如果是传染性疾病,应该尽快告知以免传染给他人或延误治疗,如果患者突发死亡或病情危重,应立即告知亲属;④告知后怎么办,告知坏消息后不是结束,而是开始,医师应该就为可能出现的特殊情况做好准备。

2. 告知的环境 尽量选择相对安静舒适、免受外界干扰的空间进行告知,保护患者隐私,并避免无关人员在场。

3. 告知开始阶段 主动介绍自己,并有礼貌地称呼被告知者,向被告知者简单介绍此次会谈的目的、内容、所需的时间,用开放式的提问了解其对病情的了解程度、对患者病情的期望以及对进一步医疗信息的需求,并根据其文化程度、理解能力选择合适的语言进行沟通,使其快速了解情况。如果被告知者是患者本人,可以用试探的方式给患者一些暗示,表示情况比想象的还要严重,观察患者的反应以决定下一步告知方案。面对非医学专业的被告知者,避免使用医学术语。

4. 学会倾听 告知坏消息的过程由告知者来主导,告知者要具有仁爱之心,沟通过程中要学会耐心、专心地倾听他们的诉求,不要仅专注于告知新的坏消息,不要操之过急、敷衍了事,不要把个人的主观想法和推断强加给被告知者。适时观察被告知者的反应,允许其表达自己的情感,接受患者的否认态度,鼓励其提出关心、焦虑的核心问题,并进行充分的解释。在告知过程中,如果出现亲属之间的争议时,告知者要保持个人的客观立场,尊重家庭中的调适方式,避免陷入家庭纷争。

5. 告知坏消息只是开始 坏消息告知后要与被告知者沟通疾病的进展、治疗方法、治疗过程、预后,讨论如何制订一些对未来病情发展和生活有好处的计划,帮助患方建立信心,为下一步安排做好准备。让被告知者知晓治疗团队会与他们一起共同实施接下来的治疗工作,在条件允许的情况下,对患者进行随访,为患者提供多方面的支持,但切忌给予超出实际的希望,避免欺骗误导。

6. 向治疗团队反馈 告知坏消息后,告知者应该向治疗团队进行反馈,告知其他同事告知的效果以及患者目前的情况,这样不同的医务人员面对患者及其亲属谈及有关疾病诊断与治疗相关问题时,能够很好地把握分寸,避免不必要的误导与纠纷。

### (四)如何面对隐瞒病情的亲属

在国内临床实际工作中,许多癌症患者亲属认为向患者隐瞒病情更有利于保持患者生活质量和癌症治疗,加之有些人受中国传统孝道观影响,很多亲属也主张向身患重病的老年患者隐瞒病情。但是,我国2010年通过的《侵权责任法》将医疗关系中知情同意权的主体界定为患者,虽然该法律同时规定"不宜向患者说明的,应当向患者的近亲属说明,并取得其书面同意",但按照患者的自主权和自我决定权的精神,这里的"不宜向患者说明"的情形应被理解为患者完全或部分失去行为能力时。因此,在患者自身拥有同意能力时,亲属代理其行使知情同意权并不妥当。

很多医务人员在面对主张向患者隐瞒病情的家属时,大多采取默许的态度,虽然避免了不必要的麻烦,但这与最大限度保护患者的人身利益和精神利益的核心理念相悖。医务人员其实可以选择更为积极地处理方式,例如,可以征询患者的意见,是否愿意由亲属代替本人与医务人员讨论病情,或者更愿意本人来了解状况。面对态度强硬,坚持隐瞒病情的亲属,医务人员可与亲属沟通,共同探讨向患者隐瞒病情的缘由,说明隐瞒病情对患者造成的影响,帮其解决可以通过医务人员的努力解决的问题,让亲属明白医务人员的目标是为了提升患者的生活品质,不是把患者当包袱一样甩开,同时,向亲属告知患者本人的意愿。在患者本人积极要求知晓病情,亲属对是否隐瞒犹疑不决时,可以与亲属共同讨论向患者告知坏消息的过程,评估患者希望知道多少,可以接受的程度,由亲属决定是由家中患者最信任的人告知还是由医务人员来告知,告知时要分次慢慢的告知患者,而不是简单粗鲁的告知。另外,医务人员还要指导亲属多给予陪伴、关爱,及时观察患者的反应,发现患者抑郁或有自杀自残倾向时,及时处理、求助。

(冷 婧)

# 第四节 家庭成员的心理护理

## 一、相关概念

### (一)照顾者

照顾者(caregivers)是指为需要监护、协助的患者或者残障者提供照顾的人,通常提供照顾的场所包括家庭、医院或某个机构。狭义的照顾者包括提供照顾的父母、配偶、子女等家庭成员,以及朋友、同事、神职人员等,广义的照顾者还把受过专业训练的医生、护理人员、其他卫生人员、社会工作者纳入进来。

### (二)家庭照顾者

目前,国内外对家庭照顾者尚无统一的定义。美国家庭照顾者协会指出家庭照顾者(family caregiver)是指照顾患有慢性疾病或因受伤、残疾而生活不能自理的人。2000年美国家庭照顾者支持法案对其定义为在居家环境下负责为需要照顾的家庭成员提供生活、情感和经济照顾的人。国内学者将其定义为在居家环境下,为由于各种原因导致的生活不能自理者提供各类照顾的人员,可以是配偶、子女和子女配偶或者亲属。

### (三)照顾者负担

照顾者负担(caregivers'burden)是一个复杂多维的概念,Zarit认为照顾者负担是照顾者在照顾患者时所感受到的心理或生理健康、社会生活和经济状况的变化程度,强调照顾者的主观感受;George和Gwyther将其定义为家庭成员在照顾患者的过程中,所经历的躯体、心理、社会及经济方面的问题。虽然各个学者对其定义没有达成统一共识,但多数人认同的概念是指照顾者在承担照顾任务时遇到的躯体、心理、社会和经济方面的问题而产生的压力感和令其不愉快的感受。

### (四)心理护理

心理护理(psychological nursing)指护理人员按照心理学原则,在心理上对患者及其亲属提供的护理援助。心理护理的基本内容包括:①建立良好的护患关系,这是心理护理成功的前提;②创造良好的治疗和休养环境,以对患者的情绪产生积极影响;③组织社会支持力量,以缓冲生活事件所产生的心理应激作用;④合理安排患者的生活,以减轻患者的负面情绪;⑤为照顾者提供支持和教育,开展卫生宣教、普及心理卫生和防病治病知识;⑥积极开展心理咨询,合理使用各种心理治疗方法。

## 二、家庭照顾者的心理需求与护理

### （一）家庭照顾者负担的相关因素

随着人类预期寿命的延长,慢性病、老年性疾病和恶性疾病的患病人群越来越多,疾病给患者带来痛苦的同时,也给家庭照顾者带来很多问题。近年来,有关家庭照顾者负担的研究越来越多。

目前有关家庭照顾者负担研究关注的角度主要是通过不同的量表以探索照顾者负担、照顾者行为及反应、患者行为症状、患者生存质量、社会支持等的描述及干预效果,分析之间的相关性及影响因素或采用现象学方法,通过访谈、观察获取照顾者的行为表现和主观体验。研究显示,影响照顾者负担的因素有平均每日照顾时间、患者生活自理能力、合并并发症个数、患者年龄、所获得的社会支持、医疗付费方式等。家庭照顾者多存在心理负担过重、经济负担过重、照顾任务繁重、缺乏看护技能、被患者的护理问题困扰等问题,尤其是照顾者普遍存在悲伤、焦虑、疲乏和对未来充满恐惧等心理体验,进而影响他们的生理健康、家庭关系和社会角色发挥等。

家庭照顾者在照顾患者的过程中,不仅要承担照护的压力,还要面临可能失去亲人的忧虑,这种消极的负担体验会降低其照顾的积极性,进而影响患者的治疗和病情观察,对于长期照护机构、临终关怀机构或综合医院临终关怀病床的护理人员来说,对家庭照顾者提供必要的心理护理也属于护理工作的范畴之一。

### （二）临终患者家庭照顾者的心理需求与护理

家庭照顾者充当了家庭事务的承担者、临终患者的陪伴照顾者、基础护理的参与者、临终患者情感的支持者以及相关事宜的协调者,作为临终患者的重要照顾者,是临终关怀中不可忽视的一支照顾力量。尤其是对于居家临终患者,家庭照顾者在照顾过程中发挥着专业人员不可替代的作用。由于家庭照顾者会亲眼目睹亲人至临终阶段后饱受精神和肉体的折磨,同时还会与专业的护理人员、社工、志愿者一起承担照护工作,有时还需要做出重大决策,他们的心理健康也应该引起护理人员的重视。

临终关怀中的护患关系首先是一种工作关系,也是一种互动关系,护理人员在为患者提供专业治疗的同时,还要关注亲属的反应。护理人员要为亲属实施基础护理提供支持与指导,帮助家属促进临终患者维持舒适的状态;在亲属面对临终患者承受疼痛、便秘、呼吸困难等痛苦而手足无措、无能为力时,提供必要的专业指导;为亲属提供心理疏导和心理慰藉,疏导亲属的负性情绪发泄,避免亲属的状态对临终患者造成负面影响;对亲属进行死亡教育,帮助其提前了解死亡,树立正确的死亡观;评估临终患者亲属面临的伦理、宗教、社会、经济等问题,充分发挥团队其他成员,尤其是社工、志愿者的力量,解除其后顾之忧。

### （三）哀伤支持

1. 丧亲者的心理反应 关于丧亲者哀伤反应的理论有安格乐的四阶段理论、西兰多的三阶段理论等,归结起来,丧亲者的心理反应表现如下:①逃避,此时丧亲者表现出震惊与不相信,将亲人的死亡事件暂时拒之门外,让自己有充分的时间加以调整;②觉察,意识到亲人确实死亡,丧亲者意识到强烈的分离情景,经常哭泣是此期的特征;③心理调适,亲属能从悲哀中得以解脱,接受亲人死亡,重新对新生活产生兴趣,将逝者永远怀念。

2. 影响丧亲者调试的因素 很多因素会影响丧亲者心理调适,包括:①对死者的依赖程度,亲属对死者经济上、生活上、情感上依赖性越强,面对患者死亡后的调适越困难,常见于配偶关系；②病程的长短，急性死亡病例，由于亲属对突发事件毫无思想准备，容易产生自责、内疚心理，慢性死亡病例，亲属已有预期性心理准备，则较能调适；③死者的年龄与亲属的年龄，死者的年龄越轻，家人越易产生惋惜和不舍，增加内疚和罪恶感，在我国传统文化里，"白发人送黑发人"历来是最悲哀的感觉，亲属的年龄反映人格的成熟，影响到处理后事的能力；④亲属是否有其他支持系统，强大的支持系统能提供支持，满足其需要，亲属则较易调整哀伤期；⑤失去亲人后的生活改变，生活改变越大、越难调适，如中年丧夫、老年丧子。

3. 丧亲者的护理　护理人员可以为死者亲属提供必要的心理护理，帮助其完成丧亲期的心理调适，包括：①做好尸体护理，体现对死者的尊重，对生者的抚慰；②鼓励亲属宣泄感情死亡是患者痛苦的结束，而丧亲者则是悲哀的高峰，必将影响其身心健康和生存质量，护理人员应认真倾听其诉说，作出全面评估，针对不同心理反应阶段指定护理措施；③提供心理疏导和精神支持，提供有关知识，安慰亲属面对现实，使其意识到安排好未来的工作和生活是对亲人最好的悼念；④提供社会支持，在能力所及范围内，帮助亲属做好生活指导、建议，使丧亲者感受到关怀；⑤随访，有些临终关怀机构会通过信件、电话、访视对死者亲属进行追踪随访，跟踪协助解决亲属面临的问题。

（王贞慧）

# 第八章

# 老年护理人才培养

随着我国老年人口的快速增长,人口老龄化成为社会发展的必然趋势。人口老龄化带来的最大难题是日益增多的老年人口的抚养和照料问题。老年人处于特殊的年龄阶段,他们在医疗、护理与保健等方面的需求急剧增加,希望得到保健护理、生活照料、精神呵护等一系列服务。如何全方位地为老年人提供照顾服务,改善老年人的生活自理能力状况对养老和护理专业是一个严峻的挑战。因此,急需加快老年护理人才培养,以便有足够数量的合格的老年护理专业人员,更好地为老年人服务,实现健康老龄化。目前,我国老年人的养老模式逐渐从传统的"家庭养老"向现代的居家养老和社会化养老的方向转变,各种形式的老年服务形态和养老机构迅速增加,老年护理工作逐渐得到社会的重视。老年护理服务人员的培养和人才队伍建设是养老事业中的支撑环节,被看作是养老事业发展的重点。本章主要论述老年护理学专业发展和老年护理人才体系的建设,探讨各层次老年护理人才的培养要求。

## 第一节 概 述

随着老龄化社会的不断发展,越来越多的老年人需要多层次、专业化、个体化的护理服务,以满足多元化的护理需求,现实的需求对老年护理学的专业发展和老年护理人才培养提出了更高的要求。老年护理学是把关于老化和老年专门的护理知识和临床普通科护理学知识综合运用于老年护理的专业领域,进而研究老年人群健康问题特殊性的学科。老年护理专业的发展必须以老年人的健康需求为中心,建立专业化的人才培养体系和养老年人力资源管理体制,为社会化养老和社区养老提供专业人才。

### 一、老年护理学专业发展

老年护理学起源于现有的护理理论和社会学、生物学、心理学、健康政策学等学科理论。1975年美国护士协会(American Nurses Association)提出用"老年护理学(gerontological nursing)"概念代替"老年病护理(geriatric nursing)"概念,因为老年护理学涉及的范畴更广泛,包括评估老年人的健康和功能状态,制订护理计划,提供有效护理和其他卫生保健服务,并评价照顾效果。老年护理学强调保持、恢复和促进健康,预防和控制由急、慢性疾病引起的残疾,发挥老年人的日常生活能力,实现最佳功能,保持老年人的尊严和舒适生活,直至死亡。老年护理学研究的重点在于从老年人生理、心理、社会文化以及发展的角度出发,研究自然、社会、文化教育和生理、心理因素对老年人健康的影响,探讨用护理手段或措施解决老年人的健康问题。

**（一）国外老年护理学专业发展**

世界各国老年护理学专业的发展状况不尽相同,各有特点,这与各国人口老龄化的程度、国家经济发展水平、社会制度、护理教育发展状况等有关。老年护理学作为一门学科最早出现在美国,以美国为代表的国外老年护理学专业的发展大致经历了初步发展、规范发展和丰富拓展几个阶段。

1. 初步发展阶段 1900年,老年护理在美国作为一个独立的专业被确定下来,至20世纪60年代,美国已经形成了较为成熟的老年护理学专业体系。1961年美国护理协会设立了"老年护理专科小组",1966年成立了"老年病护理分会",确立了老年护理专科委员会,使老年护理真正成为护理学中一个独立的分支,从此老年护理学专业开始有了较快的发展。

2. 规范发展阶段 1970年,美国首次正式公布老年病护理执业标准,标志着老年护理学逐渐进入规范发展阶段。1975年开始颁发老年护理专科证书,同年《老年护理杂志》诞生,"老年病护理分会"更名为"老年护理分会",服务范围也由老年患者扩大至老年人群。1976年美国护理学会提出发展老年护理学,关注老年人对现存的和潜在的健康问题的反应,从护理的角度和范畴执行业务活动。至此,老年护理学显示出其完整的专业化发展历程。

3. 丰富拓展阶段 近年来,美国开始出现由政府资助成立的老年教育中心或老年护理研究院,以改进老年护理实践质量。某些护理学院拥有附属的老年人院,便于教学、研究以及学生实习。美国护理学会每年为成千上万名护理人员颁发老年护理专科证书。美国老年护理学的发展对世界各国老年护理的发展起到了积极的推动作用。在美国老年护理发展的影响下,许多国家的护理院校设置了老年护理课程,并开展了老年护理学硕士和博士项目,培养更高层次的老年护理专业人才。

**（二）我国老年护理学专业发展**

在我国,老年护理学是一门新兴的学科,我国的老年护理学专业发展和教育与欧美相比有较大的差距,老年护理专业人才严重短缺。

1. 高等教育 20世纪90年代,我国大陆地区的一些本科院校才开始开设"老年护理学"课程,2000年12月第一本《老年护理学》本科教材正式出版,2000年以后,部分本科院校开始招收老年护理学方向的硕士研究生。

2. 中等职业教育 在中等卫生职业教育中,1997年颁布的护理专业教学计划中首次出现了"老年护理学"选修课程,2007年版护理专业教学计划将其作为临床护理专业方向的专业课。教育部《中等职业学校专业目录》医药卫生类2010年新目录首次将老年护理作为护理专业的一个专业方向规定下来,标志着在中等卫生职业教育中开始进行老年护理专业护士的培养。

3. 养老服务类示范专业点遴选 2015年国家教育部、民政部、卫计委联合发布《关于遴选全国职业院校养老服务类示范专业点的通知》决定开展全国职业院校养老服务类示范专业点遴选工作。遴选的专业范围包括:高等职业学校老年服务与管理、护理（老年护理方向）、家政服务（老年服务方向）和社区康复（老年康复方向）等养老服务相关专业;中等职业学校老年人服务与管理、护理（老年护理方向）、家政服务与管理（老年服务方向）等养老服务相关专业。希望通过开展职业院校养老服务类示范专业点遴选和建设工作,促进职业院校围绕本地区养老服务业发展需求,深化专业课程改革,强化师资队伍和实训基地建设,规范教学管理,创新人才培养模式,充分发挥示范引领作用,全面带动相关职业院校养老服务类专业点建设。

4. 专业学术团体　2000年,中华护理学会在老年护理学组的基础上成立了老年护理专业委员会,标志着国家级老年护理学专业学术团体的正式成立,中华护理学会老年护理专业委员会每年承办全国老年护理学术年会,围绕老年专科护理发展动向、老年护理开展的新技术新业务、推广优质护理服务、老年循证护理实践、老年护理管理、老年安全管理、老年护理科研思路等主题进行专题研讨。另外中国老年学学会下设养老与护理专业委员会,旨在研究、丰富养老、照料与护理理论,推广养老、照料与护理的新方法、新技术、新模式、整合社会资源不断开拓养老与护理新领域,推动我国养老与护理科学、规范、健康、有序发展;中国生命关怀协会下设老年护理和临床关怀专业委员会,致力于老年医疗、老年护理、老年康复、老年保健、临终关怀服务。

5. 专科发展　《中国护理事业发展规划纲要(2016~2020年)》提出要大力推进老年护理,逐步建立以机构为支撑、社区为依托、居家为基础的老年护理服务体系,健全完善老年护理相关服务指南和规范,加强老年护理服务队伍建设,开展老年护理从业人员培训,不断提高服务能力,为老年人提供治疗期住院、康复期护理、稳定期生活照料、安宁疗护一体化的健康养老服务。现在很多综合医院正在逐步规范开展老年专科护士的培训,努力适应社会的老龄化发展现状,为老年护理提供更加专业的人才。但总体来说我国尚未建立老年专科护士的执业标准,没有统一的准入制度。

## 二、老年护理人才体系

目前,国际上大多数国家都建立了老年护理人才体系的分层化设置,这样不仅有利于满足不同岗位工作任务的完成,也有利于吸引高层次护理人才,并激励专业人员的工作热情。

### (一)国外老年护理人才体系建设

1. 英国、美国　英国、美国等国家参与老年护理工作的人员主要包括老年护理助手、注册护士和老年高级实践护士。

(1)老年护理助手(geriatric aides):老年护理助手的工作场所包括养老院、成人日间照料中心、健康护理机构、老年人住所等,他们的主要职责包括喂饭、穿衣、洗浴、帮助患者移动、如厕、床单位的整理、患者舒适护理、测量体温、脉搏、呼吸和体重等生活照顾,以前护理助手几乎没有受过培训,没有疾病的应对能力,但随着长期照料健康系统的改变,使得护理助手在养老体系中的角色越来越重要,他们也逐渐被要求接受规范的短期培训。

(2)注册护士(registered nurses):注册护士的主要职责是在高级实践护士的指导下在医院、初级卫生保健机构、养老院、成人日间照料中心等机构为老年人提供基本的健康评估和护理服务,包括老年人的健康状况、制订治疗计划、监督护理助手、执行静脉输液等护理操作。

(3)高级实践护士(advanced practice nurses):老年高级实践护士具有熟练的专门知识和研究生学历,经过认证,能够以整体的方式处理老年人常见的、复杂的照顾问题。老年高级实践护士包括老年临床护理专家和老年开业护士两类,两者均具有老年学领域的高级实践专长,是老年护理领域中重要的专科人才。所不同的是,老年开业护士主要从事初级保健并具有处方权,而老年临床护理专家主要在医院工作并专注于服务群体;虽为不同的角色,实际上两者角色仍在不断重叠。老年开业护士的工作范围主要是采集病例资料,全面体检,诊断和治疗急慢性疾病,提供免疫、药物处方管理,实验室化验及X线处方的结果分析,健康教育和咨询等。老年护理专家主要是提供专科护理服务,管理急慢性疾病,设计和提高医疗护理质量,以及从事教育家和咨询家等角色。

2. 日本　养老护理最早由日本提出,日本参与老年护理实践的人员包括介护福祉士、准护士、护士、老年专业护士、老年专科护士(GCNS)几类。

(1)介护福祉士:日本的介护福祉士是一种国家资格,主要负责为身体上、精神上有残障或在日常生活中难以自理的老年人进行介护,帮助他们实现自立,使他们能够在保持人格尊严的前提下生活下去。日本政府1987年颁布的《社会福祉士及介护福祉士法》规定,若想具有介护福祉士资格,必须通过相关部门提供的两年左右的介护理论知识和实践技术培训,然后到指定的养老机构进行临床实践实习,通过相关部门组织的认证资格考试。尽管介护福祉士入职前必须通过专业培训及统一的认证考核,但其在工作中必须不断接受在职教育和培训,以确保服务质量。

(2)准护士(助理护士):学生初中毕业后考入两年制的助理护士学校或3年制的高等职业中学的护理专业,通过县级考试合格后,成为助理护士。具备一定的临床护理经验后,须继续在护士专科学校学习,时间为两年通过国家级考试获得护士资格证书毕业后在保健护士学校学习,时间为一年,才能获得保健护士资格。助理护士既可在医疗机构中的老年病房工作,也可辅助护士完成一般性的治疗和护理工作。

(3)护士:护士需经过较高层次的教育,一般为在高中毕业后考入3年或4年制护理大学,并通过国家组织的资格考试,通过者可获得普通护士资格。护士的教育和培养目标是掌握必需的基础知识和技术并具备适应医疗发展和解决问题的能力。护士既可在医疗机构任职,也可在养老机构中任职,主要负责服务对象的一般治疗和护理工作。

(4)专业护士:必须具备护士的相关资格,护理协会才会对其进行资格认证。专业护士的资格申请主要包括以下方面:①必须具有3年及以上临床护理工作经验,其中有3年以上须在特定护理专科工作。②获得保健护士、助产士、护师资格中的任何一项资格。③参加日本护理协会、省护理协会认定的6个月培训课程。大多数专业护士在医疗机构任职并从事临床专科护理工作。2001年日本《医疗法》第四次改革后,取消了医疗机构中的老年病床,专业护士中很多分科与老年护理相关,因此没有设置专门的老年专业护士。

(5)老年专科护士:1991年日本护士协会制定了作为研究生教育的专科护士培养体系及专科护士教育的课程标准。其中老年护理专科护士主要在各种医疗机构和养老机构中,对于痴呆或吞咽障碍等有复杂健康问题的老年人,提供以提高生活质量为目的的高级专业护理服务。截至2010年底,日本全国已经有21所大学的研究生院可以培养老年专科护士。

**(二)国外经验对我国老年护理人才体系建设的启示**

目前我国养老护理服务人员主要有两类,一类是具有专业护理资质的注册护士,另一类是经过或未经过正规培训的养老护理员。但各类老年护理人才的准入和培养均无统一的标准和制度。借鉴国外老年护理人才培养的经验,对我国老年护理人才队伍建设提出以下建议。

1. 大力发展学历教育

(1)职业教育中增设老年护理专业:随着我国政府对老龄问题的重视程度日益加强。

2006年2月9日,国务院下发了《关于加快发展养老服务业的意见》,指出要大力发展社会养老服务机构,要加快培养老年医学、护理学、营养学、心理学、管理学等方面的专业人才,要有计划地在高等院校和中等职业学校增设养老服务相关专业和课程,为"老年护理"专业的开设带来了历史性的机遇。各级各类卫生职业院校,应该审时度势、抓住发展机遇,从根本上改变现在还没有老年护理专业的现状,增设老年护理专业,并围绕老年相关的生理、病理、临床特点和护理具体要求组织安排课程,制订专门的人才培养方案,配备专门的原卫生部正规教材,制订切实可行的教学大纲,建设专门的老年护理实训基地等。通过这些有效措施来推进老年护理专业人才的教育培育工作。

（2）发展老年护理高等教育:2011年2月国务院学位委员会已经正式批准护理学专业成为一级学科,这也为我国老年护理学专业申请成为二级学科提供了可能性。高等院校应充分利用这一契机,加快我国老年护理本科、硕士和博士学位教育项目的申报和建设。这种高层次的老年护理教育势必起到学科引领、导向作用,对全社会老年护理观念的更新、吸引更多优秀人才投身老年护理事业、为其他层次的老年护理专业学生点燃希望等方面起到积极作用。

2. 多元化补充非学历教育　因正规的学历教育周期长,为缓解当前老年护理人才供需矛盾,应充分利用现有教育资源,拓宽办学门路,大力开展多元化人才培养模式。作为正规教育的补充,为社会培养急需的老年护理人才,以解应急之需,提高我国现有的老年护理事业整体水平。

（1）养老护理员培训:"养老护理员"是顺应老龄化社会发展需求的一门新兴职业。中华人民共和国劳动和社会保障部2011年对《养老护理员国家职业技能标准》进行了修订,进一步规范了养老护理员的职业内涵、分类等级、申报条件、培训要求、鉴定方式等关键性问题,对规范"养老护理员"培养和使用起到了积极的促进作用。其职业门槛低、培养周期短、市场需求大、发展前景广,使之成为社会目前培养大量养老护理人员的主力军。但不可忽视的现状是从业人员大多是下岗工人或进城务工农民,基础知识薄弱,综合素质不高,而且大多是本身年纪偏大的中老年妇女,精力体力有限,再加上收入低,社会重视不够,人员流动性大,整体情况令人堪忧。加强养老护理员队伍建设,应充分考虑广大从业人员目前的实际状况、关联行业认可程度、经济社会发展水平等各方面因素。科学制定养老护理员队伍发展规划、妥善解决养老护理员职业待遇保障、着力改善养老护理员社会形象地位、积极推进养老护理员职业化建设等。

（2）临床护士转岗培训:随着养老服务体系的不断完善,将有更多的老年人健康保健服务从医疗机构中独立出来,转向社区和机构养老部门,老年护理这种"专科护士"需求将急剧增加,再加上临床护士有比较好的专业基础和工作背景,能够经过短期培训,快速、较好的适合这份工作。这也是顺应国家医疗资源的合理分配,突出专科化护理的时代要求。

（3）在职继续教育:为在职人员提供多种形式的老年护理继续教育活动,如采用集体授课、小组讨论、网络学习等形式进行培训。培训后发放相应的培训证书,作为护士继续教育的学分证明或者护士进入老年护理相关机构工作的准入标准之一。另外,进入国家级、省级《老年护理》精品课程网页,使用某些与老年护理相关的专业网站也可以为护士的继续教育内容提供相应的补充。

（4）社会护理技能普及:在社区对老年人、其子女及家庭保姆展开健康教育和简单技能训练,提高防病急救意识。老年人的很多健康问题症状隐蔽、发病急骤、预后较差,如果能够及时正确处理,将会对疾病有巨大的帮助。加强这方面知识的普及,能够为老年人的安全保驾护航,也能增加老年人的自理能力,让子女孝心得以实践。

(侯淑肖)

# 第二节 老年专科护士的培养

专科护士是在护理专业化进程中形成和发展起来的高级临床护理工作者,是在某一特定护理专业领域,具有熟练的护理技术和知识并完成了所要求教育课程的学习,经过专门机构认定合格的护士。1938 年美国哥伦比亚大学教师学院首次提出专科护士这一术语,1944 年培养专科护士的高级临床护理课程开始实施,1954 年 Hildegard 设计了第一套专门用于培养精神病学护理专家的硕士课程,并随之扩展到 ICU、急救、糖尿病、造口、癌症、老年、临终、感染控制等专业领域,从而促使了老年专科护士的产生。老年专科护士是指从事老年人专业照护的高级临床护理工作者,其实践范围包括老年患者的所有方面,涵盖健康促进、疾病预防和疾病管理等。老年专科护士作为老年护理人才队伍的高级人才,在老年护理工作中发挥着重要作用。

## 一、老年专科护士能力要求

### (一)基本概念

不同国家或地区公认的专科护士核心能力有个 4 方面:直接提供临床护理的能力,领导与决策能力,教育、指导能力和科研能力。2010 年美国国家专科护士能力专案组提出最新的专科护士核心能力包括 7 个方面:直接照护能力、咨询能力、系统领导能力、协作能力、指导能力、研究能力与伦理决策,道德代言和评判的能力。

老年专科护士的核心能力标准是在专科护士核心能力的基础上制定的,核心能力的确立为老年专科护士培训课程设置及临床实践能力评价指标研制提供指导,最大限度地为患者提供全面高质量的服务保障。老年专科护士的核心实践内容主要包括健康促进、疾病预防和疾病管理三个方面,而具体的临床实践工作则包括了认知功能的评估、谵妄、老年人抑郁、进食困难、用药安全、疼痛处理、物理约束、跌倒和压疮的预防、睡眠紊乱、尿失禁等问题的评估与处理、出院计划等内容。

### (二)老年专科护士的能力要求

美国国家专科护士协会(NACNS)在 CNS 核心能力框架基础上,提出 GCNS 的实践范围及应具备的能力,包括直接患者照顾、护士和护理实践及组织和卫生系统三部分。这三部分涵盖了高级护理实践的大部分领域。以下将根据这三个层次模型来介绍 GCNS 的核心能力和职业范畴。这三个层次模型从多种角度对 GCNS 在不同环境的核心能力及职业范围进行了描述和分析。而现有的多个老年护理模式的开展从实践角度进一步对 GCNS 的职业能力及范畴模型进行了检验和实践。

1. 直接进行患者照护  直接进行患者照护包括以预防、治疗与减轻症状、促进功能恢复和健康促进为目的的诊断和治疗;对接受照护的患者或间接参与的护理人员进行老年人的知识、标准和技巧的干预;考虑患者家庭和社区等环境因素,创建以证据为基础、以患者为中心的评估、干预等护理计划;通过寻找证据、开展教学和实施最佳实践指南等方法来建立教育和健康管理计划;参与和影响公共政策的制定和资源的分配,预防和减少患者相关功能损害的风险;与健康照护系统和社区等建立协作关系,分享决策信息、保持良好的关系,提高环境安全、提高照护质量和财政管理意识;在社区中应用知识和技巧为患者和家属提供指导,实现连续性照护。

2. 护士和护理实践范围内　包括利用循证护理实践提供直接和间接照护,掌握老年人机体老化相关的知识,能够参与到多学科照护团队中,协调关系以达到最好的患者及系统结局;作为一个教育者、引导者或导师指导护理人员的专业发展和教育促进;参与提高照护系统质量和相关政策的制定与完善,为最佳决策和循证的护理实践提供意见和建议;参与老年专业照护组织,发表和出版研究和实践成果,将理论和研究结果应用在患者的评估、诊断、干预和评价的直接照护和间接照护过程中,并且能够影响老年照护和教育的发展。

3. 在专业和组织系统实践范围内　包括了解专业照护系统的结构、任务、文化、政策和资源等,解决老年照护过程的临床问题以促进持续性照护质量的提高;将理论应用于护理实践和照护系统;具备利用变化技巧和领导理论灵活应对变化的能力;作为多学科团队和工作组的成员能够促进护理实践的开展和不同系统组织之间的交流和协作;发展和创建新的循证护理实践模型,包括创建标准、寻找资金支持、寻找专业组织和多学科团队的支持和参与;此外 GCNS 还应参与到教育、政策制定和专业组织活动中,提升专业照护机构和社区对老年人健康照护的质量。

## 二、国外老年专科护士培养体系

### （一）美国

美国护士协会早在 20 世纪 60 年代就已提出发展老年护理专科护士,如今很多国家已经历了老年护理专科组织,提倡专业化的老年护理实践,并制定了老年护理人员的能力与标准,以保证老年护理实践的专业化、标准化和优质化。

1. 教育途径　美国老年专科护士（高级实践护士）的教育途径有两个,一是专科硕士学位教育,比如老年开业护士硕士学位教育;二是在非专科护理硕士学位基础上再修专科证书教育,比如先取得护理教育硕士学位,然后完成老年开业护士专科证书教育。之后毕业生才有资格参加证书注册考试而取得行业资格。

2. 课程设置　高级实践护士的课程设置随着其角色的演变而不断地改进,其主要推动力来源于美国权威教育机构,如美国护理院校联合会（American Association of Colleges of Nursing, AACN）和全国开业护士教师组织（National Organization of Nurse Practitioner Faculties, ONPF）所颁发的高级实践护士技能标准。护理院校以这些技能标准来设置自己的课程,以便使学生在毕业后能够通过高级实践护士证书注册考试。

3. 资格认证　美国护士认证中心现阶段申请老年专科护士的要求是:获得注册护士资格认证或其他国家同一专业领域同等合法的资格认证;通过全国护理联盟认证委员会（NINAC）或美国高等护理教育委员会（CCNE）认可的老年专科护士项目获得硕士及以上学位,参与的教育项目中需完成至少 500h 作为老年专科护士的高级临床护理实践经验,学习的课程需包括高级生理和（或）健康评估、高级药理和高级病理生理学。

美国护士协会规定,从事老年护理的执业者必须具备学士以上学位,开业护士要具有硕士以上学位;老年护理实践标准分为基础和高级 2 个水平,从通识教育及专科教育两个方面展开。通识教育主要在本科学历层次、专科教育面向硕士及以上学历水平。老年高级执业护士需要具备系统的专科知识和熟练的实践能力,经过认证,能够以整体的方式处理老年人常见的复杂和照顾问题。

近 10 年来,美国的老年护理高级实践课程和博士课程得以加强,培养具有老年学领域高级实践专长护理人员,有助于提高老年人的护理质量。美国护士认证中心(American Nurses Credentialing Center, ANCC)于 2008 年将老年临床护理专家的资格认证列入专科证书注册考试内容中,强化老年护理专业人员的准入规范,提高护理水平,保证护理质量。此外,为应对老年人的医疗保健需求,美国有越来越多的继续教育机会方便护士提高老年护理知识和技能,包括网络课程、远程教学等。

**(二)日本**

1. 教育途径　老年护理专科护士培养的目标,是对老年人衰老的过程、生活状况相关的复杂健康问题进行深入地理解,掌握能够满足老年人需求的专业知识和技能,开展有助于提高老年人生活自理能力的研究,向老年人及其家庭提供各种各样有关的信息。日本的老年护理专科护士培养的目的有两个,一是培养为老年护理领域的实践专家,二是培养高质高效的护理管理者。入学资格包括有正式的护士执照,具备 3 年以上的临床工作经验,拥有护理学士学位或具备同等学力专业技术能力。

2. 课程设置　日本的专科护士课程认证由日本护理高等教育协会负责,该协会主要负责专科护士教育课程的审查、专科护士教育课程每 10 年一次的再认定审查、向有关专科护士培养机构提供相关信息等工作。该协会颁布了专科护士教育课程的认定规程和细则,老年专科护士培养教育课程的标准,老年专科护士教育课程审查标准、规定、流程和各种手续等。希望开设老年专科护士护理教育的大学提交审查申请,并按规定准备各种材料,包括教育课程的大纲、课程设置、课程安排、授课老师资质等,由该协会组织专家委员会按照《专科护士教育课程标准》进行审核,审核通过注册后可以开设老年专科护士教育课程。

目前开设的主要课程包括公共课程、其他专业课程和老年护理学专业课程,其中老年护理学专科课程包括衰老过程及症状学理论、老年人健康生活理论、老年人生活支援理论等,并进行老年护理见习和实习;其他专业课程包括家庭护理、社区护理、居家护理;公共课程包括护理学理论、护理研究、研究生论文训练等。至少获得 40 个学分(30 学时 1 学分)才可以毕业,其中公共课程 8 学分,老年护理专业课程至少 18 学分(包括至少 6 学分的实习)学制两年。实习场所包括医疗机构和各种养老机构在老年护理专科护士的指导下进行。

3. 资格认证　日本老年专科护士需要在获得学士学位后,经过两年的脱产课程学习,授予研究生学位,再通过全国的考试合格后,由日本护理协会对其进行资格认证。

**(三)我国的老年专科护士培养**

我国的专科护士培养在 20 世纪 80 年代末 90 年代初有了萌芽,90 年代末开始有文献报道专科护士的内容。进入 21 世纪后,逐渐出现专科护士。但直到 2005 年我国才开始出现老年专科护士的培训项目,由广东省卫生厅委托南方医科大学、香港理工大学联合进行研究生课程 CNS 培训试点工作,开设了包括老年并在内的四个专科,同时获得南方医科大学颁发的研究生课程结业证书及香港理工大学颁发的 CNS 培训证书,这是我国内地通过研究生教育培养老年病护理 CNS 的初步尝试。

近年来,在北京、上海、江苏等地陆续进行老年病护理 CNS 的培养和认证。目前我国尚无老年护理执业标准,今后 CNS 资格认证及制定老年专科护理指南也将会逐步实施。

2005年第一批老年专科护士培养以来,已有部分老年专科护士活跃在各个医疗机构开展临床实践和科学研究工作,主要包括从老年患者入院到出院,运用专业的评估工具全面评估老年人的情况,制定护理计划,落实护理措施,评价效果;掌握老年常见综合征的护理;在老年患者、家属或照顾者、养老机构和医院起沟通、协调作用,使患者得到连续性照护。

(侯淑肖)

# 第三节 老年长期照护管理人员的培养

## 一、老年长期照护管理者应具备的素质

老年长期照护管理者的素质要求涉及诸多方面,主要包括职业道德、组织管理、专业素质等三个方面。其中职业道德素质是前提,组织管理素质是重点,专业素质是核心。

1. 职业道德素质 养老护理的职业道德主要体现在两个方面,一是尊重老年人、关爱老年人、服务老年人,在全部工作中始终贯彻"以老年人为中心"的原则,想老年人所想,急老年人所急,帮老年人所需,维护老年人的合法权益。二是爱岗敬业,忠诚事业。在面对需要精心照料的老年群体,必须有爱岗敬业、忠诚于养老事业的精神力量,才能安心本职工作,并不断开拓创新。

2. 组织管理素质 组织管理能力和水平是老年长期照护管理者必备的条件,也是做好工作的基本要求。老年长期照护管理人员的组织管理素质至少应包括以下几个方面:

(1)驾驭全局的能力:思考问题、解决问题能注意整体性原则、联系性原则和最优化原则;善于由全局而思局部,再由局部而思全局,能在宏观上把握工作发展的趋势。

(2)观察能力:即在机构的日常运行中能敏锐地发现问题、解决问题。

(3)协调能力:对外能妥善处理方方面面的关系,争取上级领导和社会各界对养老事业的关心和支持;对内能形成合力,调动全体员工的积极性,能使服务对象也参与民主管理、理解和支持机构的工作。

(4)组织计划能力,善于在繁忙的工作中抓重点,抓主要矛盾,科学制订和安排工作计划,善于组织、动员和带领全体员工心往一处想,劲往一处使。

3. 专业素质 老年服务机构的专业化水平是衡量其服务质量的主要标志,而老年长期照护管理人员的专业素质也将影响本单位的专业化建设。管理人员首先要熟悉与养老护理业相关的法律法规及行业规范,并认真研究本单位的业务特色和服务对象的特点,运用相关的专业知识、技能,组织和领导本单位的业务工作。管理人员的专业素质应包括以下内容:

(1)先进的理念:具有先进的护老思想和理念,并将其融入本单位的业务管理和建设中。

(2)专业的眼光:具有专业化眼光,办任何事情都要结合老年人的特点,一切以老年人的满意度为服务准则。

(3)丰富的知识:懂得社会学、伦理学、心理学、护理学、老年学等学科的基本知识和医学的一般理论,了解老年人的生理特点、心理变化和老年保健知识。

(4)相关的技能:为适应我国对外开放及打造数字化养老,还应尽可能掌握一些外语知识和计算机操作技能。

### 二、提高管理者素质的途径

1. 加强学习和培训　老年长期照护机构面临各种机遇和挑战,这就要求管理者必须强化专业素质,积极更新知识,提高技能。培训的内容上,既要有职业道德、思想素质和法律法规方面的内容,又要有专业知识技能、现代管理知识等方面的内容。培训方法上既可参加学历教育,也可进行在职培训。

2. 在工作实践中增长才干　工作中始终围绕本单位的专业化建设,充分发挥管理才能,合理配置人财物资源,既有长远规划,又有近期目标。注意研究本单位的业务特点和行业服务规范,虚心听取服务对象的意见,接受民主监督。规范各种管理制度及服务内容,并建立相关的考核制度,加强员工队伍建设,注意人才培养,知人善用,并在实践中多总结、多提高。

3. 建立管理者资格准入制度　国外老年长期照护机构管理者必须经过相关专业的学习,取得资格证书后方能上岗,建议我国借鉴国外的先进做法,尽快建立老年长期照护机构管理者的资格准入制度。

（侯淑肖）

# 第四节　养老护理员的培养

养老护理员作为一种特殊的人力资源,是我国老年群体的专业照顾者,对我国发展长期照护事业有突出重要的作用,养老护理员是我国人口老龄化不断加强、失能老年人越来越多的背景下应运产生的职业,是一种新型的职业要求,对我国的养老护理事业有积极作用,直接影响老年服务的质量。

## 一、国外养老护理员的培养

英国、美国、澳大利亚、日本等较早进入老龄化的国家已形成比较成熟的养老护理员培养模式,且对各方面有着严格、规范的要求。

### （一）参加培训的学员有明确的培训纳入标准

为了保证培训的有效性,国外对养老护理员培训的纳入对象有严格的要求。

1. 在英国,参加养老护理培训需要有良好的读写能为和计算能力,有的甚至要求有英语和数学两科的普通中等教育证书（或同等学力）。

2. 在美国,准入标准为具有高中学历。

3. 日本的要求亦是高中学历。

4. 澳大利亚学员需要有与相关课程水平相适应的读写能力与计算能力,所以在课程开始前学生将进行读写能为与计算能力评估,确定学生是否有足够的能力去完成所学课程,除此之外,还需提供警方无犯罪纪律的证明。

### （二）培训机构有严格的准入要求

1. 在澳大利亚,培养养老护理员的培训机构必须进行注册,并要求注册培训机构要有员工、设备设施、材料等资源配备。

2. 在美国,申请成为一个养老护理助手培训机构,前提必须是注册的有限责任公司或者是法人企业,能提供专业的教育与培训,并且申请要求非常严格。

3. 日本更是有专门的介护福祉士培训学校。

**（三）培训的内容明确按照国家职业标准执行**

1. 英国的养老护理助手的培训内容是依据《国家职业与学分框架》(QCF)中规定的内容选取相应等级所对应的学习内容,完成所学内容及规定的学时方可得到相应的证书。

2. 澳大利亚要求严格按照培训包里的内容来进行培训,其中包括职业能力标准、职业培训标准、考核标准。

3. 日本的介护培训内容主要通过学习基础科目、专业科目及介护实习过程来完成,培训时间需达到 1600~1800 学时。

**（四）师资有严格的资质及考核能力的要求**

1. 澳大利亚的培训教师需拥有培训与评估证书(TAE40110)四级或同等能力、拥有相关专业能为、符合当代需求的行业技术、继续发展关于职业教育与培训的知识和技能、培训与评估能力,评估要求在养老护理员工作场所而不是在培训机构。

2. 英国培训考核必须由职业胜任力评估员收集学习者在工作场所的表现证据以评估其胜任力。这种考核方式不仅考核了培训师资的能力,而且直接检验了养老护理员的实际工作能力,实现了理论水平到实践能力的转换,使养老护理员很快过渡到工作状态。

**（五）有相应的监督管理机构**

1. 澳大利亚的质量监督局(ASQA)通过对注册培训机构的监管来提高改进培训的质量与管理。

2. 英国也有护理质量协会(CQC)、英国护理协会(UKHCA)等监督管理部口。

**（六）对不同等级养老护理员实施分层培训**

澳大利亚、德国、日本、英国、美国等均采用养老护理员分级培训的模式。各级别养老护理员都可在自身的专业层次的基础上通过培训追求更高的职业理想并提供多样化的服务。

**（七）颁布相关培训标准,实现培训规范化**

1. 澳大利亚颁布了《注册培训机构标准》,规定注册培训机构(RTO)的培训、评估策略及培训实习要与行业和学员的需要相协调;运行必须保证质量;要保证学员的利益;对投诉和意见进行记录并妥善处理;具有有效的管理政策;要依法遵守职业培训要求等。

2. 2015 年 4 月,英国护理质量监督会(CQC)颁布实施护理证书(The Care Certificate),该标准是建立在入职标准与国家最低培训标准的基础上,针对护理助手培训中出现的问题而提出的,以期通过培训标准加强养老护理助手的护理质量。

3. 日本颁布《介护福利士法》,规定介护须经过专业培训,修完规定的学分,资格考试合格方可上岗。

## 二、我国养老护理员的培养

### （一）养老护理员的职业化

2002 年国务院人力资源和社会保障部颁布了《养老护理员国家职业技能标准》,2011 年进行了修订,明确养老护理员的职业定义是:对老年人生活进行照料、护理的服务人员。

1. **职业等级**　《养老护理员国家职业技能标准》规定,养老护理员职业共设四个等级,分别为:初级(国家职业资格五级)、中级(国家职业资格四级)、高级(国家职业资格三级)、

技师(国家职业资格二级)。各级养老护理员的申报条件如下:

(1)初级:要求具备以下条件之一:①经本职业初级正规培训达规定标准学时数,并取得结业证书。②在本职业连续见习工作2年以上。③本职业学徒期满。

(2)中级:要求具备以下条件之一:①取得本职业初级职业资格证书后,连续从事本职业工作3年以上,经本职业中级正规培训达规定标准学时数,并取得结业证书。②取得本职业初级职业资格证书后,连续从事本职业工作5年以上。③连续从事本职业工作7年以上。④取得经人力资源和社会保障行政部门审核认定的、以中级技能为培养目标的中等以上职业学校本职业(专业)毕业证书。

(3)高级:要求具备以下条件之一:①取得本职业中级职业资格证书后,连续从事本职业工作4年以上,经本职业高级正规培训达规定标准学时数,并取得结业证书。②取得本职业中级职业资格证书后,连续从事本职业工作7年以上。③取得高级技工学校或经人力资源和社会保障行政部门审核认定的、以高级技能为培养目标的高等职业学校本职业或相关专业毕业证书。④取得本职业中级职业资格证书的大专以上本专业或相关专业毕业生,连续从事本职业工作2年以上。

(4)技师:要求具备以下条件之一:①取得本职业高级职业资格证书后,连续从事本职业工作5年以上,经本职业技师正规培训达规定标准学时数,并取得结业证书。②取得本职业高级职业资格证书后,连续从事本职业工作8年以上。③取得本职业高级职业资格证书的高级技工学校本职业(专业)毕业生,连续从事本职业工作2年以上。

2. 职业鉴定要求

(1)鉴定方式:养老护理员的职业资格鉴定方式分为理论知识考试和技能操作考核。理论知识考试采用闭卷笔试方式,技能操作考核采用现场实际操作、模拟操作方式。理论知识考试和技能操作考核均实行百分制,成绩皆达60分以上者为合格。技师还须进行综合评审。

(2)考评安排:理论知识考试考评人员与考生配比为1:20,每个标准教室不少于2名考评人员;技能操作考核考评员与考生配比为1:15,且不少于3名考评员;综合评审委员不少于5人。理论知识考试时间不少于90分钟;技能操作考核时间不少于30分钟;综合评审时间不少于30分钟。理论知识考试在标准教室进行,技能操作考核在有教学教具设备的实习场所进行。

**(二)养老护理员培训**

1. 培训要求　《养老护理员国家职业技能标准》对养老护理员的培训作出了相应的规定。

(1)培训期限要求:全日制职业学校教育培养的养老护理员,其培训时间根据培养目标和教学计划确定。晋级培训期限,初级不少于180标准学时,中级不少于150标准学时,高级不少于120标准学时,技师不少于90标准学时。

(2)培训教师要求:培训初级养老护理员的教师应具有本职业高级职业资格证书或相关专业中级及以上专业技术职务任职资格;培训中级、高级养老护理员的教师应具有本职业技师职业资格证书或相关专业高级专业技术职务任职资格;培训养老护理员技师的教师应具有本职业技师职业资格证书3年以上或相关专业高级专业技术职务任职资格3年以上。

(3)培训场地设备:具备满足教学要求的标准教室和养老护理服务必备教具设备的实习场所。培训场地卫生、光线和通风条件符合国家有关规定。

2. 培训现状

(1)培训资源:《养老护理员国家职业技能标准》为养老护理员的职业技能鉴定、职业教育培训活动提供了相应的依据。标志着养老护理员在我国正式成为国家认可的职业。之后,各地民政部门与劳动和社会保障部门密切协作,出版了《养老护理员职业技能培训计划和培训大纲》,编写了一批国家职业资格培训教程和考试指导手册等,劳动和社会保障部、民政部组织有关专家编写了《国家职业资格培训教程——养老护理员系列教程》,是全国职业技能鉴定的推荐用书。2006 年,劳动和社会保障部又组织有关专家编写了一套养老护理员《国家职业资格培训教程》,包括基础知识、初级和中级技能、高级和技师技能等 3 个分册。

（2）培训模式:目前养老护理员的培训模式有政府培训模式、社会培训模式和市场培训模式。政府培训模式主要包括学校教育,如中等职业学校、高等职业学校、专业养老护理员培训学校以及医学院校等;社会培训模式主要是各级社会养老机构提供的岗前培训,主要包括上岗前进行必要的实际操作培训、职业道德和必备的职业知识培训,培训后经考核合格的,颁发职业技能培训结业证书;市场培训模式主要通过养老护理服务公司、家政服务公司等提供,除了岗前培训还包括职业资格培训,按照护理员的职业标准分等级进行理论和实际操作培训后,经过理论考试和职业技能鉴定后,合格的颁发相应等级的护理院《国家职业资格证书》。

### （三）养老护理员资格认证

2010 年,国务院办公厅印发了《社会养老服务体系建设规划（2011-2015 年）》,促使我国推行养老护理员职业资格考试认证制度。目前出台的政策侧重强调:养老机构的养老护理员和老年人应有相应的配置比例,对养老护理员应进行岗前培训,必须持证上岗。但研究显示,当前养老护理员群体大部分是农民工,且以女性为主,年龄集中在 40~50 岁,他们工作强度大、工作环境差、收入水平低、职业保障少,大部分养老护理员文化水平较低且上岗前没有经过系统的培训和学习、个人职业发展没有明确的目标和规划,而用人单位对他们的聘用管理也不够规范,其职业发展困难重重,正是由于这些困难,弱化了该职业对潜在就业人群的吸引力,加剧了在岗养老护理员队伍的不稳定性;加之长期以来社会对养老护理员职业存在偏见、缺乏正确认识,忽略了对护理人员的关怀和职业发展的支持,而养老护理员的职业发展状况直接影响养老机构的护理服务质量、社会形象、信誉等,不但关系着养老机构护理质量的提高也影响养老产业的发展,甚至影响社会稳定。

### （四）养老护理员的工作要求

《养老护理员国家职业技能标准》对初级、中级、高级和技师的技能提出了具体要求,其要求依次递进,高级别包括低级别的要求（表 8-4-1）。

表 8-4-1　养老护理员工作内容及知识技能要求

| 职业级别 | 职业功能 | 工作内容 | 技能要求 | 相关知识 |
|---|---|---|---|---|
| 初级 | 一、生活照料 | （一）饮食照料 | 1. 能为老年人摆放进食体位<br>2. 能帮助老年人进食进水<br>3. 能观察老年人进食进水的种类和量,报告并记录异常变化<br>4. 能根据已知老年人常见病情况发放治疗饮食 | 1. 老年人进食体位摆放方法及要求<br>2. 老年人进食进水方法及观察要点<br>3. 老年人吞咽困难、进食呛咳观察要点<br>4. 老年人治疗饮食发放有关知识 |

| 职业<br>级别 | 职业功能 | 工作内容 | 技能要求 | 相关知识 |
|---|---|---|---|---|
| 初级 | 一、生活<br>照料 | （二）排泄<br>照料 | 1. 能帮助老年人如厕<br>2. 能帮助卧床老年人使用便器排便<br>3. 能为老年人更换尿布、纸尿裤等<br>4. 能采集老年人的二便标本<br>5. 能观察老年人排泄物的性状、颜色、次数及量，报告并记录异常变化<br>6. 能在老年人呕吐时变换其体位<br>7. 能使用开塞露辅助老年人排便 | 1. 老年人胃肠及排二便活动基础知识及观察要点<br>2. 二便标本采集方法<br>3. 便器与纸尿裤使用方法<br>4. 呕吐体位变换要求及注意事项<br>5. 开塞露使用注意事项 |
| | | （三）睡眠<br>照料 | 1. 能为老年人布置睡眠环境<br>2. 能观察老年人睡眠状况，报告并记录异常变化 | 1. 老年人睡眠生理知识及观察要点<br>2. 老年人睡眠照料基本知识 |
| | | （四）清洁<br>照料 | 1. 能为老年人整理、更换床单位<br>2. 能为老年人洗脸、洗手、洗头、洗澡（淋浴、盆浴、擦浴）、剃胡须、修剪指（趾）甲，并整理仪容仪表<br>3. 能为老年人清洁口腔<br>4. 能为老年人摘戴义齿，并清洗<br>5. 能为老年人清洁会阴部<br>6. 能为老年人翻身，并观察皮肤变化，报告并记录异常变化<br>7. 能为老年人更衣 | 1. 老年人清洁照料知识<br>2. 老年人口腔卫生及义齿的一般养护知识<br>3. 女性老年人会阴清洁注意事项<br>4. 老年人床上洗浴要求及注意事项<br>5. 老年人压疮预防知识及观察要点<br>6. 老年人更衣要求 |
| | | （五）安全<br>保护 | 1. 能协助老人正确使用轮椅、拐杖等助行器<br>2. 能对老人进行扶抱搬移<br>3. 能正确使用老人其他保护器具<br>4. 能预防老人走失、摔伤、烫伤、互伤、噎食、触电及火灾等意外事故 | |
| | 二、基础<br>护理 | （一）用药<br>照料 | 1. 能查对并帮助老年人服药<br>2. 能观察老年人用药后的反应，记录并及时报告 | 1. 用药基本知识及观察要点<br>2. 药物保管知识及注意事项 |
| | | （二）冷热<br>应用<br>护理 | 1. 能使用热水袋为老年人保暖<br>2. 能为老年人进行湿热敷<br>3. 能观察老年人皮肤异常变化，记录并及时报告 | 1. 老年人使用热水袋知识及注意事项<br>2. 老年人湿热敷知识及注意事项<br>3. 老年人皮肤观察知识 |
| | | （三）遗体<br>照料 | 1. 能清洁遗体<br>2. 能整理遗物 | 1. 老年人遗体清洁注意事项<br>2. 老年人遗物整理注意事项 |

| 职业级别 | 职业功能 | 工作内容 | 技能要求 | 相关知识 |
|---|---|---|---|---|
| 初级 | 三、康复护理 | （一）康乐活动照护 | 1. 能教老年人手工活动,如夹豆、搭积木等<br>2. 能为老年人示范娱乐游戏活动,如拍手、传球、唱歌、听音乐等 | 1. 老年人手工活动示范方法<br>2. 文体娱乐活动实施方法 |
| | | （二）活动保护 | 1. 能教老年人使用轮椅、拐杖等助行器进行活动<br>2. 能使用轮椅辅助老年人进行活动<br>3. 能使用轮椅、平车等工具转运搬移老年人 | 1. 轮椅、拐杖等助行器使用操作方法及注意事项<br>2. 老年人扶抱搬移方法及注意事项<br>3. 老年人相关保护用具应用操作知识<br>4. 防跌倒措施知识及户外活动注意事项 |
| 中级 | 一、生活照料 | （一）饮食照料 | 1. 能照料带鼻饲管的老年人进食<br>2. 能对发生噎食、误吸情况的老年人采取应急救助措施,记录并及时报告 | 1. 老年人鼻饲照料知识<br>2. 噎食、误吸救护知识 |
| | | （二）排泄照料 | 1. 能使用人工取便的方法辅助老年人排便<br>2. 能为留置导尿的老年人更换尿袋<br>3. 能为有肠造瘘的老年人更换粪袋<br>4. 能观察留置导尿的老年人的尿量及颜色,记录异常并及时报告 | 1. 老年人排泄知识及观察要点<br>2. 人工取便注意事项<br>3. 留置导尿的尿袋更换的注意事项<br>4. 肠瘘粪袋更换注意事项 |
| | | （三）睡眠照料 | 1. 能识别影响老年人睡眠的环境因素并提出改善建议<br>2. 能照料有睡眠障碍的老年人入睡<br>3. 能指导老年人改变不良的睡眠习惯 | 1. 老年人睡眠环境问题评估知识<br>2. 老年人睡眠障碍相关知识<br>3. 老年人睡眠指导知识 |
| | | （四）清洁照料 | 1. 能为老年人进行口腔护理<br>2. 能对老年人进行床旁消毒隔离<br>3. 能对老年人房间进行终末清洁消毒 | 1. 老年人口腔护理注意事项<br>2. 老年人床旁消毒隔离知识<br>3. 消毒液使用注意事项<br>4. 终末清洁消毒注意事项 |

| 职业级别 | 职业功能 | 工作内容 | 技能要求 | 相关知识 |
|---|---|---|---|---|
| 中级 | 二、基础护理 | （一）用药护理 | 1. 能为老年人进行雾化吸入操作<br>2. 能为老年人应用眼、耳、鼻等外用药<br>3. 能为Ⅰ度压疮老年人提供压疮处理措施 | 1. 雾化吸入法知识<br>2. 眼、耳、鼻、喉用药知识<br>3. 压疮清洁和换药知识 |
| | | （二）冷热应用护理 | 1. 能使用冰袋为高热老年人进行物理降温，观察并记录体温变化<br>2. 能使用温水擦浴为高热老年人物理降温，观察并记录体温变化 | 1. 冰袋使用基本知识<br>2. 温水擦浴基本知识<br>3. 体温测量方法 |
| | | （三）临终关怀 | 1. 能运用抚摸、握手等肢体语言为临终老年人提供慰藉支持<br>2. 能对临终老年人及家属提供精神安慰支持 | 1. 临终照料基本知识<br>2. 临终照料注意事项 |
| | 三、康复护理 | （一）康乐活动照护 | 1. 能教老年人使用健身器材进行功能锻炼<br>2. 能帮助老年人进行床上转换卧坐姿体位活动 | 1. 老年人常用健身器材使用知识及注意事项<br>2. 老年人肢体活动方法及相关知识 |
| | | （二）功能锻炼 | 1. 能帮助老年人进行穿脱衣服训练<br>2. 能帮助老年人进行站、坐及行走等活动 | 1. 老年人穿脱衣服训练方法及注意事项<br>2. 老年人体位移动知识 |
| | 四、心理护理 | 沟通与协调 | 1. 能对老人的情绪变化进行观察，并能与老人进行心理沟通<br>2. 能对老人人际交往中存在的不和谐现象与矛盾进行分析指导<br>3. 能协助解决临终老人的心理与社会需求 | 1. 与老人进行心理沟通的技巧<br>2. 老人心理咨询的相关知识<br>3. 临终关怀的相关知识 |
| 高级 | 一、生活照料 | （一）饮食照料 | 1. 能识别老年人进食进水困难的基本原因<br>2. 能对老年人不良的饮食习惯进行健康指导，并提出饮食改善建议<br>3. 能检查老年人治疗饮食的落实情况 | 1. 老年人饮食影响因素分析知识<br>2. 老年人饮食指导知识 |
| | | （二）排泄照料 | 1. 能识别老年人二便异常的基本原因<br>2. 能识别老年人呕吐物异常，记录异常变化并及时采取应对措施 | 1. 老年人排便、排尿困难分析方法<br>2. 呕吐物观察方法及注意事项 |

| 职业级别 | 职业功能 | 工作内容 | 技能要求 | 相关知识 |
|---|---|---|---|---|
| 高级 | 二、基础护理 | （一）消毒防护 | 1. 能对老年人的居室进行紫外线消毒<br>2. 能配制消毒液,实施老年人房间消毒<br>3. 能监测老年人居室的消毒结果 | 1. 消毒隔离技术知识<br>2. 消毒液配制注意事项<br>3. 试纸使用及监测技术 |
| | | （二）应急救护 | 1. 能对老年人外伤出血、烫伤、摔伤等意外及时报告,并做出初步的应急处理<br>2. 能配合医护人员对有跌倒骨折的老年人进行初步固定和搬移<br>3. 能对心脏骤停老年人采取必要的应对措施<br>4. 能遵医嘱为老年人进行氧气吸入操作<br>5. 能对跌倒的老年人采取应对措施 | 1. 吸痰护理技术及知识<br>2. 止血、包扎与固定技术及基础知识<br>3. 海姆利克氏操作技术及基础知识<br>4. 心肺复苏基本知识<br>5. 胸外心脏按压与人工呼吸基本知识<br>6. 吸氧方法及相关知识<br>7. 危重老年人观察方法 |
| | 三、康复护理 | （一）康乐活动保护 | 1. 能辅导老年人完成健身康复操训练<br>2. 能带领智力障碍老年人进行康复训练 | 1. 健身操训练知识及要求<br>2. 智力障碍训练知识及要求 |
| | | （二）功能锻炼 | 1. 能帮助肢体障碍的老年人进行功能训练<br>2. 能帮助压力性尿失禁老年人进行功能训练 | 1. 老年人肢体功能康复训练知识<br>2. 老年人压力尿失禁功能康复训练知识 |
| | 四、心理护理 | （一）心理疏导 | 1. 能观察分析老年人心理变化的原因<br>2. 能用语言和肢体语言疏导老年人的不良情绪 | 1. 老年人心理异常的相关知识<br>2. 老年人心理咨询的相关知识 |
| | | （二）心理保健 | 1. 能为老年人及家属进行心理健康宣教<br>2. 能营造老年人交往环境,带动老年人参与兴趣活动 | 1. 老年人心理健康知识<br>2. 老年人兴趣活动知识 |

续表

| 职业级别 | 职业功能 | 工作内容 | 技能要求 | 相关知识 |
|---|---|---|---|---|
| 高级 | 五、培训与指导 | （一）培训 | 1. 能对初级养老护理员进行基础培训<br>2. 能编写初级养老护理员培训教案 | 1. 培训计划编制的基本方法<br>2. 培训教案编写方法 |
| | | （二）指导 | 能对初级养老护理员的实践操作给予指导 | 1. 业务指导的基本知识<br>2. 养老护理员操作指导基本知识 |

**（五）我国养老护理员队伍现状**

　　尽管《养老护理员国家职业技能标准》颁布以来,我国养老护理员开始有了官方的职业标准,但现实中的这一职业发展依然较为混乱,研究显示我国养老护理员来源复杂、年龄结构不合理、文化程度低、技能水平差、流动性大,给养老机构的管理工作带来一定的难度。养老护理员的基本状况如下:

　　1. 文化素质低下　目前我国的养老服务隶属于家政服务,养老护理员文化素质低是最为突出的特点,这些人员多来自农村,还有一部分为城市下岗人员。一项来自北京的调查显示,被调查的养老护理员中,文盲者占 5.1%,小学文化占 8.0%,初中占 51.9%,高中及以上学历者占 35.0%。由此可见,我国养老护理员的文化素质亟待提高。

　　2. 专业技能水平欠缺　养老护理是一项技术性、专业性较强的工作,为了规范其职业标准,我国颁布了《养老护理员国家职业技能标准》,明确规定养老护理员必须持国家劳动保障部门颁发的资格证上岗,然而大部分地区基本未实施推行养老护理员持证上岗制度,即使有部分城市实施推广了持证上岗制度,但是持证率并不高,即使一些地方推行了岗前培训制度,但其培训却很不规范,远远不能达到培训的要求,我国养老护理人员专业技能较欠缺。

　　3. 流动性强,缺乏系统培训　根据调查显示,北京每年养老护理员流失最高达到 1/3 以上,因为养老护理工作既烦琐又劳累,收入不高,也缺乏必要的社会保障,大部分养老护理员一旦找到其他工作,就会离开养老护理行业。同时,大部分养老护理员缺乏系统的培训,不能为老年人实施专业化的护理服务。养老护理员不仅仅是对老年人简单的生活照料,还需要专业和技能,目前我国养老机构及社区中的养老护理员,大部分缺乏养老护理方面的系统培训,甚至上岗前没有参加过正式培训。另外我国养老护理员培训模式单一,缺乏市场有效竞争,培训内容少,多集中于基本护理操作,缺乏职业道德和老年人心理护理方面的知识培训,专业化程度不够。

**（六）对养老护理员培养工作的建议**

　　1. 在中高等职业院校开设独立养老护理员专业　各级高中等医学护理院校面对我国养老护理员缺乏的现状,应该有紧迫感和责任感,抓住机遇,调整培养方向,向社会输送紧缺型专业人才。中高等职业教育机构应该开设养老护理专业,面向社会招生,突出学生理论知识与实践技能的培训,以培养应用型、技能型的养老护理人才为目标,使养老护理人员熟练掌握老年人的一般护理常规、突发疾病的急救措施,注重老年人的康复护理以及慢性病的保健护理,熟悉解决一般心理问题的护理方法。

2. 提倡中高等医学院校"双证"教育模式　在一些中高等职业院校,对护理专业的护生,调整课程设置,加入老年病护理、康复护理等课程,并利用业余时间,对护生进行养老护理理论知识和技能的培训,使学生在毕业后取得护士职业资格证的同时,参加国家劳动保障部门的养老护理员职业资格考试,通过这种"双证"教育模式,拓宽护士的知识面,扩大毕业生就业范围,为以后从事养老护理工作打下基础。

3. 加大政府扶持力度　国家劳动部门可以在城市下岗职工中以及城镇农村选择一批有志于从事养老护理的适龄人员,对他们进行统一正规的免费培训,并给予一定的补贴,然后从事养老护理工作,既扩充了养老护理队伍,又可以扩大再就业,同时规范从业人员职业资格,建立持证上岗制度并推行职业技能等级资质待遇,提高从业人员职业道德水平和服务意识,拓展培训起到不断提高培训的针对性、实用性和有效性的作用。人力资源与社会保障部门则应按照护理员的工作强度和资格证书设立合理的工资标准,制定最低工资制度。通过广播、媒体等传播途径,不断宣传养老护理员职业的必要性,理应受到社会的尊重,培养全社会尊重养老护理员的良好风气,降低养老护理员的流失。

（侯淑肖）

# 参 考 文 献

1. 陈峥. 老年综合征管理. 北京：中国协和医科大学出版社，2011.
2. 胡秀英，宁宁. 老年护理手册. 2 版. 北京：科学出版社，2015.
3. 李小鹰. 中华老年医学. 北京：人民卫生出版社，2016.
4. 孙建萍. 老年护理学. 3 版. 北京：人民卫生出版社，2014.
5. 汪耀. 实用老年病学. 北京：人民卫生出版社，2014.
6. 陈峥. 老年病多学科整合管理. 北京：中国协和医科大学出版社，2013.
7. 余晓齐. 老年护理. 郑州：河南科学技术出版社，2008.
8. 胡秀英. 老年护理手册. 北京：科学出版社，2015.
9. 化前珍. 老年护理学. 北京：人民卫生出版社，2012.
10. 韩斌如，王欣然. 压疮护理. 北京：科学技术文献出版社，2013.
11. 王欣然. 危重病护理临床实践. 北京：科学技术文献出版社，2008.
12. 李小寒，尚少梅. 基础护理学. 4 版. 北京：人民卫生出版社，2006.
13. 吴新娟. 护理管理工具与方法实用手册. 北京：人民卫生出版社，2015.
14. 曹伟新，李乐之. 外科护理学. 4 版. 北京：人民卫生出版社，2011.
15. 吴蔚然，韦军民. 老年临床营养学：老年患者的营养评定. 北京：人民卫生出版社，2011.
16. 刘晓红，康琳. 协和老年医学. 北京：人民卫生出版社，2016.
17. 胡学军. 老年常见病与社区护理. 北京：人民军医出版社，2015.
18. 尤黎明. 内科护理学. 4 版. 北京：人民卫生出版社，2012.
19. 李小鹰. 老年心血管急危重症诊疗策略. 修订版. 北京：人民军医出版社，2012.
20. 王士雯. 老年心脏病学. 3 版. 北京：人民卫生出版社，2012.
21. 胡学军，李静. 老年常见病与社区护理. 北京：人民军医出版社，2015.
22. 胡雁，李晓玲. 循证护理的理论与实践. 上海：复旦大学出版社，2008.
23. 尤黎明，吴瑛. 内科护理学. 4 版. 北京：人民卫生出版社，2011.
24. 罗祖明，丁新生. 缺血性脑血管病学. 北京：人民卫生出版社，2011.
25. 高学军. 临床龋病学. 北京：北京大学医学出版社，2008.
26. 齐小秋. 第三次全国口腔健康流行病学调查报告. 北京：人民卫生出版社，2008.
27. 冯海兰，徐军. 口腔修复学. 2 版. 北京：北京大学医学出版社，2013.
28. 刘占文. 中医养生学. 北京：中国中医药出版社，2012.
29. 田德禄. 中医内科学. 北京：中国中医药出版社，2005.

30. 张湖德,张滨.《黄帝内经》二十四节气营养食谱. 北京：人民卫生出版社,2013.

31. 李嘉诚基金会［人间有情］全国宁养医疗服务计划办公室,纾缓医学 – 晚期肿瘤的宁养疗护. 北京：高等教育出版社,2014.

32. 施永兴,王光荣. 缓和医学理论与生命关怀实践. 上海：上海科学普及出版社,2008.

33. 施永兴,朱汉民. 安宁护理与缓和医学. 上海：上海科学普及出版社,2002.